LAROUSSE *da* Terceira Idade

LAROUSSE
da
Terceira Idade

Tradução

Flávio Quintiliano,
com Shirley Gomes

Consultoria

Dra. Lara M. Q. Araújo

Médica geriatra da disciplina de Geriatria da Universidade Federal de São Paulo (Unifesp)

Prefácio

Prof. Dr. João Toniolo Neto

Médico geriatra, professor adjunto e chefe da disciplina de Geriatria e Gerontologia da Universidade Federal de São Paulo (Unifesp)

LAROUSSE
Cultura para todos

Título do original em espanhol: **Larousse de los Mayores**

EDIÇÃO ESPANHOLA

Direção **Núria Lucena Cayuela**
Coordenação **Jordi Induráin Pons**
Projeto editorial, gráfico e realização **NAONO, S.L.**
Coordenação dos textos médicos **Dra. Mercè Piera,** *clínica geral*
Textos médicos **Dra. Merche Alirangues,** *clínica geral;*
Dra. Montse Pujol, *médica de família, e* **Dr. Jaume Martí,** *médico de família*
Textos psicossociais **Anna Passarell,** *psicogeriatra*
Edição **Carmen de Celis**
Diagramação **Babel Grafistes**

EDIÇÃO BRASILEIRA

Editora **Gabriela Dias**
Assistente editorial **Renata Nakano**
Copidesque **Sonia de Castilho**
Coordenação e redação **Valentina Nunes,** *com* **Adriana de Oliveira**
Capa e projeto gráfico **Victor Aragão**
Pesquisa iconográfica **Olho do Falcão**
Diagramação **Victor Aragão** *e* **Jean Boëchat**
Revisão de provas **Carla Moreira** *e* **Agnaldo Oliveira**
Produção gráfica **Cíntia M. da Silva**
Agradecimentos **Dr. Francisco Barreira, Dra. Maysa Cendoroglo** *e* **Dra. Valéria da Silva Nunes**

Dados Internacionais de Catalogação na Publicação (CIP)
(Câmara Brasileira do Livro, SP, Brasil)

Larousse da Terceira Idade / coordenação editorial Valentina Nunes ; tradução de Flávio Quintiliano. — São Paulo : Larousse do Brasil, 2003.

Título original: Larousse de los mayores

1. Idosos — Doenças 2. Idosos — Saúde e higiene I. Nunes, Valentina.

03-6604 CDD-613.0438

Índices para catálogo sistemático:
1. Idosos : Promoção da saúde 613.0438
2. Terceira idade : Promoção da saúde 613.0438

ISBN 84-8332-289-7 (edição original)
ISBN 85-89030-88-1

1ª edição brasileira: 2003

Direitos de edição em língua portuguesa, para o Brasil, adquiridos por
Larousse do Brasil Participações Ltda.
Rua Afonso Brás 473, 16º andar — São Paulo/SP — CEP 04511-011
Tel. (11) 3044-1515 — Fax (11) 3044-3437
E-mail: info@larousse.com.br
Site: www.larousse.com.br

Prefácio

O envelhecimento deve ser entendido e estudado do ponto de vista genético, fisiológico, biológico e psicológico, levando-se sempre em consideração a influência exercida pelo meio ambiente. Essa interação é que vai determinar que o processo aconteça normalmente (senescência) ou dentro de um padrão patológico (senilidade).

Essa dificuldade de estabelecer parâmetros definidos em relação ao grau de envelhecimento orgânico, somada às alterações comportamentais da idade adulta, é que, na prática, faz com que se estabeleça de forma arbitrária o início do que é chamado de "terceira idade".

Em conseqüência, passou-se a utilizar os 65 anos, em países desenvolvidos, como o limite inferior de idade para caracterizar esse segmento da população. Nos países em desenvolvimento, como o Brasil, onde a expectativa de vida é menor, há uma tendência de utilizar a idade de 60 anos como ponto de corte.

É preciso considerar, porém, que o envelhecimento se inicia bem antes disso. Nessa fase, cuidados preventivos são necessários até mesmo para garantir a qualidade de vida em idades mais avançadas, por vezes bem superiores aos 60 e 65 anos.

A percepção da sociedade sobre esse processo evoluiu muito nos últimos 30 anos. Na década de 1970, não se acreditava que o envelhecimento pudesse oferecer boa qualidade de vida. Nos anos 80, desenvolveu-se uma cultura de assistência para prolongar a vida pelo maior tempo possível. Na década de 90, o crescimento demográfico dos idosos ocorreu de tal forma que uma qualidade de vida compensatória à sua fragilidade se tornou uma reivindicação espontânea.

Agora, o início do milênio presencia uma reviravolta em que a participação desse segmento será decisiva. Proporcionalmente mais numerosos e bem providos economicamente, os indivíduos na terceira idade trabalharão por mais tempo, reconquistando seu espaço nas esferas econômicas e políticas, modificando seu equilíbrio social e afetivo e possibilitando um redirecionamento das próprias necessidades e expectativas.

Oferecer orientações para quem vive este fenômeno é a proposta do *Larousse da Terceira Idade*. Concebido por uma equipe de profissionais experientes na área de geriatria, ele tem como principal objetivo levar aos leitores o conhecimento prático das alterações físicas, clínicas, neurológicas e psicológicas que ocorrem com o aumento da idade, assim como apresentar conselhos e soluções para as principais mudanças ou problemas a enfrentar.

A obra mescla informações úteis no dia-a-dia (alimentação, higiene, sexualidade, atividades físicas, legislação) com orientações específicas sobre doenças freqüentes no envelhecimento (diabetes, depressão, hipertensão, osteoporose etc.), tornando-se assim um instrumento completo de consulta habitual e, assim, uma grande ajuda para alcançar melhor qualidade de vida.

O conhecimento teórico dos autores, acrescido de muitos anos de experiência prática sempre baseados em informações cientificamente comprovadas, é apresentado em linguagem simples e interessante, que prende a atenção do leitor.

A adaptação para o português aproximou ao máximo o conteúdo do livro à nossa realidade, inserindo dados específicos do processo de envelhecimento da população brasileira. O crescimento da geriatria e gerontologia, nas últimas décadas, vêm ocorrendo de forma exponencial no Brasil, assim como o interesse de jovens profissionais em se especializar no estudo do envelhecimento.

Este livro chega, portanto, em um momento em que o assunto "envelhecer com qualidade de vida" vem sendo discutido de forma cada vez mais séria e madura, preenchendo assim uma lacuna da nossa sociedade.

Boa leitura!

PROF. DR. JOÃO TONIOLO NETO
Médico geriatra, professor adjunto e chefe da disciplina de Geriatria e Gerontologia da Universidade Federal de São Paulo (Unifesp)

Prefácio da Edição Original

Melhorar e garantir a qualidade de vida é um dos principais objetivos da sociedade ocidental. O bem-estar é determinado, em grande parte, pelos hábitos pessoas e pelas condições de vida de cada um. Ter acesso ao maior número possível de informações sobre saúde, tanto física como mental, e conhecer as normas de comportamento que ajudam a aumentar esse bem-estar são algumas das prioridades da nossa cultura.

Um dos grupos populacionais mais sensíveis à melhoria da qualidade de vida é o dos idosos, afetados de maneira mais visível e dolorosa por qualquer problema que possa surgir. E é cada vez maior o número de pessoas com idade superior a 65 anos. O aumento da expectativa de vida é, indiscutivelmente, um grande avanço, mas é necessário garantir que esses anos sejam prazerosos e gratificantes para as pessoas que vão percorrê-los. Por isso, a pesquisa científica sobre os problemas que afetam as pessoas na terceira idade é fundamental. Além disso, cabe ao setor público tomar medidas adequadas para suprir as necessidades dessa parcela da população e divulgar informações que ajudem as pessoas de mais de 60 anos, assim como suas famílias, a conquistar qualidade de vida. Vem daí a importância de um livro como o *Larousse da Terceira Idade,* que trata, de maneira simples, agradável e informativa, de questões sócio-sanitárias, psicológicas e médicas especialmente dirigidas a esse público e às pessoas com as quais ele convive.

A terceira idade é uma etapa de grandes mudanças. A aposentadoria gera sentimentos contraditórios. Os idosos podem ter a sensação de que a sociedade os afasta da vida ativa, mas podem pensar também que finalmente chegou a hora de se dedicar àquilo que lhes dá prazer. Os filhos já saíram de casa e isso dá mais liberdade aos pais, mas o padrão econômico fica mais restrito e são poucas as possibilidades de melhoria financeira, às vezes obrigando a uma mudança de residência. A vida segue outro ritmo e tudo se acalma, mas aparecem indisposições que antes não existiam e o corpo já não responde tão rapidamente aos estímulos. Essas e muitas outras questões preocupam as pessoas na terceira idade e suas famílias e podem alterar o equilíbrio físico e emocional, afetar a qualidade de vida e causar predisposição para certas doenças. É imprescindível aceitar as mudanças com tranqüilidade e preservar a saúde, conhecer bem os limites e os riscos desta nova etapa e aproveitar tudo o que ela tem de bom.

A ciência e a medicina investiram e continuam investindo tempo e recursos financeiros no estudo do envelhecimento, para melhorar o estado geral de saúde, prevenir dentro do possível as doenças crônicas e degenerativas e aumentar a qualidade de vida dos idosos. Conservar boa saúde é a melhor maneira de envelhecer e de enfrentar as possíveis doenças e distúrbios ao longo do caminho, o que resulta em vida melhor, mais ativa e um estado psicológico e emocional mais satisfatório.

Para além dos conhecimentos médicos e científicos, o mais importante é conhecer a si mesmo(a) e ficar atento aos sintomas de qualquer doença ou alteração psíquica. Consultas periódicas ao clínico geral e aos médicos especialistas são fundamentais para se manter saudável, para detectar, o mais cedo possível, o aparecimento de alguma doença ou para acompanhar a evolução de doenças já existentes.

O *Larousse da Terceira Idade* é, nesse sentido, um guia completo para identificar os sintomas de uma enfermidade, os tratamentos necessários e as características da doença, instrumentalizando o paciente em sua consulta ao médico e complementando a informação que o profissional lhe transmite. A estrutura do livro em capítulos temáticos, o índice remissivo que facilita a busca de qualquer tema ou palavra, as fotografias e tabelas que ilustram os textos foram concebidos especialmente para responder às dúvidas sobre o estado de saúde físico e psicológico e para orientar os leitores em busca de mais qualidade de vida.

O capítulo **Uma nova etapa** trata especialmente das mudanças que ocorrem a partir da aposentadoria, quando a pessoa pára de trabalhar. As novas possibilidades que surgem para quem que se aposenta, a assimilação dessas mudanças e as novas formas de convivência que podem se estabelecer são alguns dos temas tratados neste capítulo, assim como a assistência oferecida aos idosos nas residências, nas casas de repouso, nos centros de amparo ou em qualquer tipo de centro adequado.

Como se manter saudável e em forma trata de alguns aspectos da vida na terceira idade que influenciam muito o bem-estar geral: as mudanças que o corpo experimenta com a idade; a importância de uma alimentação saudável e equilibrada, adaptada às necessidades de cada pessoa; a saúde psicológica e o equilíbrio mental, fundamentais para a qualidade de vida; o exercício físico, importante para preservar o bom funcionamento do organismo; a sexualidade, que não precisa ser afetada pela passagem dos anos e pode ser vivida em plenitude, como na idade madura; a preservação dos hábitos de higiene, que são imprescindíveis para evitar infecções e para sentir-se bem consigo mesmo(a); o aproveitamento do tempo livre, uma grande novidade na vida de muitas pessoas que, se não se ocuparem com *hobbies* e atividades gratificantes, podem estar sujeitas a certa ansiedade; a medicina natural, com suas terapias alternativas, remédios e conselhos que podem complementar — e em alguns casos substituir — a medicina tradicional.

A saúde é uma das principais preocupações na terceira idade, tanto pela preexistência de doenças crônicas que se agravam com os anos, como pelo aparecimento de doenças próprias dessa etapa da vida. Por esse motivo, o capítulo **Doenças e transtornos mais comuns** aborda, em ordem alfabética, as doenças mais importantes e freqüentes, leves e graves, revisando e atualizando os últimos conhecimentos de que dispõe a comunidade médica e científica, e oferecendo informações claras, com explicações dos sintomas, tratamentos, riscos e medidas de prevenção.

Por outro lado, essa idade também se caracteriza por uma maior fragilidade de determinadas partes do corpo, que exigem atenção especial. O capítulo **Cuidados específicos** trata desse tema. A visão, o paladar e o olfato podem perder acuidade; os dentes, obviamente desgastados pelo uso e pela idade, são, em muitos casos, substituídos por próteses que exigem cuidados especiais; os pés sofrem males característicos e devem ser tratados periodicamente; a pele, quase sempre castigada pelo sol, pelo vento e pela poluição, precisa ser hidratada e cuidada com carinho; e finalmente o cabelo, mais frágil e com tendência a cair, também requer atenção especial.

O principal objetivo do *Larousse da Terceira Idade* é, portanto, oferecer um manual de consulta e leitura que ajude a resolver as dúvidas e os problemas que surgem nessa fase da vida e, ao mesmo tempo, fornecer sugestões de comportamento e modo de vida para que se possa gozar uma existência plena e feliz.

Dr. Salvador Giménez
Clínico geral e diretor-médico do MCS (Medicina e Comunicação)

Nota editorial

Esta obra foi preparada e redigida com todo o apuro e cuidado. Em razão da amplitude dos temas abordados, pode conter alguma falha. Os editores não são responsáveis pelas conseqüências de qualquer interpretação errada do texto. Deve-se lembrar, sempre, que os livros constituem fontes de referência importantes, mas nenhum texto escrito pode substituir a consulta a um médico. Evite a automedicação.

Sumário

Uma Nova Etapa

A velhice pode ser a idade da reflexão, da sabedoria proporcionada pela experiência de se ter percorrido um longo caminho, da capacidade de compreensão do que já se viveu e do que outros ainda vão viver. Mas pode ser também uma etapa de decadência, doenças e perdas. Tudo depende de como encarar a experiência pessoal. Em última análise, é preciso vivenciar a velhice a partir de uma perspectiva esperançosa que traga novas possibilidades.

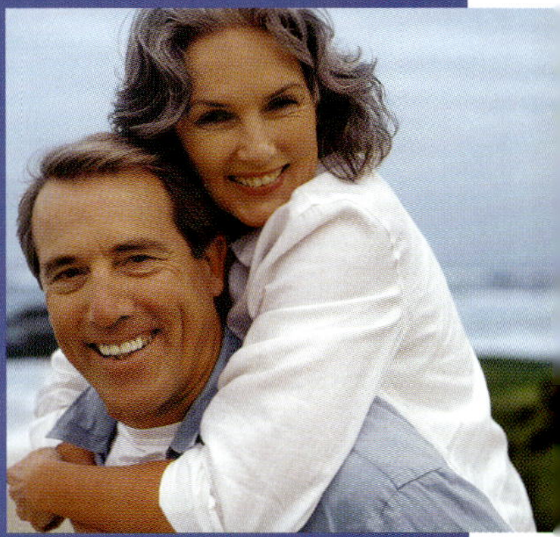

O SER HUMANO, à medida que amadurece, passa por etapas diferenciadas que vão construindo sua história de vida. Como acontece no ciclo natural das estações do ano, a infância se parece com a primavera, o nascimento da vida; a adolescência e a juventude, com o verão, a expressão da vitalidade; a terceira idade, com o outono, o tempo do trabalho e da colheita; e a velhice, com o inverno, um momento de introspecção e recolhimento. Uma primavera chuvosa faz com que as sementes germinem. O outono é mais abundante se o verão tiver sido equilibrado. E o inverno colhe os frutos das outras estações e os saboreia com calma. Portanto, todas as etapas da vida fazem parte de um ciclo integrado.

NOVAS PERSPECTIVAS, NOVAS ATITUDES

O aumento da expectativa de vida prolonga a fase da terceira idade, o outono dos anos, e gera um novo posicionamento de suas necessidades. O significado do termo "velhice", que evolutivamente começaria aos 65 anos e socialmente pressupõe o início da aposentadoria, está mudando. Hoje em dia, poucas pessoas com essa idade se sentem "velhas".

Dada a necessidade de se encontrar um termo que expresse melhor essas etapas, já se fala em "quarta idade", que começaria aos 80 anos e pressupõe um envelhecimento mais rápido e progressivo, distinguindo-se assim da etapa imediatamente anterior.

Esse fato, que amplia as perspectivas de quem entra na terceira idade, requer uma mudança de atitude significativa, nos planos pessoal e social.

Existe uma concepção generalizada da velhice como uma fase passiva e dependente. No entanto, o bom estado de saúde de que gozam muitas pessoas que chegam aos 65 anos demonstra que grande parte das idéias sobre a velhice ficou desatualizada. Essas pessoas devem preparar-se para um futuro cheio de possibilidades, que vale a pena preservar e planejar. Ao mesmo tempo, o ambiente social tem de fazer adaptações para encarar a terceira idade como uma etapa ativa e independente.

A VELHICE CONQUISTADA COM SABEDORIA

Cada década tem seu encanto. É preciso saber encontrá-lo, adaptando-se às situações que se vive em cada momento.

Assim, a velhice deve ser encarada como o período da sensatez. A premissa é viver mais e com mais qualidade de vida. Por isso, é preciso aprender "a arte de envelhecer". O que torna a vida mais prazerosa é cada um fazer as coisas de que gosta e gostar das coisas que faz.

O propósito deste capítulo é descrever as mudanças que advêm na terceira idade e explicá-las de um ponto de vista que ajude a entender melhor por que se trata de um período cheio de riquezas, e não de uma etapa de declínio em que tudo tende a piorar.

Por isso, ao longo deste capítulo, vamos tratar das **mudanças sociais e ocupacionais** que ocorrem na terceira idade, em virtude do aumento da expectativa de vida e suas repercussões sociais, fornecendo também uma análise da atitude da **sociedade atual diante do envelhecimento**.

Um tópico que merece atenção especial é o da **aposentadoria**: o que ela implica e de que forma é possível vivê-la para que não se transforme num período de incertezas e angústias.

A importância dessas novas situações torna necessária uma discussão sobre **como se adaptar às mudanças**, para que não causem traumas e sejam encaradas com naturalidade, assim como se encara a passagem da infância para a adolescência ou da juventude para a terceira idade.

Outro tema fundamental para seguir o caminho que leva a uma terceira idade prazerosa, tranqüila e plena é o da **convivência**, ou seja, com quem conviver e como, quais as diferentes formas e possibilidades de convivência, seja sozinho, com o companheiro, com os filhos, numa clínica geriátrica ou casa de repouso.

Conhecer os serviços que a sociedade oferece às pessoas idosas é fundamental para escolher esta ou aquela forma de vida. Além disso, é importante equacionar bem as relações com as pessoas próximas, da mesma geração ou mais jovens. Disso dependerá, em grande medida, o bem-estar de todos. Por isso, fazer um pacto consigo mesmo ou com as pessoas ao redor é imprescindível para se ter uma convivência tranqüila e feliz, e também mais qualidade de vida.

Mudanças Sociais e Ocupacionais

Uma visão moderna da velhice implica entender que as pessoas na terceira idade são muito mais do que um grupo numeroso que precisa de proteção e cuidados. É preciso também oferecer os recursos necessários para facilitar-lhes a vida, para que participem e desfrutem da sociedade em que vivem. Isso deve ser feito sem atitudes paternalistas, uma vez que os idosos pertencem a um segmento da população tão importante como qualquer outro.

O número de idosos está aumentando. No século XXI, viver 100 anos já parece normal — este vai ser o "século da terceira idade".

A SOCIEDADE DIANTE DO ENVELHECIMENTO

No início do século XX, a expectativa de vida da população era de 35 anos; atualmente, calcula-se que, nos países desenvolvidos, seja de 74 anos para os homens e de 82 para as mulheres. No Brasil, segundo o Data SUS 2000, a expectativa de vida ao nascer é de 64 anos para os homens e de 72 anos para as mulheres.

O Japão, com expectativa média de 75 anos, é o país onde se vive mais tempo gozando um bom estado de saúde. Por outro lado, o país onde se vive menos tempo com boa saúde é Serra Leoa, com uma expectativa média de apenas 26 anos. Enquanto a Europa envelhece e vê sua população se reduzir devido à baixa natalidade, os países africanos, asiáticos e sul-americanos ficam mais jovens e crescem em termos populacionais.

As mulheres vivem mais do que os homens e a mortalidade entre elas é menor em todas as faixas etárias. A partir dos 30 anos, a mulher tem expectativa de vida sete ou oito anos maior que a dos homens. Dessa forma, na faixa etária entre os 65 e os 70 anos, para cada 100 homens existem 120 mulheres. Depois dos 85 anos, para cada 100 homens existem 256 mulheres.

A porcentagem elevada de pessoas idosas em uma determinada sociedade constitui um índice de progresso e desenvolvimento. Ver cada vez mais idosos nas ruas é motivo de satisfação: isso significa que eles venceram o tempo. Mas a preocupação não deve ser quantos anos se irá viver, mas, sim, de que forma esses anos serão vividos e em que estado de saúde.

A APOSENTADORIA

A maioria das pessoas acredita que a aposentadoria significa ver-se livre da carga de trabalho, mas outras a encaram como a porta de entrada para a senilidade ou para o exílio, ao qual são enviadas por uma sociedade que exclui seus idosos.

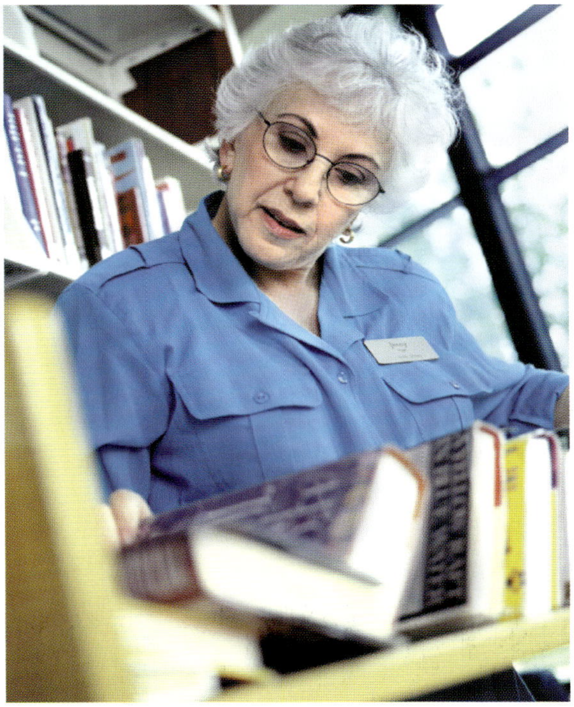

A aposentadoria é uma mudança decisiva na vida.

Seja como for, a aposentadoria afeta as finanças, as relações sociais, o modo de preencher o tempo e o estado de espírito.

"Reforma" é um sinônimo de aposentadoria, que significa "mudança, modificação, renovação". Mas "aposentar alguma coisa" também significa deixar algo de lado, não usá-lo mais porque se tornou inútil. Qual definição é a mais adequada? O que significa de fato aposentar-se?

Tipos de aposentadoria

Não existe só um tipo de aposentadoria. Tendo como referência unicamente a situação trabalhista, a aposentadoria depende do tempo, do valor do salário e do tipo de trabalho realizado ao longo da vida. Em razão disso, estipulam-se a modalidade e o valor da pensão.

A aposentadoria, na maioria das vezes, pressupõe alterações nas finanças pessoais que, quando permitem ao indivíduo viver dignamente, possibilitam uma entrada na velhice muito mais harmoniosa.

Muitas pessoas têm um nível de renda baixo, uma pensão precária e condições de vida difíceis. Outras recebem pensão de viuvez. A redução de ganhos que quase todos os aposentados sofrem os obriga a mudar o estilo de vida e privar-se de muitas coisas.

Fatores

A aposentadoria depende de fatores como o local de residência — se na cidade ou na zona rural —, o sexo da pessoa, a profissão que exercia e a cultura ou etnia a que pertence, por exemplo. Uma dona de casa, um agricultor, um desempregado de longa data, um nativo africano e um consultor empresarial, cada um com um modo de vida diferente, certamente não se aposentam da mesma maneira.

A velhice ao longo da história

A maneira como a sociedade encara e avalia os idosos vem se modificando ao longo do tempo.

Em outras épocas, eles constituíam um grupo muito pequeno, pois a expectativa de vida era muito inferior à atual. Os povos pré-históricos praticamente deixavam morrer seus velhos. Na China de Confúcio, porém, todos os membros da família deviam obediência ao varão mais velho que, por decreto, era o chefe da casa. No Egito, em 2500 a.C., a velhice era considerada a pior das desgraças. Entre os judeus e os hebreus, o respeito pela velhice era conhecido. A época romana foi a que teve o maior número de idosos na esfera do poder. Cícero negava a relação entre velhice e decadência, mas os clássicos gregos da época de Péricles apresentavam uma imagem pejorativa da velhice.

Na Idade Média, dava-se pouco valor à vida, principalmente à dos idosos. Os valores da juventude eram exaltados e muitos idosos foram reduzidos à mendicância. O Renascimento também rejeitou o velho: respeitavam-se somente os anciãos ricos e poderosos. Por outro lado, a Reforma e a Contra-Reforma promoveram o respeito aos idosos.

A Revolução Industrial permitiu maior longevidade. Nas classes burguesas, o conceito de velhice melhorou: o ancião participava da vida pública e do lazer de sua classe. Os operários, no entanto, quando já não podiam mais trabalhar, eram abandonados à própria sorte. Não havia um sistema social que lhes garantisse proteção. Os idosos, os mendigos e os doentes eram abandonados nas ruas.

Em meados do século XVIII, a sociedade passou a cuidar dos anciãos indigentes e enfermos. No final do século XX, constituiu-se um novo ramo da medicina — a geriatria. Atualmente, existem muitos avanços no estudo do envelhecimento e mais consciência sobre a necessidade de lhe proporcionar recursos. Contudo, ainda há muito por fazer.

Nas sociedades consideradas subdesenvolvidas (como algumas tribos africanas), o idoso recebe um tratamento preferencial. Seus conhecimentos são muito valorizados e transmitidos às novas gerações. Nas sociedades mais avançadas do ponto de vista cultural e tecnológico, valoriza-se muito mais a juventude e a rapidez. Existe uma tendência a rejeitar, e também a menosprezar, a velhice.

Avaliação pessoal

É muito importante a avaliação que cada um faz de si mesmo em função do relacionamento com outras pessoas e com sua ocupação. Um indivíduo pode ser pai, avô, filho, amigo, vizinho, empresário ou empregado. Todos esses aspectos o definem e o fazem sentir aquilo que é.

Quando uma pessoa se valoriza apenas em virtude de um aspecto de sua vida, esquecendo-se dos demais, pode sentir-se muito mal quando esse aspecto já não existir. Por exemplo, acreditar que o trabalho é a única fonte de satisfação e êxito pessoal pode provocar uma crise na aposentadoria. A pessoa se sente inútil e não encontra mais sentido na vida. Também se sentirá deprimido o indivíduo que, pelo fato de aposentar-se, acredita ter deixado de ser produtivo e perdido a capacidade de fazer um trabalho eficiente.

Outra questão diz respeito à idade com que uma pessoa se aposenta. Ainda que a idade normal seja de 65 anos, hoje em dia existe mais flexibilidade.

Algumas empresas permitem a aposentadoria antecipada para acolher os jovens no mercado de trabalho. Mas uma pessoa com mais de 65 anos pode continuar trabalhando, se assim o desejar? A flexibilidade é verdadeira?

De qualquer forma, a aposentadoria estabelece mudanças nas ocupações e na disponibilidade de tempo. Principalmente, faz com que o indivíduo aposentado questione aspectos profundos de sua auto-imagem.

Todos vivem submetidos a horários que foram impostos ao longo da vida (escola, trabalho etc.). A aposentadoria pressupõe uma administração do tempo à qual as pessoas não estão acostumadas.

Os aposentados são pessoas que trabalharam muito. Durante anos, a profissão ocupou a maior parte do seu tempo. Por isso, é necessário descobrir novas atividades que preencham esse tempo ou cultivar *hobbies*.

COMO ASSIMILAR AS MUDANÇAS

Envelhecer é um processo lento e progressivo. Ninguém envelhece do dia para a noite. Percorrer dia a dia o trajeto de nossa vida nos permite uma adaptação gradual às mudanças decorrentes do passar dos anos. Como essas mudanças ocorrem de forma contínua, é necessário adaptar-se a elas durante toda a vida. Envelhecer é uma realidade que temos de enfrentar inevitavelmente.

O longo caminho percorrido pelos idosos, com seus momentos de dificuldade e prazer, deve proporcionar-lhes os recursos necessários para assimilar as transformações, já que em sua existência tiveram de enfrentar situações muito diversas. Por isso, é errado dizer que os idosos não têm capacidade de adaptação.

Contudo, é preciso lembrar da importância das situações de perda, tão freqüentes nessa etapa da vida (perda de pessoas queridas, declínio da situação financeira, problemas físicos etc.).

Às vezes, a adaptação poderia ser mais simples se as pessoas tivessem mais acesso aos recursos de que precisam, se suas pensões fossem dignas e se elas se sentissem respeitadas não apenas quando gozam de boa saúde, mas também quando adoecem.

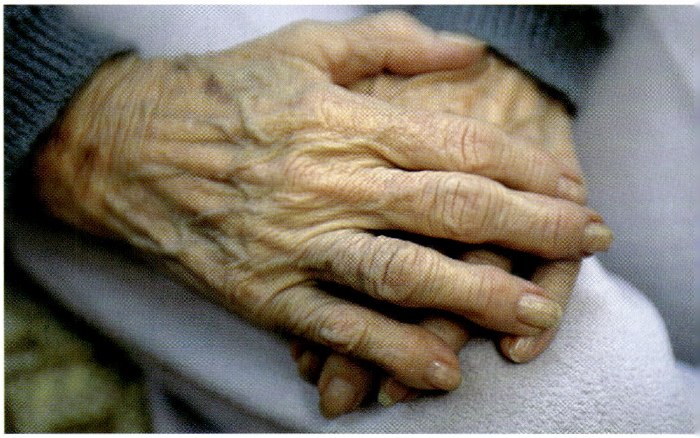

Para vencer o declínio mantendo a saúde física e mental, é preciso saber adaptar-se às mudanças.

Adaptar-se não significa manter uma atitude resignada e passiva, acreditando que velhice é sinônimo de doença, decadência e sofrimento. E também é errado pensar que na velhice muitos problemas não têm mais solução, simplesmente porque somos "velhos".

Adaptar-se às mudanças

Adaptar-se às diversas circunstâncias ou situações da vida, sejam positivas (o nascimento de um neto) ou negativas (o falecimento do cônjuge), significa escolher uma resposta que ajude a preservar a harmonia, viver e manter-se em equilíbrio quando as condições mudam.

Quando a reação diante das mudanças é ineficaz, os problemas começam a aparecer. Portanto, mais importante do que as mudanças ocorridas é a atitude com que uma pessoa as enfrenta.

Muitos idosos limitam suas atividades porque se sentem mais velhos do que são, porque se deixam levar por crenças antigas de que a partir de certa idade tudo está perdido ou porque a sociedade não lhes permite exercer suas capacidades. Portanto, é necessário que o idoso se sinta capaz de conviver com as mudanças que lhe acontecem e também que a sociedade lhe permita expressar-se completamente. Uma sociedade ou uma comunidade que não respeite e estimule a participação de pessoas da terceira idade é formada por seres humanos que negam uma etapa de si mesmos.

Para se adaptar às mudanças biológicas implícitas no processo de envelhecimento, é preciso aceitar as rugas, os cabelos brancos, a lentidão dos movimentos e reações, a pequena redução de estatura e as dificuldades progressivas de visão e audição não como doenças, mas como processos naturais. Envelhecer é a única maneira possível de viver muitos anos.

Quando uma pessoa é capaz de viver o momento presente sem se comparar com o passado e sem se preocupar com o futuro, consegue aumentar sua capacidade de adaptação e, portanto, trazer e garantir qualidade e bem-estar à sua vida.

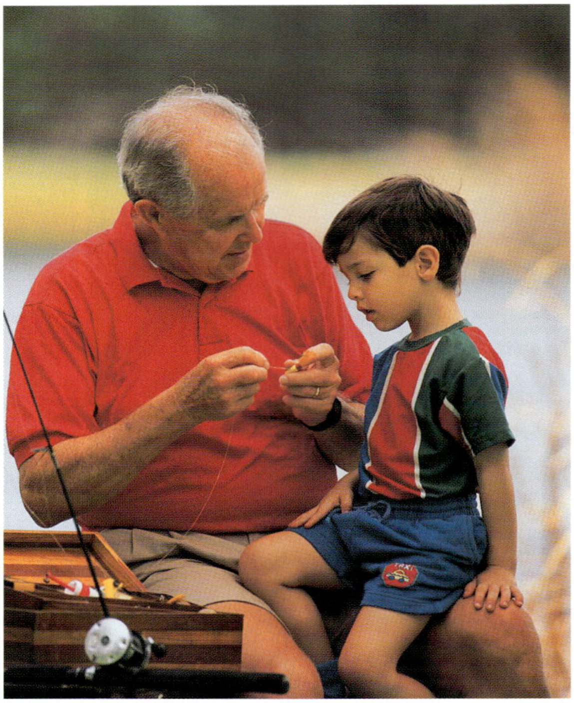

O tempo livre que a aposentadoria proporciona deve ser ocupado por atividades gratificantes como brincar com os netos.

A ocupação do tempo

Entre as atividades que podem ocupar o tempo livre depois da aposentadoria, as mais comuns são as seguintes: cuidar dos netos, passear, viajar, dar conselhos aos mais jovens da mesma profissão, exercer atividades voluntárias como cuidar de pessoas doentes, participar de centros da terceira idade ou praticar atividades físicas, artísticas e culturais.

Além disso, uma pessoa que se aposenta não deixa de ser produtiva para a sociedade. Naturalmente, ter boa saúde é fundamental para a prática de certas atividades, mas não é necessário fazer qualquer tipo de trabalho nessa fase e sempre se pode adaptá-lo ao estado de saúde de cada indivíduo.

Manter um bom estado de espírito é o que mais ajuda a suportar as dificuldades com as quais um aposentado defronta. O otimismo leva a uma melhor adaptação e ajuda a encontrar em cada problema um motivo de aprendizado, para superar e modificar as condutas inadequadas.

Formas de Convivência

Nas últimas décadas, o núcleo familiar sofreu uma profunda reestruturação. As formas de convivência também se diversificaram. Já faz parte do passado o antigo modelo da casa cheia de filhos, da mãe ocupada exclusivamente com os trabalhos domésticos e cuidados maternos, do pai como único responsável pela situação financeira, dos avós e tios vivendo sob o mesmo teto.

Todos os seres humanos precisam se comunicar, se relacionar uns com os outros e com o meio em que vivem. O bem-estar e a satisfação na vida dependem em grande parte da qualidade desses relacionamentos. A vida em família é uma das formas de relacionamento que mais nos condicionam.

MUDANÇAS NO NÚCLEO FAMILIAR

Os problemas econômicos, a liberação familiar e social da mulher e a migração das zonas rurais para as cidades provocaram muitas mudanças no núcleo familiar. Isso afetou principalmente os idosos, que muitas vezes têm sido relegados a segundo plano. Quase sempre, a velhice acarreta uma modificação importante das formas de convivência.

A RELAÇÃO CONJUGAL

Cerca de 50% das pessoas na terceira idade são casadas[1]. Os casais que partilharam dores e alegrias durante muitos anos, que se respeitaram e continuam se amando, viverão esses momentos de forma mais plena e com mais esperança do que aqueles que mal se suportaram ou que nunca foram felizes no relacionamento.

Quanto aos filhos, é preciso entender a necessidade que têm de amadurecer e crescer, com alegria e orgulho diante de seu progresso.

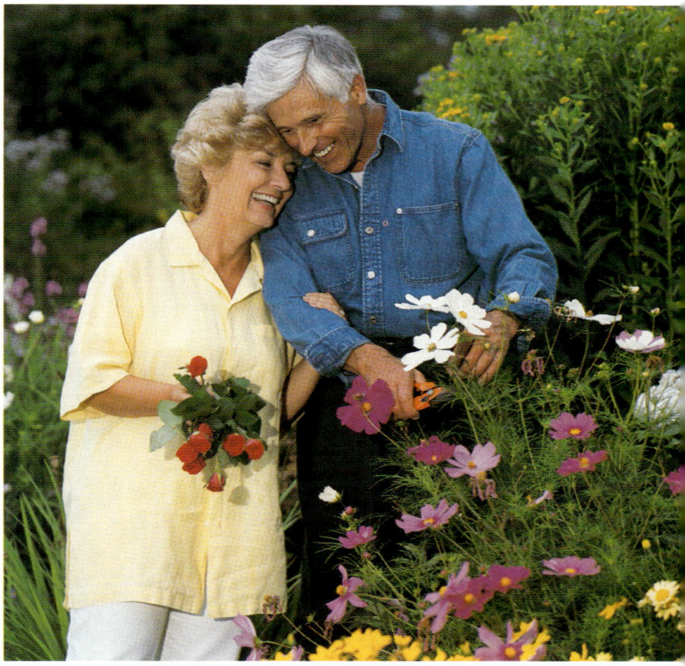

A vida em casal é a forma de convivência mais comum entre as pessoas idosas.

Em geral, esse processo é vivido como uma liberação das responsabilidades e uma maneira de dispor de mais tempo livre.

Às vezes, porém, determinados estados de espírito trazem tristeza e uma sensação de solidão, inutilidade e vazio.

As mulheres sofrem mais desse problema do que os homens, pois são afetadas pelos sentimentos de dedicação à maternidade. Tendem a pensar que já não são mais úteis e ninguém precisa mais delas. É necessário evitar esses pensamentos, pois podem acelerar os estados depressivos. E não é preciso perder o contato com os filhos quando estes se casam.

---

1 No Brasil, a pesquisa "Estudo de Seguimento por Dois Anos de Idosos Residentes em São Paulo" confirma esse dado. Veja in: "Brasil: metodologia e resultados preliminares". *Revista de Saúde Pública*; v.32 (n.5), p.397–407, 1998.

A aposentadoria

A aposentadoria significa uma reorganização do tempo e das ocupações. Se não houver um entendimento e aceitação dessa etapa, os casais podem ser afetados por essas mudanças.

Outras situações também ocorrem. Por exemplo, quando o marido se aposenta e fica em casa muito mais tempo do que antes, a mulher pode sentir que seu espaço está sendo invadido. E talvez passe de uma atitude resignada e submissa a uma atitude autoritária, já que agora o homem está no "terreno dela". Mas a casa e as tarefas domésticas não deveriam ser terreno exclusivo de uma das partes.

Nessas situações, a vida cotidiana pode transformar-se numa batalha constante e numa discussão por qualquer motivo.

Como as mulheres costumam chegar à velhice em melhor estado de saúde do que seus maridos, e alguns homens, quando se aposentam, sofrem diminuição da auto-estima, é compreensível que elas assumam um papel mais ativo. Mas a mulher não deve fazer com que o homem se sinta um estorvo, e sim incentivá-lo a empreender novas atividades.

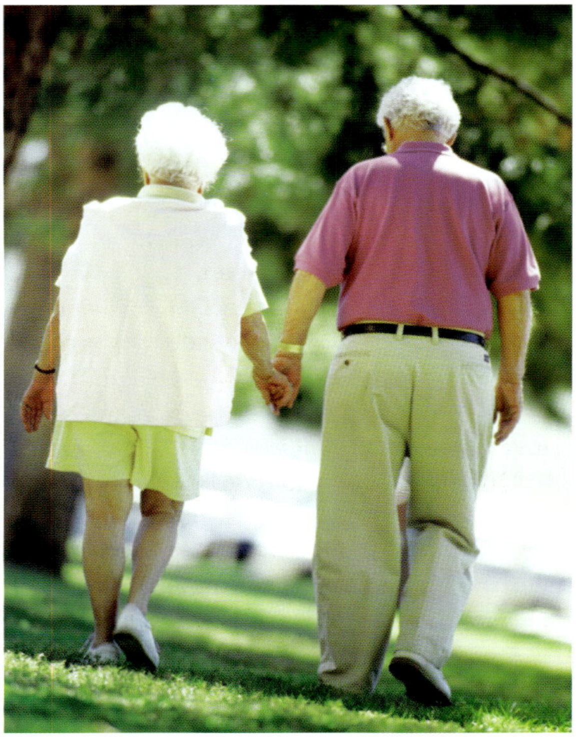

A fase da aposentadoria pode ser um momento de reencontro entre pessoas que se amam e se conhecem há muitos anos. O fato de passar mais tempo juntas pode ser muito importante para recordar a vida de recém-casados, quando, como agora, só havia duas pessoas na casa.

As mulheres, no entanto, também passam por crises pessoais que podem afetar sua auto-estima, como a síndrome do "ninho vazio" ou as seqüelas causadas pela menopausa.

Novos desafios

Tanto o homem quanto a mulher atravessam uma nova fase e precisam um do outro, principalmente quando um dos cônjuges se sente fragilizado.

Mas é preciso lembrar que as relações conjugais não ficam estagnadas na velhice. Ao contrário, surgem novos desafios.

A passagem para a terceira idade, quando os filhos já não vivem em casa e quando se dispõe de mais tempo para conviver com o companheiro, pode ser aproveitada para fortalecer os vínculos matrimoniais, fazer amizades e gozar uma convivência harmoniosa.

UM NOVO COMPANHEIRO

Graças à superação de estereótipos sociais que negavam às pessoas idosas a possibilidade de estabelecer novos contatos afetivos pelo simples fato de serem "velhas", hoje presenciamos o aparecimento de muitos novos casais: viúvos, divorciados ou solteiros que refazem a vida, aproximam-se um do outro e, como qualquer adulto sadio, mantêm a capacidade de "paixão e desejo". São homens e mulheres que se apaixonam e decidem viver juntos.

Nessa fase da vida, cerca de dois terços das pessoas que se casam são homens. Isso se explica porque eles tendem a se casar com mulheres mais jovens. O fato de um homem casar-se na terceira idade costuma ser mais bem aceito socialmente.

Algumas pessoas já chegaram à terceira idade e continuam tendo um coração jovem. Elas também têm vontade de passar o resto de suas vidas na companhia de um parceiro.

A convivência com um parente doente

- Se possível, procure ajuda para dividir a responsabilidade de cuidar do doente. Não tente fazer tudo sozinho.
- Converse com outras pessoas sobre os problemas enfrentados. Procure amigos, grupos ou associações de familiares que estejam enfrentando a mesma situação.
- Esforce-se para aceitar a doença. Negá-la ou lutar contra ela gera ainda mais dor.
- Evite pensar que não está cuidando bem da pessoa. Os sentimentos de culpa não ajudam a enfrentar a situação. Ninguém é culpado pelo que acontece às pessoas de sua família e não é possível evitar o avanço de uma doença crônica ou incurável.
- Procure ter momentos de descanso e lazer. Recompense a si mesmo com as coisas de que gosta. Não se martirize pensando que não é certo desfrutar a vida porque alguém da família está doente. Se você cuidar bem de si mesmo, poderá cuidar ainda melhor do doente.
- Informe-se sobre os recursos que a comunidade oferece (ajuda econômica, programas de apoio, centros específicos, cuidados em domicílio ou associações de familiares) e faça uso deles.

É possível que os principais motivos sejam a solidão ou os benefícios econômicos, mas é inaceitável adotar atitudes grosseiras ou irônicas por elas estarem novamente acompanhadas, apesar de idosas.

A necessidade de amar e sentir-se amado não é exclusividade de uma faixa etária. Os idosos têm todo o direito de se apaixonar e não precisam da aprovação de ninguém. É necessário mudar os valores e deve haver mais tolerância para aceitar esses relacionamentos. Isso vale principalmente para os filhos, que às vezes se opõem à idéia de que seus pais encontrem um novo parceiro.

As pessoas idosas também podem partilhar essas crenças. É importante que a família e os próprios idosos reconheçam, sem preconceitos, a possibilidade de formar um novo par. Além disso, aqueles que encontram um parceiro nessa idade costumam se sentir mais satisfeitos consigo mesmos e com a vida.

CONVIVER COM UM DOENTE

Há casos em que a relação conjugal pode sofrer um golpe duro. Nas situações em que um dos cônjuges adoece e o outro lhe dá assistência e cuidados, são necessárias grandes doses de carinho, compreensão e força.

Conviver com uma pessoa doente pode ser um desafio, não só por causa da dor de ver sofrer um ente querido, como pelo cansaço e desgaste que a situação provoca.

Diante dessa tarefa difícil, é normal experimentar sentimentos de incapacidade, frustração, insegurança, culpa e angústia.

Quando os filhos vão cuidar dos pais, há uma inversão de papéis. Esta situação pode gerar muitos conflitos, caso o genro ou nora se sintam incomodados.

VIVER SOZINHO

Há cada vez mais pessoas idosas que vivem sozinhas. As razões são muitas: a pessoa pode ter ficado viúva, pode ser divorciada ou solteira.

O número de mulheres que vivem sozinhas é maior, uma vez que elas geralmente ficam viúvas antes dos homens.

Quando a pessoa goza de boa saúde, tem autonomia para realizar suas atividades diárias e sente necessidade de viver sozinha em sua casa, ninguém deve obrigá-la a renunciar a sua independência, com atitudes protecionistas.

Quando se fica viúvo, a solidão pode ser um golpe. A pessoa com quem se passou grande parte da vida desaparece e o vazio deixado por ela é doloroso. Nesse momento, a fragilidade e o desespero devem ser combatidos. A solidão é má companhia, e o viúvo ou a viúva precisa mais do que nunca do amor incondicional dos filhos, netos, amigos ou parentes.

Nem sempre o ritmo de vida dos filhos permite que seus pais idosos vivam com eles. Quando os filhos não têm espaço nem tempo para cuidar dos pais, é preciso criar soluções para que estes não se sintam abandonados.

Conselhos para viver em segurança

Os seguintes conselhos são úteis para pessoas que vivem sozinhas, têm dificuldades de locomoção ou perda de memória:

- No boxe do banheiro, coloque barras para apoio e tapetes antideslizantes. Os cantos dos tapetes provocam quedas, por isso fixe-os ao chão com ângulos metálicos ou plásticos para que não se levantem. Coloque um corrimão nos locais do banheiro que costuma usar.
- Coloque um corrimão também no corredor.
- O chão da cozinha deve estar sempre seco para evitar deslizes.
- Na cozinha, o gás pode ser um perigo. Alguns idosos têm deficiência de olfato, por isso, deixe um cartaz em um lugar de destaque com os dizeres: "Lembre-se de fechar o gás".
- Tenha sempre uma lanterna na mesa de cabeceira, durante a noite, se o interruptor ficar distante ou para o caso de acabar a luz.
- Instale interruptores de luz na parte de cima e na parte de baixo da escada.
- Instale alarmes contra fumaça e incêndio.
- Instale um sistema de telealarme ou use um celular para poder contatar um serviço médico com atendimento 24 horas, em caso de urgência.
- Proteja os aquecedores e a lareira, se os tiver em casa. Coloque um protetor na frente do aquecedor ou da lareira que deixe passar calor. Mantenha os aquecedores a gás longe das correntes de ar.
- Prefira os aquecedores elétricos.
- Tome muito cuidado com aparelhos elétricos. Prefira aqueles que desligam sozinhos.
- Controle a medicação. Anote os remédios que já tomou. Coloque etiquetas nos medicamentos para identificar sua utilidade. Elimine os que têm data de validade vencida ou não são mais usados.
- Tenha à mão o número do telefone dos filhos (ou de outros parentes), dos vizinhos e dos serviços de emergência.
- Deixe as chaves sempre no mesmo lugar e faça mais de uma cópia delas. Dê cópias para pessoas de confiança. Coloque-as num chaveiro grande, com uma ampliação na extremidade — assim, quem tem artrite pode girá-las com facilidade.
- Adapte um sinal luminoso ao telefone e à campainha. É útil para as pessoas com deficiências de audição.

CONVIVER COM OS FILHOS

No Brasil, cerca de 32% dos idosos vivem com os filhos[2]. À medida que os anos vão passando e as pessoas envelhecem, aumenta sua possibilidade de viver com os filhos. Essa é uma forma de convivência muito comum entre os idosos.

2 Pesquisa realizada pela Universidade Federal de São Paulo (Unifesp), na disciplina de Geriatria, e publicada em 1988 na *Revista de Saúde Pública*.

Segurança na rua

- Atravesse a rua com sinal verde quando tiver certeza de que tem tempo suficiente para chegar ao outro lado.
- Não atravesse a rua quando o sinal verde estiver piscando.
- Não acredite que os carros vão parar a um passo da faixa. Atravesse depois que eles tiverem parado.
- No metrô e no ônibus, sente-se nos lugares reservados para pessoas idosas. Use escadas rolantes quando possível, mas tente usar também escadas normais, pois é bom fazer um pouco de exercício.
- Se dirigir, faça regularmente exames de vista e audição e tenha sempre um par de óculos sobressalente.
- Preste muita atenção às calçadas e às irregularidades do solo. Olhe bem onde pisa.
- Tenha cuidado com pessoas que propõem negócios ou trocas na rua, nos bares ou nas lojas.

A família continua sendo a principal fonte de apoio para as pessoas na terceira idade. Mas essa convivência pode gerar tensões em relação às regras familiares.

O avô ou a avó passa a fazer parte de uma unidade familiar que já definiu suas regras e que funciona segundo um padrão determinado. Por isso, tem de se adaptar à nova situação, respeitando o estilo de vida de seus integrantes, para se sentir aceito e querido.

Quando a pessoa idosa fica doente, o clima familiar é afetado. Cuidar de um pai doente pode ser difícil, mas compensa saber que ele está sendo bem tratado.

O RELACIONAMENTO COM OS NETOS

O que a maioria das famílias faria com seus filhos se não existissem os avós, sempre dispostos a cuidar dos netos?

O trabalho social que os avós realizam não tem preço. Acordam cedo para levar os netos à escola. Muitas vezes, servem o almoço, o lanche e o jantar. Ajudam nas tarefas escolares, levam-nos para brincar no parque e, sobretudo, dão a eles um carinho especial: o carinho dos avós. Os vínculos afetivos que se criam são muito fortes. Um precisa do outro.

Às vezes, o comportamento dos avós em relação aos netos é diferente de como se comportaram com os filhos. Quando se diz que os avós costumam mimar os netos, há boa dose de verdade. A perspectiva do tempo e o fato de terem se livrado da responsabilidade de criar e educar seus filhos contribuem para que vejam as coisas de outro modo e se distraiam na companhia dos netos.

É verdade que existem muitos tipos de avós. Nem todos são tão abnegados. No futuro, essa situação pode mudar.

Quando os casais de hoje envelhecerem, é possível que exijam mais da vida. Talvez sintam necessidade de libertar-se de compromissos e horários e, conseqüentemente, limitem o tempo para cuidar dos netos.

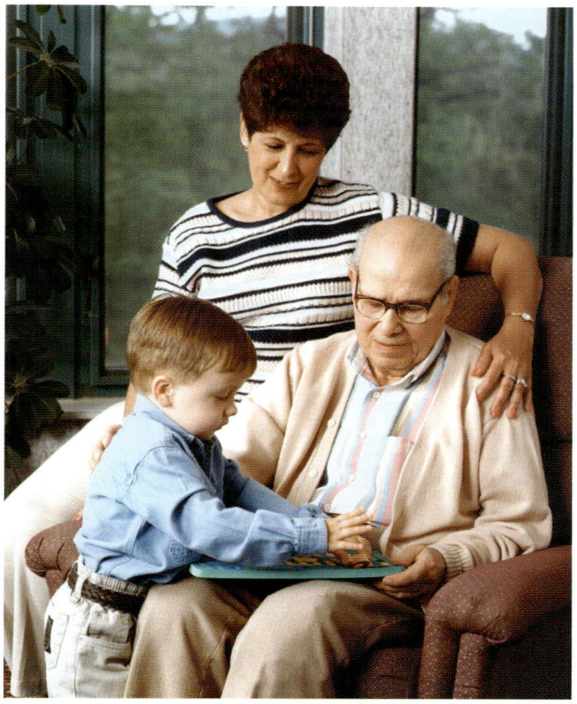

A convivência com os filhos e netos pode ser muito enriquecedora para o idoso e todos os outros membros da família.

Não se sabe até quando vai durar a tendência de se recorrer aos avós para cuidar dos netos, e, inclusive, de exigir deles em determinadas ocasiões que assumam essa responsabilidade, criando um dilema insolúvel, pois muitos não sabem dizer não (principalmente as avós).

A COMPANHIA DE UM ANIMAL DE ESTIMAÇÃO

Pesquisas demonstram que ter um animal de estimação traz muitos benefícios. Passear com o cachorro, por exemplo, é um bom exercício e favorece o contato com outras pessoas.

A responsabilidade para com o animal de estimação faz com que a pessoa idosa se sinta útil. O carinho pelo bicho pode ajudar a superar as difíceis situações de perda. Existem abordagens terapêuticas que aproveitam o vínculo entre as pessoas e os animais para tratar depressões, ansiedades e problemas de comunicação.

Serviços de assistência à terceira idade

Quando é impossível viver na própria casa ou com os filhos, é preciso encontrar alternativas para atender as necessidades físicas e emocionais dos idosos.

Existem muitos tipos de clínicas geriátricas. Elas variam de acordo com a localização, número de vagas, serviços oferecidos, preço etc.

A escolha de uma casa de repouso

Para escolher uma clínica geriátrica ou casa de repouso, é preciso considerar os serviços médicos e de enfermaria oferecidos, além de equipamentos adequados, dietas específicas, condições de higiene, boa iluminação e outros aspectos:

- **Localização.** É importante não afastar a pessoa idosa de seu ambiente costumeiro nem de sua vida social. As clínicas situadas em um núcleo urbano satisfazem mais essas necessidades.
- **Número de profissionais por pessoa.** O ideal é um assistente para cada nove idosos nas casas de repouso. Um dos principais problemas dessas instituições é a falta de pessoal e a sobrecarga de trabalho.
- **Serviços oferecidos.** Além de atender às necessidades básicas, a clínica deve suprir as necessidades afetivas, de comunicação e locomoção. É importante contar com uma boa equipe para oferecer ao idoso estímulos físicos e psicológicos: terapeutas ocupacionais, fisioterapeutas e psicólogos.

Clínicas especializadas

Recebem pessoas idosas com deficiências, que precisam de assistência constante e de profissionais qualificados. Existem clínicas geriátricas para pessoas que sofrem da doença de Alzheimer e outras demências, mas a demanda é grande e as vagas são poucas, principalmente em instituições públicas. Por isso, profissionais pouco qualificados abrem clínicas sem o preparo necessário para atender e cuidar dessas pessoas.

Centros para idosos saudáveis

Destinam-se às pessoas que podem cuidar de si mesmas. Em geral, o preço é alto.

Clínicas mistas

Destinam-se aos idosos independentes e dependentes. A vantagem é que, quando uma pessoa adoece ou se torna dependente, não é preciso levá-la para outra clínica.

Centros-dia

Nesses lugares, os idosos passam algumas horas (normalmente, das 8h ou 9h até as 17h ou 18h). Algumas de suas necessidades são atendidas e depois eles voltam para casa. Às vezes, o centro-dia oferece serviço de transporte.

Muitos desses centros ficam nas clínicas geriátricas e, em geral, são administrados pelos órgãos públicos. Além do serviço médico e social, dispõem de fisioterapia e terapia ocupacional.

Apartamentos com serviços comunitários (apart-hotel)

São apartamentos individuais ou para duas pessoas, de cerca de 30 a 50 metros quadrados. Uma opção muito interessante, sobretudo para os idosos independentes e casados. Dispõem de sistema de segurança, são adequados às necessidades dos idosos e oferecem serviço comunitário (lavanderia, restaurante, assistência doméstica, comida em domicílio, atividades de lazer, serviços de higiene etc.).

Assistência em domicílio

Pode ser sanitária ou social e inclui uma série de cuidados que uma pessoa idosa pode receber em sua casa: o preparo da comida, ajuda com a higiene pessoal, reeducação de condutas inadequadas, companhia, ajuda para tomar medicação na hora e incentivo para que se cuide.

As pessoas que recebem esse tipo de assistência são, principalmente, as que sofrem de doenças com alto grau de dependência, ou que acabaram de sair do hospital. Há também doentes terminais, pessoas que vivem sozinhas ou que têm mais de 80 anos.

É possível também receber atendimento médico domiciliar. No Brasil, geralmente são os médicos geriatras que prestam atendimento na casa do idoso.

Como se Manter Saudável e em Forma

Falar em bem-estar significa alcançar três objetivos básicos: amor ou companhia, boa situação financeira e saúde. O último objetivo — manter-se saudável e em forma — é imprescindível para desfrutar os anteriores. O estado de saúde depende de fatores como a herança genética e os hábitos alimentares e de higiene, além das influências ambientais, da exposição a acidentes e das atitudes em relação ao próprio corpo e ao meio ambiente.

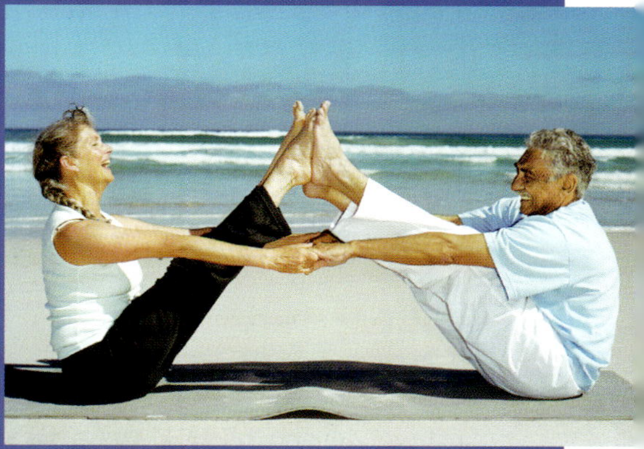

CADA FASE na vida de um ser humano exige cuidados específicos, de acordo com suas necessidades. A atenção que se dá a um recém-nascido é muito diferente da que necessita um adulto ou um idoso.

Existem, contudo, algumas necessidades básicas do ser humano que são sempre as mesmas: alimentação, respiração, abrigo e afeto.

Suprir essas necessidades contribui para um bom estado de saúde física e psíquica. Isso é possível em qualquer idade, embora dependa em grande parte do nível de vida da pessoa.

A velhice é parte do processo evolutivo, diferencial e dinâmico da vida. Assim, não se pode culpar só a idade pelas doenças que se manifestam.

Por ser a última etapa da vida, muitas de suas características são conseqüências de como as fases anteriores foram vividas.

CONHEÇA-SE BEM E CUIDE-SE MAIS

Manter hábitos saudáveis, que proporcionem bem-estar ou ajudem a diminuir e aliviar os problemas característicos da terceira idade, não é difícil, se tivermos informações suficientes.

É fundamental conhecer bem o próprio corpo e o funcionamento do organismo para saber as mudanças que devem ocorrer em cada momento. Assim, pode-se distinguir o envelhecimento normal e as alterações devidas às mudanças patológicas. Nessa fase da vida, é possível manter-se saudável dentro das margens do envelhecimento fisiológico, sempre que os fatores determinantes do estado de saúde assim o permitam.

As pesquisas científicas têm buscado soluções para o desgaste fisiológico e os processos degenerativos associados ao envelhecimento, mas também é certo que parte do sucesso dessas iniciativas depende dos hábitos de vida, da adaptação da pessoa às necessidades e possibilidades da terceira idade.

APRENDA A SE CUIDAR

O propósito deste capítulo é oferecer uma série de conselhos para uma existência saudável e positiva. O objetivo não é só viver mais, mas viver bem e de bem com a vida.

Em primeiro lugar, vamos falar da importância de conhecer o **próprio corpo**, por exemplo, para adquirir os hábitos necessários para uma boa **alimentação**. Isso significa ter consciência das necessidades nutricionais específicas de cada pessoa em cada idade, o que facilita a elaboração de uma dieta saudável, graças ao conhecimento dos nutrientes e de seu preparo.

A **saúde mental** também tem um papel preponderante no bem-estar físico. Conhecer o mundo complexo da mente pode ajudar a entender os processos psíquicos que acompanham o ser humano e descobrir o que é necessário para ter um boa saúde física.

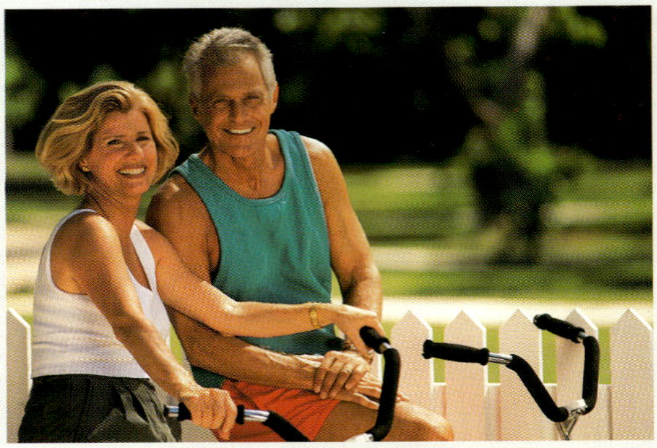

Dada a importância das **atividades físicas e esportivas** na área de saúde, indicamos as modalidades mais apropriadas e a maneira de adaptá-las à idade, às condições físicas e aos gostos de cada um.

A sexualidade, que obedece a uma necessidade fisiológica e afetiva, repercute no estado geral do indivíduo, ajudando a prevenir indisposições, favorecendo a auto-estima e aumentando o bem-estar físico.

Outros aspectos tratados ao longo deste capítulo são o **lazer e os *hobbies***, que permitem ao idoso continuar ativo e preencher o dia de forma gratificante, numa etapa da vida em que há mais tempo disponível.

Por outro lado, é preciso lembrar que a medicina ajuda a prevenir as doenças, não somente a curá-las. Por isso, é importante saber quais os **exames médicos** que devem ser feitos regularmente e como interpretar os resultados. Da mesma forma, a **medicina natural** (os remédios e terapias que, em muitos casos, fazem parte da sabedoria milenar) pode ser de grande utilidade no tratamento de doenças comuns no idoso. Sem esquecer que a consulta ao médico é imprescindível ao menor sintoma.

Por fim, vamos tratar também de questões que afetam especialmente os idosos, como a dificuldade de **locomoção** e o **sono**. Esses dois aspectos sofrem mudanças importantes com a passagem dos anos e requerem soluções e tratamentos específicos quando surgem problemas.

O Corpo

À medida que envelhece, o corpo sofre uma série de mudanças que se manifestam em todos os órgãos e sistemas, resultantes de um processo natural. Conhecer essas mudanças ajuda a distinguir o envelhecimento normal ou saudável de um processo patológico ou de uma doença.

O envelhecimento é normal quando permite que o idoso se adapte progressivamente às mudanças. Portanto, é preciso saber distinguir as indisposições naturais e patológicas de uma pessoa na terceira idade.

REAÇÃO E RECUPERAÇÃO

Uma criança tem capacidade muito grande de reação e recuperação diante das mudanças. Seu corpo está se desenvolvendo, seu metabolismo é rápido e ela é capaz de fabricar e consumir muita energia.

Com o avanço da idade, as possibilidades de consumo diminuem, a capacidade de reação fica mais lenta e os erros de reconstrução biológica aumentam. Por esse motivo, é preciso redobrar os cuidados e a atenção com a saúde. Mas a velhice não é uma fase da vida separada das demais. Até certo ponto, é uma conseqüência de como as outras etapas foram vividas. Por isso, a prevenção e os cuidados com a saúde são fundamentais em qualquer idade.

Embora nem todas as pessoas envelheçam da mesma forma e no mesmo ritmo, a velhice tem algumas características próprias que a diferenciam das outras fases da vida.

Nem todos os órgãos e sistemas envelhecem da mesma forma e ao mesmo tempo. Mas o envelhecimento biológico tem um denominador comum: a diminuição gradual do número de células e de líquidos intracelulares e extracelulares.

POR QUE OCORRE O ENVELHECIMENTO?

Uma das explicações para o envelhecimento é que ele estaria geneticamente programado, ou seja, seria predeterminado, desde o nascimento, por um gene específico.

Recentemente, um grupo de pesquisadores norte-americanos descobriu o tão procurado "gene da longevidade". O estudo concluiu que uma região do cromossomo 4 contém um ou mais genes que influenciam decisivamente a longevidade. Essa descoberta pode ser fundamental para as futuras pesquisas sobre o envelhecimento e para o estudo das doenças degenerativas ligadas à idade, como a doença de Alzheimer.

A degeneração das células também é causada pelos processos contínuos de divisão, que provocam mudanças estruturais e químicas. As células se dividem sem problemas enquanto são jovens. Com o passar dos anos, é como se, enfraquecidas e desgastadas, as células acabassem morrendo. É possível comparar o DNA, que se reproduz de uma célula para a outra, a uma fotocópia várias vezes reproduzida ao longo dos anos: a qualidade da última cópia seria muito diferente da qualidade do original.

O processo de transmissão gera erros. Esses erros vão se acumulando e impedindo que a célula "compreenda" a mensagem transmitida, o que acaba afetando seu DNA. Embora a célula tenha mecanismos para restaurar e reconstruir a mensagem, chega um ponto em que, por acúmulo de erros, isso não é mais possível. O que acontece, então, é uma transmissão de erros em cadeia que leva à morte celular.

Outros fatores

Já foi demonstrado que outros fatores influenciam a longevidade. A descoberta desses fatores poderia fornecer a chave do tão sonhado elixir da juventude.

Fala-se em um problema do sistema imunológico: o envelhecimento seria resultante de uma reação em cadeia, na qual o organismo atacaria a si mesmo.

O acúmulo de radicais livres também explica, em parte, o envelhecimento. Os radicais livres são produtos da oxidação e sua presença é normal no organismo. São substâncias tóxicas que podem prejudicar as proteínas estruturais ou o DNA celular, causando danos irreversíveis. Aparentemente, os mecanismos de destruição dos radicais livres diminuem com o passar dos anos.

Cada uma dessas teorias explica um aspecto do envelhecimento e contribui para o estudo dos fatores que interferem no processo. Não são teorias contraditórias.

No futuro, o trabalho conjunto dos pesquisadores resultará na concepção do envelhecimento humano como um processo regulado por uma predisposição genética, à qual se acrescentam fatores biológicos, psicológicos e socioeconômicos.

SINAIS EXTERNOS DE MUDANÇA

Evidentemente, a primeira coisa que nos permite dizer se uma pessoa é jovem ou velha é sua aparência física. Ela determina não só o conceito que as pessoas têm dos outros, como também a auto-imagem. Por isso, a aparência tem grande importância.

O corpo se modifica

A velhice é uma fase diferencial, como qualquer outra etapa da vida — a infância, a juventude ou a terceira idade. Tem alguns denominadores comuns e muitas variações individuais, o que explica porque algumas pessoas não se encaixam nos padrões evolutivos estabelecidos.

Além disso, muitas dessas mudanças são associadas à perda progressiva de capacidades, ou seja, apontam no sentido da decadência.

Em geral, apresenta-se uma série de mudanças que, mais do que processos naturais, podem ser causadas por doenças.

A pele perde flexibilidade e elasticidade, resseca e fica marcada pelas rugas. O cabelo vai ficando branco e ralo. Nos homens, ocorre a calvície.

Outro sinal aparente de envelhecimento é a redução da estatura. Ela começa aos 50-55 anos, normalmente com a perda de três ou quatro centímetros.

A perda dos dentes comumente acontece no envelhecimento, porém com cuidados odontológicos é possível preveni-la. A mudança na inflexão da voz e os movimentos lentos também fazem parte do processo normal de envelhecimento.

CADA UM ENVELHECE COMO VIVE

Mais importante do que o número de neurônios é o número e a qualidade das conexões que eles estabelecem entre si. Para que essas conexões funcionem, é preciso pôr o cérebro para trabalhar, não deixar que ele "enferruje". Por que algumas pessoas envelhecem antes de outras? Chegar à velhice em melhor ou pior estado de saúde depende de que fatores?

Nem sempre envelhecer é sinônimo de perda da memória e rendimento intelectual. Muitos estudos comprovam que a idade não é o único fator que determina o declínio das faculdades mentais.

Também exercem influência a falta de cultura e educação, as doenças sofridas ao longo da vida, a alimentação deficiente, a predisposição pessoal para aprender e, de modo geral, a biografia de cada um.

Para entender o envelhecimento, não se deve encará-lo apenas de uma perspectiva biológica, mas também como processo individual que afeta as pessoas de acordo com sua história de vida.

Isso explica por que, muitas vezes, a idade biológica (o envelhecimento do organismo) não corresponde à idade cronológica (os anos transcorridos desde o nascimento). Se essas idades coincidissem, todas as pessoas com 70 anos teriam as mesmas características. Mas isso não é verdade.

O que muda dentro do corpo

Quando se envelhece, os sistemas e órgãos internos sofrem modificações. Entre elas, destacam-se as seguintes:

- **Articulações e músculos**. São muito afetados pelo envelhecimento. Ocorre uma perda de força e flexibilidade muscular e um desgaste das articulações que pode levar à artrose.
- **Circulação sangüínea**. As veias e artérias endurecem, dificultando a passagem do sangue e aumentando a pressão arterial. Os batimentos cardíacos ficam mais lentos e menos regulares. Com freqüência, ocorrem obstruções à passagem do sangue, aumentando o risco de angina, isquemia cerebral transitória ou claudicação intermitente.
- **Ossos**. Ficam mais frágeis e mais vulneráveis às fraturas e diminuem de volume. A osteoporose é uma doença relacionada com o desgaste ósseo.
- **Capacidade pulmonar**. A capacidade pulmonar diminui e a respiração fica mais lenta e difícil.
- **Sistema nervoso**. As modificações podem afetar a memória, a capacidade de aprendizagem e a adaptação a situações novas. O número de neurônios diminui com a idade e isso pode provocar deterioração das funções intelectuais.

Além disso, a digestão fica mais lenta, o apetite sexual muda, as horas de sono se reduzem e os órgãos sensoriais também são afetados, principalmente olhos e ouvidos.

Da mesma forma, o corpo humano não envelhece por inteiro na mesma progressão. Há pessoas, por exemplo, com bom estado de saúde mental, mas com problemas ósseos ou de mobilidade.

Fatores condicionantes

A explicação para essas diferenças não são apenas genéticas, pois também dependem de outros fatores: alimentação, nível socioeconômico, hábitos de higiene, consumo de substâncias tóxicas (tabaco, álcool etc.), estresse, exercícios físicos, profissão exercida e relações afetivas mantidas ao longo da vida.

Existem outros fatores de longevidade menos controláveis, como o local de nascimento. Sabe-se que a longevidade é maior em países desenvolvidos, como a Suécia ou a Groenlândia, do que em países em desenvolvimento, como o Equador.

Um dos condicionantes mais importantes que marcam o envelhecimento é o estilo de vida que se leva, o que inclui o cuidado com o corpo. O desejo de prolongar a vida, adiar a velhice e encontrar o elixir da juventude eterna é um dos grandes anseios do ser humano.

Do ponto de vista fisiológico e psíquico, o ser humano começa a envelhecer muito antes da terceira idade. O envelhecimento do organismo tem início a partir dos 30 anos, embora esse processo se acelere a partir dos 75 anos. Essa aceleração é caracterizada por alterações no funcionamento do organismo que facilitam o aparecimento de doenças orgânicas ou mentais.

Quando se manifestam problemas motores (da artrose à invalidez), além de sofrer com os problemas de mobilidade, a pessoa padece também com a percepção que tem de si mesma. É possível que sua personalidade mude, que fique mal-humorada, evite contato social e limite suas atividades.

Nesses casos, é importante consultar um especialista para conhecer as repercussões do problema e seu tratamento, verificar até que ponto a capacidade de movimento está comprometida e adaptar a vida de acordo com as possibilidades reais.

A velhice não pode ser uma obsessão

A sociedade moderna cultua a juventude, mas é insensato lutar para manter-se eternamente jovem. É preciso fugir da obsessão pelos tratamentos para rejuvenescer.

Para as pessoas que cultuam exageradamente o corpo ou que o utilizam como instrumento de trabalho, como atores e modelos, envelhecer pode parecer um grande problema. Elas podem ter mais dificuldade para aceitar que estão envelhecendo e talvez fiquem ainda mais obcecadas com sua aparência física nesta fase da vida.

Por isso, deve-se aprender a valorizar outros aspectos de sua vida (capacidade intelectual, capacidade de dar e receber afeto, relacionamento com a família e amigos etc.).

Atualmente, a cirurgia plástica, a indústria de cosméticos e as dietas oferecem nova gama de produtos e tratamentos para rejuvenescer, embelezar-se e emagrecer. Esses avanços são bem-vindos quando contribuem para a qualidade de vida.

Porém, na maioria dos casos, manter um bom estado de espírito, uma alimentação moderada e o repouso adequado contribuem para assimilar a passagem dos anos e envelhecer de forma saudável.

AGORA ESTÁ MAIS FÁCIL ENVELHECER

A cada ano que passa, todos ficam mais velhos (entenda-se "ficar mais velho" no sentido de completar mais um ano de vida, não adoecer). Cuidar do corpo e respeitá-lo, de acordo com as necessidades, depende de cada um.

Todo mundo conhece idosos que permanecem ativos e sabem que, quando alguém não quer progredir, está sujeito à desilusão e à degeneração. Esses idosos podem ser vistos passeando pela cidade, viajando, freqüentando centros culturais, fazendo compras ou cuidando dos afazeres domésticos. São parentes, amigos ou conhecidos e sua atitude positiva é sempre admirada. São pessoas que não se detêm diante das dificuldades e não se entregam à autocompaixão.

PENSAMENTO POSITIVO É ESSENCIAL

No ser humano, o estado de saúde física e mental estão completamente relacionadas, formando um todo.

Como é inevitável que a energia física fique debilitada com o passar dos anos, é conveniente adaptar-se positivamente com as mudanças para evitar a depressão e a amargura. O estado emocional afeta o estado de saúde física e vice-versa, e ambos condicionam as relações com o ambiente.

O ditado "mente sã em corpo são" mostra que o ser humano conhece, há séculos, a relação entre suas emoções, seu estado psíquico e sua saúde física.

Alguns idosos costumam falar em doenças e seus pensamentos se concentram em suas limitações. Essa atitude hipocondríaca pode deteriorar o estado de espírito.

A percepção que cada um tem do próprio estado de saúde é muito importante para o bem-estar. Reagir com ansiedade diante de um esquecimento insignificante (por exemplo, onde estão os óculos), imaginando algum mal grave, exagerando os sintomas e prevendo o pior, pode causar uma dor desnecessária.

Aceitar as mudanças

Conservar a autonomia contribui para uma auto-imagem mais positiva. Quando o estado de saúde é bom, é mais fácil aceitar as mudanças que vêm com a idade. Por outro lado, é difícil adaptar-se a elas quando surgem as doenças.

Nesses momentos, é preciso mais do que nunca do apoio dos entes queridos e da comunidade. Sobretudo, é preciso querer ser ajudado. Deve-se usar a força de vontade para que a doença não leve à depressão, que só provocaria o agravamento do estado de saúde. Algumas pessoas, ao envelhecer, não aceitam as mudanças produzidas no organismo ou se negam a admitir que estão envelhecendo. Podem até lutar para parecer mais jovens ou para disfarçar a perda de memória. Para envelhecer e manter-se ativo, saudável e feliz, não é preciso lutar contra o tempo nem tentar detê-lo.

A Alimentação

O estado de saúde é condicionado por hábitos alimentares. A qualidade e a quantidade de alimentos ingeridos influenciam a saúde, o crescimento físico, as faculdades mentais e o desenvolvimento social.

Uma alimentação correta e equilibrada ao longo da vida contribui para aumentar a longevidade. Além disso, a dieta tem importância vital para tratar determinadas doenças.

ALIMENTAÇÃO SAUDÁVEL

Os hábitos alimentares atuais e anteriores, inclusive na infância, são muito importantes.

Muitos idosos de hoje enfrentaram situações extremas ao longo da vida, como guerras, que os privaram dos alimentos básicos.

A máxima famosa de Hipócrates, segundo a qual "teu alimento é teu remédio", serve para lembrar também que os alimentos são uma arma terapêutica.

DIETA EQUILIBRADA

Uma dieta equilibrada deve levar em conta fatores como a idade, o sexo, a atividade física diária e as doenças. As dietas devem ser sempre personalizadas, embora existam recomendações básicas.

Uma alimentação correta deve:

- **Satisfazer as necessidades energéticas** e manter cada pessoa dentro do limite normal de peso.
- **Ser variada**, já que o único alimento completo é o leite materno, que não está mais disponível. É importante aprender a combinar os diferentes alimentos para que se complementem.

Para uma dieta saudável é preciso equilibrar a porcentagem dos vários nutrientes, escolher alimentos saudáveis e adaptar a alimentação às condições específicas. Mastigar bem, não comer demais, aprender a preparar e cozinhar os alimentos são condições fundamentais para a saúde.

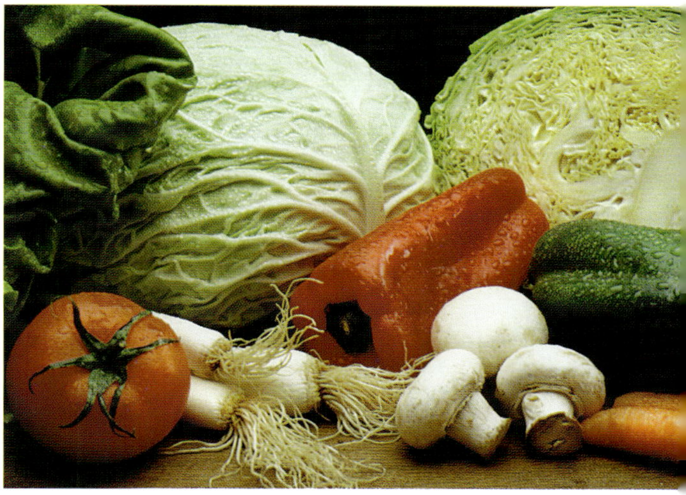

Alimentar-se não é apenas uma necessidade vital, mas também uma das principais fontes de prazer do ser humano. Privar-se dos alimentos preferidos pode ser difícil, mas não é correto pensar apenas em saciar o apetite. O ideal é consumir os mais saudáveis, preparados de forma adequada.

HÁBITOS ALIMENTARES

Geralmente, as pessoas comem mal. Existem fatores de desequilíbrio, pois a quantidade e qualidade dos alimentos estão mal distribuídas no mundo.

Nos países pobres existem problemas de desnutrição, mas nos países ricos existem alimentos em excesso e muitas doenças geradas pelos maus hábitos alimentares.

Pelo menos uma vez na vida, quase todo mundo já teve de seguir uma dieta, seja para emagrecer ou em razão de um tratamento. E não é nada fácil. Algumas pessoas ficam deprimidas quando precisam fazer uma dieta.

Quando o estado de saúde exige, devem-se mudar os hábitos alimentares — o que pode ser complicado, especialmente para os idosos, que têm hábitos muito antigos.

ARTE CULINÁRIA

A culinária faz parte da cultura e da tradição de um povo. Em todas as regiões do mundo, existem pratos preparados com ingredientes típicos do lugar e que condicionam a alimentação. São costumes difíceis de abandonar.

Também a forma de cozinhar aprendida com os antepassados serve de modelo e condiciona a maneira de preparar e encarar a alimentação.

Uma das particularidades do mundo moderno é que tudo acontece rapidamente. Muitas pessoas têm a sensação de que dispõem de pouco tempo. Agir sempre com pressa repercute em áreas vitais para o ser humano, como a alimentação, gerando ansiedade.

DIGESTÃO

Para fazer uma boa digestão, é necessário comer devagar, saboreando e mastigando lentamente. Dessa forma, há maior salivação e o bolo alimentar é digerido com mais facilidade.

Esse processo se deve às glândulas salivares localizadas na boca. Quanto mais demorada a mastigação, maior é a produção de pectina, substância importante para a digestão adequada. Quando não mastigamos o suficiente, a salivação é escassa e produzimos pouca pectina. Daí o bolo alimentar não é bem digerido. Conseqüentemente, as substâncias residuais circulam pelo intestino com dificuldade e demoram mais para serem eliminadas.

É normal comer depressa uma vez ou outra. O problema surge quando o hábito de "engolir" a comida se torna uma regra e não uma exceção.

Características dos idosos

- Tendência a praticar menos exercício físico. A alimentação deve ser controlada para não ocorrer excesso de peso.
- Dificuldade para manter os níveis ideais de líquido no corpo, devido a modificações sofridas pelos rins.
- Tendência à prisão de ventre.
- Carência de alguns oligoelementos básicos (ferro, zinco, cálcio, ácido fólico e vitaminas B e D).
- Excesso de remédios, que podem interagir com os alimentos.
- Dificuldade para mudar os hábitos alimentares.

NECESSIDADES NUTRICIONAIS

As necessidades nutricionais de um idoso saudável, que mantenha um bom ritmo de atividade física, são quase as mesmas de um adulto.

Aos 60-65 anos, o consumo calórico deve ser de 2.300 kcal para os homens e 1.800 para as mulheres, mas aos 75-80 anos esses números caem para 1.800 kcal para os homens e 1.400 kcal para as mulheres.

Deve-se levar em consideração que a dieta é determinada pela diminuição da atividade física e da capacidade de eliminação, próprias do envelhecimento.

No que se refere à alimentação, os problemas básicos que ameaçam os idosos são:

- **Comer em excesso.** Para se alimentar bem, não é necessário comer muito, como se faz geralmente hoje em dia. É preciso adequar a dieta à idade. Existe uma relação estreita entre o peso de uma pessoa e seu estado de saúde. Comer com voracidade, com ansiedade ou "engolindo" a comida quase sempre esconde outro problema. A alimentação não é uma boa maneira de suprir carências.
- **Comer pouco ou mal.** O idoso pode também perder o apetite. Talvez coma só uma ou duas refeições por dia. Sua alimentação não é variada e ele não cozinha os alimentos adequadamente. Essa carência aumenta a fragilidade e as chances de desenvolver doenças. O corpo não recebe a quantidade de calorias para suprir suas necessidades e não existe equilíbrio na variedade de nutrientes.

MODIFICAÇÕES RELACIONADAS À IDADE

Com o passar dos anos, algumas modificações podem afetar a alimentação:

- **Cuidados com os dentes.** A alimentação começa pela boca e pelos sentidos. Deixar de

Recomendações para uma alimentação saudável

As recomendações abaixo podem ajudar a prevenir problemas e preservar a saúde:

- Mantenha uma dieta rica e variada.
- Coma diariamente verduras e frutas da estação.
- Faça quatro refeições por dia. No jantar, não exagere na quantidade nem no horário.
- Beba líquido (de 1,5 litro a 2 litros por dia). Evite beber muito líquido poucas horas antes de dormir. Tome sucos naturais e evite o excesso de bebidas alcoólicas e gaseificadas. Os idosos costumam sentir pouca sede, mas o fato é que precisam consumir mais líquidos.
- Reduza o consumo de sal.
- Dê preferência a comidas leves.
- Escolha alimentos de fácil digestão e preparo.
- Não use muitos temperos. Evite os alimentos pré-cozidos ou em conserva, pois são muito salgados.
- Modere o consumo de proteínas. Coma só carne fresca e de boa qualidade.
- Mantenha em equilíbrio os níveis de ferro, cálcio, flúor e magnésio.
- Evite bebidas alcoólicas e cigarro.
- Controle a quantidade e os tipos de gorduras. Reduza a ingestão de gorduras saturadas.
- Evite mudanças repentinas de alimentação.
- Mastigue bem.
- Evite comer demais.

cuidar dos dentes ao longo da vida traz conseqüências na velhice.

- **Paladar e olfato.** Diminuem com a idade e isso pode dificultar a capacidade de degustação.
- **Nível econômico** (dinheiro para comprar os alimentos e utensílios adequados para a preparação). Muitos idosos não têm recursos suficientes para levar uma vida digna. Em conseqüência, podem comer pouco e mal ou não conseguem planejar e preparar a dieta. Nesses casos, a presença de um assistente social que vá até a casa deles é muito importante.
- **Mudança de endereço.** Passar a viver com os filhos, ser internado em um hospital ou viver em uma casa de repouso são situações que ocorrem com mais freqüência nessa idade e que modificam os hábitos alimentares.

Todas essas mudanças afetam o estado psíquico e a motivação para se alimentar corretamente.

Falta de motivação

A falta de apetite e de motivação para comer é um sintoma de que algo mais grave está acontecendo, como depressão ou um estado psíquico alterado.

Nesses casos, é recomendável tratar o problema e consultar um psicólogo, que ajude a vencer a depressão.

Além disso, quando não é mais preciso cozinhar para outras pessoas, a pessoa pode perder o interesse pela culinária. Isso acontece quando os filhos saem de casa, com os viúvos ou aqueles que vivem sozinhos. É normal esforçar-se quando se cozinha para os filhos ou a família. Mas, na hora de cozinhar só para si próprio, a opção acaba sendo um prato mais fácil e rápido e, com isso, os alimentos perdem em qualidade e quantidade.

O organismo merece ser respeitado. Quem não se alimenta bem fica doente. Quem se cuida tem mais saúde e disposição.

RECOMENDAÇÕES GERAIS

Na terceira idade, a não ser por causa de certas doenças, pode-se comer de tudo. Porém, deve-se escolher alimentos variados e tomar cuidado para não exagerar nas proteínas e nas gorduras.

À mesa, é importante saber combinar bem os alimentos e não deixar de fazer quatro refeições por dia.

Como regra geral, deve-se tomar um café da manhã completo, comer um almoço normal e um jantar leve e tomar um chá ou copo de leite quente antes de dormir. E sempre lembrar de ingerir bastante líquido.

RECOMENDAÇÕES ESPECÍFICAS

Caso apareçam doenças, deve-se procurar a orientação de um médico. Ele pode indicar a alimentação mais adequada.

Quase sempre, a velhice é acompanhada por várias patologias. Isso significa que uma pessoa pode padecer de mais de uma doença ao mesmo tempo — por exemplo, disfunção renal e hipertensão ou artrose. Portanto, quando existem vários sintomas, deve-se tomar cuidado com o tratamento (o que é bom para uma doença pode ser ruim para outra). Em muitos casos, não basta adotar medidas temporárias e seguir uma dieta esporádica. É preciso mudar os hábitos radicalmente.

Depois dessas explicações, veja a seguir uma série de recomendações para as doenças mais freqüentes na velhice.

Disfunções renais

A função dos rins é depurativa: eles se encarregam de eliminar os resíduos do sangue. Quando falham, essas substâncias tóxicas se acumulam no organismo e estão associadas a problemas como a uremia, as pedras (ou cálculos renais) e a nefrite.

Recomendações dietéticas

Existem vários tipos de problemas nos rins. Alguns desses problemas exigem um delicado controle da alimentação, que pode mais facilmente ser obtido com a ajuda de um nutricionista. Em linhas gerais, é aconselhável:

- **Comer muita fruta.**
- **Reduzir a quantidade de sal na comida.**
- **Suprir as necessidades de ferro.**
- **Beber muita água,** pois a água estimula os rins em sua função depurativa.

O ideal é beber cerca de dois litros por dia. Mas se houver problemas de insuficiência cardíaca, é preciso reduzir a ingestão de líquido. Muitos idosos não costumam beber água e isso pode acarretar problemas graves, como as disfunções renais.

- **Evite os alimentos muito picantes, vinagre e álcool.**
- **Consumir com moderação as bebidas estimulantes, como café e chá-mate.**
- **Consuma com moderação tomate e espinafre,** pois não são bem tolerados pelos rins. Prefira aipo, alface, aspargo, cebola e rabanete.
- **Prefira alimentos grelhados ou assados,** em vez de fritos ou cozidos.
- **Coma carne no máximo duas vezes por semana,** com o mínimo de gordura possível. Coma frutos do mar apenas uma vez por semana.
- **Evite os alimentos pré-cozidos, em conserva ou enlatados.**
- **Evite comer carambola.**

Prisão de ventre

É um dos males que afetam a maioria dos idosos. Com o tempo, muitos se "acostumam" ao problema e o consideram normal. Alguns médicos, no entanto, acham que a prisão de ventre pode causar outras doenças.

Café da manhã

Começar o dia com um suco de laranja é uma boa maneira de combater a prisão de ventre, sem falar nas vantagens da vitamina C. Mas o ideal é chupar a laranja, que é rica em fibras.

O leite mais indicado é o de soja, acompanhado de cereais ou de pão integral. Geléia de ameixa também é recomendável, mas melhor ainda é comer a própria ameixa. Deve-se também eliminar o café.

Recomendações para combater a prisão de ventre

- Coma frutas e verduras em abundância.
- Prefira os cereais integrais.
- Beba muito líquido.
- Mastigue bem os alimentos.
- Evite café, chá, chocolate, álcool e líquidos gaseificados.
- Evite excesso de proteínas.
- Pratique exercícios físicos.

Almoço

Deve-se começar com uma salada variada. Para temperá-la, use vinagre de maçã, que tem mais potássio e ajuda a limpar o sangue, e azeite de oliva, ótimo para combater a prisão de ventre devido ao forte efeito laxante. Se usar limão, lembre-se de que ele "prende" o intestino. Se comer proteínas, prefira as dos cereais integrais e legumes, pois são tão proveitosas quanto as proteínas da carne e dos peixes. Evite usar derivados de porco (toucinho, morcela ou chouriço) no cozimento dos legumes.

Não é aconselhável comer dois tipos de proteínas na mesma refeição, pois isso sobrecarrega o organismo. Coma carne ou peixe acompanhados de alface para facilitar a fixação das proteínas e reduzir a acidez. Quem sofre de prisão de ventre deve evitar banana, que "prende" o intestino. A maçã é uma fruta reguladora, recomendável mesmo em casos de diarréia.

Lanche

Tome um suco de frutas ou coma um sanduíche pequeno de pão integral.

Jantar

Deve ser leve. É melhor começar por uma sopa de legumes ou de carne com legumes. Depois, cereal integral, um ovo cozido ou omelete. Queijo fresco também é recomendável. O iogurte tem cálcio e ajuda a manter o equilíbrio da flora intestinal. As bebidas que contêm lactobacilos são muito laxantes.

Diabetes

As recomendações relacionadas aqui servem para casos leves. Em casos graves, quando é necessária a administração de insulina, a alimentação deve ser indicada pelo médico ou nutricionista. De qualquer forma, existem normas gerais que todos os diabéticos devem seguir.

Recomendações alimentares

É aconselhável:

- **Seguir uma dieta hipocalórica**, isto é, com poucas calorias, se o diabético for obeso e tiver de perder peso.

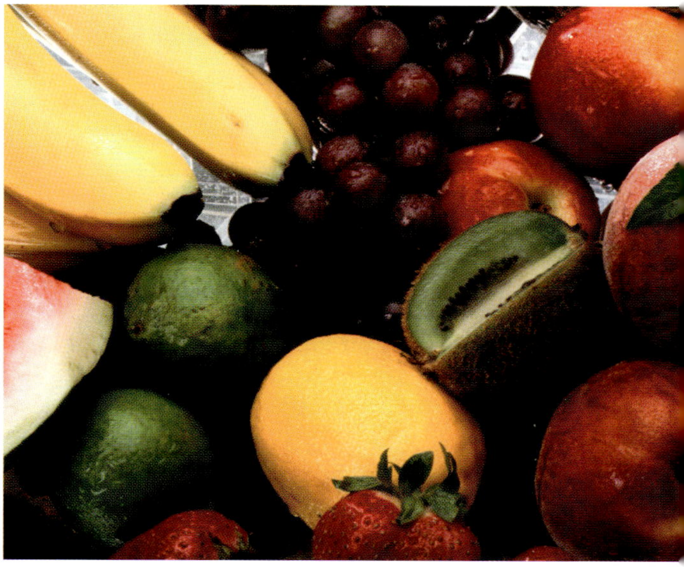

Frutas são sempre bem-vindas nas refeições, principalmente em caso de disfunções renais.

- **Aumentar o consumo de proteínas**. Comer quantidade superior à recomendável para pessoas sadias, se não tiver insuficiência renal.
- **Controlar a ingestão de carboidratos**, sobretudo doces, bebidas alcoólicas e refrigerantes.
- **Não comer ovos em excesso**, nem queijos gordos ou fermentados.
- **Comer frutas**, mas evitar consumir uvas, bananas e frutas cristalizadas (como figos, passas e ameixas) junto com as grandes refeições.

Doenças reumáticas

Existe uma relação estreita entre as doenças reumáticas e uma dieta desequilibrada. O perigo está no consumo excessivo de alimentos formadores de ácido e carentes de vitamina A, C e do grupo B. Uma alimentação correta pode transformar a corrente sangüínea ácida em outra mais equilibrada.

Recomendações alimentares

A dieta pode ser incômoda, mas o controle alimentar é fundamental para combater os males da articulação. Portanto, recomenda-se:

- **Evitar bebidas estimulantes.** O café e o chá produzem ácido úrico em excesso. A mesma coisa vale para o álcool.

- **Não comer em excesso.** Evite comer mais do que o corpo necessita.
- **Diminuir o consumo de carne**, especialmente as vermelhas. É preferível comer peixe.
- **Diminuir o consumo de amido.** O pão branco, os doces e o arroz beneficiado são muito freqüentes na alimentação, mas não são recomendáveis, pois estão desvitalizados e desmineralizados e provocam prisão de ventre.
- **Evitar os produtos muito ácidos** (chocolate, sal, condimentos, peixes em conserva, salsicha e lingüiça).
- **Reduzir o consumo de açúcar branco.** O ideal seria eliminá-lo da alimentação e substituí-lo por mel ou açúcar mascavo.
- **Ter uma alimentação rica em vitaminas.** Deve-se comer alimentos ricos em vitaminas A, D e E, mas, sobretudo, C e do grupo B.
- **Comer frutas.** Quando a artrite ou o reumatismo estão em estágio avançado, devem ser evitadas as frutas ácidas, como abacaxi e laranja.
- **Comer alimentos com boa dose de magnésio.** Esse mineral favorece a boa atividade neuromuscular e ajuda a fixar o cálcio. O magnésio é encontrado nas leguminosas, no pão, nas batatas, nas hortaliças e verduras. Os adubos químicos podem destruir parte do magnésio, por isso é indicado tomá-lo em cápsulas.
- **Não fumar.** O tabaco é extremamente prejudicial à saúde e, em caso de doença reumática, pode agravar os sintomas.

Problemas circulatórios

Os problemas circulatórios são comuns nos idosos. Seu tratamento depende do estágio em que se encontram.

Entre os problemas mais comuns estão as varizes, o formigamento das extremidades, a hipertensão e o colesterol alto. A desnutrição e o excesso de peso influem negativamente nos problemas cardiovasculares. A maioria das pessoas com problemas circulatórios sofre de prisão de ventre. Todas essas patologias exigem tratamento específico, mas uma alimentação saudável pode aliviar os sintomas e retardar sua evolução.

As dietas para essas patologias restringem o consumo de proteínas e gorduras animais, sal e produtos beneficiados (principalmente a farinha branca).

Recomendações para reduzir o colesterol

Um dos piores inimigos do coração é o colesterol alto. Quando também existe hipertensão, o risco de sofrer doenças cardiovasculares é maior.

É possível evitar esse risco por meio de hábitos alimentares saudáveis. Não se trata de um regime e sim de uma mudança no estilo de vida. Recomenda-se:

- **Diminuir a ingestão de gorduras animais, ovos e leite**. O ideal é evitar qualquer tipo de gordura animal. Prefira os peixes e fuja dos alimentos defumados e salgados. Recomendam-

Recomendações para reduzir a pressão arterial

- Diminua o consumo de sal. Evite o máximo possível os alimentos ricos em sódio, um dos minerais que mais favorecem a hipertensão. Não se deve prescindir do sódio por causa do risco de desidratação, mas seu excesso provoca retenção de líquido.
- Tome infusões de espinheiro-branco antes do almoço e do jantar, ou chá de flor de laranjeira depois das refeições.
- Diminua o consumo de gordura animal. Prefira peixes ou soja.
- Aumente o consumo de alho.
- Consuma mais frutas e verduras cruas. As peras são especialmente recomendáveis para problemas circulatórios.
- Quando a pessoa sofre ao mesmo tempo de hipertensão e diabetes, deve evitar pêssego, caqui, figo, banana, uva, abacaxi e outras frutas tropicais. Todas elas têm alto teor de glicose.
- Tome lecitina de soja e levedura láctica, pois ajudam a diminuir a pressão arterial.
- Faça algum exercício físico, como caminhada, e procure relaxar.

Recomendações para tratar as moléstias digestivas

• Mastigue bem. A digestão começa na boca, graças à saliva que prepara o bolo alimentar. É muito importante mastigar sem pressa e cuidar da boca e dos dentes.
• Não abuse dos alimentos gordurosos. Em geral, são responsáveis por uma digestão mais lenta e pesada.
• A alimentação deve conter frutas e verduras, mas há exceções. Quando uma pessoa sente o estômago pesado, deve evitar repolho, couve e couve-flor, pois provocam gases. O mesmo vale para os pães, massas, legumes e batatas, que não devem ser misturados nas refeições. Também é preferível evitar a mistura de frutas.
• O café não é recomendável para pessoas com estômago delicado. É um estimulante que retarda a digestão.
• Carnes vermelhas e mariscos não são recomendáveis.
• Não é bom comer mais do que dois ovos por semana.
• Sucos naturais de frutas favorecem a digestão.
• Fumar depois das refeições é prejudicial. Quando também se sofre de distúrbios estomacais, o cigarro pode causar outros males. O tabaco prejudica a produção dos sucos gástricos. Uma refeição sadia e de fácil digestão pode tornar-se indigesta se finalizada com um cigarro.
• Não frite demais os alimentos.
• A levedura láctica é muito recomendável.
• O suco de batata é muito bom para prevenir a acidez. Para disfarçar seu gosto, acrescente algumas gotas de limão.
• O limão é excelente para combater os problemas digestivos. Se puder, tome o suco de dois limões com água e uma colherzinha de bicarbonato. O melhor é tomá-lo em jejum, ao acordar. Essa é uma boa solução para aliviar a dor ou a acidez do estômago.
• Chás de camomila e erva-doce são muito benéficos para os problemas digestivos.

se as proteínas de soja. O leite é rico em gorduras; prefira o leite desnatado. A gema do ovo contém muito colesterol e deve ser evitada quando as taxas da substância no sangue forem altas. Em geral, recomenda-se o consumo de dois ou três ovos por semana no máximo (incluindo os ovos dos alimentos empanados, molhos, sobremesas etc.).

• **Eliminar o açúcar branco** e todos os produtos preparados com farinha branca.
• **Não abusar de óleo.** Recomenda-se uma colher de sopa por dia. O azeite de oliva tem efeito benéfico sobre o colesterol (no entanto, alguns óleos de sementes aumentam a taxa de colesterol).
• **Ingerir alimentos ricos em fibra vegetal.** Consuma muitas frutas e verduras. É melhor comer as verduras cruas, em forma de salada.
• **Consumir alho e cebola**, que ajudam a diminuir o colesterol. O alho é um excelente aliado para regular a pressão arterial e diminuir o colesterol. Se o sabor for considerado incômodo, pode-se tomá-lo em cápsulas ou comprimidos.
• **Consumir diariamente pequenas quantidades de frutas secas**, principalmente nozes, que têm muitas calorias, mas exercem efeito benéfico sobre o colesterol. Podem ser consumidas nas sobremesas ou saladas.
• **Controlar o estresse**. Os níveis altos de colesterol podem ter relação com o estresse. Portanto, uma boa medida é aprender a manter a calma e adotar um ritmo de vida menos estressante.
• **Praticar exercícios físicos**. A caminhada é uma das atividades físicas mais recomendáveis.

Transtornos digestivos

A acidez, a queimação e o estômago pesado são transtornos digestivos bastante comuns, que podem ser evitados por meio de hábitos alimentares saudáveis.

Muitas pessoas, principalmente os homens, têm estômago um pouco dilatado. Na maioria das vezes, isso se deve a problemas gástricos causados pelo excesso de comida ou pela alimentação inadequada.

COMO PREPARAR OS ALIMENTOS

Os alimentos devem ser bem cozidos, em temperatura branda, mesmo que o cozimento demore um pouco mais. Evite reaquecê-los ou comê-los queimados. Boas opções são os alimentos grelhados ou assados.

Aproveite os caldos do cozimento, pois contêm nutrientes.

É melhor não usar utensílios de cozinha de chumbo, cobre ou alumínio. Os melhores recipientes são os de barro, aço inoxidável, níquel, porcelana e vidro resistente ao fogo.

Cozimento a vapor

Para fazer caldos, o melhor é cozinhar os alimentos no vapor, forma ideal para reduzir a perda de substâncias nutritivas.

A conservação das vitaminas depende do tempo de cozimento e da temperatura. Quando os alimentos passam muito tempo no fogo, perdem vitamina C e as vitaminas do grupo B ficam enfraquecidas. Além disso, os alimentos cozidos no vapor conservam mais as vitaminas do que os fervidos.

Fervura

Ferver os alimentos em água é uma das formas de cozimento mais comuns e saudáveis. Mas eles devem ser fervidos no ponto certo. Se forem muito cozidos, perdem suas propriedades nutritivas. Um dos segredos da culinária é usar a quantidade certa de água.

Os alimentos mais adequados para fervura são os legumes, verduras, massas, ovos e cereais como arroz, trigo e milho.

Fritura

Essa forma de preparar os alimentos é a menos saudável. Sob excesso de calor, os ácidos graxos do óleo se desnaturalizam e isso pode prejudicar a saúde. Se o óleo esfumaçar, é sinal de que foi esquentado excessivamente. Se ficar escuro, é sinal de que não é um bom óleo. Não se recomenda usar o mesmo óleo para várias frituras.

O azeite de oliva tem o ponto de aquecimento mais elevado e é o mais recomendável para frituras. Ao fritar, use uma quantidade mínima de óleo e escorra bem os alimentos antes de servi-los. Um papel poroso ou papel-toalha absorvem bem o óleo.

Os alimentos empanados têm os mesmos problemas das frituras, com a agravante de que as massas absorvem muito óleo. São permitidos apenas para pessoas que precisam de uma dose adicional de energia, como crianças ou indivíduos que praticam muitos exercícios físicos.

As frituras e os empanados devem ficar dourados, mas não queimados, pois nos alimentos queimados podem-se formar substâncias com potencial efeito cancerígeno.

Assar

Assar os alimentos é uma boa maneira de prepará-los. É melhor assá-los em temperatura moderada durante muito tempo, do que em temperatura alta por pouco tempo.

Quando não se aumenta muito a temperatura do forno, o processo de preparo é mais uniforme e há menor perda de nutrientes. Seja como for, a digestão desse tipo de alimento depende em grande parte dos ingredientes.

Deve-se evitar usar muita manteiga ou óleo, pois nesse caso o resultado é semelhante ao de uma fritura.

Na chapa

As frituras podem ser feitas na grelha ou na chapa, com a vantagem de usar pouco óleo.

Duas colheres de óleo fornecem ao organismo as gorduras diárias de que ele precisa. Além disso, é melhor ingeri-lo em estado natural e não aquecido.

A digestão de alimentos muito gordurosos, como carnes e alguns peixes, se torna mais fácil se eles forem preparados na grelha, já que perdem parte da gordura. Preparar na chapa alimentos como batata, berinjela, abobrinha, pimentão e tomate evita que se queimem.

Componentes dos Alimentos

Quando se combinam alimentos ao acaso ou em quantidades inadequadas, sem considerar as necessidades de cada pessoa, a saúde pode ser afetada. Os alimentos perdem suas qualidades e podem se tornar prejudiciais, aumentando a tendência para desenvolver certas doenças.

A saúde — física e psíquica — depende muito da alimentação. Por isso, a dieta é elemento fundamental para a prevenção e tratamento da maioria das doenças.

Vitaminas

Em qualquer idade, é essencial uma boa ingestão de vitaminas. Uma dieta com teor normal de calorias oferece a quantidade de vitaminas de que o organismo precisa para manter a saúde.

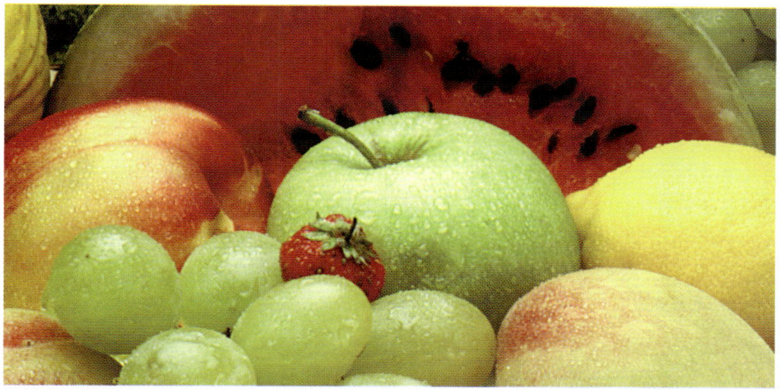

Uma alimentação diversificada fornece as vitaminas indispensáveis aos idosos.

Vitamina A

É desintoxicante, antioxidante (retarda o envelhecimento) e previne as infecções. Protege a visão e a pele (favorecendo a adaptação à luz crepuscular, a flexibilidade e a hidratação da pele e das mucosas).

Suas principais fontes são:

- De origem animal: óleo de fígado de bacalhau, fígado de cordeiro, manteiga, queijo, gema de ovos e leite de vaca.
- De origem vegetal: cenoura, espinafre, salsa, acelga, melão, damasco e pêssego.

Muitos idosos sofrem de carência dessa vitamina, o que causa dificuldade de adaptação à penumbra, alterações da conjuntiva e da córnea, coceiras, pele ressecada, grossa e enrijecida, unhas e cabelos secos.

Vitamina B1 (tiamina)

Regula o bom funcionamento do sistema nervoso e muscular e o metabolismo cerebral, indispensável para assimilar os açúcares. Favorece a saúde da pele e uma rápida cicatrização das feridas.

Suas principais fontes são: fígado, rins, carne de porco, carnes vermelhas, legumes secos, cereais integrais, levedura de cerveja, gema, nozes, ameixa, castanha e laranja.

A carência dessa vitamina ocasiona beribéri, dores nevrálgicas, reumatismo, debilidade muscular e tendência à depressão.

Vitamina B2 (riboflavina)

Preserva as mucosas e a pele. Favorece a saúde das unhas e dos cabelos. Beneficia a visão, alivia o cansaço ocular e ajuda a regenerar os tecidos.

Suas principais fontes são: fígado de vitela e boi, trigo, levedura de cerveja, germe de trigo, amêndoas, avelã, leite, queijo, cogumelo e cavala (peixe).

Sua carência proporciona transtornos oculares, dermatite seborréica e inflamação dos lábios e da língua.

Vitamina B3 (nicotinamida)

É energética e protege a pele. Suas principais fontes são: levedura fresca de cerveja, fígado de vitela e de cordeiro, frutas cristalizadas, peixes, cogumelos e cereais integrais.

Sua carência provoca transtornos cutâneos (eritemas, pruridos e descamação), inflamação da língua, gastrite, enterite, diarréia, vômitos, anorexia e transtornos mentais (confusão, depressão e alteração da memória).

Vitamina B6 (piridoxina)

Esta vitamina assimila proteínas e gorduras. Alivia as náuseas e as cãibras. Propicia a formação de anticorpos. Ajuda a prevenir as doenças nervosas e da pele, diminui a secura da boca e os problemas urinários. Ajuda a reduzir o nível de colesterol e de gorduras no sangue.

Suas principais fontes são: carne, cereais, levedura, nozes, soja, mel, leite, batata, banana, fígado, rim e ovos.

Sua carência provoca anemia, dermatite seborréica, fadiga, vertigem, dor de cabeça, irritabilidade e vermelhidão na boca, nos lábios e na língua.

Vitamina B9 (ácido fólico)

Ajuda na formação de glóbulos vermelhos. Favorece o bom funcionamento do aparelho digestivo, genital e nervoso.

Ela é encontrada principalmente nas leveduras e verduras de cor verde-escura.

Vitamina B12

Previne a anemia. Aumenta a massa muscular e o apetite. Mantém o sistema nervoso saudável e melhora a concentração.

Suas principais fontes são: fígado, carne, queijo, rim, leite, gema de ovos e peixes.

Sua carência provoca transtornos da memória e do humor, anemia e fadiga.

Vitamina C

É antioxidante. Ajuda na formação do colágeno, do tecido ósseo e dos glóbulos vermelhos. Favorece a cicatrização e a ação de outras vitaminas e minerais. Propicia a autoimunização e previne o estresse.

Suas principais fontes são: laranja, limão, kiwi, morango, tomate, pimentão, batata e verduras.

Sua carência é maior na velhice, provocando fadiga, estresse, menos resistência a infecções, falta de elasticidade da pele, queda dos dentes, sangramento das gengivas e fragilidade dos ossos.

Sintomas que indicam carência de alguns minerais

SINTOMA	MINERAL
Anemia	Ferro e cobre
Bócio	Iodo
Deficiência de memória	Magnésio e zinco
Dermatite e secura	Ferro
Dores nas articulações e nos ossos	Cálcio, fósforo e flúor
Edemas	Silício
Insônia	Magnésio
Má circulação	Magnésio
Nervosismo	Magnésio
Queda de cabelo	Selênio e zinco

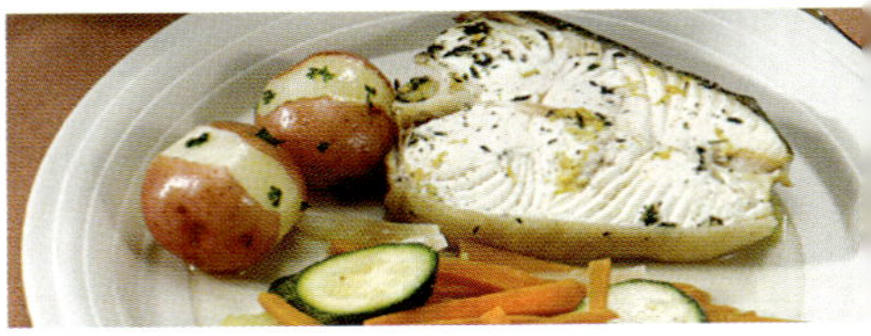

O peixe é um alimento rico em vitamina D, muito deficitária em idosos.

Vitamina D

Ajuda a mineralizar o esqueleto. É indispensável para a absorção de cálcio e fósforo. Mas precisa que a pele seja exposta ao sol (atentando-se aos horários), para que seja ativada.

Principais fontes: óleo de fígado de bacalhau, peixes, ovos, queijo, leite, cereais, levedura e cacau.

Sua carência provoca descalcificação e fragilidade óssea, osteoporose, osteomalacia e insuficiência de cálcio.

Vitamina E

É antioxidante e contribui para um envelhecimento saudável.

Suas principais fontes são: germe de trigo, nozes, coco, amêndoas, azeite de oliva, legumes secos, ovos, cereais integrais e vegetais de folhas verdes.

Sua carência provoca destruição dos glóbulos vermelhos, degeneração muscular, anemia e, às vezes, distúrbios genéticos.

Vitamina K

É antiinflamatória. Evita hemorragia e favorece a coagulação. Previne os problemas cardiovasculares. Aumenta a hidratação da pele.

Suas principais fontes são: iogurte, gema de ovos, vegetais de folhas verdes e soja. Sua carência provoca a doença celíaca (intolerância ao glúten), problemas de coagulação e hemorragia.

Carboidratos, proteínas e lipídeos

COMPONENTE	FUNÇÃO	PROPORÇÃO	ALIMENTOS	EXCESSO
Carboidratos ou glicídios	Gerar energia	50% a 60%	Frutas doces, cereais (arroz, trigo), leguminosas (grão-de-bico, lentilha, favas), frutas cristalizadas (figo, ameixa), tubérculos (batata, batata-doce) e doces.	Na velhice, os carboidratos são menos tolerados. A insulina é menos eficaz para decompor a glicose, favorecendo o diabetes. Em excesso, os carboidratos podem levar à obesidade.
Gorduras ou lipídeos	Fonte de energia e calor. Funcionam como combustível de reserva. Protegem os órgãos. Mantêm a temperatura do corpo.	30% (só 10% de origem animal)	Óleo, manteiga, amêndoas, amendoim, queijos gordos e azeitona.	Em excesso, produzem acúmulo de colesterol e, em conseqüência, problemas derivados da aterosclerose (hipertensão, trombose, infarto).
Proteínas	Formação e regeneração dos tecidos	10% a 15% (50% de origem vegetal e 50% de origem animal)	De origem animal: queijo, carne, peixes, ovos, leite, moluscos e crustáceos. De origem vegetal: legumes, cereais, cogumelo, massas, farinha e pão.	O excesso de proteínas e uma alimentação pobre em fibras podem provocar prisão de ventre e gota.

Proteínas

São formadas por compostos de aminoácidos e responsáveis por formar a trama celular de sustentação do organismo, além de contribuir para a manutenção da massa muscular, para formação dos hormônios e dos ácidos biliares que intervêm na digestão das gorduras.

Quando as proteínas são ingeridas em quantidades diárias menores do que as recomendadas (10 a 15%), o organismo irá procurar proteínas nos músculos, onde se encontram em reserva, para suprir essa carência.

Essa compensação pode ser muito perigosa, especialmente para idosos, pois leva à perda de massa muscular, o que já ocorre naturalmente nesta etapa da vida.

Gorduras ou lipídeos

São compostos por 98% de triglicérides e indispensáveis à vida porque têm um valor nutricional essencial. Elas formam as membranas celulares, entram na composição dos tecidos (especialmente os cerebrais), estão na base da síntese de sais biliares que intervêm no processo de digestão e ainda carregam no organismo as vitaminas solúveis em gorduras: A, D, E, K.

Dietas pobres em gordura não são, portanto, recomendáveis, assim como também não são indicadas dietas com excesso de gorduras, já que podem causar obesidade e problemas circulatórios.

Carboidratos ou glicídios

Os carboidratos (ou glicídios) são uma espécie de combustível do organismo, mas nem por isso podem ser consumidos em excesso.

Segundo sua fórmula química, são divididos em açúcares simples com gosto doce — constituídos por uma única molécula (glicose, frutose, galactose) ou por duas (sacarose, maltose, lactose) — e açúcares complexos à base de amido (molécula constituída por várias centenas de moléculas de glicose), também chamados de feculentos.

Saúde Mental

Gozar de boa saúde mental significa ser capaz de enfrentar a vida da maneira adequada, adaptando-se continuamente às mudanças e aprendendo dia-a-dia com a experiência. Tornar-se um bom intérprete dos estímulos do mundo exterior ajuda a alcançar esse bem-estar.

A passagem dos anos causa muitas mudanças no estilo de vida e é preciso estar preparado para elas física e mentalmente.

ATITUDE DIANTE DOS ACONTECIMENTOS

A saúde mental tem relação direta com o estado emocional e os cuidados com a saúde física.

Para manter uma boa saúde mental, é preciso desenvolver atividades que exercitem a mente e ampliem suas capacidades. Sentir motivação, satisfação e tomar certas precauções melhoram a capacidade de raciocinar, elaborar pensamentos, manter uma atitude crítica e compreender a realidade.

Ao longo da vida, cada pessoa desenvolve uma atitude particular diante dos acontecimentos. Essa atitude pode ser aberta ou fechada, positiva ou negativa.

Introspeção

Voltar-se mais para dentro de si mesmo é provavelmente uma das características da terceira idade. Ela se parece com o inverno dos anos, com uma necessidade de recolhimento e uma vida interior mais plena. Se houver boa saúde, isso traz sabedoria, capacidade de reflexão e compreensão. Mas nas pessoas que não se adaptam às mudanças da velhice e sofrem por causa de doenças, solidão ou depressão, isso se traduz em uma perda de vínculo com o mundo, um retraimento.

A pessoa mais forte não é aquela que comete menos erros ou sofre menos contrariedades, e sim a que é capaz de superá-los, aprendendo com os erros e olhando para a frente.

As modificações causadas pela vida revelam a atitude e capacidade de enfrentar as coisas. Essa atitude não ocorre gratuitamente. É determinada pela forma de ser, de cada enxergar e se relacionar com as outras pessoas e também pelas experiências assimiladas ao longo da própria trajetória.

Mudanças importantes em diferentes setores da vida levam a este ou àquele tipo de envelhecimento.

PERSONALIDADE

Falar em atitude é falar também em personalidade. A forma de reagir às exigências fundamentais do ambiente ao redor leva-se a optar por uma vida mais ou menos equilibrada. A vida pode ser boa ou má, mas isso também depende de como encará-la. É importante ter capacidade de aproveitar os acontecimentos tristes e dolorosos para se superar, para se tornar melhor e mais resistente diante da dor, ou seja, para conhecer melhor a natureza humana.

As características de personalidade na juventude e na fase adulta tendem a permanecer na terceira idade. Nesse sentido, os adjetivos que mais se aplicam aos idosos são: precavidos, rígidos, pacientes, irritáveis, sábios, desmemoriados, egoístas e carinhosos.

Não é correto transformar a velhice num estereótipo. Rotular as pessoas só produz imagens negativas. Da mesma forma que existem crianças impulsivas, choronas, educadas, astutas, rebeldes, retraídas, mimadas, cautelosas ou travessas, existem adultos e idosos com personalidades distintas.

Fatores que influenciam o desenvolvimento da inteligência

- **Estado de saúde.** Condiciona a predisposição à aprendizagem. Quando um idoso se sente mal, física ou psicologicamente, tem mais dificuldade para aprender coisas novas ou para se concentrar na solução dos problemas.
- **Formação escolar.** Estimula a capacidade de aprendizagem e abre a mente para o estudo. Muitos idosos não puderam seguir educação formal. Mas se isso for compensado por uma atitude aberta e motivação para aprender, a decadência é menor.
- **Estímulo do ambiente.** O bom relacionamento familiar favorece a disposição da criança para estudar e interessar-se pelo ambiente ao redor. Isso pode modificar-se à medida que o indivíduo vai crescendo e se relacionando com outros ambientes, mas as influências e os estímulos que recebe na infância são essenciais para o desenvolvimento da inteligência no futuro.
- **Profissão exercida.** Existe uma degeneração maior entre idosos que tiveram profissões monótonas e pouco estimulantes em comparação com àqueles cujas carreiras envolvem maior grau de decisão, reflexão, criatividade ou satisfação profissional.

ESTABILIDADE

É preciso certa estabilidade na vida para manter boa saúde mental. Os acontecimentos que geram mais estresse (a morte de uma pessoa querida, as separações, a perda do trabalho e/ou da saúde, a mudança de residência, entre outros) costumam ocorrer na velhice. Por isso, é necessário fazer uso de todo o arsenal de força e auto-estima acumulado ao longo da vida para não cair em depressão.

Os idosos estão acostumados a procurar o médico quando têm um problema físico, mas dificilmente procuram a ajuda de um psicólogo quando têm dificuldade para lidar com suas emoções. É importante ter consciência de que não se devem tratar só as doenças orgânicas.

A dor emocional gerada pela perda de uma pessoa querida, a desilusão ao empreender alguma atividade, a tristeza, a ansiedade e o medo também podem ser tratados por um especialista. Ele ajuda a entender o que está se passando e o que é possível fazer para se sentir melhor e recuperar a alegria de viver.

ESTÍMULO MENTAL E EMOCIONAL

O bem-estar físico é importante, mas a saúde mental ajuda a viver e conquistar o que necessitamos. Quando não nos deixamos abater por uma doença, o tratamento se torna mais fácil.

Isso se aplica, por exemplo, às pessoas que vivem numa clínica geriátrica. Além de satisfazer suas necessidades básicas de alimentação, higiene, cuidados médicos etc., é preciso cuidar de suas necessidades psíquicas (dar-lhes segurança, carinho, conversar com elas, estimular suas capacidades e tratar sua depressão ou transtornos mentais).

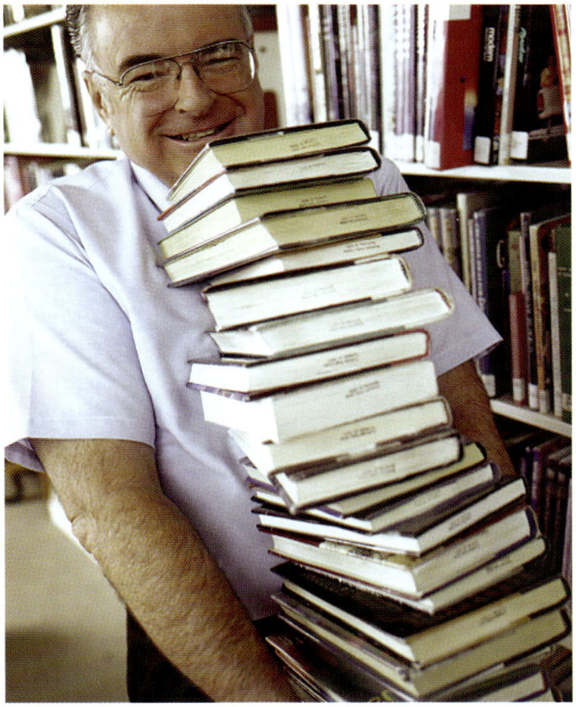

A capacidade de aprender coisas novas existe em todas as fases da vida e deve ser cultivada sempre.

É fato comprovado que os programas de estímulo mental e emocional, realizados entre idosos acolhidos numa instituição, melhoram sua saúde física. O ser humano precisa de compreensão, amor, respeito e aceitação, além de alimento e abrigo. A inatividade, as desilusões e a falta de comunicação com o mundo são os piores inimigos para manter um bom estado de saúde mental na terceira idade.

A sociedade atual tende a cultuar a beleza e a juventude. É comum tentar competir com a juventude ou agarrar-se a ela de maneira nostálgica, acreditando que o tempo que passou era melhor. Dessa forma, a pessoa deixa de viver o momento presente e fica mais sujeita aos sentimentos de frustração, ansiedade, tristeza e solidão, que, aos poucos, podem acarretar problemas físicos, mentais e sociais.

FACULDADES MENTAIS NA TERCEIRA IDADE

Durante muito tempo, acreditou-se que a decadência física, característica do processo de envelhecimento, sempre fosse acompanhada pelo declínio das faculdades mentais. Mas é errado pensar que só a idade é culpada pela degeneração intelectual. Muitos outros fatores intervêm nisso.

Já se comprovou que, no decorrer dos anos, as funções e faculdades psíquicas se modificam de maneira radical. Em geral, ocorre um enfraquecimento das capacidades que implicam agilidade e velocidade mental e requerem a combinação de várias funções (aquilo que se chama de "inteligência fluente").

No entanto, continuam idênticas ou tornam-se mais aguçadas as capacidades relacionadas com a experiência adquirida, o uso do vocabulário, os conhecimentos gerais e a compreensão da linguagem (a chamada "inteligência cristalizada").

Uma pessoa que manteve boa atividade mental ao longo da vida não sofre perda de suas capacidades como outra que não as estimulou. Não devemos deixar que o cérebro "enferruje".

Muitos idosos continuam ágeis e atentos. Sua mente envelhece pouco ou quase nada.

Tipos de idade

- **Idade cronológica**. É o tempo transcorrido entre o nascimento e o momento presente. Em função dos anos vividos, as idades do ser humano são chamadas de infância, puberdade, adolescência, juventude, idade adulta e velhice. É importante ressaltar que a chamada "terceira idade", velhice, senilidade ou senectude pode equivaler mais ou menos a um quarto da vida do indivíduo. Na passagem da primeira etapa da velhice (entre os 65 e 75 anos) para a seguinte (a partir dos 75 anos), as faculdades mentais, psicológicas e fisiológicas variam. Não se podem encaixar num mesmo grupo todas as pessoas de mais de 65 anos. A idade cronológica é apenas uma referência, que sofre a influência de variáveis como a hereditariedade, o ambiente familiar e ecológico, o estado de saúde ou a experiência pregressa. Envelhecer é um processo que se vive de maneira individual e diferenciada.
- **Idade biológica**. Diz respeito às mudanças fisiológicas, que são graduais. Indica a capacidade funcional do organismo e constitui uma estimativa da atual expectativa de vida do indivíduo. A partir dessa avaliação, é possível comparar pessoas da mesma idade em razão da expectativa de vida de cada uma.
- **Idade social**. Diz respeito aos papéis e hábitos sociais, em comparação com outros da mesma sociedade. Do ponto de vista econômico e jurídico, o início da velhice se situa por volta dos 65 anos, coincidindo com a aposentadoria.
- **Idade mental ou psicológica**. Diz respeito à capacidade de adaptação dos indivíduos e está relacionada à inteligência. Existem testes psicológicos que medem a idade mental por meio de variáveis como a capacidade de raciocínio, a agilidade mental, a linguagem, a memória, as habilidades psicomotoras, a solução de problemas básicos e o comportamento.

Conselhos

- Pratique tarefas que não exijam esforço excessivo. Programe atividades adequadas às suas possibilidades. Desfrute as pequenas coisas da vida. Não espere sempre o sucesso, nem coloque metas além de suas capacidades.
- Permita que outras pessoas ajudem você a realizar as atividades básicas da vida, se não puder desempenhá-las. Mas se isso ainda for possível, diga amavelmente aos que oferecem ajuda que prefere fazê-las por si mesmo.
- Não se compare consigo mesmo quando era mais jovem. Lembre-se de que o processo natural de envelhecimento traz limitações e mudanças próprias da espécie humana e que todas as pessoas passam por elas. Prender-se ao passado, pensar no que podia ter sido e não foi ou nas coisas que se perderam são atitudes que não ajudam a superar os problemas.
- Não perca o contato com seus amigos e familiares. Mantenha um círculo de relacionamento com o qual possa praticar alguma atividade. Para isso, não se esqueça de alimentar os laços de amizade e carinho.
- Informe-se sobre as atividades e serviços para a terceira idade que existem em sua cidade ou bairro.

Quem manteve a curiosidade e a vontade de aprender pode ter consciência de que sua velocidade de reação ou sua memória já não são as mesmas, mas sua capacidade de reflexão e sua compreensão total dos problemas aumentaram com o passar dos anos. É preciso enfrentar as limitações que se apresentam, evitando que se transformem em doenças.

Da mesma maneira, as pessoas que nascem com um coeficiente intelectual baixo sofrem mais com as complicações das faculdades mentais na velhice do que aquelas que nascem com bom coeficiente intelectual.

CAPACIDADE DE APRENDIZAGEM

Na velhice, o aprendizado requer mais tempo. Assim, a falta de paciência faz com que alguns idosos desistam de aprender. É necessário avaliar a terceira idade de forma global, sem reduzi-la a uma etapa só de perdas, uma vez que podem ser desenvolvidos aspectos muito positivos. Os profissionais que trabalham com idosos devem entender isso e acreditar em suas capacidades e possibilidades.

Os problemas começam quando o idoso sofre degeneração e é incapaz de se adaptar às solicitações de seu ambiente ou não tem recursos para dar uma resposta adequada. O declínio das faculdades físicas e mentais o transforma num ser dependente. Mas existem tratamentos e estratégias para favorecer ou estimular suas capacidades. Nunca devemos perder a esperança de melhorar a qualidade de vida, mesmo apelando, em último caso, para tratamentos paliativos.

Na velhice, embora as reações sejam mais lentas, é preciso continuar exercitando as faculdades mentais para não parar no tempo, não "enferrujar".

Com exceção dos casos de doenças que afetam as capacidades mentais (como a demência), a idade não significa necessariamente uma perda das faculdades intelectuais.

BOM HUMOR E OTIMISMO

A falta de interesse e de comunicação, a abulia (perda patológica da vontade e da capacidade de decisão) e o desespero nos momentos dolorosos da vida levam a um processo de decadência, que pode ser superado com a ajuda dos entes queridos, apoio social e programas terapêuticos indicados para os idosos. Mas a força de vontade é essencial.

Muitas pessoas chegam à velhice sem amarguras nem arrependimentos, superam situações difíceis e, apesar das circunstâncias, mantêm até o momento da morte a vontade de continuar vivendo e de amar. Mentalmente, elas enxergam a garrafa "meio cheia" e não "meio vazia", ou seja, não se deixam vencer pela desilusão. Para elas, envelhecer nunca é sinônimo de doença.

MANTER-SE ATIVO

O ser humano é um ser reflexivo e pensante, mas também um ser ativo que precisa transformar seus impulsos internos em ações. Cada um é o artista da sua própria vida, modelando em obras tudo o que existe em seu interior.

Quando se bloqueia as verdadeiras manifestações e se reprime os impulsos, surgem a depressão, a raiva e o desencanto, o que torna impossível mobilizar corretamente as forças interiores. Então, os pensamentos negativos bloqueiam a mente, imobilizam e transformam o corpo numa máquina que funciona apenas no limite de sua potencialidade, acabando por estragar.

As doenças ou indisposições podem impossibilitar algumas das coisas que se fazia antes, mas é preciso se conformar em fazer outras. Não se deve desistir diante das dificuldades. Encontrar aquilo que se adapte às limitações é importante para se sentir útil, ativo e mentalmente desperto.

Um idoso pode enfrentar o dilema de ter que decidir como ocupar seu tempo, mas é nessa fase da vida que ele mais precisa manter-se ativo. Ao se levantar de manhã, empenhado em realizar todas as tarefas programas e cuidando de tudo o que pode fazer por si mesmo, o idoso se sentirá bem ao manter a autonomia.

Um idoso que sofre de algum tipo de perda funcional vai agradecer pela ajuda externa, mas não deve ser privado da oportunidade de fazer aquilo que ainda consegue fazer. Ajudar uma pessoa a comer, tomar banho ou vestir-se quando ela mesma pode fazer isso, embora leve mais tempo, não é uma ajuda efetiva.

AGIR COM SABEDORIA

É preciso aceitar o que não tem remédio, ou que não é possível modificar. Por outro lado, é preciso ser corajoso e enfrentar o que nao se pode mudar. É preciso sabedoria para avaliar objetivamente o limite entre o possível e o impossível, sem frustrações nem desespero.

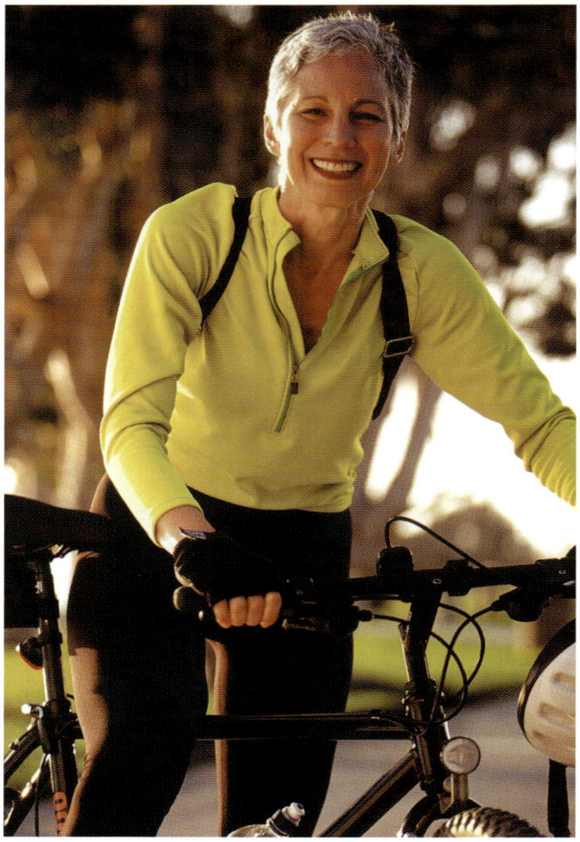

A saúde física é muito importante para o bem-estar geral, e também é condicionada pela saúde mental. Conservar um bom estado de espírito é fundamental para cuidar melhor de si mesmo e prevenir o aparecimento de doenças.

Em geral, o sucesso consiste em não se impor muitas tarefas, mas reduzir o ritmo, fazê-las mais pausadamente e não esperar os resultados de quando se era mais jovem.

São muitas as atividades que podem preencher a vida, como a atividade física, a leitura, as tarefas domésticas, a vida familiar, a aprendizagem de novos conhecimentos, a aplicação do saber, a comunicação com pessoas ao redor ou a ajuda às pessoas carentes.

Não se deve pensar que a velhice implica em uma paralisação da vida e que não resta outra coisa a não ser a morte.

Atividade Física e Esportiva

Cultivar bons hábitos (alimentação adequada, exercícios físicos e repouso) é a chave para se gozar de um bom estado de saúde em qualquer idade. Na velhice, por causa da involução fisiológica e da tendência à inatividade, a prática de exercícios físicos adequados a cada pessoa é fundamental.

Os benefícios das atividades físicas para a saúde são indiscutíveis. A prática constante diminui a probabilidade de contrair doenças, permite enfrentá-las quando já existem e retarda a evolução de algumas delas.

A NECESSIDADE DE UMA ATIVIDADE FÍSICA

Além de contribuir para manter o indivíduo fisicamente saudável, a atividade motora exerce influência sobre o humor. As pessoas que praticam algum tipo de modalidade esportiva se sentem melhor consigo mesmas, são mais ativas e empreendedoras e reagem de maneira mais positiva às exigências do meio ambiente.

Estudos demonstram que essas pessoas conservam mais agilidade física e mental e que a degeneração dos sistemas cardiovascular, respiratório, muscular e nervoso é mais lenta.

Benefícios gerais da atividade física

- Permite maior autonomia, diminui as limitações próprias da idade e retarda os processos de envelhecimento.
- Aumenta o equilíbrio emocional e a satisfação pessoal.
- Aumenta a capacidade pulmonar e diminui o risco de doenças cardiovasculares e ósseas.
- Ajuda a prevenir e aliviar a dor das articulações e dos músculos.
- Melhora a capacidade de adaptação a novas situações.
- Estimula a sociabilidade e diminui a tendência ao isolamento e à solidão.
- Melhora o equilíbrio corporal e evita riscos de quedas.

A atividade motora é a maneira mais eficaz para que o idoso se mantenha ativo e autônomo e se adapte afetivamente ao ambiente familiar e social.

Atualmente, os idosos se interessam mais pelas atividades físicas. Isso se deve às campanhas de saúde destinadas a informar, educar e recomendar esse hábito.

Estimular os idosos a movimentar o corpo e encontrar gratificação na atividade física significa instigá-los a deixar o retraimento, devolver-lhes a satisfação de comunicar-se com outras pessoas, aceitar o próprio corpo e, principalmente, sentir-se mais integrados com tudo o que os rodeia.

BENEFÍCIOS

A seguir, você vai saber quais os benefícios da prática de algumas atividades físicas ou modalidades esportivas para os diversos sistemas do organismo.

Sistema locomotor

- Conserva a força, a agilidade e a flexibilidade muscular;
- retarda a atrofia dos músculos e das articulações.
- Diminui a dor muscular e das articulações.
- Evita a descalcificação dos ossos.
- Melhora o equilíbrio e diminui os riscos de queda.
- Ajuda a controlar o peso.

Sistema cardiovascular

- Ajuda a melhorar a circulação sangüínea, evitando aterosclerose, hipertensão arterial e varizes.

- Ajuda o coração a realizar melhor suas funções, favorecendo o bombeamento do sangue e melhorando a circulação sangüínea.
- Facilita a eliminação de substâncias residuais do sangue.
- Reduz o risco de formação de coágulos e, portanto, de embolia ou trombose.
- Ajuda a desenvolver mais resistência e reduzir o cansaço.

Sistema respiratório

- Favorece a oxigenação do sangue.
- Aumenta a capacidade pulmonar e ajuda a respirar melhor.
- Favorece o relaxamento físico e mental.

Sistema digestivo

- Reforça a musculatura abdominal.
- Facilita a digestão, principalmente nos exercícios que proporcionam massagem abdominal.
- Ajuda a amenizar a prisão de ventre, facilitando os movimentos intestinais.

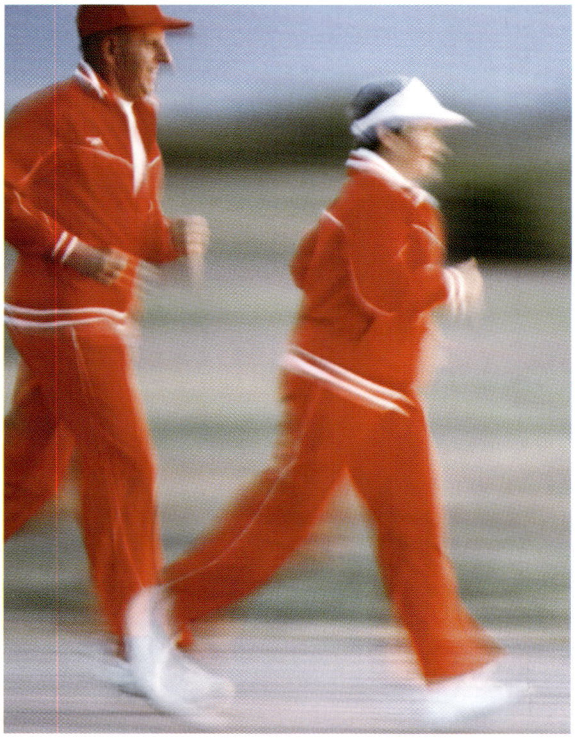

Os idosos que praticam com regularidade uma atividade física ou esportiva enfrentam menor perda de suas capacidades.

Sistema nervoso

- Melhora a coordenação psicomotora e o equilíbrio corporal.
- Estimula a capacidade de concentração e atenção.
- Favorece a aceitação do corpo.
- Permite controlar melhor o estado de espírito.
- Permite orientar-se de forma correta no espaço e no tempo.
- Melhora os reflexos.
- Favorece a realização das atividades da vida diária (tomar banho, pentear-se, comer etc.).
- Facilita o aprendizado e desperta a motivação.

Sistema sensorial

- Preserva a atenção e a agilidade dos sentidos. Melhora a visão, a audição e o tato.
- Melhora a relação com o meio ambiente.
- Favorece a comunicação.

FATORES

Os fatores mais importantes que intervêm na condição física de cada pessoa para a prática de uma atividade física são:

- Idade.
- Peso.
- Resistência cardiopulmonar.
- Força.
- Flexibilidade corporal.

Esses aspectos estão relacionados entre si. É necessário adequar o tipo de atividade física às características pessoais.

Em geral, as modalidades mais aconselháveis para os idoso são as que estimulam a flexibilidade e a resistência muscular e as que aumentam a resistência cardiovascular (exercícios aeróbicos).

NATAÇÃO

Embora seja um esporte que a maioria dos idosos praticou pouco ou nada ao longo da vida, está entre os mais indicados devido a suas numerosas vantagens:

- **Melhora o tônus muscular.** Alguns exercícios de flexibilidade, difíceis de fazer em terra firme, são praticados com facilidade na piscina. Além disso, o relaxamento muscular é saudável para as pessoas nervosas.
- **Facilita e melhora a digestão**, pois não há pressão sobre as vísceras.
- **Aumenta a capacidade pulmonar.** Os pulmões se inflam ao máximo quando nadamos, e isso aumenta sua capacidade.
- **Favorece a circulação sangüínea**. A natação é um dos melhores esportes em caso de problemas cardiovasculares ou hipertensão arterial.
- **É importante para pessoas dependentes ou com problemas de mobilidade**. A natação é também uma arma terapêutica. As águas termais são benéficas para grande número de doenças e os idosos que precisam desse tipo de terapia podem pedir indicações de estâncias ou balneários a seu médico.

Antes de iniciar uma atividade física

- Consulte seu médico e escolha a atividade que se adapte melhor a seu estado de saúde e a suas preferências.
- Organize o tempo para realizá-la no momento mais propício do dia. O ideal é começar o exercício duas horas depois de comer.
- Seja constante. A idéia não é fazer um grande esforço esporadicamente, mas seguir um programa regular.
- Informe-se sobre as possibilidades de sua cidade ou bairro. Existem cursos especialmente dirigidos à terceira idade. Em geral, não são caros e a vantagem é que se trabalha em grupo. Além de melhorar a saúde física, isso traz uma oportunidade de se relacionar com outras pessoas. Procure o centro esportivo mais próximo, uma instituição própria para a terceira idade ou a piscina municipal.

GINÁSTICA LEVE E DE MANUTENÇÃO

A ginástica de manutenção inclui exercícios que desenvolvem as qualidades físicas gerais. Trabalha-se a força, a resistência e a flexibilidade muscular, a velocidade de reação e deslocamento e a coordenação motora.

Esse tipo de ginástica é indicado principalmente para os idosos, uma vez que ajuda a manter o corpo em bom estado de saúde para que eles tenham autonomia em suas tarefas diárias. Recomenda-se praticá-la num centro especializado, em dupla ou em grupo e com caráter lúdico.

A ginástica suave tem o objetivo de fazer com que a pessoa tome consciência de seu corpo. Para isso, adapta cada exercício às possibilidades do indivíduo.

Este tipo de atividade não estimula o esforço e a técnica, mas tenta conseguir de forma pausada e equilibrada o bem-estar físico, respeitando o processo individual do praticante, sem sobrecarga. Permite que cada pessoa se exercite em seu próprio ritmo, sem exigências, conhecendo suas possibilidades reais e sem a preocupação de competir.

Métodos

Entre os métodos de ginástica suave, destacam-se a antiginástica, o método natural ou diafroterapia de Mézières, a eutonia de Alexandre e a Reeducação Postural Global (RPG).

Os movimentos suaves e harmoniosos se adaptam perfeitamente às limitações que podem surgir com a idade. Por isso, são modalidades muito recomendáveis para os idosos.

Essas técnicas ajudam a reconstruir a imagem corporal, em geral prejudicada na velhice, e a aceitar as limitações próprias da idade. Isso traz um grande benefício para a capacidade de adaptação ao ambiente.

A partir dessa perspectiva, o corpo é concebido como um todo. Os exercícios mantêm uma seqüência adequada para que os movimentos facilitem a integração e a coordenação motora, exercitando todas as partes do corpo.

Outra vantagem da ginástica suave e de manutenção para os idosos é estimular a expressão corporal. É comum encontrar pessoas idosas com problemas de expressão e comunicação. Esses exercícios as ajudam a manifestar melhor suas emoções.

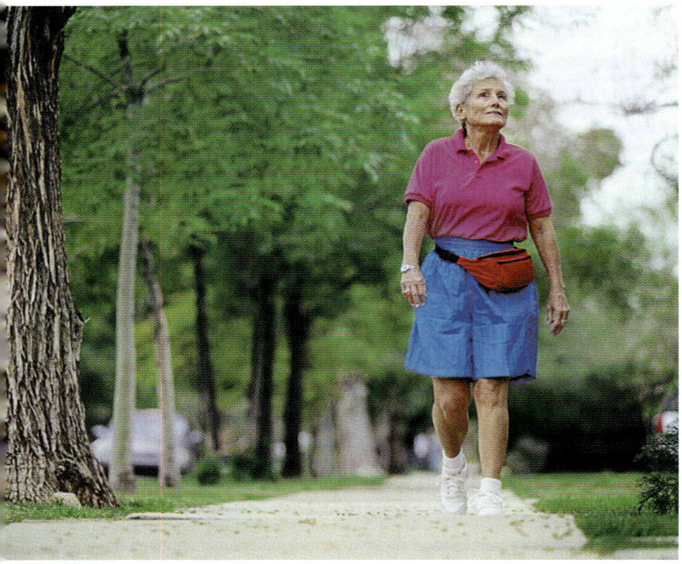

A caminhada diária é a maneira mais prática e simples de conservar a boa mobilidade. Além disso, ajuda a controlar problemas cardíacos e desenvolve a resistência muscular e a capacidade pulmonar, ao mesmo tempo em que relaxa física e mentalmente.

As sessões em grupo incentivam a participação e a comunicação. Dessa forma, além de movimentar o corpo, a ginástica ajuda a fazer amigos, alivia a solidão e reforça a auto-estima.

CAMINHADA

Andar é uma das atividades físicas mais recomendáveis para os idosos. Não requer organização, pode ser praticada nos arredores da residência e é gratuita.

Além de favorecer a mobilidade, caminhar estimula o relacionamento com outras pessoas. Caminhar no campo ou em parques também favorece o contato com a natureza.

Os benefícios são muitos e a prática é fácil. A caminhada pode até ajudar a dormir melhor.

Na hora de caminhar, siga as seguintes recomendações:

- Caminhe em um terreno plano, de acesso fácil.
- Adapte o ritmo da caminhada às suas possibilidades.
- Calcule bem a distância que deseja percorrer.
- Use roupa e calçado confortáveis.

Não se deve caminhar esporadicamente, e sim de forma regular. As caminhadas podem ter um fim prático, isto é, você pode aproveitar os deslocamentos diários para se exercitar. Compras, consultas médicas ou visitas são ótimas desculpas para andar.

TAI-CHI

Esta arte marcial de origem chinesa, cada vez mais praticada em nossa sociedade, estimula o bem-estar físico e mental graças a dois fatores-chave: respiração e concentração.

Seus movimentos lentos e elegantes, a calma e serenidade com que são feitos e o equilíbrio interior que produzem são exatamente o oposto do ritmo de vida ao qual estamos acostumados: ruídos, pressa, tensão e movimentos bruscos.

É uma técnica que ensina a viver o momento presente, o "aqui e agora", para estimular a lucidez. Pode-se dizer que o tai-chi é uma técnica de meditação em movimento. A mente e o corpo trabalham juntos. É preciso tomar consciência de cada movimento, observar a postura correta do corpo e evitar distrações que alterem a concentração mental.

Seu conceito filosófico está relacionado com o taoísmo e simboliza as forças opostas e complementares da natureza: o escuro e o luminoso, o interno e o externo, o forte e o suave, o alto e o baixo, o masculino e o feminino (o *yin* e o *yang*). É uma arte que tenta reproduzir essa harmonia por meio de movimentos que conectam o ser humano com sua dimensão mais pura e natural.

Vantagens do tai-chi

- No plano físico: tem efeito positivo para os sistemas circulatório, osteoarticular, muscular e nervoso. Ajuda a manter o equilíbrio e a postura.
- No plano energético: ajuda a regular o metabolismo.
- No plano mental: alivia a ansiedade, o estresse, a falta de concentração e as mudanças de humor.

O tai-chi é uma técnica benéfica para os idosos. Para realizá-la corretamente e obter seus benefícios, são necessárias três condições: constância, paciência e um bom mestre.

DANÇA

Dançar é uma atividade recreativa que utiliza os movimentos como arte, jogo e reflexo do estado de espírito, por meio da linguagem corporal.

Dançar transporta para outros espaços e permite ao indivíduo usufruir seu corpo. Nesta idade, a preocupação não deve ser a técnica ou a perfeição do movimento.

As danças folclóricas são também uma manifestação cultural, a expressão viva de pessoas de diversas regiões do mundo.

Dançar pressupõe aprender uma série de movimentos, memorizá-los e coordená-los com a música e o trabalho em grupo. Portanto, a dança estimula aspectos como a coordenação psicomotora, a memória e a socialização. Sua prática beneficia os idosos, já que o envelhecimento acarreta um declínio desses três aspectos.

Naturalmente, para dançar é preciso estar em bom estado de saúde. Por isso, recomenda-se essa atividade às pessoas mais ativas e sadias.

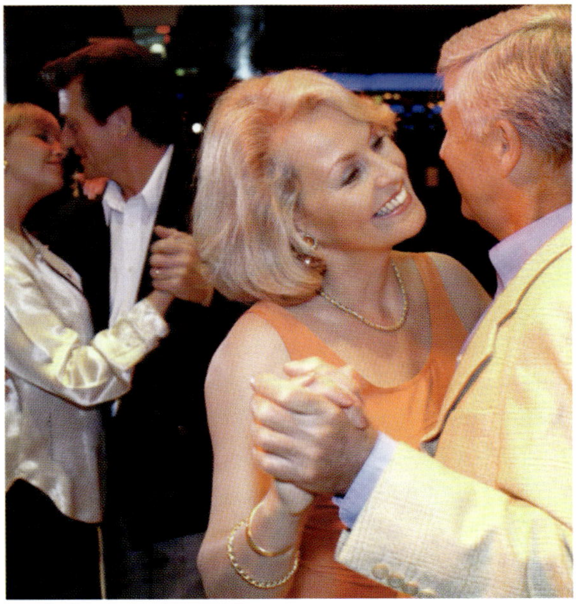

Dançar alivia as tensões e proporciona grande bem-estar.

Hoje, os idosos praticam mais a dança graças ao incentivo do lazer e ao fato de que chegam à velhice em melhores condições físicas. É possível vê-los nos clubes e em viagens de grupo, entregues ao baile, mostrando suas habilidades e relacionando-se uns com os outros, ou seja, sentindo-se felizes por desfrutar seu corpo e esquecer-se, durante alguns momentos, de suas dores ou problemas.

É importante não se exceder e evitar o cansaço. Dançar deve ser uma fonte de prazer. Sua função não é competir, nem ficar exausto.

IOGA

A ioga é uma técnica milenar originária da Índia, cujos efeitos terapêuticos podem ser benéficos para qualquer pessoa. Baseia-se no princípio do respeito aos processos do corpo e é especialmente indicada para os idosos. Além dos efeitos terapêuticos, ajuda a prevenir doenças e manter a saúde em dia.

Não é uma técnica agressiva, pelo contrário. Algumas pessoas acreditam que a ioga consiste numa série de contorções e posturas estranhas, que graças ao poder de auto-sugestão levam a um relaxamento mais fictício do que real.

Os termos "ioga" e "meditação" continuam sendo mal-interpretados. Para muita gente, a ioga é, na melhor das hipóteses, um simples método de relaxamento. Alguns a consideram uma forma de acrobacia oriental inacessível aos mortais comuns.

A palavra ioga vem do sânscrito e significa "união". É um sistema de vida cuja filosofia se baseia na busca do equilíbrio entre corpo, mente e espírito.

Aplicações

Em geral, sua aplicação consiste na terapia de doenças do sistema locomotor: escoliose, artrose e dores musculares. Sua prática diminui a dor, produz efeito tônico sobre a musculatura e proporciona reforço ao esqueleto ósseo.

A respiração correta é a base de todas as posturas. Por isso, a ioga ajuda as pessoas com problemas respiratórios, como bronquite, asma

Hatha-ioga

A hatha-ioga é a prática física da ioga e consiste numa série de "ássanas" ou posturas fixas. Cada ássana tem um efeito concreto. Algumas atuam de forma geral, proporcionando estabilidade, e outras atuam sobre os músculos, a coluna vertebral, as articulações, os nervos ou as vísceras.

Embora as ássanas exijam certo esforço muscular, seus exercícios devem seguir o princípio da não-violência. Não se deve forçar o corpo, nem participar de competição. É preciso respeitar suas próprias limitações e manter um esforço progressivo e gradual. Os idosos devem evitar as posturas que exigem grande flexibilidade, as posturas sobre a cabeça e os exercícios respiratórios com apnéias de grande duração.

e enfisema. A ioga ensina a regular a entrada e saída de ar, melhorando a ventilação pulmonar, a circulação e a oxigenação do sangue e, conseqüentemente, o funcionamento do cérebro.

Diversos estudos neurológicos concluem que a ioga equilibra o funcionamento dos hemisférios cerebrais, favorecendo um incremento das fibras neurais que servem de ponte entre os dois hemisférios.

Também tem efeito benéfico sobre o sistema cardiovascular. Ajuda no tratamento de taquicardia, insuficiências cardíacas incipientes e alterações do estímulo elétrico intracardíaco (arritmias). É uma prática recomendada para pessoas hipertensas.

A ioga ajuda as pessoas que sofrem de estresse ou ansiedade a relaxar, desligar-se dos problemas, concentrar-se no momento presente e aumentar sua capacidade de atenção. Ensina que não é preciso pressa e que tudo tem seu tempo.

RELAXAMENTO

O ritmo de vida atual exige rapidez e eficiência. Um dos problemas que o homem moderno enfrenta é a falta de tempo. Sempre estamos andando contra o relógio, com mil coisas na cabeça. Esse ritmo alucinante provoca ansiedade. Na velhice, as mudanças vitais também podem gerar estresse e é necessário aprender a relaxar para se adaptar a elas.

O relaxamento físico e mental requer tempo, para que se descubra a técnica mais adequada a cada pessoa.

Aprender a relaxar não é difícil. O verdadeiro desafio consiste em integrar o relaxamento na vida cotidiana.

Métodos de relaxamento

Existem muitos métodos para se combater o estresse. A seguir, conheça alguns deles.

Relaxamento progressivo de Jacobson

Baseia-se no princípio de tensão/relaxamento muscular.

Para começar uma sessão, é fundamental preparar-se da seguinte maneira:

- **Escolha um lugar adequado.**
- **Escolha um momento em que não vai haver interrupção.** É preferível o entardecer ou a noite. Se possível, dedique no mínimo 15 minutos diários à sessão.
- **Use roupa confortável.**
- **A temperatura deve ser adequada**, nem frio nem calor. Principalmente, não se deve sentir frio.
- **Música suave e luz tênue** ajudam muito.
- **Faça o relaxamento sentado numa cadeira ou deitado na cama.** Se suas condições físicas permitirem, deite-se no chão, sobre um colchonete.

Eis os passos que devem ser seguidos:

- Com rosto voltado para cima, levante um braço, mantenha-o no alto pelo menos um minuto e, quando sentir que ele está pesado, enrijeça todos os músculos desse braço. Por fim, deixe-o cair. Uma vez relaxado, não o movimente mais. Preste atenção em suas sensações ao contrair os músculos e na diferença quando estão relaxados.
- Repita o exercício, de forma progressiva, para cada um dos diferentes grupos musculares, na seguinte ordem: braços, pernas, ventre, tórax, pescoço e cabeça.

• No final, ao contrair os músculos da face, aperte os lábios, feche bem os olhos, contraia as mandíbulas e descontraia todo o rosto. Para relaxar ainda mais, fique imóvel por algum tempo.

Uma vez aprendida a técnica, faça os exercícios de forma espontânea, relaxando naturalmente.

Método global de Schultz

Tem origem na tradição da hipnose médica e visa o relaxamento, dirigindo voluntariamente a atenção para uma série de imagens mentais que geram bem-estar.

É um mergulho no mundo interior que favorece a conscientização e o domínio das sensações, liberando as tensões e as angústias. O método global de Schulz trabalha a sensação de peso e calor e serve para regular a respiração. Exige prática e um bom mestre, embora existam gravações em vídeo que ajudam a seguir o método. De qualquer forma, é aconselhável a presença de um bom terapeuta.

OUTROS ESPORTES RECOMENDÁVEIS

A prática de outras modalidades pode ser benéfica para as pessoas na terceira idade. Conheça algumas delas:

• **Ciclismo:** é muito recomendável por seu caráter recreativo e por seus benefícios ao sistema cardiopulmonar.
• **Golfe:** requer pouco esforço e obriga a caminhadas moderadas, em contato com a natureza.
• **Pesca:** também proporciona contato com a natureza.
• **Esqui:** recomenda-se o esqui de passeio em grupo, parecido com a caminhada, com deslizes de curta distância.

Aprenda a respirar relaxadamente

Aprender a respirar é a chave de todas as técnicas corporais, principalmente as que visam o relaxamento físico e mental. Para isso, é importante prestar atenção ao próprio ritmo respiratório. A respiração não é sempre a mesma. É preciso adaptá-la à intensidade de cada movimento e esforço.

É muito mais fácil aprender a respirar relaxadamente com um profissional, mas as seguintes recomendações podem ajudar:

• Escolha um momento tranqüilo e um lugar agradável.
• Coloque música suave e deixe a luz do ambiente bem tênue.
• Sente-se numa cadeira ou num sofá, com as costas bem apoiadas, ou deite-se confortavelmente na cama. Uma almofada para erguer um pouco os pés ajuda a relaxar mais rapidamente.
• Preste atenção em seu corpo, na maneira como está apoiado e nas sensações que você experimenta.
• Sinta o percurso do ar no corpo: ele entra pelas fossas nasais, os pulmões se enchem e ele sai. Procure respirar pelo nariz.
• Coloque uma mão sobre o peito e outra sobre o ventre. Faça uma respiração profunda, detendo-se em cada passo para torná-la mais lenta. Não prenda a respiração. Concentre-se na entrada e saída do ar, de forma tranqüila.
• Experimente a sensação de frescor do ar entrando pelas fossas nasais. Continue sentindo-o enquanto levanta e abaixa os braços. Para terminar, solte o ar suavemente pelo nariz. Se você achar melhor, faça a respiração pela boca, contraindo os lábios e soltando o ar como um balão que vai se esvaziando aos poucos.
• Tente formar essas imagens na mente, pois isso ajuda a concentrar-se na respiração.
• Faça esse exercício 10 vezes, retomando cada etapa depois de alguns instantes de relaxamento.
• Dedique pelo menos 10 minutos por dia a essa técnica.
• Pouco a pouco, você vai aprender a relaxar.

A constância e a tranqüilidade são muito importantes. Não espere resultados imediatos. Tudo tem seu tempo e a impaciência dificilmente ajuda a relaxar.

Sexualidade

A sexualidade faz parte da natureza humana e obedece a uma necessidade fisiológica e emocional. Manifesta-se de forma diferente nas fases progressivas do desenvolvimento humano, e sua expressão é determinada pela maturidade orgânica e mental.

A sexualidade é sempre possível para os idosos, embora existam mudanças fisiológicas e psicológicas que modificam sua manifestação. Isso não se aplica só à fertilidade.

ASPECTOS DA SEXUALIDADE

É um equívoco reduzir a sexualidade à função reprodutora ou à genitalidade. A sexualidade pode ser expressa de muitas formas, desde a aproximação de uma pessoa pela qual nos sentimos atraídos, até as carícias, olhares, beijos, abraços, jogos sexuais, a masturbação e as fantasias.

Se tivesse como único objetivo a reprodução, a atividade sexual desapareceria nas mulheres quando chegam à menopausa (que significa o fim de sua capacidade reprodutora).

Além disso, hoje em dia é possível a reprodução sem manter relações sexuais (fecundação *in vitro*).

ESTEREÓTIPOS

Socialmente, existem estereótipos ou tabus que negam aos idosos a possibilidade de satisfazer abertamente suas necessidades. Eles mesmos podem bloquear seus impulsos sexuais por causa de preconceitos, gerando uma contradição entre o que a sociedade espera deles e o que eles realmente desejam.

É necessário mudar a mentalidade vigente, de forma a planejar uma educação sadia desde a infância. É contraditório que uma sociedade definida como "liberal", que supõe ter superado muitos preconceitos sexuais, rejeite a manifestação da sexualidade nos idosos. Por isso, é normal que os próprios idosos se marginalizem.

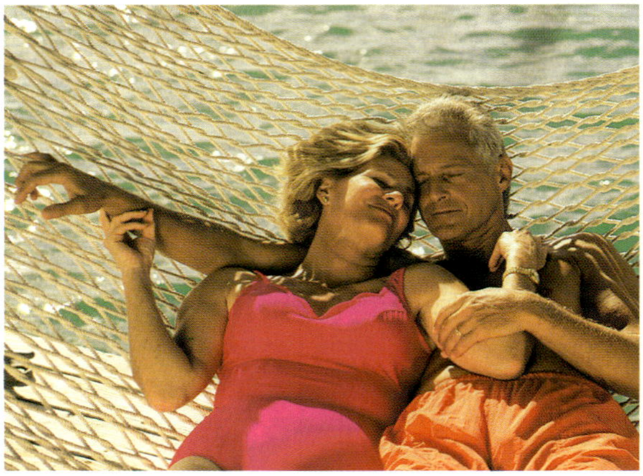

A sexualidade é uma forma de comunicação que visa o prazer, o bem-estar, a auto-estima e a busca de uma relação íntima, compartilhando o amor e o desejo com outra pessoa para criar laços de união mais intensos.

Além de tudo, os meios de comunicação, a publicidade e os cânones de beleza que impregnam a sociedade supervalorizam a juventude, os corpos perfeitos e a atração física como requisitos para se encontrar um parceiro e manter um relacionamento.

MUDANÇAS NO APETITE SEXUAL

Do ponto de vista fisiológico, a função sexual depende da interação de dois fatores principais: a libido e a potência. A libido tem relação com os desejos de cada pessoa, suas fantasias e prazeres. A potência tem relação com as contrações orgásticas e a congestão pélvica.

Uma pessoa sadia pode manter sua libido e sua potência sexual até idades avançadas, mas a maioria dos idosos é afetada por algum tipo de disfunção sexual. As queixas mais comuns referem-se à forma e à freqüência das relações, às dificuldades de ereção no homem e à falta de lubrificação nas mulheres. É verdade que, com relação à estimulação erótica, a reação dos órgãos genitais (ereção no homem e lubrificação na mulher) é mais lenta.

Os problemas sexuais também podem ser causados por doenças como artrose, diabetes, depressão e demência, que às vezes impossibilitam o apetite sexual.

As necessidades sexuais variam ao longo dos anos. O ímpeto e o ardor dos jovens, que também resultam da explosão hormonal, vão suavizando com a idade. Mas não desaparecem, a não ser que ocorra uma série de problemas simultâneos que dificultem sua expressão.

Fatores determinantes

Uma série de fatores influencia decisivamente a reação sexual dos idosos, como o estado geral de saúde, um companheiro sadio, a atitude para com o sexo e a qualidade da atividade sexual ao longo da vida.

Na velhice, o desejo sexual tem mais relação com a motivação emocional do que com a genital. A manutenção da atividade sexual apresenta uma série de obstáculos, causados pelas limitações físicas e pela dificuldade de manter relacionamentos (viúvos, divorciados ou solteiros), pelo isolamento e pela influência dos valores sociais.

Durante a velhice, o desejo sexual pode diminuir. Ainda que os idosos possam apresentar dificuldades na atividade sexual, o desejo e a necessidade de afeto permanecem.

Fatores que diminuem o apetite sexual

- **Falta de informação.** Muitos idosos não tiveram oportunidade de receber educação sexual sadia. Sua educação pode ter sido repressiva, limitando a expressão natural da sexualidade ou favorecendo um tipo de relação sexual empobrecida pela moral rígida.
- **Alguns medicamentos.** Os anti-hipertensivos (medicamentos para reduzir a pressão arterial) e os psicofármacos podem afetar a reação sexual.
- **A monotonia.** O homem e a mulher podem manter o desejo sexual por meio da sedução. Para isso contribui um jantar romântico, velas, perfume, luz suave, música envolvente. Também é preciso cuidar da aparência e principalmente não ter pressa, saborear devagar cada momento, começando com carícias, beijos suaves e abraços amorosos. Não é preciso fazer acrobacias para demonstrar vigor e manifestar que se é sexualmente ativo. E não é preciso chegar à penetração para se alcançar um objetivo. Na terceira idade, tudo tem outro ritmo. A reação sexual demora mais, e quando o idoso é capaz de aceitar esse fato sem se comparar com os jovens, sente grande satisfação, pois a atividade sexual é estimulada pelo carinho, ternura, compreensão e amor, mais do que pela excitação dos órgãos genitais.

MUDANÇAS SOFRIDAS PELO HOMEM

O homem experimenta as seguintes mudanças com a idade:

- **Os testículos são afetados**. Os vasos sanguíneos que alimentam os testículos são mais rígidos e menos irrigados pela estimulação sexual. No entanto, conservam suas funções básicas: fabricar andrógenos e produzir espermatozóides.
- **Os espermatozóides perdem mobilidade** e sua quantidade diminui. Isso pode acontecer a partir dos 40 anos. Apesar da perda de qualidade e quantidade, a maioria dos homens com mais de 70 anos conserva sua função reprodutiva.
- **Diminui a testosterona**, hormônio importante para a preservação das características sexuais secundárias.
- **Surgem problemas com a ereção**, que pode desaparecer. É importante enfatizar que normalmente a ereção é uma questão de tempo. Quando o homem idoso se excita e sente desejo por sua companheira, precisa apenas de mais tempo para chegar à ereção. O intervalo entre uma ejaculação e outra também é maior. Embora a ereção seja mais difícil, a vantagem é que o homem consegue mantê-la por mais tempo sem ejacular.
- **O orgasmo pode ter menor intensidade**.

Lentidão do apetite sexual

Muitos idosos não aceitam esse processo natural de envelhecimento e se sentem impotentes. Precisam de mais tempo para a ereção e a ansiedade impede que ela aconteça.

Assim, tem início um círculo vicioso com conseqüências graves. O homem fica ansioso e não suporta a espera. Tenta a penetração com o pênis semi-ereto, mas descobre que sua companheira está pouco lubrificada e teme a dor.

A penetração não acontece. A ereção pode se perder e não é fácil recuperá-la. O homem se sente fracassado. Passa a ter medo de se expor a outras experiências frustrantes e, finalmente, acaba acreditando que não pode mais ter relações sexuais.

Os homens que não aceitam o envelhecimento se sobrecarregam de atividades na esperança de deter o tempo, tentando competir com os mais jovens. Esse excesso de atividade acarreta mais tensão e frustração.

Como melhorar o desejo sexual

- **Aprenda a relaxar** e aceite a lentidão da reação sexual. Não espere uma excitação imediata e entenda que o clímax do ato sexual nem sempre ocorre com a penetração ou o orgasmo.
- **Tenha paciência** e seja compreensivo com seu (sua) parceiro (a), estimulando e ajudando com carinho se houver alguma dificuldade.
- **Exercite a imaginação** e procure novas formas de estímulo e novas posições que se adaptem à situação atual. As posições de lado, um de frente para o outro, são mais satisfatórias nessa idade.
- **Cuide do aspecto físico**: prepare-se para seu (sua) companheiro (a), seduzindo-o (a) com uma roupa bonita, perfume etc.
- **Intensifique os momentos de intimidade**, preferindo ambientes que aumentem o desejo e despertem os sentidos (sair para jantar ou para dançar).
- **Consulte o médico sempre que surgir um problema**. Não desista se houver tratamento.
- **Seja ativo durante o dia**. Faça exercícios físicos, mantenha boa alimentação e um bom padrão de sono.

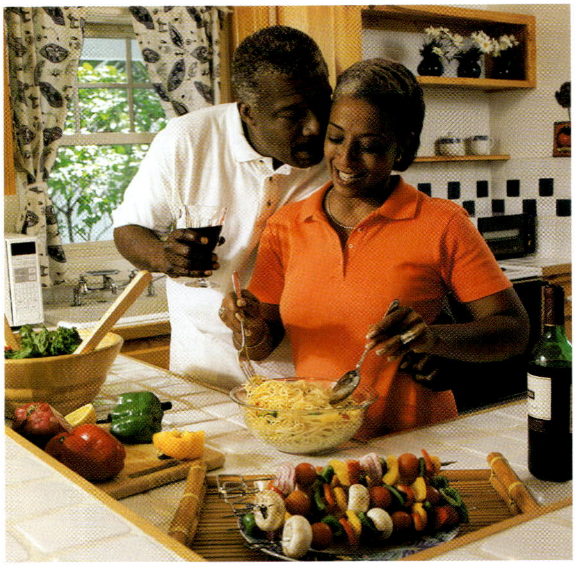

Carinho e romantismo são alguns dos fatores que estimulam o desejo sexual.

Eles devem se livrar da crença de que "cumpriram sua obrigação" quando têm uma ereção seguida de penetração e orgasmo. Devem desistir da busca de uma reação rápida e da intenção de acabar todos os jogos sexuais com o coito.

Existem outros tipos de estímulos, como carícias, abraços, massagens, beijos e masturbação. Todos eles são satisfatórios e podem ser mais valiosos que o orgasmo.

MUDANÇAS SOFRIDAS PELA MULHER

As mudanças sofridas pela mulher são:

- **Lubrificação vaginal**: é mais demorada e diminui com o tempo.
- **Clitóris**: a ereção é mais difícil.
- **Contrações musculares**: são menos intensas durante o orgasmo e o auge orgástico desaparece logo.

O estímulo sexual na mulher idosa pode provocar as mesmas reações, mas são mais lentas e algumas desaparecem nessa idade.

Uma das dificuldades principais para a vivência da sexualidade feminina nessa faixa etária é a falta de lubrificação vaginal, que causa dor durante a penetração. Isso pode dificultar as relações sexuais, embora existam medicamentos (cremes lubrificantes) que aliviam o problema.

Condição sexual

A condição sexual da mulher viúva, separada ou solteira é muito diferente da dos homens. A sociedade encara com mais naturalidade que os homens tenham novos relacionamentos na velhice. Para eles, é mais fácil retomar o contato sexual quando perdem a companheira, porque a aceitação social é maior.

Estatisticamente, nas relações conjugais as mulheres são mais jovens do que os homens. Portanto, os homens continuam tentando se relacionar com mulheres mais jovens. Isso acarreta outra dificuldade para a mulher estabelecer relacionamentos na velhice. Se esses tabus não forem modificados, também vão afetar no futuro as mulheres que agora são jovens.

Outro fato que afeta as mulheres de mais de 75 anos é que muitas delas se casaram muito jovens, sem experiência sexual ou com educação sexual limitada ou negativa. Para elas, o ato sexual não passava de uma obrigação penosa. Quase sempre defrontavam com uma atitude egoísta por parte dos maridos. Então, resignaram-se a ser objeto de satisfação para o homem. Algumas mulheres nunca experimentaram o orgasmo. Por esse motivo, é fácil entender por que, quando o companheiro sofre de impotência ou adoece, ou quando ficam viúvas, as mulheres se sintam liberadas desse peso e dediquem suas energias a outras atividades.

EFEITOS DAS DOENÇAS

Algumas doenças afetam diretamente a possibilidade de manter uma atividade sexual sadia. Problemas como a artrite, o diabetes ou a insuficiência cardíaca condicionam o apetite sexual.

Doenças cardíacas

Muitas pessoas que já sofreram um infarto do miocárdio têm medo de que as relações sexuais provoquem um novo ataque cardíaco. Mas o risco de que isso aconteça é muito pequeno. Nessas circunstâncias, o melhor é seguir o conselho do médico. A maioria das pessoas pode voltar a manter relações sexuais 12-16 semanas depois do infarto.

Como prevenir o contágio de uma DST

- **Use preservativo**, inclusive para fazer sexo oral e anal.
- **Converse com seu parceiro sobre AIDS ou outras doenças sexualmente transmissíveis (DST)**, se ele manteve relações com alguém que sofre de DST ou se tem alguma lesão, erupção cutânea ou algum tipo de secreção na área genital.
- **Faça exames médicos periódicos** para detectar doenças sexualmente transmissíveis se estiver se relacionando com mais de uma pessoa. Mesmo que não haja sintomas, esses exames são recomendáveis. Eles não evitam as doenças, mas ajudam a identificá-las nas fases iniciais, quando o tratamento é mais fácil.

AIDS

Qualquer pessoa sexualmente ativa, de qualquer idade, pode ser infectada pelo HIV, o vírus da AIDS.

Ela é uma das doenças sexualmente transmissíveis (DST), passada por meio das relações orais, anais ou vaginais. As DSTs são doenças infecciosas muito freqüentes, pois são transmitidas rapidamente. Portanto, a prática do sexo seguro é importante em qualquer idade.

Diabetes

O diabetes *mellitus* é uma disfunção do metabolismo que se caracteriza pelo aumento do nível de açúcar ou glicose no sangue, causado por uma falha da secreção ou atuação do hormônio da insulina.

O homem diabético pode ter complicações que afetam os capilares sanguíneos ou os nervos e provocam impotência. O tratamento médico para controle da doença é eficaz em muitos casos.

As infecções vaginais ou vaginites são bastante freqüentes nas mulheres diabéticas e podem provocar dor ou incômodos durante o coito. O tratamento adequado e a compreensão por parte do parceiro ajudam a restabelecer a função sexual correta.

AVC (ou Derrame)

O acidente vascular cerebral (AVC) é a instauração súbita de um déficit neurológico causado pela falta de oxigênio numa região do sistema nervoso central. A função sexual raramente é afetada e é improvável que a prática de sexo provoque outro episódio de AVC. No caso de paralisia ou desdobramentos secundários, as posições diferentes ou dispositivos médicos podem ajudar a manter relações sexuais.

Artrite

A dor articular causada pela inflamação das articulações (artrite) pode limitar a atividade sexual, gerando insatisfação e até depressão. Em alguns casos, os remédios usados para o tratamento diminuem o desejo sexual.

A pessoa com artrite deve praticar o sexo no momento do dia em que a dor e a rigidez são menores e tomar um analgésico uma hora antes, além de experimentar diferentes posições.

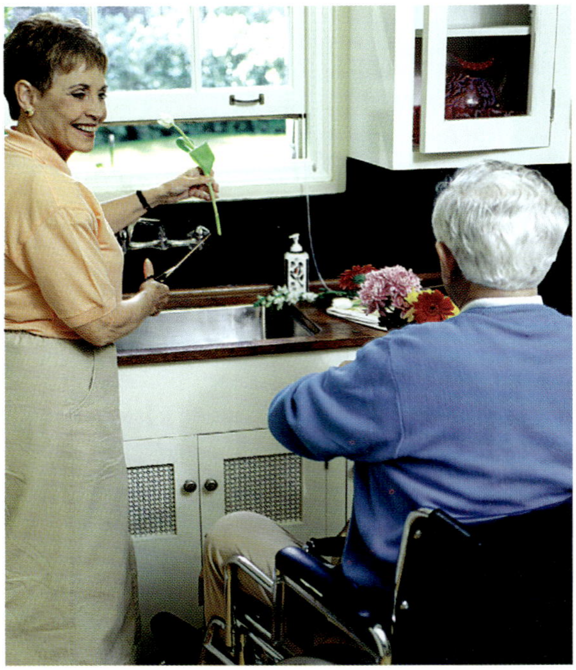

A incapacidade pode implicar uma barreira física, emocional e social para as relações sexuais. A compreensão por parte do parceiro é fundamental para a superação dessas barreiras.

Incapacidades físicas

Os médicos especializados nesse tema podem dar conselhos para enfrentar os problemas físicos durante a prática do sexo.

Histerectomia

A histerectomia (extração cirúrgica do útero), se realizada corretamente, não afeta a prática.

Mastectomia

Mastectomia é a extração parcial ou total da mama. Embora o corpo preserve a capacidade sexual de antes da cirurgia, a mulher pode perder o desejo sexual ou se sentir menos desejada. Em alguns casos, aconselha-se psicoterapia.

Prostatectomia

Consiste na extração parcial ou total da próstata. Essa intervenção cirúrgica pode provocar impotência, mas as técnicas atuais tendem a evitar esse efeito secundário.

Tratamento medicamentoso

Na terceira idade, as pessoas muitas vezes fazem tratamentos múltiplos, ou seja, usam vários remédios. Os antidepressivos, os tranqüilizantes e certos anti-hipertensivos podem provocar impotência.

Alguns medicamentos dificultam a ejaculação no homem; outros tendem a reduzir o desejo sexual na mulher. Nesses casos, o médico pode sugerir substituições para os medicamentos problemáticos.

DISFUNÇÕES SEXUAIS

As principais disfunções sexuais são a dispareunia (dor durante a penetração) e a impotência.

O que é a dispareunia?

É a dor na região pélvica, durante ou depois de manter uma relação sexual. Pode ocorrer em mulheres e homens.

Causas principais

As causas da dispareunia são muitas. A maioria pode ser tratada de forma eficaz. Por isso, é importante consultar o médico assim que surgirem os sintomas.

Acredita-se que em 75 a 80% dos casos a origem é orgânica, isto é, a dispareunia se deve a fatores fisiológicos.

Geralmente, a dor que é sentida no momento da penetração e que depois diminui se deve à lubrificação insuficiente. As causas da falta de lubrificação são: menopausa e mudanças nos níveis de estrógenos, dificuldade de excitação sexual ou medicamentos que diminuem a lubrificação da vagina (como os anti-histamínicos).

As causas psicológicas não são freqüentes e, quando ocorrem, são provocadas por um trauma sexual anterior (abuso sexual), sentimentos de culpa ou atitudes negativas diante do sexo.

Outros fatores

Na mulher, a dispareunia pode dever-se aos seguintes fatores:

- **Infecções vaginais ou vaginites**. A infecção pode ser causada por um vírus ou um fungo, e a dor ocorre, na maioria dos casos, quando o pênis penetra a vagina. Às vezes, basta ficar sentada ou usar meias-calças para contrair uma infecção.
- **Vaginismo**. Trata-se de um espasmo doloroso dos músculos ao redor da vagina. Em algumas mulheres, a dor é tão intensa que torna impossível a penetração do pênis.
- **Cistite ou uretrite**. É uma infecção ou inflamação da bexiga ou da uretra.
- **Fibroma uterino**. É um tumor benigno, de tecido conectivo, que se forma no útero.
- **Prolapso uterino**. É o "deslocamento" do útero, que desce da sua posição normal e pode se encaixar parcialmente no interior da vagina.
- **Prisão de ventre crônica**.
- **Intervenções cirúrgicas anteriores**. As intervenções cirúrgicas podem deixar cicatrizes que causam dor.
- **Doenças ou infecções dos ovários**, como a endometriose.

Tratamentos

A consulta ao médico é obrigatória, pois o tratamento depende da causa da dor.

Na mulher

O tratamento consiste em:

- **Antibióticos** para tratar a vaginite e a cistite.
- **Lubrificantes ou cremes com estrógenos** para o tratar o ressecamento vaginal após a menopausa. Não se deve usar vaselina como lubrificante sexual, pois ela não se dissolve na água e favorece as infecções.
- **Cirurgia** para extração de fibromas, para recolocar o útero caído no lugar ou como tratamento da endometriose.

No homem

O tratamento consiste em:

- **Antibióticos** para tratar infecções da pele do pênis, prostatite e uretrite. Em caso de prostatite, recomendam-se também banhos de assento para aliviar a dor e evitar a cafeína e o álcool.
- **Cirurgia** para corrigir a curvatura do pênis causada pela doença de Peyronie.

Quando a dor não se deve a uma causa orgânica, a terapia sexual é indicada. Às vezes, podem existir fatores como sentimento de culpa, conflitos internos ou sentimentos não-resolvidos sobre abuso sexual sofrido que precisam ser tratados.

O que é impotência?

De 10 a 20% dos casos de impotência são causados por fatores psicológicos como estresse,

Causas da dispareunia no homem

As principais causas da dor no momento da ejaculação são a prostatite (inflamação da próstata) e a uretrite (inflamação da uretra). Geralmente, essas perturbações levam a uma redução da freqüência da atividade sexual.

A dor no momento da ereção pode ter como causas:

- Inflamação ou perda de elasticidade do prepúcio.
- Traumatismo do pênis.
- Infecções como herpes e verrugas genitais.
- Irritação ou alergia genitais.
- Curvatura do pênis causada pela doença de Peyronie.

ansiedade, sentimentos de culpa, depressão, baixa auto-estima e medo de não ser capaz de realizar o ato sexual.

A impotência ou disfunção erétil é a incapacidade de manter uma ereção suficiente que permita o coito. Sua incidência aumenta com a idade. Assim, cerca de 5% dos homens com mais de 40 anos e 15 a 25% dos homens com mais de 65 anos sofrem de impotência. Mas é importante enfatizar que a impotência não é conseqüência inevitável do envelhecimento.

Existem dois tipos de impotência:

- **Primária**. Neste caso, o homem nunca teve uma ereção suficiente para realizar o coito.
- **Secundária**. É a perda da função erétil depois de um período de funcionamento normal. A impotência secundária costuma ocorrer de forma gradual, com exceção dos casos de lesão ou doença repentina.

O tratamento da impotência secundária costuma ser mais eficaz do que para a impotência primária, pois, apesar do problema presente, existe um histórico de função normal do pênis.

Causas principais da impotência

- Remédios: muitos remédios de uso comum podem ter a impotência como efeito colateral. Entre eles estão os anti-hipertensivos, os antidepressivos, os tranqüilizantes e a cimetidina (para o tratamento da úlcera péptica).
- Tabaco: afeta o fluxo do sangue nas veias e artérias.
- Hipertensão arterial.
- Deficiências hormonais.
- Doenças hepáticas, geralmente causadas pelo alcoolismo.
- Alterações circulatórias (anemia, arteriosclerose ou cirurgia vascular).
- Problemas neurológicos (lesão, traumatismo, doenças).
- Intervenções urológicas.
- Implantes ou próteses do pênis que não funcionam adequadamente.
- Depressão, ansiedade, fadiga e estresse.
- Problemas psicológicos.

Causas

O sucesso da ereção depende de vários fatores:

- Reação mental emotiva.
- Funcionamento normal da hipófise.
- Níveis normais de testosterona.
- Sistemas nervoso e cerebral ilesos.
- Fluxo sanguíneo adequado para o pênis.

As causas mais comuns de impotência são as que pressupõem uma lesão dos vasos sanguíneos, como o diabetes, a arteriosclerose ou o alcoolismo.

As deficiências hormonais, como a produção insuficiente de testosterona, também podem provocar disfunção erétil. Intervenções cirúrgicas como a prostatectomia (extração da próstata), a orquiectomia (extração dos testículos) e a radioterapia podem lesar os nervos e os vasos sanguíneos próximos do pênis e causar impotência.

Tratamento

Se a impotência for causada por um medicamento, o médico tem de substituir a medicação. Se a causa for o cigarro, deve-se parar de fumar. Se o motivo for uma moléstia hepática, deve-se deixar o consumo de álcool.

A impotência também pode ser tratada com medicamentos por via oral, como o Viagra e similares. Quando esse recurso não basta, existe a opção dos medicamentos injetáveis. Em alguns casos, pode ser necessário um implante do pênis.

Estimulantes Naturais e Químicos

Alguns alimentos, como o mel e a aveia, estimulam a secreção de testosterona (hormônio que influi no desejo sexual e no orgasmo). Outros alimentos afrodisíacos são o chocolate e os mariscos.

Para melhorar a atividade sexual, é aconselhável reduzir as gorduras, as carnes vermelhas, o açúcar e o sal, e eliminar o tabaco e o álcool.

Alimentos recomendados

Devem-se comer verduras e frutas frescas e carboidratos de qualidade. Os alimentos ricos em triptofano ajudam a reduzir a ansiedade gerada pela impotência. O azeite é bom para o coração e para as artérias.

O óleo de linhaça tem propriedades benéficas porque contém um tipo de ácido graxo ômega-3. Ele favorece a formação das prostaglandinas, que ajudam a relaxar os capilares e diminuem o colesterol e a pressão arterial.

Afrodisíacos herbais

Os principais são o ginkgo biloba, o ginseng e o yohimbé.

Ginkgo biloba

É um vasodilatador com propriedades antioxidantes. Aumenta a flexibilidade e a elasticidade dos vasos, contribuindo para que o oxigênio e o sangue cheguem mais facilmente ao pênis. Recomenda-se uma cápsula de 40 mg três vezes ao dia.

Ginseng

Os chineses usam o ginseng como estimulante há quase 5 mil anos. A variedade asiática (ginseng vermelho coreano) é a que desempenha função mais importante para estimular a ereção, sem efeitos colaterais. Em idade avançada, recomenda-se uma dose de 0,5 a 1 g por dia.

Yohimbé

Os africanos usam uma erva extraída da árvore yohimbé, encontrada em Camarões, Congo e Gabão. É um estimulante da função sexual que favorece a dilatação dos capilares sanguíneos. Muitos urologistas usam a yohimbina para tratar as disfunções eréteis. Seus efeitos começam três semanas após o início do tratamento. Essa planta estimula a libido e a ereção, além de provocar orgasmos mais fortes.

Produtos farmacológicos

Os mais conhecidos são:

- **Viagra (Sildenafil)**. Em 1998, foi aprovado para tratar a impotência sexual masculina. Facilita o fluxo de sangue até o pênis, mas não produz ereção imediata. Não é um afrodisíaco: atua quando o homem recebe estímulos eróticos, não antes. Deve ser tomado uma hora antes da relação sexual, sempre sob orientação médica. É indicado para o tratamento da impotência de causa orgânica (diabetes, lesão da medula espinhal e males arteriais).

Outros medicamentos para tratar a disfunção erétil:

- **Uprima (Cloridrato de apomorfima).** Aprovado para uso na Europa desde 2001, mas não nos Estados Unidos. Já disponível no Brasil. Sua ação ocorre no sistema nervoso central (cérebro).
- **Cialis (Tadalafila).** Lançado em 2003, já disponível no Brasil. Tem ação semelhante à do Viagra.
- **Levitra (Vardenafil).** Já disponível no Brasil. Também tem ação semelhante à do Viagra.
- **DHEA.** É chamado de hormônio milagroso (por seu efeito de antienvelhecimento), mas seus efeitos sobre a saúde ainda são pouco conhecidos. Tem a capacidade de se converter em outros hormônios (testosterona e estrógeno). As experiências em laboratório demonstram que pode retardar o aparecimento do câncer e prevenir infecções, a obesidade ou o diabetes. No entanto, seus benefícios para o ser humano ainda precisam de comprovação, e ele pode ter efeitos adversos.
- **Testosterona.** É o principal andrógeno segregado pelos testículos. Tem relação com a libido, o crescimento muscular e a produção de espermatozóides. Os ovários femininos também produzem uma pequena quantidade de testosterona. Alguns afirmam que este "hormônio da juventude" protege contra a doença de Alzheimer. Seus resultados se baseiam na recuperação da massa muscular e no vigor físico e sexual. O uso indiscriminado põe em risco o fígado e a próstata.

Higiene

A higiene e os cuidados com o aspecto pessoal são necessidades básicas do ser humano, que proporcionam saúde e bem-estar. Manter hábitos de higiene saudáveis durante todas as fases da vida é uma das medidas mais eficazes na manutenção da saúde.

Manter-se fisicamente bem-cuidado, com cheiro agradável e roupa limpa, proporciona sensação de bem-estar. Além disso, a pele limpa e bem-hidratada evita problemas.

PROBLEMAS DE HIGIENE NA VELHICE

Na velhice, dois fatores contribuem para as dificuldades de higiene:
- Problemas de mobilidade.
- Problemas mentais.

Problemas de mobilidade

A redução da mobilidade costuma ocorrer, em maior ou menor grau, para quase todos os idosos, criando problemas para entrar e sair da banheira, cortar as unhas dos pés ou esfregar as costas.

A doença de Parkinson, a artrose, as dores reumáticas, os acidentes vasculares cerebrais (embolias) e a osteoporose são doenças degenerativas que limitam as possibilidades de movimento e flexibilidade.

Uma vez que a higiene corporal é uma das atividades mais íntimas do indivíduo, é aconselhável que a pessoa doente, na medida do possível, a pratique sozinha. Se o objetivo é a independência, é preciso estimular sua autoestima para que não sinta sua imagem pessoal prejudicada.

Conselhos
- Adapte o banheiro. Existem adaptadores especiais que se ajustam à banheira, para que o idoso possa ficar sentado sem risco de quedas.
- Coloque na banheira ou no boxe uma superfície antideslizante e suportes para apoio.
- Evite os tapetes no banheiro.
- Use escovas de banho com cabo comprido para as costas e as extremidades.
- Use aparelho de barbear elétrico.
- Observe cuidadosamente a pele e todas as dobras, principalmente as áreas de atrito (nádegas, cotovelos, calcanhares e cabeça).
- Use escovas de dentes de cabo grosso.

Problemas mentais

Em geral, os doentes que sofrem de qualquer tipo de demência têm sérios problemas com os cuidados pessoais.

Ao dar assistência a uma dessas pessoas, deve-se sempre prestar muita atenção à sua higiene pessoal, pois este é um fator de autoestima que não pode ser negligenciado. Se o doente estiver limpo e asseado, as pessoas que o cercam o aceitarão melhor do que ao vê-lo desarrumado e sujo.

Se já não houver controle dos esfíncteres urinários e/ou fecais, a higiene corporal deve

Como manter bons hábitos de higiene

- Se puder, tome banho todos os dias. O corpo transpira menos do que em outras idades, mas você deve estar sempre limpo.
- Use sabonete neutro, que respeite o pH da pele.
- Enxugue-se bem, sem se esquecer de todas as dobras da pele.
- Hidrate bem a pele depois do banho com um creme hidratante.
- Troque de roupa íntima diariamente (cueca, calcinha, sutiã, camiseta, meias).
- Use roupa limpa e confortável.
- Procure manter uma boa imagem para se sentir melhor (arrume o cabelo, use maquilagem leve, corte as unhas e perfume-se).

ser feita mais de uma vez por dia, juntamente com a troca de fraldas.

As medidas mais eficazes para o asseio de uma pessoa afetada pela demência são o estabelecimento de uma rotina e a simplificação do processo.

Conselhos

- Use assentos adequados na banheira.
- Coloque na banheira ou no boxe barras e tapetes antideslizantes para evitar quedas, como ilustrado abaixo.
- Retire os utensílios que não forem necessários.
- Escolha o melhor momento do dia para o banho, respeitando as preferências do idoso.
- Deixe que a pessoa toque a água antes do banho, para que se certifique da temperatura e não sinta medo.
- Respeite sua intimidade, mas nunca a deixe sozinha no banheiro.

Higiene dos pés

Na velhice, a higiene dos pés deve ser minuciosa, pois eles tendem a causar problemas.

Os idosos têm certas dificuldades para cuidar dos pés, em razão principalmente da visão fraca e da falta de flexibilidade para alcançá-los com as mãos. É necessário, portanto, dar muita atenção à sua higiene.

Deve-se inspecioná-los todos os dias (principalmente a planta, o peito e os espaços entre os dedos) para ver se há bolhas, rachaduras, arranhões ou calos.

Conselhos

- Lave os pés todos os dias com água quente. O melhor horário é à noite.
- Antes de colocar os pés na água, verifique a temperatura com a mão (37°C é uma boa temperatura).
- Não deixe os pés na água muito tempo: isso pode amolecer a pele e causar problemas.

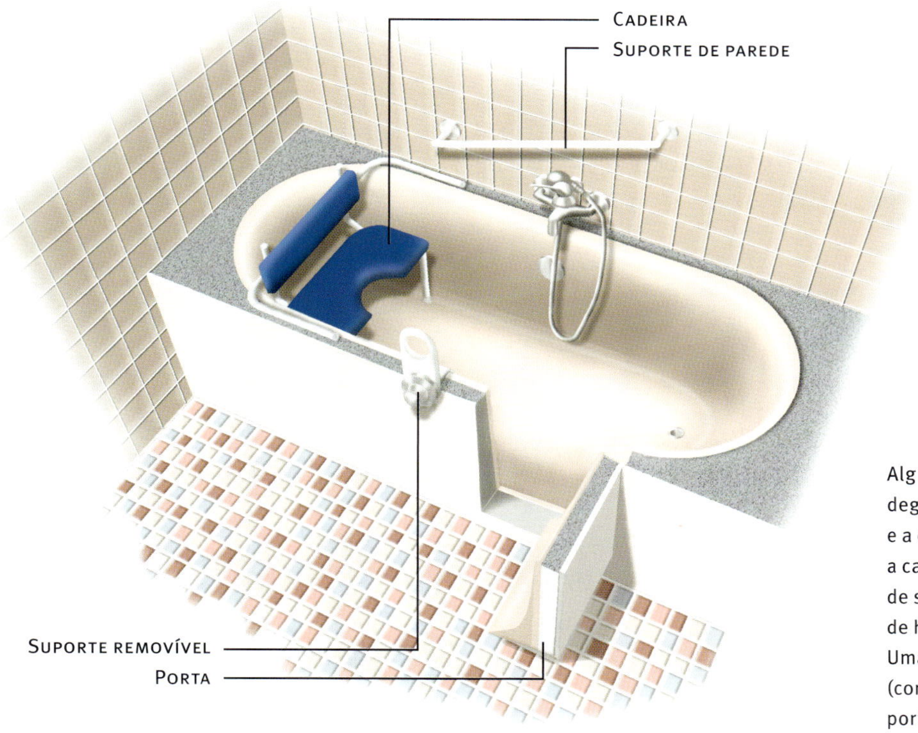

Algumas doenças degenerativas, como a artrose e a osteoporose, podem afetar a capacidade da pessoa de satisfazer suas necessidades de higiene e cuidados pessoais. Uma banheira adequada (com suportes para apoio, porta e uma cadeira removível) facilita a tarefa e evita quedas.

- Use sabonetes neutros.
- Seque bem os pés, pois a umidade favorece as infecções.
- Troque diariamente as meias.
- Verifique se elas não têm costuras que possam incomodar.
- Corte as unhas antes que causem lesões.
- Se tiver dificuldade para alcançar as unhas dos pés, peça ajuda ou procure um podólogo.

Fazer a barba

O melhor momento do dia para fazer a barba é de manhã, logo depois de acordar, pois os músculos faciais e a pele estão relaxados.

Conselhos

- Use água quente para umedecer o rosto e dilatar os poros.
- Ensaboe bem o rosto e deixe o creme agir por alguns segundos para suavizar a pele e prepará-la para o barbear.
- Prefira aparelho de barbear elétrico.

DOENTE TERMINAL OU ACAMADO

Além de procurar respeitar ao máximo os costumes e hábitos de higiene do doente, é preciso seguir as seguintes recomendações:

- Favoreça a independência do paciente até o último momento.
- Respeite sua intimidade.
- Movimente-o com delicadeza.
- Use duas esponjas, uma só para a higiene das partes íntimas.
- Faça a higiene rapidamente para evitar o cansaço.
- Evite que o doente se resfrie. Para isso, descubra apenas a parte que deve ser limpa e cubra o resto do corpo. Antes de começar, o ideal é deixar preparado tudo o que se vai usar, ao alcance da mão.
- Preste atenção especial à pele. Evite as manchas vermelhas, mudando o doente de posição.

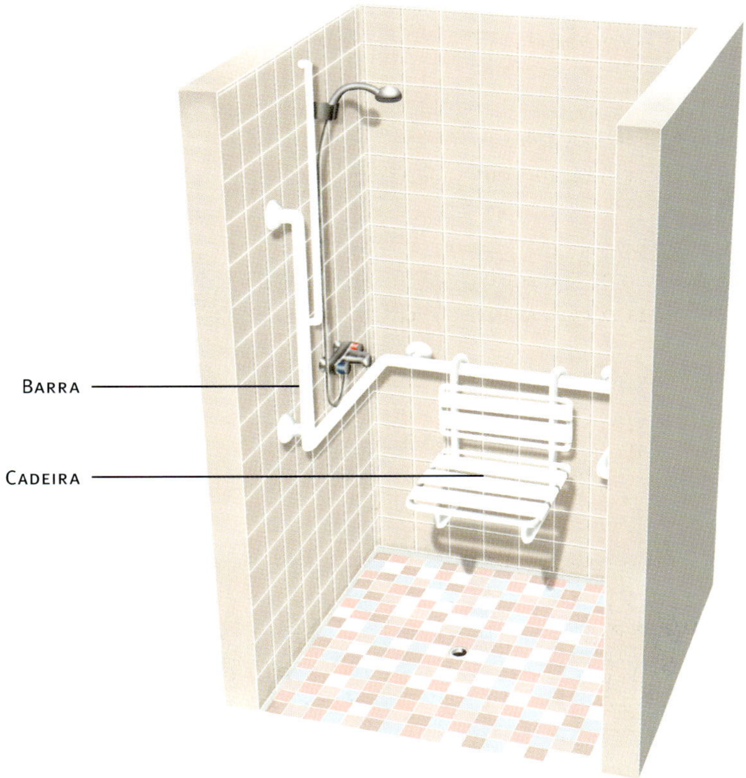

Box adequado às pessoas com problemas de mobilidade: barras para apoio e uma cadeira dobrável para não atrapalhar outros usuários durante o banho.

Atividades de Lazer

Quando os idosos despendem seu tempo com atividades gratificantes, adaptam-se melhor ao envelhecimento e se sentem mais felizes e satisfeitos. Por outro lado, quando as horas passam sem nada para preenchê-las e lhes dar sentido, as pessoas ficam deprimidas e envelhecem mais depressa.

Manter-se ativo é um excelente indicador da qualidade de vida. Por outro lado, o tédio, a falta de interesse por coisas novas e a solidão estão entre os principais inimigos da velhice bem-sucedida.

O QUE FAZER NO TEMPO LIVRE

Com a aposentadoria, as pessoas passam a ter mais tempo livre e é importante saber ocupá-lo. Antes, talvez tivessem pouco lazer. A aposentadoria envolve uma reavaliação da vida. A perda da atividade profissional pode desencadear conflitos internos e prejudicar a auto-estima. Por isso, é importante aprender a organizar e administrar o tempo disponível, para canalizar as energias e interesses para atividades nas quais o idoso se sinta útil e integrado a seu ambiente.

Nessa etapa da vida, o tempo é um dos valores mais preciosos. Não se deve deixar que ele escape; é preciso transformá-lo em um grande aliado. Depois da aposentadoria, surge a oportunidade de fazer tudo o que antes não era possível por falta de tempo, devido à rotina profissional da maioria dos adultos.

O desafio é não se deixar vencer pelos estereótipos sociais, que encaram a aposentadoria como uma fase em que se deixa de ser produtivo. Paradoxalmente, o aumento do tempo de lazer pode implicar um empobrecimento de sua qualidade. Isso se agrava com outros problemas, como a perda da saúde, a falta de recursos financeiros ou a solidão. De qualquer forma, a oferta de programas para idosos com poucos recursos está aumentando, e ter pouco dinheiro já não é desculpa para não sair de casa e procurar diversões adequadas às possibilidades individuais.

A atitude pessoal

O fator que mais limita as possibilidades de lazer dos idosos é, sem dúvida, a saúde — limita, mas não impossibilita. Os idosos devem ser motivados para a prática de alguma atividade e para que se sintam úteis. Além disso, eles precisam de atividades adequadas a suas possibilidades reais. Existem muitos programas culturais, lúdicos e terapêuticos destinados aos idosos.

A atitude pessoal diante dos problemas é a chave para uma boa adaptação.

Quando não se teve um *hobby* na fase adulta, a motivação pode ser mais difícil. Para cultivar a

Benefícios que as atividades de lazer promovem

- **Identidade pessoal.** Permite o encontro com uma dimensão mais íntima de si mesmo e o autoconhecimento por meio da criação artística. Muitas pessoas descobrem suas possibilidades artísticas e estimulam sua auto-estima experimentando qualidades até então adormecidas.
- **Estímulo mental.** Incentiva a criatividade e o trabalho intelectual. O tempo livre pode ser preenchido com atividades culturais.
- **Relações humanas.** A maioria das atividades de lazer é praticada em grupo, o que aumenta o círculo de amizades.
- **Contato com a natureza.** As caminhadas, as viagens e as atividades ao ar livre proporcionam um contato com a natureza e ajudam a relaxar física e mentalmente.
- **Busca de diversão.** Permite a distração e a brincadeira. Faz o indivíduo se sentir mais vivo, sorrir mais e ser mais feliz.

independência, os idosos precisam de programas que levem em conta seus costumes, sua cultura, seus hábitos, os recursos do ambiente, a profissão exercida, a saúde e as relações familiares.

Do ponto de vista individual, eles precisam aprender a identificar suas habilidades, desenvolver suas capacidades e estimular as áreas que devem ser recuperadas. Os idosos têm mais condições de desempenhar atividades diretamente relacionadas com as características intrínsecas da velhice: a experiência, a perspectiva extensa, a reflexão e a sabedoria.

Por isso, os altos cargos executivos nas grandes empresas (como bancos, multinacionais ou grupos de comunicação) ou a direção de importantes entidades culturais e sociais (museus, escolas de prestígio etc.) são muitas vezes preenchidos por pessoas nessa faixa etária. Alguns dos consultores políticos e sociais mais respeitados também são pessoas mais velhas, pois sua experiência lhes dá uma sabedoria que os jovens ainda não atingiram.

Colaborar na elaboração dos projetos

Há muitos programas que estimulam a qualidade de vida nos idosos. São projetos políticos, sociais ou educativos que têm como objetivo facilitar o acesso aos bens culturais da comunidade e incentivar o emprego criativo do ócio e do tempo livre na terceira idade.

Sua missão é favorecer a convivência e impulsionar as associações e o voluntariado, para promover atitudes participativas que vinculem as pessoas a seu ambiente social. Nesse sentido, o idoso tem de voltar a ser protagonista do presente e de sua própria história.

Isso não quer dizer que a única preocupação desses projetos seja manter os idosos ocupados. É preciso ir além. Alguns centros para a terceira idade, porém, cometem o erro de criar projetos "para eles" e não "com eles", quando na verdade os idosos deveriam participar ativamente. Por isso, alguns deles não freqüentam os centros ou sentem receio de fazê-lo, e podem não se sentir satisfeitos com os serviços oferecidos. São comuns comentários do tipo: "Não vou a esses lugares, são para velhos".

Os idosos que vivem em centros assistenciais precisam de projetos especiais para estimular entre eles a integração, o sentimento de utilidade e independência física e mental. Também devem ajudá-los a viver os últimos anos de suas vidas num ambiente acolhedor que retarde o envelhecimento.

Os centros de lazer devem oferecer atividades e serviços realmente úteis para os idosos e ao mesmo tempo abrir suas portas para a comunidade, para pessoas de outras idades, a fim de não criar uma espécie de gueto. Também devem orientar e canalizar muitas das expectativas na terceira idade.

Aos poucos, alguns clubes e associações de aposentados vão se transformando em focos que dinamizam a vida cívica e cultural e estimulam os relacionamentos.

Um novo enfoque da velhice

Segundo os especialistas em saúde pública e comunitária, não se deve ajudar as pessoas só quando ficam doentes ou se sentem indispostas. A prevenção é a melhor estratégia para evitar doenças. Todos os projetos que estimulem a atividade dos idosos são importantes para enfrentar a velhice de maneira mais satisfatória.

Qualquer idoso, testemunha de uma época, autor de uma biografia única e pessoal, portador de experiências, sofrimentos e vitórias, é digno de ser ouvido. Tem não só condições de receber, mas também de compartilhar seus conhecimentos e transmitir o que aprendeu na vida.

Trata-se de um novo enfoque da velhice: idosos com disposição e habilidades e que desejam continuar ativos pelo maior tempo possível. Só precisam dos canais certos para desenvolver seu potencial.

Ao falar em lazer e velhice, é preciso distinguir as pessoas que vivem em suas próprias casas e as que vivem numa instituição.

Os programas das clínicas geriátricas devem basear-se em técnicas como a terapia ocupacional, a dinâmica de grupo, a musicoterapia, as atividades artesanais, a comemoração de festas folclóricas, os passeios e o contato permanente com outras instituições.

ATIVIDADES ARTESANAIS

As atividades artesanais (pintura, escultura, cerâmica, encadernação, costura, arranjos florais, criação de objetos decorativos, atividades vinculadas a festas folclóricas etc.) podem ser encaradas sob duas perspectivas:

- **Como lazer**, sem dar importância à qualidade da obra criada, mas apenas ao processo.
- **Como expressão criativa** e, nesse caso, a beleza do objeto criado adquire importância.

Além de distrair, as atividades canalizam e transformam as emoções. São uma ferramenta para compensar as frustrações e uma maneira de se sentir acompanhado e seguro quando falta o resto.

Quando o idoso ocupa as mãos em criar alguma coisa e a mente em dirigir os passos, não há espaço para os pensamentos negativos.

As artes plásticas são utilizadas em vários programas terapêuticos, para ajudar as pessoas que sofrem de problemas físicos ou psicológicos.

No plano físico, as atividades artísticas estimulam:

- A motricidade fina, pois trabalha-se basicamente com as mãos.
- A coordenação visual e manual.

No plano mental, os efeitos são os seguintes:

- Estimulam a capacidade de atenção.
- Favorecem a memória imediata por meio dos sentidos.
- Equilibram as emoções e pensamentos.
- Reforçam a auto-estima.

No plano social, incentivam:

- As relações em grupo.
- A colaboração.
- O intercâmbio.

Diferenças entre homens e mulheres

Geralmente, homens e mulheres usam o tempo livre de forma diferente.

Hoje, os homens experimentam, mais do que as mulheres, as modificações na atividade diária provocadas pela aposentadoria, pois geralmente as atuais mulheres idosas pertencem a uma geração que não costumava trabalhar fora de casa. Essa situação está mudando gradualmente, graças à participação da mulher no mercado de trabalho.

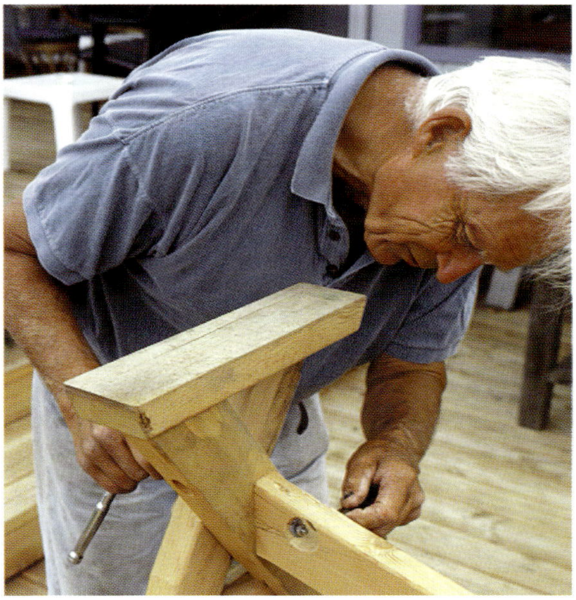

Uma boa forma de usar o tempo livre é preenchê-lo com *hobbies* que ficaram esquecidos em outras fases da vida, por causa das obrigações profissionais e familiares.

Para os homens, a aposentadoria envolve uma transformação drástica no estilo de vida. As mulheres, mesmo as que se aposentaram, não experimentam uma mudança tão grande, pois suas ocupações domésticas as mantêm ativas. Para elas, as mudanças são mais graduais, relacionadas principalmente com a independência dos filhos.

ATIVIDADES

A aposentadoria é um bom momento para descobrir novos interesses. Entre as atividades que podem ser cultivadas, incluem-se:

- **Jogos de mesa** (xadrez, baralho, dominó). Estimulam a atenção e a memória. O xadrez potencializa a inteligência e a capacidade de resolver problemas. Os jogos de mesa também fomentam a sociabilidade e podem se tornar boas oportunidades para fazer novos amigos. É importante evitar a competitividade exagerada, desfrutando dos jogos sem frustração e sem desejar ser sempre o vencedor. Deve-se também evitar o vício do jogo e das apostas.

- **Colecionar objetos**, como selos, moedas ou outra coisa que desperte o interesse, pode distrair e estimular a capacidade de atenção, ao mesmo tempo que incentiva a comunicação com outras pessoas para trocar, vender ou comprar os objetos da coleção.
- **Música**. Ajuda a relaxar e a gozar os pequenos momentos da vida. Ouvir uma música da qual se gosta, ou seu cantor predileto, sempre é um hábito agradável. Acompanhar as horas de lazer com música é muito gratificante. Da mesma forma, escutar música quando se está ocupado com alguma atividade doméstica distrai e deixa qualquer um mais animado.
- **Observar e apreciar a natureza**. Esta é uma atividade muito saudável, pois vem acompanhada dos benefícios dos passeios e caminhadas para os idosos.
- **Culinária**. Preparar pratos, sobremesas, conservas e doces pode ser uma atividade gratificante, com a qual é possível presentear as pessoas queridas. A elaboração e compilação de receitas é estimulante para quem as realiza, mas também faz parte da transmissão de uma cultura e tradições que não devem ser esquecidas.
- **Leitura.** É um hábito muito recomendável. Geralmente as pessoas lêem pouco. Os idosos deveriam aproveitar para ler mais, pois é uma excelente maneira de exercitar a mente e manter-se em dia. A leitura de jornais e revistas ajuda a conhecer o mundo e a ter um ponto de vista mais crítico da realidade.
- **Horticultura e jardinagem.** As atividades que põem as pessoas em contato com a terra e os processos naturais são muito benéficas. Semear, cuidar e colher os vegetais é uma tarefa usual desde a pré-história e faz o indivíduo conectar-se com suas origens. Muitos idosos têm grande experiência nessa área e podem ajudar os jovens com seus conselhos. Além disso, é agradável colher e comer o que se planta. A observação de todo o processo sempre surpreende e desperta a capacidade de entender os ciclos da vida.

Os aposentados costumam passar muito tempo vendo televisão, mas essa é uma forma passiva de matar o tempo. Um pouco não é problema. Mas a realidade mostra que os idosos passam tempo demais sentados no sofá, assistindo a um programa depois do outro. Para pessoas de qualquer idade, ver televisão acabou se transformando em atividade única. Seu tempo de lazer é empobrecido pela falta de afazeres mais construtivos.

ATIVIDADES CULTURAIS E EDUCATIVAS

As atividades culturais são muito variadas e a cada dia existem mais ofertas desse tipo para

Como se preparar para a aposentadoria

Os cursos de preparação para a aposentadoria podem parecer novidade, mas surgiram entre as décadas de 1940 e 50 na Grã-Bretanha.
Sua implantação, porém, continua limitada, especialmente em países como o Brasil.
Poucas empresas oferecem a seus funcionários uma preparação prática para ajudá-los a enfrentar o momento da aposentadoria.

Esses cursos são muito úteis. Preparar-se para a aposentaria significa aprender a envelhecer, conhecer os recursos financeiros, sociais e de saúde disponíveis, compartilhar experiências, impulsionar a atividade e, por fim, descobrir a melhor maneira de se adaptar à nova etapa. Um dos objetivos dos cursos é corrigir as idéias equivocadas sobre a velhice e ajudar os idosos a tomar decisões adequadas às suas possibilidades.

Muitas pessoas chegam à aposentadoria sem saber o que vai acontecer, sem saber de que maneira o fato de parar de trabalhar afeta a auto-estima. Talvez queiram muito saber como vai ficar sua futura renda (a pensão que vão receber como aposentados), mas também não podem se esquecer de outras questões que interferem no dia-a-dia, como as relações pessoais, a saúde e a ocupação do tempo livre.

É importante que os empresários se conscientizem da necessidade desses programas, pois todas as pessoas vão precisar deles em certo momento da vida, para suprir a falta de preparação ou informação.

a terceira idade. Elas visam criar uma dinâmica permanente, de caráter intelectual, para atualizar os idosos em assuntos de interesse geral.

O período de aprendizagem começa com o nascimento e vai até a morte. O ser humano precisa dar sentido à vida, encontrar significado em tudo o que é novo, enriquecer-se por meio do diálogo e do confronto com pontos de vista diferentes.

As atividades de formação permanente incluem a educação de adultos, as aulas para a terceira idade, os programas de alfabetização, as palestras e conversas.

Pode-se também tomar parte num grupo de teatro ou num grupo coral. O teatro tem um componente lúdico e cultural, além de ser um excelente exercício para a memória.

Geralmente, os cursos e seminários dedicados ao estudo de história e geografia, assim como à saúde e às mudanças próprias do envelhecimento, interessam às pessoas idosas.

Da mesma forma, a participação em rádios, jornais ou revistas, por meio de artigos, pensamentos, poemas ou conselhos, pode ser estimulante para os idosos.

A possibilidade de expressão dos idosos nos meios de comunicação é algo que enriquece a todos. A sociedade não pode desperdiçar seus conhecimentos. Ao contrário, deve divulgá-los.

Universidades da terceira idade

No Brasil, as universidades da terceira idade geralmente oferecem cursos de duração breve, na maioria de seis meses a um ano, voltados para os idosos. Algumas instituições permitem que idosos freqüentem disciplinas como ouvintes de seus cursos regulares (veja no *Guia Prático* deste livro uma relação de *sites* e endereços dessas universidades).

Mais comuns em outros países são as universidades populares, verdadeiros centros educativos criados pelas comunidades autônomas, pelas administrações regionais ou órgãos centrais, cujo objetivo é incentivar a participação social. Dirigem-se principalmente à população de baixa renda, já que as atividades que oferecem são em geral gratuitas ou de baixo custo.

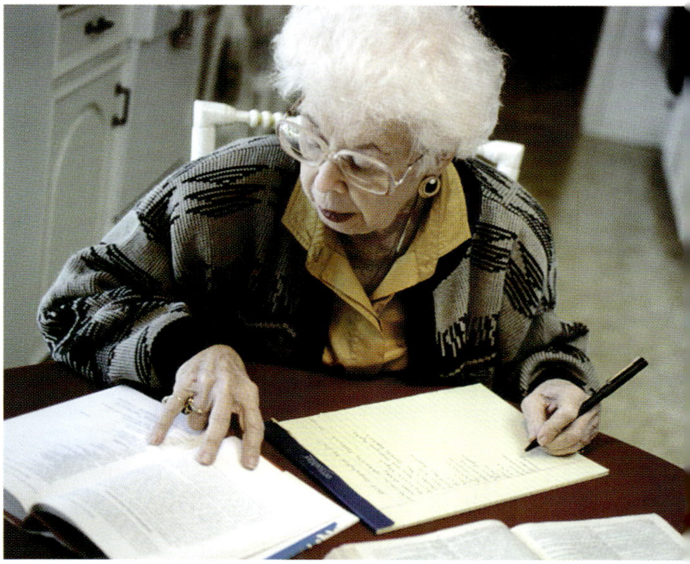

A educação permanente estimula a criatividade e aumenta a cultura e os conhecimentos. Existem muitos cursos para os idosos, com assuntos de seu interesse e professores treinados para o ritmo de aprendizado dos alunos.

Seus programas abrangem três áreas básicas:

- **Área sociocultural**. Visa dinamizar a vida cultural e social dos indivíduos, assim como dos grupos ou da comunidade. As atividades incluem exposições, cinema, teatro e o resgate de festas tradicionais.
- **Área educativa**. Propõe cursos de alfabetização ou ampliação de conhecimentos gerais (história, geografia, artes), ciclos de palestras sobre temas como saúde, e oficinas de artes plásticas, dança ou artesanato.
- **Área financeira**. Oferece os serviços necessários e promove o emprego e a ocupação.

É importante lembrar que os idosos não precisam se limitar às atividades programadas para eles. A oferta cultural é ampla, e eles podem colaborar em qualquer programa que os interesse.

As novas tecnologias

As novas tecnologias estão conseguindo, aos poucos, atrair os idosos. Com paciência e uma pessoa que os ensine, eles podem aprender a navegar na internet. Sem sair de casa, podem ter acesso a vários lugares e entrar em contato com pessoas de todo o planeta.

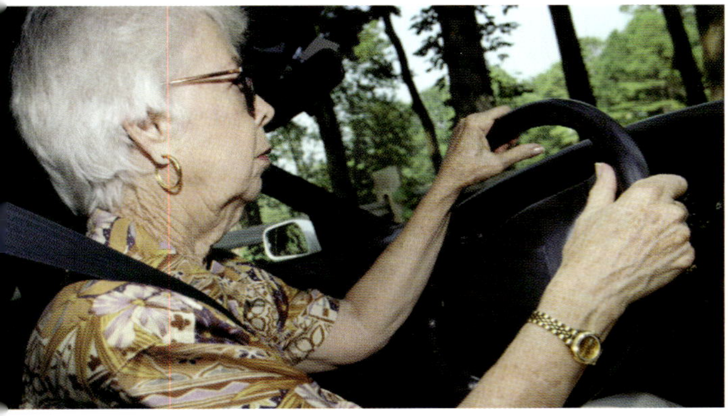

Para os aposentados, o turismo permite conhecer novos lugares e enriquecer-se culturalmente. Quando se viaja no próprio carro, não se devem programar viagens muito longas, e é preciso descansar no mínimo a cada duas horas.

VIAGENS NA TERCEIRA IDADE

Fazer turismo para conhecer locais e costumes é uma das atividades mais gratificantes quando se dispõe de tempo e saúde. O turismo permite recuperar lembranças, emoções vividas ou tradições.

Esse tipo de atividade conjuga as possibilidades de superar a solidão e a rotina, iniciar amizades e sentir-se satisfeito com a própria existência. Viajar amplia os horizontes e incentiva a seguir em frente.

Na terceira idade, a pessoa pode optar por férias individuais ou em grupo, programadas por agências, sindicatos e órgãos públicos.

Viagens independentes

Se o idoso optar por uma viagem independente, os seguintes conselhos podem ser úteis:

- Guarde o recibo de pagamento da viagem.
- Certifique-se de que todas as informações estão corretas: nome, destino, datas de partida e chegada.
- Para não ter surpresas, informe-se sobre a localização do hotel, as características dos aposentos e o tipo de cardápio que oferece (*self-service*, *à la carte* ou menu diário).
- Exija o seguro de viagem.

ASSOCIAÇÕES

Atualmente, os grupos e associações da terceira idade estão se mobilizando para que suas opiniões sejam ouvidas.

Nos últimos anos, houve um aumento das entidades associativas da população de mais de 60 anos, que deixou de ser um grupo social passivo, que assume silenciosamente as regras impostas e as políticas sociais que o excluem. Os idosos são mais exigentes e mais comprometidos, e isso representa um avanço para eles e para toda a sociedade. É uma luta para mudar sua auto-imagem e a imagem que a sociedade faz da terceira idade.

A população acima dos 60 anos encontra obstáculos e dificuldades relacionados ao custo de vida, à situação financeira, carências nos

Não se deixe enganar pela demonstração de produtos

Durante uma excursão, se uma empresa quiser vender seus produtos, leve em conta as seguintes recomendações:

- A demonstração de produtos e o nome da empresa devem estar incluídos na publicidade ou material de divulgação.
- Não fique deslumbrado pelas amostras oferecidas e verifique se precisa mesmo dos produtos que querem lhe vender.
- Se decidir comprar um produto, seja prudente. Para não ser prejudicado, peça a informação necessária sobre a empresa, o produto e as condições em caso de devolução.
- Exija que a qualidade, a origem e a quantidade do produto que vai comprar sejam as mesmas dos artigos de demonstração.
- Feita a compra, verifique se as características do produto são idênticas às dos artigos de demonstração e peça uma nota detalhada.
- Se não ficar satisfeito com a compra e achar que foi enganado, não hesite em devolver o pedido. Em caso de envio em domicílio, é melhor fazer o pagamento contra-entrega. Dessa forma, você evita problemas quando o produto enviado tiver defeitos ou não corresponder ao que esperava.

serviços sociais, programas de formação, legislações e orientações políticas etc. As medidas estabelecidas pelas administrações públicas ainda são insuficientes.

É necessário promover a participação dos idosos na vida econômica, política e social. Os conselhos da terceira idade já começam a ser introduzidos em algumas cidades. No Brasil, a legislação voltada para idosos favorece essas iniciativas (veja detalhes no *Guia Prático* ao final deste livro), que ajudam os idosos a participar da vida política de seu município.

Não se deve desprezar a riqueza de conhecimentos que um idoso adquire ao longo da vida. Essas pessoas podem exercer inúmeros papéis, no âmbito familiar e social.

Uma sociedade que deseja avançar em direção ao futuro não pode prescindir das gerações anteriores.

VOLUNTARIADO

O voluntariado permite que os idosos se ocupem, de forma organizada, de pessoas mais necessitadas. Os programas de voluntariado são promovidos por instituições públicas beneficentes, como a Cruz Vermelha, diversas ONGs e serviços religiosos da comunidade. Basta inscrever-se para participar.

Entre as ações voluntárias estão cuidar dos necessitados, dar assistência aos doentes em sua casa ou nos hospitais, conversar com as pessoas sozinhas pelo serviço telefônico, ensinar às pessoas a cuidar de si mesmas e coletar brinquedos usados para crianças carentes. Alguns idosos formam cooperativas e trabalham no ofício que sempre exerceram. São carpinteiros, encanadores, relojoeiros etc., dispostos a ensinar sua profissão aos mais necessitados gratuitamente ou por um valor simbólico.

Os idosos podem fazer muitas coisas, além de freqüentar os centros de aposentados, viajar ou cuidar dos netos. Quando o estado de espírito e a saúde permitirem, não devem hesitar em trabalhar como voluntários. Vão se sentir mais satisfeitos consigo mesmos e desempenhar um papel social e humanitário valioso.

Associações da terceira idade

As associações para idosos foram criadas para reivindicar seus direitos e estabelecer algumas normas de atuação que facilitem sua integração na vida política, econômica e social da comunidade.

Sua influência se estende a diversas áreas: associações de aposentados de empresas, seções de partidos e sindicatos, representantes em associações de bairros ou nos órgãos dos municípios.

Também existem associações que coordenam serviços para a terceira idade. Recentemente, esse tipo de atuação aumentou e se transformou em movimentos com grande força e dinamismo, que se organizam em um número cada vez maior de cidades.

Elas têm ainda caráter informativo. Não se limitam a um trabalho isolado, pois estão ligadas a outras iniciativas públicas e privadas para sensibilizar também a população economicamente ativa.

As administrações públicas estão incentivando esses programas. Alguns críticos, no entanto, apontam motivos de interesse nesse incentivo, pois o voluntariado preenche lacunas nos sistemas de assistência social.

Mas atenção: para ser voluntário e trabalhar com pessoas doentes ou necessitadas, é preciso se preparar e conhecer as técnicas adequadas. Nesses programas, a idéia não é trabalhar como voluntário ocasional, e sim como colaborador permanente.

Da mesma forma, o fato de dispor de mais tempo não deve ser o único motivo para ajudar outras pessoas. O voluntariado não é só uma maneira de preencher o tempo. A escolha da atividade e da instituição deve ser consciente e adequada aos critérios e valores pessoais, para que seja possível se comprometer com eles.

Há cada vez mais idosos que realizam atividades altruístas. Muitos chegam a afirmar que o trabalho voluntário é mais gratificante do que a profissão que exerceram durante toda a sua vida.

Internet: uma Nova Janela para o Mundo

Os avanços tecnológicos puseram ferramentas de grande utilidade à disposição de muita gente. Uma delas é a informática, que facilita o trabalho de milhões de pessoas.

A internet é uma das ferramentas que mais revolucionaram o mundo das comunicações, como ocorreu, em épocas passadas, com a televisão, o telefone ou o rádio.

Os avanços tecnológicos

Muitos idosos podem achar que os avanços tecnológicos estão fora de seu alcance, já que são velhos demais para começar a conhecê-los. Mas é um erro. Eles só precisam de alguns conhecimentos prévios e vontade de experimentar.

A tecnologia torna disponíveis os conteúdos da internet para muitas pessoas. Quem tem problemas de visão e dificuldade para ler na tela do computador pode usar recursos que permitem mudar a cor e o tamanho do texto.

Para as pessoas com incapacidades físicas, existem programas de reconhecimento de voz que facilitam a navegação. Para isso, basta dar comandos verbais ou usar um teclado adequado.

O que é a internet?

A internet é uma rede mundial de computadores conectados uns aos outros, que permite a troca de diversas informações em forma de texto, imagens, vídeos e sons. Os chamados computadores pessoais podem se conectar, assim como as redes locais e as grandes redes de informação.

Para que serve a internet?

Eis algumas de suas utilidades:

- Encontrar informações sobre os mais diversos temas. Graças a um dos protocolos (ou códigos) da rede mundial de computadores, também conhecido como HTTP, é possível ter acesso a milhões de páginas da WWW (World Wide Web), em geral organizadas em *sites*.
- Comunicar-se com outras pessoas por meio do correio eletrônico (*e-mail*), enviando e recebendo mensagens.
- Comunicar-se com outras pessoas de forma imediata e interativa nas salas de *chat* (salas de conversas virtuais) ou nos fóruns de discussão. Dependendo do computador pessoal, é possível ver as pessoas por meio de uma câmera e falar com elas pelo microfone.
- Freqüentar cursos e participar de concursos.
- Ter acesso à conta bancária para verificar o saldo ou ver se os depósitos esperados foram feitos, fazer aplicações na bolsa, consultar extratos, pagar contas de água, luz, telefone etc.
- Fazer compras.
- Divertir-se com uma infinidade de jogos em rede.
- Ter acesso a uma rede de especialistas médicos e a todo tipo de informações médicas.
- Trabalhar a partir do computador.

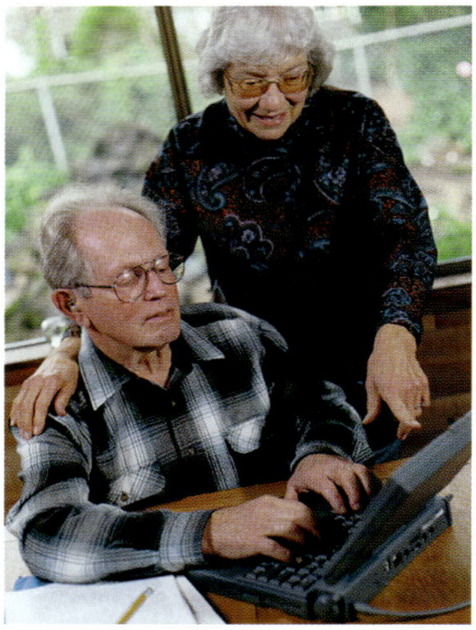

Os idosos podem encontrar na internet um mundo novo de possibilidades de informação, entretenimento e comunicação com outras pessoas.

- Ouvir música.
- Ler as notícias do dia.

Veja no *Guia Prático*, ao final deste livro, uma relação de endereços de *sites* úteis. É importante levar em conta, porém, que a internet é um meio muito dinâmico, que se renova e se transforma constantemente. Por isso, de um dia para o outro, alguns endereços podem deixar de existir ou mudar, enquanto outros novos surgem.

Em muitos casos, é melhor usar os serviços de busca, especializados ou gerais, que relacionam os *sites* de acordo com os assuntos desejados.

Exames Médicos

À medida que se envelhece, os exames médicos anuais se tornam mais importantes. É preciso controlar o peso, a altura e a pressão arterial. Também é necessário testar a visão e a audição. Com a idade, aumenta o risco de certos tipos de câncer, como o de mama e o de próstata — e devem-se fazer exames regulares para preveni-los.

Hoje, tem-se cada vez mais acesso à informação e aos recursos médicos. A medicina preventiva oferece novas pesquisas que ensinam a viver de forma saudável. Portanto, cuidar do corpo só depende de uma atitude pessoal.

PRESSÃO ARTERIAL

A pressão alta ou hipertensão é um fator de risco para a saúde que não pode ser eliminado, mas que é preciso controlar. Afeta pessoas de todas as idades, embora seja mais comum a partir dos 40 anos.

A pressão arterial é a pressão do sangue nas artérias. Ao medi-la, o médico registra dois valores. O primeiro deles, chamado de pressão sistólica, mede a pressão gerada pelo batimento cardíaco. O segundo, a pressão diastólica, mede a pressão que existe entre os batimentos do coração.

Nos adultos, esses números devem ficar abaixo de 140 mmHg para a pressão sistólica e abaixo de 90 mmHg para a pressão diastólica.

A pressão deve ser medida em ambiente tranqüilo, sem ruídos e sob temperatura adequada. Antes de medi-la, o paciente deve ficar cinco minutos em repouso, sentado confortavelmente. O braço que recebe o esfigmomanômetro (aparelho para medir a pressão) deve estar relaxado e apoiado. O paciente não deve fumar nem tomar café ou bebidas alcoólicas pelo menos uma hora antes da medição.

O médico pode chegar a fazer várias medições da pressão arterial ao longo de certo período antes de chegar a um diagnóstico definitivo de hipertensão.

CONTROLE DO PESO E DA ALTURA

O Índice de Massa Corporal (IMC) informa se o peso é adequado, se está abaixo ou acima do normal. É calculado em função do peso e da altura, com a seguinte fórmula:

$$\textbf{IMC} = \textbf{peso} \div \textbf{altura}^2$$

Por exemplo, quando uma pessoa pesa 75 kg e tem 1m70 de altura, seu IMC é 26 ($75 / 1{,}70^2 = 25{,}95$). Esse resultado pode ser enquadrado na classificação do IMC: peso baixo, normal e obesidade, cujos valores aparecem no quadro ao lado.

É aconselhável verificar o índice todos os anos, para avaliar os riscos para a saúde de um IMC alterado.

Quando o IMC está na faixa de normalidade, entre 22 e 27, deve-se tentar manter o peso. Para isso, é importante cultivar hábitos saudáveis como alimentar-se de forma equilibrada e variada, praticar exercícios físicos regularmente e não fumar.

Parâmetros do Índice de Massa Corporal (IMC) adotados para os idosos

IMC	VALOR
Inferior a 22	Desnutrição
Entre 22 e 27	Peso normal
Superior a 27	Obesidade

Autor: Lipschitz, DA. 1994.

Quando o IMC está entre 27 e 30, aconselha-se perder peso com dieta e exercícios. Com IMC superior a 40, devem ser feitos tratamentos mais rigorosos para reduzir o peso.

Com os anos, a altura pode ser afetada pelo envelhecimento. Uma diminuição significativa pode indicar um problema — por exemplo, espondilite anquilosante. Trata-se de uma doença em que as vértebras da coluna se fundem e a pessoa afetada perde altura.

EXAME OFTALMOLÓGICO

Esse exame avalia os movimentos oculares, a visão periférica e a acuidade visual (capacidade para diferenciar dois pontos ou objetos próximos). Também serve para medir a pressão intraocular pelo procedimento chamado tonometria. Com o oftalmoscópio, examina-se o interior do olho.

Entre os problemas de visão mais comuns estão o glaucoma (aumento da pressão intraocular que causa perda da visão), a degeneração macular (degeneração das células da retina que reduz gradualmente a visão) e a catarata (perda da transparência do cristalino, que provoca visão confusa).

Em geral, para uma pessoa adulta sem sintomas, recomenda-se um exame de vista a cada três ou cinco anos. A partir dos 50 anos, o exame deve ser feito com maior freqüência.

AUDIÇÃO

A audiometria é um exame que serve para medir o nível de audição. Não envolve risco ou contra-indicação. Sua principal utilidade é a avaliação da perda auditiva, ou hipoacusia, que pode ter sido identificada pelo próprio paciente, sua família ou um exame clínico.

Alguns idosos vão perdendo a capacidade auditiva devido a um fenômeno progressivo, a presbiacusia. Esse processo é uma reação à atrofia das estruturas do ouvido, que ocorre geralmente a partir dos 40 anos de idade. A princípio, a audição dos sons agudos diminui e, aos poucos, a dos sons graves também.

O audiograma

É a representação gráfica, em forma de curva, de diferentes anotações auditivas (em dB) para cada freqüência sonora explorada (em Hz). Testa-se cada ouvido para a condução aérea e para a óssea.

Essas curvas de audição permitem identificar dois tipos de perda de audição ou hipoacusia: surdez de transmissão e surdez de percepção. A surdez de transmissão se deve a um problema no ouvido externo, no tímpano ou no ouvido médio, que prejudica a transmissão do som. A surdez de percepção ou neurossensorial é conseqüência de lesões no ouvido interno ou no nervo auditivo e uma de suas causas é a presbiacusia.

A audiometria também é útil como técnica de controle periódico para pessoas com risco ou suspeita de doenças otológicas ou auditivas (síndrome de Ménière, por exemplo) e para prevenção da surdez em tratamentos longos com medicamentos tóxicos para a área auditiva, como aspirina e alguns antibióticos.

Antes de iniciar a audiometria, faz-se um exame físico do ouvido para descartar a presença de tampões de cera ou de otite, processos reversíveis que podem causar perda da audição. O médico também explica a técnica ao paciente, para que ele entenda que sua colaboração é fundamental nesse diagnóstico.

O audiômetro

Esse equipamento eletrônico gera ondas sonoras entre 62 Hz (freqüência baixa) e 8.000 Hz (freqüência alta). O Hz (Hertz) é a unidade de medida de uma onda sonora, ou seja, o número de ciclos por segundo percorridos pela onda. Graças a um potenciômetro, pode-se aumentar a intensidade dos sons de 5 em 5 dB, até o paciente sentir que está ouvindo o som.

O dB (decibel) é a unidade de intensidade das ondas. Quanto maior a intensidade, mais alto o som. A intensidade pode ser aumentada a partir do limite mínimo de audição até o que causa mal-estar, embora se deva evitar o trauma sonoro causado por esse aumento.

O paciente recebe os sons primeiro em um ouvido e depois no outro: primeiro pelo auricular para estudar a condução aérea, em seguida por um vibrador ósseo para examinar o transporte ósseo da audição. A intensidade sonora das conversas normais se situa entre 60 e 70 dB. O limite doloroso se situa a partir de 120 dB.

TOQUE RETAL

A freqüência de câncer e doenças benignas da próstata aumenta com a idade. As mais comuns são a prostatite (inflamação da próstata) e a hiperplasia prostática benigna ou HPB (aumento do tamanho da próstata).

Não existem provas de que a prostatite e a HPB levem ao câncer, mas um homem que tenha sofrido uma dessas doenças ou ambas pode ter câncer de próstata. Por esse motivo, o toque retal e a medição do antígeno prostático no sangue devem ser realizados regularmente, para detectar qualquer anomalia.

O toque retal consiste em apalpar a próstata, introduzindo um dedo no ânus do paciente. Um caroço duro, com nódulos e irregular, é um provável indicador de câncer.

EXAME DE URINA

Este exame serve para detectar substâncias que normalmente não são encontradas na urina. A presença de açúcar sugere diabetes; a presença de glóbulos brancos ou leucócitos pode indicar uma infecção, e a presença de glóbulos vermelhos ou hemácias pode indicar um tumor ou um problema nos rins, no ureter ou na bexiga. A presença de bílis na urina, por sua vez, é sinal de doença hepática.

DENSITOMETRIA ÓSSEA

Com a menopausa, natural ou causada por cirurgia, aumenta o risco de osteoporose (perda de massa óssea que aumenta o risco de fraturas). Por isso, a densitometria óssea é recomendada na menopausa e, de acordo com o resultado, deve ser repetida periodicamente.

A densitometria é uma técnica não-invasiva de diagnóstico, que investiga e mede com grande precisão a massa óssea por meio de raios X. Hoje, é a principal ferramenta para diagnosticar a osteoporose.

Para avaliar a densidade mineral óssea na osteoporose, mede-se o conteúdo mineral ósseo da segunda, terceira e quarta vértebras lombares (L2, L3 e L4) e do colo do fêmur. O exame dura de dez a quinze minutos para cada região explorada. Durante o exame, a paciente fica deitada, de barriga para cima, quieta, relaxada e tranqüila, para que o resultado seja mais eficaz e confiável. Para analisar a coluna lombar, a paciente deve erguer as pernas; no caso do fêmur, deve ficar de pé.

Normalmente, os resultados da densitometria óssea indicam os valores médios de massa óssea em cada região medida, com imagens di-

Teste do PSA

Este teste mede os níveis de antígeno prostático específico (PSA) no sangue. O PSA é uma proteína fabricada pelas células da glândula prostática. Quando a próstata aumenta de tamanho, os níveis dessa proteína no sangue tendem a subir. Isso pode ser causado por uma doença benigna (não-cancerosa) ou maligna (cancerosa).

O nível de PSA é considerado normal quando oscila entre 0 a 4 nanogramas por mililitro (ng/ml). Um nível entre 4 e 10 ng/ml é ligeiramente elevado; níveis entre 10 e 20 ng/ml são moderadamente elevados; e níveis superiores a esses são altamente elevados.

O nível elevado de PSA pode ter vários motivos, como câncer de próstata, hiperplasia prostática benigna, inflamação ou infecção. Quando não existem outros sintomas de câncer, o médico pode recomendar a repetição periódica do teste de PSA e o toque retal para controlar qualquer mudança.

Se forem constatados níveis elevados de PSA ou uma anomalia no volume da próstata durante o toque retal, o médico pode recomendar outros exames de diagnóstico, como a ultra-sonografia ou a cistoscopia, para determinar se existe câncer ou outro tipo de problema na glândula prostática.

Medições específicas que podem ser realizadas num exame de sangue

- **Hemograma**. Fornece dados sobre a "série vermelha" (glóbulos vermelhos), as plaquetas, os leucócitos ou a porcentagem de cada tipo de glóbulo branco no sangue.
- **Exames hepáticos**. Incluem a análise das transaminases GOT e GPT, FA (fosfatases alcalinas), GGT (gama-glutamil-transpeptidase), bilirrubina e, em caso de suspeita de hepatite, antígenos viróticos e anticorpos desses antígenos.
- **Função renal**. Inclui a análise da uréia, creatinina, sódio, potássio, colesterol, triglicérides, cálcio, fosfatos e clareamento da creatinina.
- **Estudo do diabetes**. Inclui a análise de glicemia, HbAIc (hemoglobina glicolisada), colesterol total, HDL-c (colesterol "bom"), LDL-c (colesterol "ruim"), triglicérides e creatinina.
- **Estudo da hipertensão**. Inclui a análise de glicemia, creatinina, colesterol total, HDL-c, LDL-c, sódio, potássio e ácido úrico.
- **Estudo da dislipemia**. Inclui a determinação do hemograma, da função hepática e renal, do cálcio e do fósforo.
- **Estudo da anemia**. Inclui hemograma completo, ferro, ferritina, reticulócitos, ácido fólico, vitamina B12, bilirrubina total, haptoglobina e prova de Coombs direta.
- **Estudo da glândula da tireóide**. Inclui a determinação dos hormônios TSH, T4 livre e T3, e dos anticorpos antitiroglobulina e antiTPO.
- **Estudo da coagulação**. Inclui a análise do número de plaquetas, TTPa (tempo de tromboplastina parcial ativada) e tempo de Quick.
- **Estudo da artrite em adultos**. Inclui a determinação de VHS (velocidade de hemossedimentação), PCR (proteína C reativa), FR (fator reumatóide), ácido úrico e hemograma completo.

gitalizadas e coloridas que permitem comparar esses valores médios aos valores normais, de acordo com a idade e o sexo do paciente. Desse modo, pode-se estimar o risco de fraturas.

Não há problema em fazer exames sucessivos para obter um gráfico de evolução da osteoporose antes e durante o tratamento, pois a quantidade de radiação absorvida pelo paciente é mínima.

EXAME DE SANGUE

O exame de sangue é talvez a mais importante ferramenta de diagnóstico. No entanto, o resultado do exame dentro dos limites normais não é garantia de boa saúde.

Em geral, faz-se a análise do sangue depois de um jejum de pelo menos seis horas, pois a ingestão de alimentos altera vários parâmetros bioquímicos, como glicose e triglicérides.

Os exames de sangue mais comumente solicitados incluem hemograma, bioquímica sangüínea, coagulação, concentrações de vários íons minerais, taxas hormonais e a presença de antígenos de microorganismos de doenças contagiosas, ou anticorpos fabricados pelo organismo em resposta a esses antígenos.

EXAME GINECOLÓGICO

Aconselha-se fazer exame ginecológico (com citologia vaginal) e mamário uma vez por ano.

Mamografia

Consiste na observação do tecido mamário graças à radiografia das mamas femininas. A realização regular de mamografia diminui em 30% a mortalidade por câncer de mama. Como esse é o principal câncer feminino e como sua incidência aumenta com a idade, recomenda-se:

- Fazer uma primeira mamografia aos 40 anos e repeti-la a cada três anos, até os 50 anos de idade.
- A partir dos 50 anos, fazer uma mamografia a cada dois anos.

A radiação da mamografia é baixa, por isso pode-se repeti-la várias vezes ao longo da vida sem que isso implique risco para as pacientes.

A técnica consiste em posicionar a mama numa placa especial, própria para isso, enquanto outra placa ou cristal comprime a mama pelo lado contrário. Geralmente, fazem-se duas projeções de cada mama: uma no eixo horizontal e outra no eixo vertical.

A mamografia não requer preparação prévia da paciente, a não ser limpeza de pele, pois os resíduos de creme, talco ou maquiagem podem conter grânulos opacos à radiografia, observados como pontos brancos, e que podem confundir a imagem. Os inconvenientes da mamografia são mínimos. Limitam-se a uma pequena dor ou incômodo pela compressão da mama durante o exame.

Exploração mamária

O médico examina fisicamente as mamas, apalpando-as em busca de alterações de cor, caroços, irregularidades na pele ou alterações nos mamilos. Apalpa também os gânglios linfáticos da axila, para ver se estão inflamados. O objetivo do exame é detectar alterações cancerosas e pré-cancerosas nas mamas. A descoberta precoce do câncer aumenta as chances de tratamento e cura.

Citologia vaginal

A citologia vaginal (papanicolau) é um exame indolor, embora seja incômodo para algumas mulheres. É o melhor sistema de diagnóstico precoce do câncer de colo uterino. Desde que a citologia vaginal passou a ser praticada de forma regular, as mortes causadas por esse tipo de câncer diminuíram cerca de 70%.

A técnica é simples. O médico recolhe as células do colo do útero e do fundo da vagina com um chumaço de algodão e uma espátula de madeira, coloca-as numa lâmina apropriada e envia para o laboratório. Um técnico examina a amostra, que depois é analisada por um patologista para chegar ao diagnóstico definitivo.

Para recolher o material, não é necessária muita preparação. Dois dias antes do exame, no entanto, a mulher deve evitar relações sexuais, lavagens vaginais, espermicidas e medicamentos ministrados por via vaginal.

A data ideal para a citologia fica entre o 10º e 20º dia depois do início da menstruação, ou a qualquer momento depois da menopausa.

Quando a citologia mostra alterações, nem sempre elas significam câncer. Algumas dessas alterações podem ser tratadas pelo médico e desaparecer. Outras têm de ser controladas com freqüência. Cada caso precisa ser discutido com o médico de maneira individualizada.

Quando a mulher realiza citologias periódicas, as possibilidades de desenvolver o câncer cervical são mínimas. Mesmo quando ele aparece, as possibilidades de cura são de 90%, se houver diagnóstico precoce.

A citologia de rotina pode não ser necessária para as mulheres submetidas a uma histerectomia (extração do útero).

ELETROCARDIOGRAMA

O eletrocardiograma é o registro gráfico da atividade elétrica do coração, realizado por meio de eletrodos colocados sobre a pele do paciente, distribuídos da seguinte forma: seis no tórax, na região do coração, e quatro nas extremidades (um em cada pulso e em cada tornozelo).

A combinação desses eletrodos capta os sinais elétricos do coração e os converte num registro gráfico a partir de 12 pontos de observação, chamados "derivações", que informam o estado das áreas do coração. Esses registros gráficos (chamados I, II, II, aVL, aVR, aVF, V1, V2, V3, V4, V5 e V6) informam o médico se há alterações como ritmos anormais, engrossamento ou lesão do músculo do coração.

O eletrocardiograma dura cerca de 15 minutos, é totalmente inofensivo, não-invasivo e não provoca incômodos.

Para fazer o exame, o paciente fica deitado numa maca, com todos os músculos relaxados e despido da cintura para cima para a colocação correta dos eletrodos. O paciente deve retirar todos os objetos metálicos para eliminar possíveis interferências no registro da atividade elétrica do coração.

Interpretação dos exames

O exame de sangue é uma das principais ferramentas de diagnóstico à disposição do médico. É realizado periodicamente e costuma ser o primeiro exame solicitado para diagnosticar uma doença.

Os exames de sangue são parte integrante do acompanhamento de uma doença e dos efeitos do tratamento sobre ela.

Hemograma

É um dos exames de sangue mais solicitados pelo médico. O hemograma completo inclui:

- Obtenção dos diferentes parâmetros da série vermelha (glóbulos vermelhos ou hemácias).
- Contagem do número de plaquetas (cujos valores normais se situam entre 150 e 450).
- Contagem do número de glóbulos brancos ou leucócitos (cujos valores normais se situam entre 4,5 e 11,5) e definição da porcentagem dos diferentes tipos: neutrófilos, basófilos, eosinófilos, linfócitos e monócitos (a chamada "fórmula leucocitária").

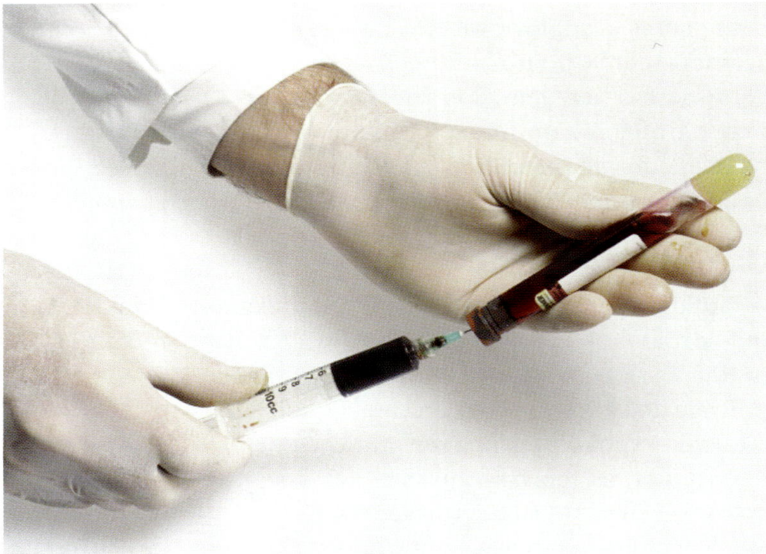

O exame de sangue consiste em extrair sangue de uma veia (geralmente do braço) com uma agulha e introduzi-lo em tubos para analisar os resultados dos vários parâmetros que podem ser solicitados. Os tubos contêm um produto anticoagulante para evitar a coagulação no transporte até o laboratório de análise. Para cada tubo, costuma-se extrair cerca de 10 ml de sangue.

Série vermelha

Faz-se uma contagem do número de hemácias, da quantidade de hemoglobina (Hb) e do volume corpuscular médio (VCM ou volume médio dos glóbulos vermelhos). A partir desses valores, calculam-se os demais parâmetros, que são o hematócitro (Ht ou porcentagem das hemácias por volume de sangue), a hemoglobina corpuscular média (HCM) e a concentração de hemoglobina corpuscular média (CHCM), que indicam o conteúdo de hemoglobina nas hemácias.

Valores normais da série vermelha

	MULHERES	HOMENS
Hemácias (x 10^{12}/L)	4,7 – 4,9	5,4 – 5,6
Hemoglobina (g/dL)	12 – 16	14 – 18
Hematócitro (%)	0,37 – 0,47	0,41 – 0,53
VCM (fl)	83 – 97	83 – 97
HCM (pg)	27 – 31	27 – 31
CHCM (g/L)	338 – 342	338 – 342
Reticulócitos (%)	0,5 – 2	0,5 – 2

Esses dados se completam com a contagem de reticulócitos (hemácias jovens, recém-saídas da medula óssea antes de se tornarem adultas), expressa em porcentagem em relação ao total de hemácias.

Um número elevado de reticulócitos indica a necessidade de glóbulos vermelhos. Assim, eles são fabricados pela medula óssea, que os envia ao sangue rapidamente — por exemplo, em caso de anemia.

Bioquímica sangüínea

Importante no exame é a pesquisa de inúmeros parâmetros bioquímicos, ou seja, a concentração de substâncias químicas transportadas pelo sangue em dado momento.

Esses parâmetros informam o estado de diferentes órgãos, como o fígado e os rins. Por exemplo, as transaminases (TGO e TGP), as fosfatases alcalinas (FA), a gamaglutamil-transpeptidase (Gama-GT) e a bilirrubina são substâncias que fornecem informações sobre o funcionamento do fígado ou função hepática, enquanto os valores da uréia, da creatinina, do sódio, do potássio, do colesterol, dos triglicérides, do cálcio e do fósforo são indicadores do funcionamento correto dos rins.

Para conhecer a quantidade de cada substância no sangue do paciente, usam-se medidas que as relacionam ao volume de sangue. Assim, se o resultado for de 15 mg/dL, quer dizer que existem 15 miligramas da substância analisada em cada 1 decilitro de sangue.

A refência mg/mL é a abreviatura de "miligramas por mililitros"; mm/h de "milímetros por hora"; U/mL de "unidades por mililitros"; UI/mL de "unidades internacionais por mililitros" e mEq/dL de "miliequivalentes por decilitro".

Existem pequenas variações decorrentes dos métodos utilizados pelos laboratórios, mas todos necessariamente indicam nos formulários de resultado dos exames os padrões com os quais trabalham.

Valores normais dos principais parâmetros

Ácido úrico (mg/dL)	3 – 7
Bilirrubina direta (mg/dL)	< 0,4
Cálcio (mg/dL)	8,5 – 10,5
Colesterol (mg/dL)	100 – 200
HDL	
Homens (mg/dL)	> 45
Mulheres (mg/dL)	> 55
LDL (mg/dL)	60 – 160
Creatinina (mg/dL)	0,6 – 1,2
Fator reumatóide (UI/mL)	NÃO-REAGENTE (< ou = 29) REAGENTE (30–79) FRANCAMENTE REAGENTE (> ou = 80)
Fosfatase alcalina (UI/mL)	50 – 250
Fósforo (mg/dL)	3,4 – 4,5
Gama-GT ou γ-GT	
Homens e mulheres > 45 anos (UI/L)	8 – 38
Mulheres < 45 anos (UI/L)	5 – 27
Glicose (mg/dL)	70 – 110
Potássio (mEq/dL)	3,5 – 5
Proteína Creativa (mg/dL)	< 0,8
Sódio (mEq/dL)	135 – 145
Transaminase TGO (U/mL)	
Homens	10 – 34
Mulheres	10 – 31
Transaminase TGP (U/mL)	
Homens	< ou = 40
Mulheres	< ou = 31
Triglicérides (mg/dL)	40 – 150
VHS (mm/h)	
Homens	1 – 8
Mulheres	1 – 10

Medicina Natural

Desde a pré-história, os seres humanos buscam nos poderes da natureza a cura para seus males. Antigamente, só existia a medicina natural. Depois, graças aos avanços científicos e tecnológicos, o homem começou a manipular e sintetizar substâncias, criando em laboratório medicamentos para tratar as doenças. Pouco a pouco, esse tipo de medicina foi ganhando terreno, e a medicina natural acabou relegada a segundo plano.

Hoje, observa-se um resgate das terapias naturais. Um número cada vez maior de pessoas se sente atraído por elas, e a cada dia são formados mais profissionais médicos nessa área.

O RESSURGIMENTO DA MEDICINA NATURAL

Os princípios da medicina natural contradizem os da convencional. A primeira entende o ser humano como um todo e trata as doenças de forma holística (global). Leva em conta os aspectos emocionais e espirituais do indivíduo, estabelecendo uma relação entre corpo/mente e hábitos de vida. Já a segunda vê o paciente como um quebra-cabeça, analisando cada parte do corpo separadamente. É essa visão parcial do organismo que faz a medicina convencional encontrar soluções para problemas concretos.

Embora ainda inspire o descrédito de muitos médicos, a medicina natural vem se difundindo e realizando cada vez mais pesquisas. Alguma coisa deve ter acontecido para que um número crescente de médicos se especialize em terapias alternativas e defenda seus princípios.

Em parte, o ressurgimento da medicina natural se deve à necessidade do ser humano de procurar alternativas à convencional, que às vezes frustra os pacientes. Muitas pessoas desiludidas com a medicina convencional procuram métodos terapêuticos mais suaves e preventivos, que oferecem tratamento personalizado.

Benefícios

A pesquisa científica sobre o poder de cura da natureza é o ponto de convergência da medicina natural. Para os idosos, ela pode ser útil como tratamento complementar de doenças crônicas. Em geral, os idosos consomem muitos medicamentos. O uso de remédios naturais não apenas reduz, pela substituição, o consumo de medicamentos convencionais, mas pode ajudar a minimizar seus efeitos colaterais.

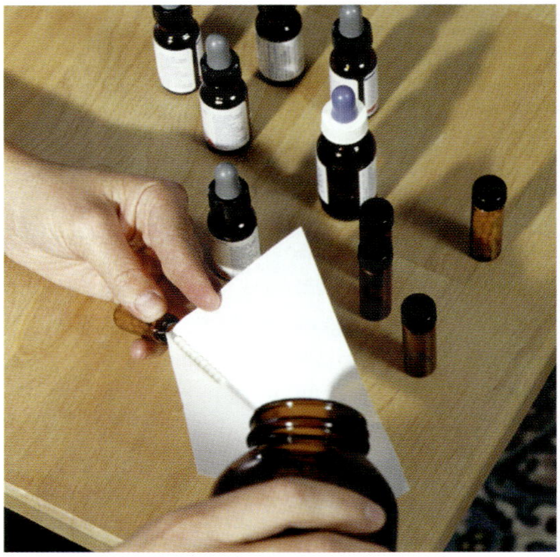

Uma das medicinas ditas naturais é a homeopatia, que se baseia no estímulo das defesas naturais contra a doença.

A medicina convencional pode converter-se em uma arma terapêutica que busca resultados imediatos a qualquer custo: prescrição de medicamentos às pressas, cirurgias abusivas, tecnologia sofisticada que é aplicada indiscriminadamente e tratamento despersonalizado.

Isso contribuiu para o surgimento de profissionais dispostos a preencher essa lacuna. É fato que muitos não fizeram faculdade de medicina, o que provocou desconfiança na área médica.

Surgiram tratamentos milagrosos, curandeiros e charlatões que desprestigiaram esse tipo de medicina. De certa forma, a medicina tradicional e a natural são complementares. Para obter-se o melhor efeito de cada uma delas, é fundamental a orientação de bons profissionais.

NATUROPATIA

Segundo a naturopatia, quase todos os tipos de doença têm a mesma causa: o acúmulo de resíduos e dejetos no organismo em razão de hábitos de vida pouco saudáveis. Portanto, os únicos métodos capazes de curar a maioria das doenças se baseiam na expulsão desses resíduos ou toxinas do corpo. Os naturopatas acreditam que o acúmulo de substâncias residuais pode ser causado por problemas psicológicos.

A naturopatia afirma que os sintomas das doenças agudas resultam do esforço do organismo para eliminar as toxinas. Ao eliminar esses sintomas, que são importantes para o corpo, a medicina tradicional só trata de deixá-los em segundo plano para que reapareçam mais tarde.

Os métodos mais utilizados são:

- Jejum.
- Dieta científica.
- Hidroterapia.
- Medidas de fortalecimento corporal e de higiene.
- Psicoterapia.

FITOTERAPIA

O uso de ervas com fins terapêuticos é a prática médica mais antiga. Desde tempos remotos, as plantas são usadas para curar determinadas doenças, com base no instinto natural e na experimentação. Mastigadas, maceradas, cozidas ou em forma de suco, cápsulas ou extratos, elas forneceram a base para extrair da natureza amplo arsenal de remédios para curar enfermidades.

A farmacologia moderna se baseia nessa experimentação. No Ocidente, porém, a fitoterapia se enfraqueceu com a introdução da indústria farmacêutica. Os agentes ativos das plantas foram sintetizados e manipulados, dando origem a produtos com efeitos mais intensos. A aspirina, por exemplo, é uma forma sintetizada do ácido salicílico. Essa substância química foi descoberta em sua forma natural no salgueiro-branco e também em outras plantas, como a ulmária e o choupo. A morfina é outro exemplo, já que esse narcótico é extraído da papoula.

A fitoterapia aplica fórmulas de cura milenares e continua pesquisando o poder curativo das plantas. A medicina científica não descarta o potencial terapêutico dessa técnica, embora com reservas. As propriedades curativas do alho e do hipérico — conhecido como erva-de-são-joão, que tem propriedades antidepressivas — já foram comprovadas cientificamente, por exemplo. No entanto, testes de laboratório mostram que não é possível comprovar cientificamente os benefícios de alguns remédios fitoterápicos.

Existe também a convicção de que as plantas medicinais são totalmente inofensivas. Isso nem sempre é verdade. Algumas plantas podem ser prejudiciais à saúde, por sua toxicidade e efeitos colaterais. Por isso, é preciso conhecer as propriedades farmacológicas de cada planta, saber qual remédio é o mais adequado para determinada doença, qual a dose ideal e que efeitos produz no organismo.

Princípios básicos da medicina natural

- **Reconhecimento do poder de cura do organismo.** O médico atua apenas como mediador, facilitando a função autocurativa do corpo. O princípio é reconhecer a sabedoria do organismo.
- **Não prejudicar o corpo.** Os tratamentos de medicina natural tentam respeitar o corpo ao máximo, evitando efeitos colaterais.
- **Concepção global do indivíduo.** O objetivo último não é tratar uma doença, mas restabelecer a saúde total.
- **Uso de remédios naturais.** Os remédios estão presentes na natureza. As terapias mais comuns da medicina natural se baseiam em remédios fabricados a partir de alimentos e nutrientes, plantas medicinais e água.

Óleos essenciais

- **Camomila**

Propriedades: sedativo, analgésico, combate a flatulência.
Uso: alterações do estado de espírito, pele seca e enrugada, dores musculares, cólicas, eczemas e dermatite.

- **Cipreste**

Propriedades: antiinflamatório, adstringente e antiespasmódico.
Uso: tosse, bronquite, asma, dores reumáticas, pernas cansadas e doloridas, varizes e manchas na pele.

- **Eucalipto**

Propriedades: analgésico, antibacteriano, antivirótico e expectorante.
Uso: gripe, resfriado, bronquite, sinusite, asma, feridas, aftas e herpes.

- **Lavanda**

Propriedades: sedativo, antibacteriano, analgésico, antiespasmódico e inseticida.
Uso: ansiedade, alterações do estado de ânimo, insônia, dor de cabeça, dores reumáticas, indigestão, flatulência, queimadura e picadas de inseto.

- **Limão**

Propriedades: anti-séptico, ambientador natural e desodorante.
Uso: quando aplicado sobre uma ferida, ajuda a estancar a hemorragia.

- **Manjericão**

Propriedades: antiespasmódico e digestivo.
Uso: espasmos gástricos, falta de energia, cansaço, vertigem e dor de cabeça.

AROMATERAPIA

Consiste no uso de óleos essenciais extraídos de plantas aromáticas para fortalecer a saúde física e emocional.

As plantas fabricam óleos essenciais como mecanismo de defesa. Por isso, seus componentes químicos têm propriedades antibacterianas, antimicóticas e antiviróticas. A partir dessas propriedades, a medicina convencional descobriu os efeitos sedativo e analgésico, a ação antiespasmódica e antiinflamatória.

Esses óleos não agem somente no plano físico, mas também nos planos mental e emocional, pois são substâncias perfumadas. O olfato tem relação com uma área do cérebro chamada sistema límbico, que regula as emoções e é o centro da memória e da aprendizagem.

O olfato é muito sensível às recordações e às associações que se estabelecem entre os aromas e a vivência que os envolve. Todos são capazes de lembrar dos cheiros da infância e da juventude, com seu forte apelo sentimental.

A aromaterapia é especialmente indicada para o tratamento de afecções da pele, resfriados e problemas emocionais, como ansiedade e depressão.

Para atingir melhor efeito terapêutico, os óleos podem ser inalados, usados no banho e aplicados na pele por meio de massagens ou compressas. Têm grande capacidade de penetração na pele, o que permite que cheguem à corrente sangüínea.

DIETOTERAPIA

"Somos o que comemos." Esse velho ditado é o princípio básico da dietoterapia, tanto para a prevenção como para o tratamento de inúmeras doenças.

Estima-se que os maus hábitos alimentares são responsáveis por 35% de todos os tipos de câncer. Uma vez instalada a doença, porém, a dieta adequada continua sendo muito importante para a recuperação da boa saúde.

Com essa finalidade é que a medicina natural vem resgatando o valor dos nutrientes. Pesquisas nessa área continuam sendo feitas para tratar o maior número possível de doenças. Eliminando os erros dietéticos, um nutricionista ou um seguidor da dietoterapia pode ajudar a restaurar a saúde de seus pacientes.

FLORAIS DE BACH

São produtos preparados com flores e plantas silvestres, arbustos e árvores, prescritos principalmente para tratar problemas emocionais, mais do que os físicos, e que levam em conta a personalidade do paciente. Não têm efeitos colaterais e podem ser usados por crianças, idosos e pessoas com diversas patologias. São receitados até para animais.

Suas indicações são:

- **Chicory** (*Chicorium intybus*): para pessoas possessivas, muito protetoras, com tendência ao egocentrismo e que costumam se queixar de desamor ou falta de atenção.
- **Gentian** (*Gentianella amarella*): para pessoas que se deprimem com facilidade e desanimam diante de qualquer dificuldade.
- **Honeysuckle** (*Lonicera caprifolium*): para pessoas nostálgicas, que vivem do passado e temem o futuro.
- **Crab Apple** (*Malus pumila*): para pessoas que não aceitam seu próprio corpo.
- **Olive** (*Olea europaea*): para pessoas debilitadas por uma doença de longa duração ou que sofrem de falta de vitalidade.
- **Wild Rose** (*Rosa canina*): para pessoas resignadas e passivas, que não têm coragem de mudar as coisas.

HOMEOPATIA

Entre as medicinas não-agressivas, a homeopatia é sem dúvida uma das mais importantes. Foi criada em 1808 pelo médico alemão Samuel Hahnemann e é empregada por muitos profissionais da medicina.

Seu princípio básico é a "lei dos semelhantes" (*similia similibus curantur*), segundo a qual uma substância capaz de provocar uma doença também pode curá-la.

A homeopatia utiliza remédios do reino animal, vegetal e mineral, diluídos e dinamizados. Consiste na utilização de doses pequenas, até infinitesimais, de substâncias ativas que, se aplicadas em pessoas sadias em concentrações mais altas, provocariam nelas os mesmos sintomas da pessoa doente.

Ela encara a doença como um processo no qual o corpo humano procura uma cura, ativando seus mecanismos de defesa. Muitos dos sintomas não passam de armas terapêuticas que o organismo utiliza para a cura. Agem como as vacinas, estimulando o sistema imunológico.

Muito eficaz no tratamento de processos infecciosos respiratórios, a homeopatia tem efeito notável também sobre alergias, cefaléias, enfermidades agudas e crônicas (artrite, asma), depressão e ansiedade. Mas não cura todos os distúrbios. Em casos que exigem intervenção imediata, como diabetes ou cardiopatias, a medicina tradicional é mais eficaz.

A homeopatia concebe o ser humano como uma unidade psicofísica. Leva em conta os sintomas subjetivos, isto é, os sintomas que o paciente considera perturbadores e que podem ser físicos, emocionais ou mentais.

A pesquisa científica sobre as aplicações da homeopatia vem descobrindo resultados cada

Principais remédios homeopáticos

- **Arnica**
Uso: feridas, torções, insônia e dores causadas por esforço físico.
Sintomas: traumas físicos e mentais.
- **Belladona**
Uso: febre, sarampo, varicela, dor nos dentes molares, dor de garganta, inflamações, otite, dor de cabeça e insolação.
Sintomas: dores intensas e agudas, pele seca e ardente, agravamento das dores ao deitar-se, com o toque ou com ruídos.
- **Chamomilla**
Uso: dor nos dentes molares, dor de ouvido, asma.
Sintomas: irritabilidade, mau humor, hipersensibilidade à dor, sede.
- **Nux vomica**
Uso: digestão difícil, náuseas, prisão de ventre, catarro e dor de cabeça.
Sintomas: irritabilidade, impaciência e hipersensibilidade aos ruídos e à luz.
- **Pulsatilla**
Uso: problemas de dentição, ouvidos e olhos, asma, bronquite e tosse.
Sintomas: secreções amarelo-esverdeadas e agravamento depois da ingestão de alimentos ricos em gorduras.

vez mais positivos. Sua eficácia e a ausência de efeitos colaterais fazem da homeopatia uma medicina recomendada para os idosos.

Todos os medicamentos devem ser tomados entre as refeições e com a língua limpa, ou seja, sem restos de comida ou bebida. O remédio deve ser deixado embaixo da língua até dissolver.

MEDITAÇÃO

Durante séculos, a meditação foi uma prática religiosa. Hoje já não é assim, principalmente no Ocidente, onde é usada como método de relaxamento físico e mental.

Existem vários métodos de meditação, mas a maioria é praticada assim: senta-se confortavelmente, com as costas retas, fecham-se os olhos e respira-se de maneira ritmada, com a atenção concentrada em um ponto determinado. Pode-se acompanhar a meditação com um mantra (som repetido indefinidamente).

Meditar não é simples e, por isso, é necessário ter paciência. Quando alguém tenta se concentrar, os pensamentos invadem a mente. Isso não deve ser motivo para preocupação, pois é uma reação normal. O melhor método é concentrar-se no fluxo de ar que entra e sai do corpo. Não se deve forçar a mente para que relaxe, mas apenas concentrar-se na respiração.

A meditação ajuda a reduzir o estresse. Além disso, sua prática contínua favorece o controle do pensamento e dos sentimentos e estimula a consciência de si mesmo e do mundo.

ACUPUNTURA

Trata-se de uma medicina milenar que surgiu na China há mais de 5 mil anos. Foi introduzida no Ocidente no século XVII.

Seu princípio básico é que o organismo funciona graças a uma energia (o chi) que circula pelo corpo através de 12 meridianos e regula os sistemas de todos os órgãos. A doença não passa de um desequilíbrio no fluxo de energia.

Com a ajuda de agulhas, colocadas no corpo de modo estratégico, a energia volta a circular normalmente.

A acupuntura tem várias aplicações e age no plano emocional, físico e mental. Sua eficiência foi comprovada no tratamento de artrite, dor de cabeça, enxaqueca, nevralgias, problemas respiratórios, alergias, fadiga, náuseas, depressão, insônia e desequilíbrios hormonais. É também um tratamento preventivo para pessoas que têm deficiência no sistema imunológico. Dá bons resultados para parar de fumar.

OSTEOPATIA

Essa técnica postula uma concepção integral dos sistemas ósseo, muscular e nervoso. Uma alteração em um desses sistemas afeta os demais.

Ela procura a lesão original, que provocou a reação em cadeia. Para isso, realiza um exame minucioso de toque no corpo. O tratamento, feito com manipulações, libera a tensão.

É muito útil para dores nas costas (escoliose, ciática, tensão muscular) e problemas respiratórios. No caso de artrose, alivia a dor e a rigidez. Da mesma forma, é útil para dor de cabeça, vertigem e problemas digestivos e ajuda a restabelecer os ritmos respiratórios, cardíacos e intestinais. É usada também para a recuperação de lesões esportivas ou de trabalho.

É contra-indicada para os casos de fraturas, artrose grave e inflamações agudas.

QUIROPRAXIA

É uma técnica semelhante à osteopatia. O quiroprático executa pressões rápidas, mas intensas, na espinha dorsal. A massagem profunda é usada para relaxar a tensão muscular.

Estudos recentes demonstraram a eficácia da quiropraxia no tratamento da dor lombar. É indicada contra dores nas costas e tensões musculares, assim como para o tratamento de estresse, cansaço, insônia, problemas digestivos e urinários, dor de cabeça e alergias.

MUSICOTERAPIA

A musicoterapia é uma técnica baseada na música, no som e no movimento como agentes terapêuticos para restabelecer a saúde e favorecer o desenvolvimento do paciente. Atua nos processos de comunicação do ser humano.

Campo de atuação

O campo de atuação da musicoterapia é amplo. É aplicada em crianças e adultos portadores de deficiência mental até o tratamento da esquizofrenia e da doença de Alzheimer.

Por ser uma técnica que favorece a comunicação, é indicada em casos de isolamento (crianças autistas ou inadaptadas). Também ajuda nos problemas de linguagem e às vezes provoca melhoras nos quadros clínicos de pessoas surdas ou cegas.

No campo da geriatria, ajuda muitos pacientes a recuperar a confiança nos movimentos e estimula sua capacidade de expressar as emoções, mesmo depois de uma eventual perda da fala. Alguns terapeutas usam exercícios da musicoterapia em idosos afetados pela demência. Os pacientes são tratados globalmente, desenvolvendo:

- **Os sentidos** com a ajuda de instrumentos musicais.
- **A capacidade de atenção e memória imediata** pelo acompanhamento de um ritmo.
- **A memória remota** graças à recordação de uma música tradicional.
- **A comunicação e a auto-estima** por meio do canto e da verbalização de uma canção.
- **A psicomotricidade**, acompanhando um ritmo ou expressando corporalmente as sensações que determinada música provoca.

A música tem também poder relaxante. Transporta o indivíduo para outros lugares e permite esquecer os problemas por alguns instantes. Por isso, é muito usada para tratar estresse e ansiedade. Hoje, existem gravações produzidas especialmente para diminuir a tensão mental e criar um efeito relaxante.

REFLEXOTERAPIA

É uma técnica de manipulação na região dos pés, com massagem em forma de pressão nas chamadas "zonas reflexas".

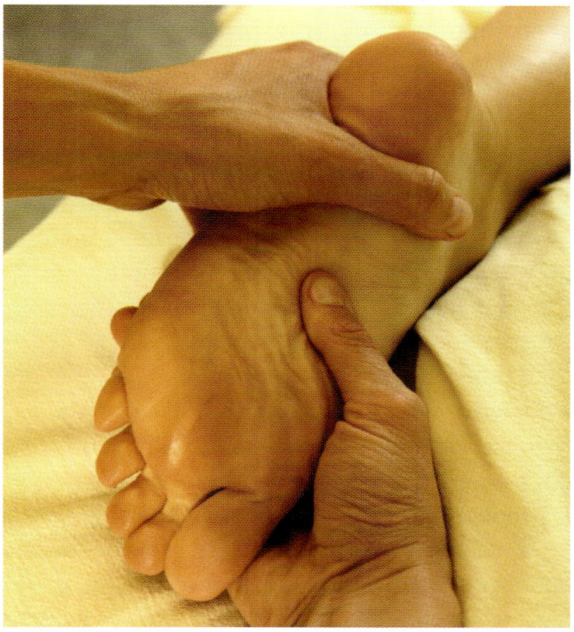

Para a reflexoterapia, o estado de saúde de todos os órgãos do corpo se reflete nos pés.

Na planta dos pés existem zonas de reflexo de todas as partes do corpo. Foram descobertas dez zonas verticais que terminam nos dedos, tanto das mãos como dos pés. Por exemplo, a coluna vertebral se reflete na borda interna dos pés, ao passo que a articulação do ombro se reflete na borda externa do pé, na base do dedo mínimo.

Os especialistas afirmam que qualquer doença que altere o fluxo de energia de uma zona vai modificar e prejudicar o funcionamento de outras partes do corpo situadas nela.

Os reflexologistas usam mapas dos pés que associam cada órgão a uma zona. Um pé sadio não tem dores. Um pé com rachaduras, frio e inchado costuma ser sinal de problema orgânico. Quando uma zona reflexa alterada recebe pressão, manifesta dor.

Entre seus benefícios, a reflexoterapia pode aliviar o estresse graças ao relaxamento. Combate a prisão de ventre e a retenção de líquidos. Assim, ajuda a melhorar a circulação do sangue e a eliminar as toxinas do corpo. Também auxilia nos problemas hormonais. Outras enfermidades que podem ser tratadas por meio dessa técnica são: alergias, dores nas costas e no pescoço, hipertensão, artrite, problemas digestivos, cefaléias e problemas de pele.

MASSAGEM

É a mais antiga de todas as técnicas de cura com as mãos. Pode ser dolorosa, conforme o método do terapeuta e o diagnóstico. No entanto, mesmo que nos primeiros momentos as pressões causem dor, o alívio posterior compensa.

Os benefícios da massagem são:

- **Físicos**: relaxa e tonifica os músculos, dá maior elasticidade aos tendões, melhora a circulação e favorece a drenagem linfática.
- **Mentais**: ajuda a relaxar e a reduzir tensões.

É aconselhável em casos de estresse, ansiedade, prisão de ventre, cefaléias, artrose, dores nas costas e dores musculares. Deve ser evitada em casos de infecções da pele, varizes, flebite e trombose. Entre seus vários métodos, destacam-se tui-ná, Rolfing, shiatsu e drenagem linfática.

HIDROTERAPIA

É a aplicação externa da água como agente terapêutico, com ajuda da temperatura ou da pressão. Inclui sauna, banhos quentes, hidromassagem, banhos de assento, escalda-pés e talassoterapia (emprego terapêutico da água do mar). Pode ser praticada em casa ou em um *spa*.

Na termoterapia, usa-se calor; na crioterapia, frio. Leonardo da Vinci dizia que a água é o sangue da natureza — talvez por isso seja tão eficaz nos problemas circulatórios.

Termoterapia

É indicada para bronquite asmática, torcicolo, dores musculares, dores lombares e cólicas.

Tem os seguintes efeitos para a saúde:

- **Ação analgésica**. O calor reduz a dor. É indicado contra artrite, artrose, mialgias, espasmos, neurite e nevralgias.
- **Ação antiinflamatória**. Facilita a circulação do sangue na região inflamada.
- **Ação bactericida**. Aumenta a capacidade defensiva do sangue e ativa a reestruturação dos tecidos.
- **Ação antiespasmódica**. Ajuda a combater espasmos nos intestinos, nos órgãos genitais e urinários e nos brônquios.

Crioterapia

Tem os seguintes efeitos:

- **Ação descongestionante**. Estimula a circulação sangüínea nas vísceras.
- **Ação antiinflamatória**. Evita o inchaço depois de um choque.
- **Ação analgésica**. Age sobre as terminações nervosas da pele.
- **Ação tonificante**. Estimula a atividade dos órgãos e o metabolismo. Ajuda a eliminar os resíduos tóxicos.

REMÉDIOS NATURAIS

Alguns remédios naturais podem ser sugeridos contra as doenças mais freqüentes na terceira idade. A medicina natural é um bom aliado dos idosos. Na maioria dos casos, porém, o tratamento não se deve limitar a esses medicamentos e pode exigir, por sua gravidade ou cronicidade, um tratamento farmacológico e até cirúrgico.

Ansiedade

- **Fitoterapia**: valeriana, tília, erva-cidreira, camomila, maracujá e ginseng.
- **Dietoterapia**: abóbora e aveia.
- **Aromaterapia**: óleo de lavanda.
- **Homeopatia**: *Aconitum napellus*, *Arsenicum album*, *Natrum muriaticum* e *Calcarea*.
- **Vitaminas e minerais**: vitaminas do grupo B.
- **Acupuntura**, **reflexoterapia** e **massagens**.

Artrite e artrose

- **Fitoterapia**: aplicação externa ou interna de urtiga, matricária, ulmária, sementes de aipo e salgueiro-branco.
- **Aromaterapia**: óleo de zimbro, cipreste, camomila, lavanda e alecrim.
- **Homeopatia**: *Bryonia*, *Colchicum*, *Rhododendron*, *Pulsatilla* e *Apis*.
- **Hidroterapia**: banhos com vinagre de maçã ou gengibre.

• **Dietoterapia**: comer maçãs diariamente. As cápsulas de óleo de fígado de bacalhau e de prímula também são recomendáveis.
• **Vitaminas e minerais**: vitaminas A, C e E, selênio, magnésio e cobre.
• **Acupuntura**, **reflexoterapia** e **massagens**.

Calos

• **Fitoterapia**: suco de limão ou vinagre e compressas de alho.
• **Aromaterapia**: óleo de melaleuca e creme com óleo de rosas.
• **Homeopatia**: *Antimonium tartaricum*.
• **Vitaminas e minerais**: vitaminas A e E.

Depressão

• **Fitoterapia**: ginseng, hipérico, dente-de-leão, erva-cidreira, borago, tília, aveia, alecrim e verbena.
• **Aromaterapia**: óleo de bergamota, sândalo, jasmim, gerânio, erva-cidreira, rosa, lavanda, sálvia e camomila.
• **Homeopatia**: *Arsenicum album*, *Cadmium*, *Aurum metallicum*, *Pulsatilla*, *Arnica montana* e *Ignatia amara*.
• **Florais de Bach**: Agrimony, Gentian, Gorse, Mustard, Sweet Chestnut.
• **Vitaminas e minerais**: vitaminas B6, B12 e C, triptofano, cálcio, potássio e magnésio.

Desorientação

• **Fitoterapia**: ginseng, alecrim e flor de laranjeira.
• **Aromaterapia**: óleo de gerânio.
• **Florais de Bach**: White Chestnut, Wild Rose, Gentian e Scleranthus.
• **Homeopatia**: *Baryta carbonica*, *Cannabis* e *Alumina*.

Diabetes

• **Fitoterapia**: feno-grego e alfafa.
• **Dietoterapia**: consumir mais cebola, alho e levedura de cerveja.

Dor de cabeça

• **Fitoterapia**: menta, hortelã, valeriana, rosa-mosqueta, ulmária e melissa.
• **Aromaterapia**: inalação de óleo de menta, compressa quente de óleo de manjerona na testa e óleo de lavanda.
• **Dietoterapia**: dieta rica em proteínas, cálcio e magnésio.
• **Homeopatia**: *Ignatia amara*, *Nux vomica*, *Belladona* e *Hypericum perforatum*.
• **Hidroterapia**: escalda-pés com gengibre e banho completo com camomila.
• **Vitaminas e minerais**: vitamina B6.
• **Acupuntura**: suas propriedades analgésicas são comprovadas.
• **Osteopatia**, **massagens**, **quiropraxia** e **reflexoterapia**.

Halitose (mau hálito)

• **Fitoterapia**: mastigar folhas de alecrim, cravo, canela, anis, casca de nogueira, salsa, menta e estragão.
• **Aromaterapia**: colocar algumas gotas de óleo de mirra, tomilho ou funcho num copo de água fervida e enxaguar a boca.
• **Homeopatia**: *Nux vomica*, *Nitricum acidum*, *Pulsatilla* e *Mercurius solubilis*.
• **Dietoterapia** : suco fresco de cenoura com aipo, agrião e pepino.

Hipertensão

• **Fitoterapia**: frutos do pilriteiro, carqueja e milefólio.
• **Aromaterapia**: massagem com óleo de lavanda e manjerona.
• **Dietoterapia**: aumentar o consumo de fibra vegetal.
• **Vitaminas e minerais**: potássio e cálcio.
• **Acupuntura**, **reflexoterapia** e **massagem**.

Incontinência urinária

• **Fitoterapia**: sementes de ginkgo biloba e cavalinha.
• **Florais de Bach**: Sweet Chestnut, Agrimony e Crab Apple.
• **Homeopatia**: *Nux vomica* e *Pulsatilla*.
• **Dietoterapia**: aumentar o consumo de fibra e beber muita água para exercitar os músculos da bexiga.

Insônia

- **Fitoterapia**: camomila, valeriana, lavanda e erva-doce.
- **Aromaterapia**: massagem com óleo de camomila, lavanda, rosa ou neróli.
- **Hidroterapia**: escalda-pés com mostarda.
- **Dietoterapia**: alface.
- **Homeopatia**: *Coffea, Nux vomica, Pulsatilla, Arnica montana, Lycopodium clavatum, Arsenicum album, Rhus toxicodendron* e *Chamomilla*.
- **Florais de Bach**: Sweet Chestnut, Vervain, Rock Water, Vine, Elm e Beech.
- **Vitaminas e minerais**: vitaminas B e C, ácido fólico e cálcio.
- **Acupuntura**, **reflexoterapia** e **massagem**.

Perda de memória

- **Fitoterapia**: ginseng, alecrim e sálvia.
- **Homeopatia**: *Anacardium orientale, Sulphur, Calcarea hypophosphorosa* e *Ignatia amara*.
- **Florais de Bach**: Star of Bethlehem.
- **Dietoterapia**: dieta rica em vitamina B e proteínas, lecitina e ovos.

Prisão de ventre

- **Fitoterapia**: alcaçuz, folhas de sene e raízes de malva-branca.
- **Aromaterapia**: massagens abdominais com óleo de manjerona ou alecrim.
- **Homeopatia**: *Lycopodium clavatum, Nux vomica, Sepia, Opium* e *Causticum*.
- **Dietoterapia**: aumentar o consumo de fibra.
- **Vitaminas e minerais**: vitamina B1.
- **Acupuntura**, **reflexoterapia** e **massagem**.

Resfriado

- **Fitoterapia**: verbasco, flores de sabugueiro e eufrásia, equinácea e alho.
- **Aromaterapia**: inalar óleos de tomilho, eucalipto, pinho, sálvia e menta.
- **Homeopatia**: *Arsenicum album, Pulsatilla, Sulphur* e *Natrum muriaticum*.
- **Dietoterapia**: consumir mais cebola. Comer grãos de pimenta. Reduzir a ingestão de produtos lácteos, açúcares e carboidratos refinados.
- **Hidroterapia**: escalda-pés com mostarda em pó.
- **Vitaminas e minerais**: vitamina C e zinco.
- **Reflexoterapia**.

Reumatismo

- **Fitoterapia**: compressas de trevo, matricária, ulmária, salgueiro-branco e infusões de sementes de aipo.
- **Aromaterapia**: óleo de bergamota, mirra, pinho, limão, zimbro e lavanda.
- **Homeopatia**: *Aconitum napellus, Bryonia, Pulsatilla, Mercurius solubilis, Calcarea hypophosphorosa* e *Causticum*.
- **Florais de Bach**: Rescue Remedy.
- **Dietoterapia**: consumir mais couve, nabo, aipo, limão e peixe. Beber muita água. Evitar batata, pimentão, berinjela. Tomar óleo de prímula.
- **Acupuntura** e **reflexoterapia**.

Tosse

- **Fitoterapia**: menta, alcaçuz, anis, malva-branca, tomilho, tanchagem e ginseng.
- **Aromaterapia**: inalar o vapor de algumas gotas de óleo de eucalipto ou pinho. Massagear o peito com óleo de incenso ou sândalo.
- **Homeopatia**: *Pulsatilla, Antimonium tartaricum, Rumex, Phosphorus, Drosera* e *Chamomilla*.
- **Dietoterapia**: mel, limão e sopa quente de cebola.
- **Reflexoterapia**.

Varizes

- **Fitoterapia**: frutos do pilriteiro, castanha-da-índia, freixo espinhoso, milefólio, calêndula e cataplasma de mostarda.
- **Homeopatia**: *Hamamelis, Cantharis vesicatoria, Pulsatilla* e *Ferrum phosphoricum*.
- **Dietoterapia**: aumentar o consumo de fibra e beterraba.
- **Vitaminas e minerais**: vitamina C.

Plantas Medicinais

Existem muitas plantas medicinais indicadas para doenças e problemas específicos. Estas são algumas das mais usadas.

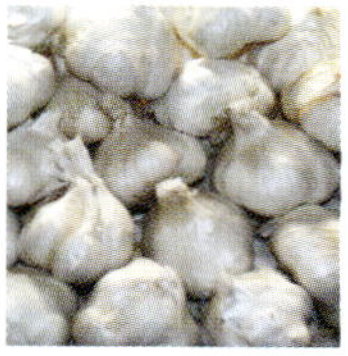

	PROPRIEDADES	USOS
ALHO	Anti-séptico, antibiótico, expectorante, fungicida e anti-histamínico. Reduz a tensão e o colesterol. Conserva a saúde do cabelo, da pele e das unhas.	Trombose, endurecimento das artérias, tensão e colesterol altos, infecções no peito e nos ouvidos, asma, gripe, resfriados, vermes intestinais e infecções por fungo.
ALCAÇUZ	Adstringente, expectorante, germicida, laxante e antivirótico. Antiinflamatório peitoral e da pele.	Bronquite, asma, problemas de garganta, alterações digestivas, inflamação da vesícula biliar, resfriado, tosse, prisão de ventre, úlceras e gastrite. Revitaliza os nervos e estimula a memória.
ALECRIM	Combate a flatulência e é tônico. Melhora a circulação. Digestivo e estimulante. Suaviza dores nas articulações e dores musculares.	Dor de cabeça, problemas gástricos, má circulação, inflamação da vesícula biliar, pedras, irritação da garganta e queda de cabelo. Na massagem, alivia pés e mãos frios e dores no corpo. Ajuda a levantar o ânimo.
ALFAFA	Adstringente, refrescante, alcalinizante, desintoxicante, anti-hemorrágica, diurética e antidegenerativa. Facilita a digestão e estimula o apetite.	Anemia, úlceras, diabetes, hemorragias, artrose, edemas, mau hálito, arteriosclerose, osteoporose e digestão difícil. Reduz o colesterol.
ALOE (BABOSA)	Calmante, refrescante, anti-séptico e antimicótico. Em pequenas doses, funciona como estimulante de apetite, digestivo e laxante.	Aplicar em queimaduras, micoses, cortes infeccionados, acne, herpes, eczema, rugas e pele seca ou irritada. Lavar a boca com aloe em caso de gengiva ulcerada. Contra-indicada em caso de prostatite, cistite e hemorróidas.
ANIS	Indigestão, espasmos, asma, bronquite e inapetência. Indicado para fumantes, pois limpa a mucosa dos brônquios e reduz os efeitos do alcatrão.	Digestivo e estimulante de apetite, combate a flatulência, antiespasmódico, galactógeno, expectorante e "antídoto" da nicotina.
CAMOMILA	Digestiva, sudorífica, calmante, descongestionante e tônica. Acalma a irritação da vista e limpa os olhos.	Problemas gastrintestinais e urinários, enfermidades infecciosas e dores de origem nervosa. Inflamações da pele, eczemas e alergias.

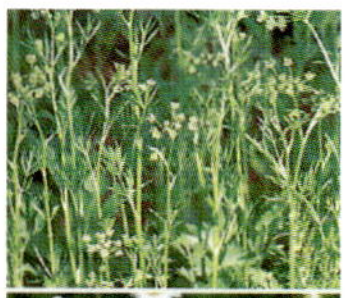

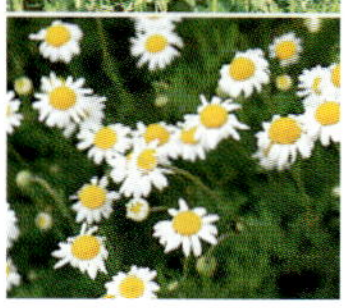

		PROPRIEDADES	USOS
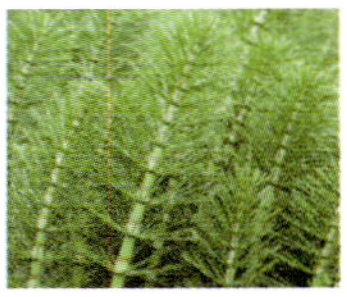	CAVALINHA	Diurético e antimicótico. Fortalece a bexiga. Adstringente e anti-hemorrágico.	Cistite, sangue na urina, incontinência urinária, artrose e pele infeccionada. Retenção urinária e hemorróidas que sangram.
	CIDRÃO	Benéfica para o estômago, estimulante e antiespasmódica. Também previne os vômitos.	Problemas nervosos e gastrintestinais. Flatulência e cólicas menstruais. Acalma a tosse.
	COMINHO	Fortalece as unhas e o cabelo, acelera a cicatrização das feridas. Combate a flatulência, aperitivo, digestivo, estimulante, desintoxicante, antiespasmódico, galactógeno e imunoestimulante.	Alterações digestivas, anemia, dor de cabeça, alergia, nervosismo e falta de desejo sexual. Estimula o sistema imunológico.
	DENTE-DE-LEÃO	Diurético, desintoxicante, nutritivo, digestivo e ligeiramente laxante.	Retenção de líquidos, edemas, cistite, eczemas e acne. Facilita a digestão e elimina a acidez estomacal.
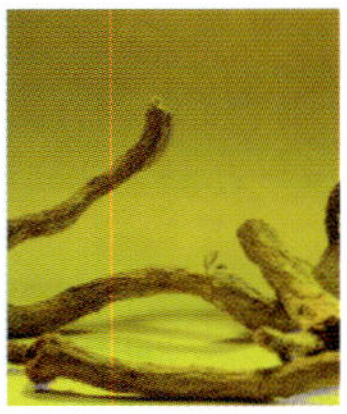	EQUINÁCEA	Anti-séptica. Estimula o sistema imunológico. Antialérgico e cicatrizante.	Debilidade do sistema imunológico, cansaço crônico, furúnculo, acne, úlcera duodenal, gripe, herpes, garganta irritada, amigdalite e feridas ou infecções na boca e na gengiva.
	EUCALIPTO	Balsâmico, sudorífero, expectorante e anti-séptico.	Afecções das vias respiratórias e urinárias. Gripe e reumatismo. Reduz a febre. Contra-indicado em tratamentos com analgésicos e tranqüilizantes.
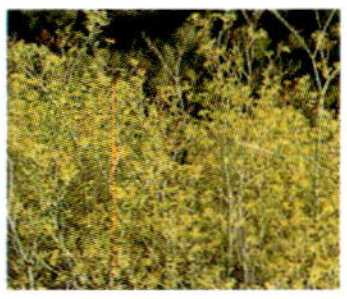	FUNCHO	Calorífico, combate a flatulência, estimulante, antiespasmódico e antidepressivo. Diurético e antitussígeno (combate a tosse).	Cólica, intestino irritado, ansiedade e depressão. Estimula o apetite, relaxa o tônus muscular e acalma a tosse crônica.
	GENGIBRE	Calorífico, combate a flatulência, antiespasmódico, sudorífero e antiemético.	Náuseas, enjôo, flatulência, cólica, intestino irritado e febre. Má circulação nas extremidades e problemas respiratórios.
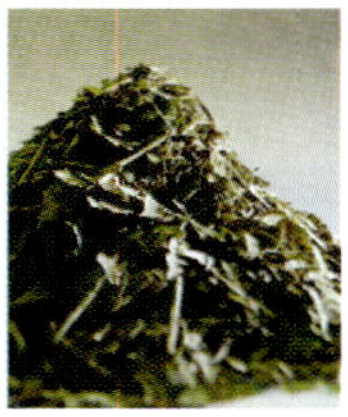	GINKGO BILOBA	Antiinflamatório. Melhora a circulação, fortalece os vasos sangüíneos e relaxa os pulmões.	Trombose, varizes, cãibras, contusões freqüentes e má circulação sangüínea no cérebro (principalmente em idosos). Pode ajudar contra surdez, vertigem e demências incipientes.

	PROPRIEDADES	USOS
GINSENG	Repõe a energia. Fortalece o sistema imunológico e a memória.	Convalescença, falta de concentração, debilidade em idades avançadas, infecções e perda do desejo sexual. Ajuda a enfrentar os efeitos colaterais da quimioterapia no tratamento do câncer.
HIPÉRICO	Antidepressivo, adstringente, antiespasmódico, antiinflamatório, expectorante e tônico.	Depressão, insônia, dor nas articulações, eczema, cólica, anemia, dor de cabeça, icterícia, catarro, queimaduras, feridas, chagas e incontinência urinária.
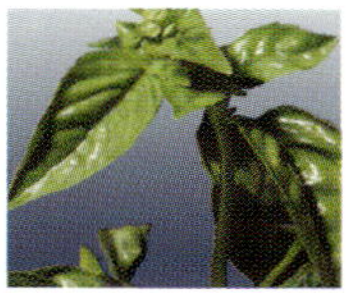 MANJERICÃO	Digestivo, sedativo, afrodisíaco e antiespasmódico.	Gases, espasmos gástricos, enxaqueca de origem digestiva e nervosa, atonia, insônia, aftas e vertigem.
MELISSA	Calmante, sudorífera, benéfica para o estômago. Tônico nervoso. Antinevrálgica, cicatrizante. Previne a enxaqueca.	Problemas nervosos, febre e indigestão. Herpes labial. Insônia, enxaquecas, dores lombares e nevralgias.
MENTA	Digestivo, combate a flatulência, estimulante e refrescante. Anestésica e analgésica.	Indigestão, cólica, flatulência, vômitos, inapetência, resfriado, sinusite, congestão nasal. Enxaqueca de origem digestiva.
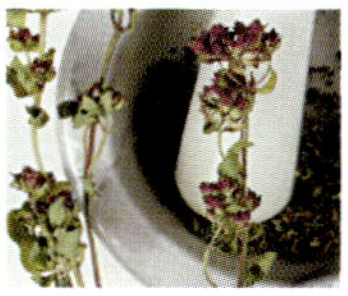 ORÉGANO	Sudorífico, tônico digestivo, nervoso e circulatório. Estimulante da bílis.	Facilita a digestão e a circulação sangüínea. Regula os nervos. Afecções respiratórias, laringite e amigdalite. Flatulência e reumatismo.
SÁLVIA	Adstringente, estimulante, anti-séptica, antiespasmódica, combate a flatulência. Revitalizador geral e tônico feminino.	Esgotamento nervoso, debilidade geral, depressão, ansiedade e confusão nos idosos, indigestão, flatulência, inapetência, mucosidade intestinal, suores noturnos, tosse, alergias e calores da menopausa.
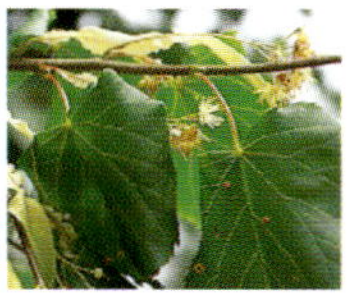 TÍLIA	Calmante, antiespasmódica e sudorífera. Revitaliza os nervos. Sedativa. Suaviza as irritações cutâneas.	Ansiedade, irritabilidade, estresse, insônia e hipertensão. Facilita a digestão e reduz a febre. Dor de cabeça e longas convalescenças.
TOMILHO	Anti-séptico, antibacteriano, antimicótico, expectorante e tônico digestivo.	Tosse com catarro, asma, indigestão, infecções intestinais, flatulência, cistite, vermes intestinais e lavagens vaginais contra infecções.
VALERIANA	Sedativa e antiespasmódica. Combate a flatulência. Fortalece os nervos e acalma o coração. Esgotamento nervoso.	Ansiedade, confusão, estresse, enxaqueca, insônia, depressão, hipertensão e cólica. Ajuda a eliminar os ansiolíticos. Alivia a tensão dos ombros e do pescoço.

Mobilidade

Um em cada três idosos sofre uma queda por ano, e a metade dessas quedas ocorre repetidamente. A maioria delas acontece dentro de casa. Geralmente, são causadas por acidentes ou por doenças prévias. De cada três quedas, porém, uma não tem causa aparente.

As alterações dos movimentos se incluem entre os sintomas mais graves de doenças na terceira idade e podem deixar uma pessoa confinada em sua própria casa ou na cama.

ALTERAÇÕES DOS MOVIMENTOS

As alterações sensoriais (perda da visão e do equilíbrio), as alterações articulares (artrose e ancilose), as enfermidades neurológicas (embolia e doença de Parkinson), a insuficiência respiratória, as enfermidades debilitantes (desnutrição e cardiopatia) e o uso de vários medicamentos (principalmente os tranqüilizantes e anti-hipertensivos) se somam na terceira idade, gerando dificuldades de movimento. Uma das conseqüências mais importantes dessas alterações é a instabilidade ou tendência às quedas.

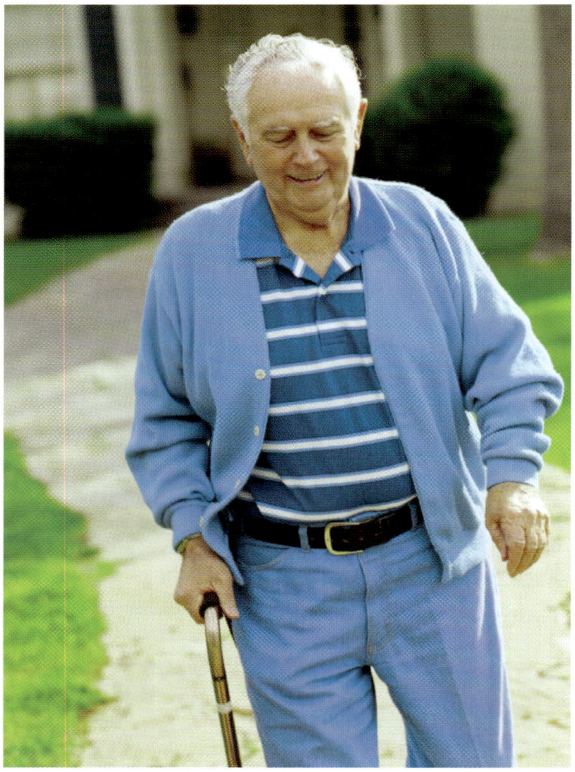

Para prevenir problemas de mobilidade, é recomendável manter-se ativo física e mentalmente.

COMO EVITAR AS QUEDAS

As quedas podem ter conseqüências graves, como fraturas vertebrais ou da bacia. No entanto, a maioria delas não gera lesões e felizmente a fratura de bacia só acontece em 1% dos casos. Mas o risco se intensifica a partir dos 65 anos e dobra a cada 7 anos, de forma que, aos 90 anos de idade, uma em cada quatro mulheres pode fraturar a bacia durante uma queda. Nas mulheres, a incidência é quase o dobro da dos homens.

Os idosos que caem repetidamente têm de descobrir as causas das quedas e seguir um tratamento adequado. Devem manter as doenças crônicas e sensoriais sob controle e prestar muita atenção à medicação.

Muitas vezes não é possível estabelecer um tratamento específico. Por isso, o ideal é modificar a conduta do paciente e seu ambiente. Geralmente, os idosos não apreciam essas mudanças. Portanto, o ideal é entrar num acordo com os familiares e enfermeiros.[3]

3 No Instituto de Geriatria e Gerontologia da Universidade Federal de São Paulo (Unifesp-IGG), procura-se fazer uma avaliação ampla do idoso. Assim, é possível estabelecer um plano de tratamento que atenda às suas múltiplas necessidades, a fim de prevenir novas quedas. (N.E.)

CUIDADOS COM O DOENTE IMOBILIZADO

Em casos de imobilização temporária ou prolongada, o paciente imobilizado precisa de cuidados especiais.

Imobilização temporária

O objetivo é conseguir uma rápida retomada das atividades cotidianas, pois a imobilização produz atrofia muscular e facilita a formação, nas veias das extremidades, de coágulos de sangue que podem gerar tromboflebite (inflamação das veias) e embolia pulmonar (obstrução de uma artéria dos pulmões). Nesses casos, passar da cama para a cadeira o quanto antes e adotar mudanças de postura são medidas fundamentais.

Imobilização prolongada

O objetivo é evitar complicações e retardar, se possível, os problemas causados pela imobilização prolongada. Entre eles, os mais comuns são as úlceras, por causa da posição horizontal, a prisão de ventre e a desnutrição.

Causa das quedas

- **Causas ambientais**: barreiras arquitetônicas, piso rebaixado e degraus altos.
- **Causas mecânicas**: dificuldade para apoiar bem os pés, calçados inadequados, artrose, debilidade e inatividade.
- **Cardiopatias**: arritmias, hipotensão e insuficiência cardíaca.
- **Causas neurológicas**: seqüelas de AVC (Acidente Vascular Cerebral ou derrame) e doença de Parkinson.
- **Sentidos**: vertigem e visão prejudicada.
- **Doenças que debilitam**: câncer, anemia, depressão e diabetes.
- **Medicamentos**: sedativos, antidepressivos, anti-hipertensivos e diuréticos.
- **Causas próprias do envelhecimento**: oscilação ao caminhar, tendência ao desequilíbrio (por redução da flexibilidade articular e menor acuidade visual) e menor capacidade de correção do equilíbrio.

Úlceras por decúbito

O aparecimento de feridas nas áreas de pressão, como o sacro, os calcanhares e as escápulas, é a complicação mais temida em pacientes acamados. Para prevenir úlceras, é importante:

- **Cuidados com a pele**. A pele deve sempre estar limpa, seca e hidratada com a aplicação de cremes hidratantes. O paciente deve ingerir bastante água. Devem ser evitadas as loções e soluções com álcool, pois ressecam a pele. Quando o paciente usar fraldas, elas têm de ser retangulares e sem elástico, pois o plástico provoca fricção, umidade e maceração da pele. É recomendável massagear as proeminências ósseas com cremes hidrantes ou oleosos.
- **Cama seca, sem dobras**. Devem ser evitados tecidos ásperos. Prefira os de algodão.
- **Amortecer as áreas de pressão** com almofadas ou colchão de água.
- **Mudar a postura pelo menos quatro vezes ao dia**. O ideal é erguer o paciente, sem arrastá-lo na cama. Essa é a principal medida para evitar as úlceras de pressão. É recomendável mudar a postura a cada duas horas.

Prisão de ventre

É causada pela dificuldade de movimentos e por dieta inadequada. A alimentação deve ser equilibrada e rica em fibras. Se possível, o paciente deve fazer várias refeições leves por dia, para evitar a sensação de "estômago cheio". Deve beber no mínimo um litro e meio de líquido, em forma de água, sucos ou chás.

Desnutrição

É fundamental assegurar uma alimentação correta, rica em proteínas. A orientação de um nutricionista é de grande ajuda para evitar e tratar a desnutrição.

ESCALAS DE AVALIAÇÃO FUNCIONAL

Além dos cuidados já mencionados, comuns a todos os pacientes imobilizados, podem ter grande utilidade as escalas de avaliação fun-

Escala de Barthel

Esta escala permite avaliar as atividades cotidianas.

Alimentação
- Dependente = 0
- Precisa de algum tipo de ajuda = 1
- Independente = 2

Banho
- Dependente = 0
- Independente = 1

Asseio pessoal
- Precisa de ajuda = 0
- Independente = 1

Vestir a roupa
- Dependente = 0
- Precisa de ajuda = 1
- Independente = 2

Controle anal
- Incontinente ou enemas freqüentes = 0
- Algum incidente (uma vez por semana) = 1
- Continente = 2

Controle da bexiga
- Incontinente, com sonda = 0
- Algum incidente (uma vez por semana) = 1
- Continente = 2

Uso do vaso sanitário
- Dependente = 0
- Precisa de ajuda = 1
- Independente = 2

Deslocamento cadeira / cama
- Dependente = 0
- Precisa de muita ajuda = 1
- Precisa de pouca ajuda = 2
- Independente = 3

Caminhar
- Dependente = 0
- Independente, com cadeira de rodas = 1
- Precisa da ajuda de uma pessoa = 2
- Independente (com prótese, se necessário) = 3

Subir escadas
- Dependente = 0
- Precisa de ajuda = 1
- Independente = 2

Pontuação:
20 = independente
15–19 = dependência leve
10–14 = dependência moderada
5–9 = dependência alta
0–4 = dependência muito alta

cional, que medem as diferentes atividades da vida diária e indicam o grau de dependência do enfermo por meio de uma pontuação. Sua evolução no tempo dá uma idéia do progresso do paciente e do resultado da reabilitação. As escalas mais utilizadas são as da Cruz Vermelha, de Barthel e de Lawton, e o índice de Katz.

PROBLEMAS DIVERSOS

A seguir, estão indicadas algumas formas de manter a atividade quando o idoso sofre de problemas variados.

Problemas respiratórios e cardíacos

Neste caso, a fisioterapia respiratória é indicada. A respiração em três fases consiste em inspirar fundo, enchendo o tórax e o abdome, contar até três e expirar lentamente com os lábios meio fechados. Para encher os pulmões de ar, inspirar pela boca (como um bocejo) esticando os braços. A expectoração pode ser estimulada por tosse profunda, hidratação e tapotagem (pancadinhas rápidas na caixa torácica com a mão fechada e côncava).

Evacuação irregular

Se esses conselhos não bastarem para regularizar a evacuação, é aconselhável usar supositórios de glicerina e evitar os laxantes. Em caso de incontinência, se o paciente puder se deslocar, é preferível a ida ao banheiro a cada 3 – 4 horas ao uso de fraldas.

Dor nas articulações

A aplicação de calor local ou de banhos quentes e massagem é útil antes de praticar exercícios, pois relaxa a musculatura e aumenta a elasticidade.

É preciso estabelecer um horário para os exercícios físicos, que devem adequar-se à capacidade de cada paciente e ser suaves. Não podem causar fadiga ou dor, para evitar contração muscular e o medo de se exercitar.

O paciente deve movimentar lentamente as articulações. Pode fazê-lo sozinho ou com a ajuda de alguém até o limite da dor, mantendo a posição por alguns segundos. Esse exercício é eficaz para recuperar os movimentos em caso de paralisia ou rigidez articular.

Também são recomendadas flexões, extensões, rotações, elevação dos ombros e dos quadris, flexão e extensão dos cotovelos, joelhos, punhos e dedos, alternando as palmas das mãos e plantas dos pés para cima e para baixo.

Posturas incorretas dos membros

Em caso de dor ou paralisia de algum membro, é preciso manter as posições fisiológicas das articulações durante o repouso por meio de almofadas ou, se necessário, apoios ortopédicos de cartolina ou plástico.

Instabilidade

É preciso ensinar o idoso a virar-se na cama e ajudá-lo, se necessário. Talvez ele precise de apoio para sair da cama e ficar em pé, lentamente. Também é preciso ensiná-lo a sentar-se e levantar-se da cadeira. Para caminhar, deve usar sapatos confortáveis e fechados.

Articulações inflamadas

Devem ficar em repouso até melhorar. A aplicação de frio no local melhora a inflamação e os exercícios isométricos (contração da musculatura sem deslocamento articular) previnem a atrofia muscular.

Melhor posição de repouso das articulações

- Ombros relaxados com o peito aberto e cotovelo quase esticado.
- Punhos com flexão dorsal leve, polegar afastado dos outros dedos, que devem estar quase esticados.
- Quadris e joelho em posição neutra.
- Tornozelo em flexão dorsal de 90°.
- Na cama, evitar a rotação (abertura das coxas ou colocação de um joelho sobre o outro) e a flexão dos quadris (não usar almofadas sob os joelhos).

Urgência urinária

A urgência urinária pode ocorrer depois de alguns tipos de embolia e é facilmente reversível. O ideal é ter um urinol por perto ou ir ao banheiro a cada três horas. Beber água a cada 3 – 4 horas aumenta a sensação de que a bexiga está cheia. Inibir duas ou três vezes o fluxo de urina durante a micção favorece a reabilitação e fortalece o esfíncter urinário.

Dificuldade para engolir

Quando o paciente se sente bem e consegue engolir, deve comer sentado na cama e ingerir alimentos pastosos e frios. Se não tiver reflexos para deglutir, tem de se alimentar por uma sonda no nariz, que leva o alimento diretamente para o estômago.

Maneira correta e incorreta de fazer algumas atividades domésticas

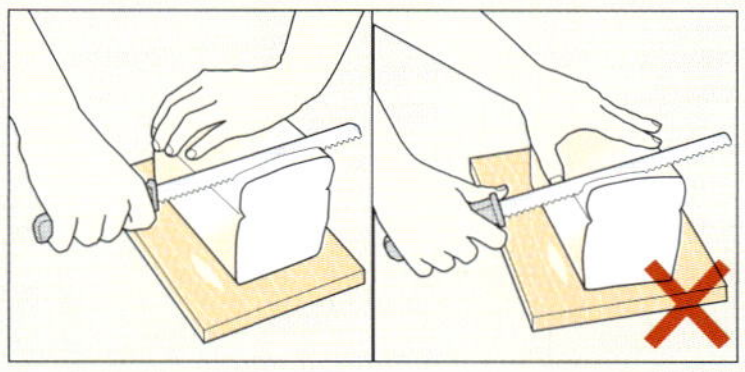

O jeito certo e errado de cortar o pão.

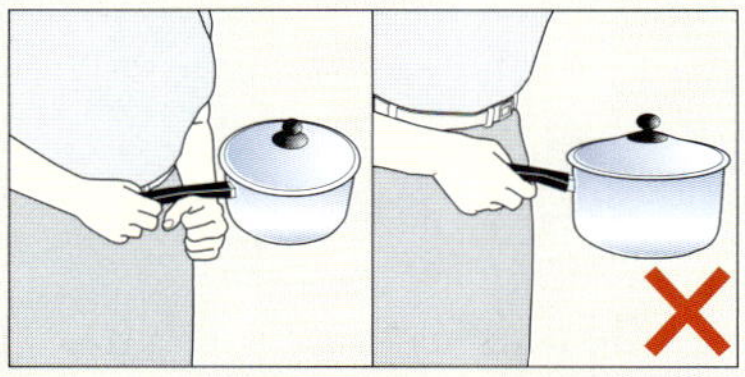

Segurar os cabos com as duas mãos.

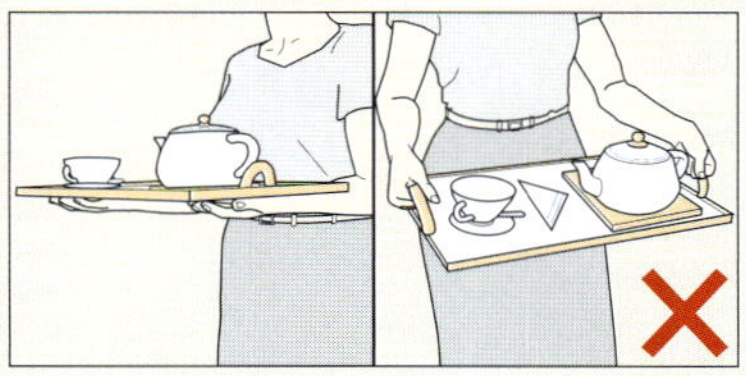

Segurar as bandejas com as duas mãos por baixo.

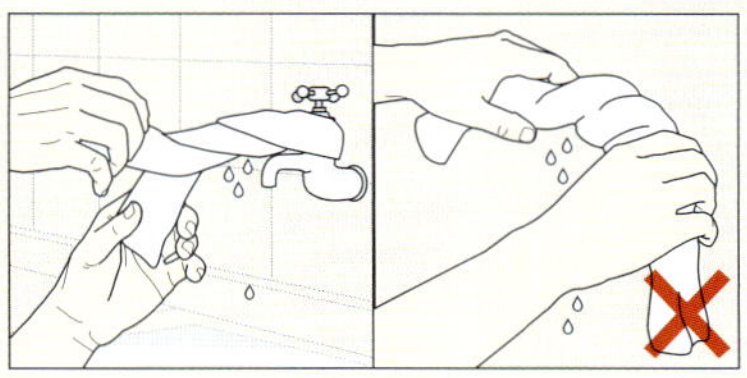

Não fazer força com as mãos para torcer as toalhas.

Sono

O sono ocupa um terço da vida de um ser humano e é um dos principais pilares da saúde. É impossível viver sem dormir. Durante o sono, o organismo recupera a energia necessária para a renovação física das funções corporais, para realizar adequadamente as atividades diurnas.

Quando dormimos, as funções fisiológicas (respiração, pressão, pulsação, metabolismo) ocorrem em "marcha lenta". O sono também é o momento em que são liberadas as tensões acumuladas durante o dia.

FASES DO SONO

É possível dividir o sono em várias etapas, que se sucedem ao longo da noite em ciclos de cerca de 90 minutos cada um. Em cada ciclo, duas fases distintas se alternam: o sono leve e o sono profundo.

As fases do sono são:

- **Fase 1**. É a fase de vigília, o momento em que adormecemos. Os olhos vão se fechando, mas continuamos conscientes do que se passa à nossa volta. Não estamos dormindo, nem completamente despertos.
- **Fase 2**. É o sono leve, que pode ser interrompido facilmente.
- **Fases 3 e 4**. Meia hora depois de ter início o sono leve, começa o sono profundo. É quando estamos totalmente adormecidos. Nesse momento, o organismo segrega um hormônio que restaura as células. As ondas que aparecem são lentas. O ritmo cardíaco torna-se mais lento e a pressão arterial diminui. Quando alguém tenta nos acordar, levamos alguns minutos para reagir.
- **Fase 5 (REM)**. É o sono rápido ou paradoxal. Ocupa cerca de 20% do tempo total de sono noturno. Pode ocorrer ao longo da noite de forma intermitente, já que sua duração é muito breve. É nesse período que acontecem os sonhos. Os olhos se movem rapidamente e o ritmo cardíaco e respiratório se acelera.

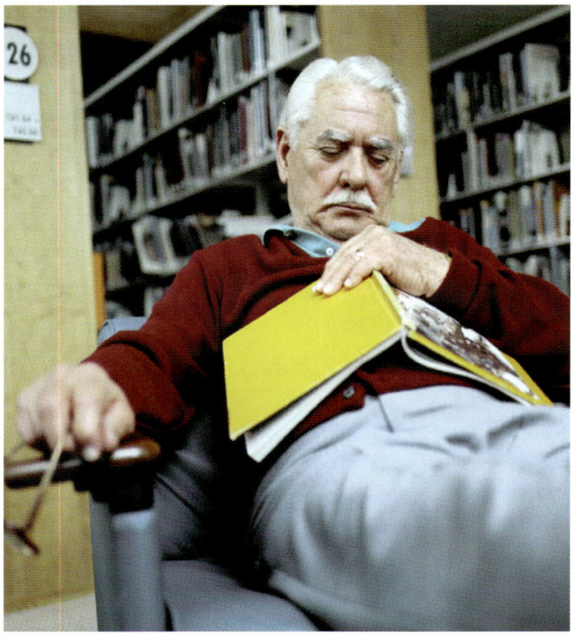

Levantar-se com a sensação de cansaço e dormir de dia são sintomas que indicam transtornos do sono.

As fases de sono profundo e REM garantem um sono reparador e um bom funcionamento cerebral.

Com a idade, esses ciclos se modificam. As fases de sono leve se estendem, enquanto as de sono profundo se tornam mais breves e podem até desaparecer. Além disso, o número de episódios de despertar noturno aumenta e a fase REM diminui.

MUDANÇAS NO PADRÃO DE SONO

Durante o envelhecimento, as mudanças no padrão de sono têm origem nas modificações sofridas por determinadas estruturas do sistema nervoso central (perda de neurônios e menor produção de neurotransmissores), na diminuição das capacidades sensoriais e motoras e na dificuldade de adaptação psicossocial diante da velhice.

Portanto, não se trata de uma questão puramente fisiológica. Nos idosos, uma série de interferências dificulta o sono, assim como seu acompanhamento, diagnóstico e tratamento.

Patologias que alteram o sono

A capacidade de ter um sono reparador diminui, pois as patologias que alteram o sono se tornam mais freqüentes.

Os idosos demoram mais para se adaptar às mudanças de horário do ciclo sono/vigília. O relógio biológico deles funciona mais devagar.

Isso pode ter relação com as mudanças de horários dos diferentes países ou com a adaptação aos ciclos de noite e dia.

Para muitos idosos, os problemas relacionados ao sono causam sofrimento e geram mal-estar. A família também sofre as conseqüências. Além disso, os fatores ambientais e sociais desempenham um papel importante nesse contexto.

Sensação de insegurança

Os idosos que vivem sozinhos podem ter o sono alterado devido à sensação de insegurança (medo de assaltos, por exemplo).

Aposentadoria

O impacto emocional de uma aposentadoria também repercute no sono.

Internação

Geralmente, a vida num ambiente novo é um fator que condiciona os padrões de sono.

Muitos idosos apresentam problemas para dormir quando se mudam para uma casa de repouso. Estão em ambiente novo, os horários para se deitar são impostos e talvez tenham um companheiro de quarto que não os deixa dormir.

O esforço de adaptação é enorme. Quando não estão em sua casa e não dormem em sua cama, as pessoas jovens também podem ter dificuldade para conciliar o sono. Os idosos são mais sensíveis a essas mudanças e, portanto, elas devem ser evitadas.

Causas dos transtornos do sono nos idosos

- **Problemas respiratórios**. Os problemas respiratórios relacionados ao sono são cada vez mais freqüentes.
- **Problemas crônicos** (artrite, disfunção da próstata, insuficiência cardíaca).
- **Depressão**. Grande número de idosos sofre de depressão, que pode provocar alterações profundas do sono.
- **Demências**. Vêm acompanhadas de problemas graves do sono.
- **Consumo de medicamentos**. Pode afetar a qualidade e a quantidade de sono.
- **Mudanças no estilo de vida**. As mudanças de residência, as estadias temporárias na casa dos filhos e o ingresso em clínicas geriátricas exigem do idoso alto grau de adaptação.
- **Falta de atividade diurna**.
- **Aumento da sonolência diurna**.

Dormir após as refeições é um hábito freqüente entre idosos.

Alimentação

Fazer as refeições nas horas certas e alimentar-se bem são atitudes que ajudam a dormir melhor.

Aumento do consumo de hipnóticos

Qualquer medicamento permanece mais tempo no corpo do idoso do que no corpo de uma pessoa jovem. Se a dose não for correta, seus efeitos podem prolongar-se durante o dia, o que é muito prejudicial ao idoso, pois aumenta as possibilidades de problemas cognitivos, deficiências de memória e rendimento. O risco de quedas também é maior.

Por isso, em caso de insônia é importante consultar o médico para que ele receite o sonífero mais adequado e a dose correta a cada caso.

CONSEQÜÊNCIAS DA FALTA DE SONO

Existe uma concepção generalizada de que os problemas de sono são normais na velhice. Por isso, muitas vezes as queixas são ignoradas.

A família, os médicos e o próprio idoso devem conscientizar-se de que um transtorno do sono não é um fato normal. Suas causas e conseqüências devem ser pesquisadas e tratadas.

As conseqüências da falta de um sono reparador são o cansaço, um estado de alerta menos intenso, irritabilidade e tendência ao sedentarismo.

Todo mundo já passou uma noite sem dormir e sabe o mal-estar experimentado no dia seguinte. Dormir pouco e mal todos os dias altera o humor, aumenta a irritação e prejudica os reflexos.

O QUE É O RONCO?

Roncar não é sinônimo de sono tranqüilo. Ao contrário, pode indicar que o sono não é reparador, além de afetar o sistema cardiorrespiratório. Assim, roncar pode ser o sintoma de uma doença conhecida como apnéia obstrutiva do sono.

Geralmente, ela só é diagnosticada anos depois de seu aparecimento, pois a pessoa afetada ignora o problema e é sua família que lhe pede para consultar o médico. A doença pode ter várias repercussões nos sistemas cardíaco e respiratório. Por isso seu diagnóstico precoce é fundamental.

Necessidades de sono

Cada pessoa precisa dormir mais ou menos tempo, de acordo com suas características individuais. As necessidades de sono variam em razão da idade, da atividade física e do estado de saúde de cada um. Para um adulto, a média é de oito horas de sono. Algumas pessoas precisam dormir mais e outras menos.

Grande parte dos idosos se queixa de problemas para adormecer e manter o sono. Cerca de 25% das pessoas com mais de 60 anos de idade reclamam de sono insatisfatório. Os problemas são três vezes mais freqüentes nos idosos em comparação com os jovens, e as mulheres em idade avançada sofrem mais do que os homens.

A impressão subjetiva dos idosos a respeito do sono costuma ser negativa. Eles passam mais horas na cama, mas dormem menos tempo e acordam com mais facilidade do que os jovens.

APNÉIA OBSTRUTIVA DO SONO

A síndrome da apnéia obstrutiva do sono (SAOS) é um problema considerável do ponto de vista social e de saúde, e muito mais comum do que se imagina. Evitar bebidas excitantes do sistema nervoso, como o chá (principalmente antes de se deitar), é uma das medidas que ajudam a aliviar os sintomas.

A síndrome caracteriza-se pela existência de pausas freqüentes na respiração (as chamadas apnéias). Durante o sono, a pessoa ronca de maneira intensa e intermitente, e deixa de respirar por alguns segundos. Isso faz com que o sono seja pouco reparador. No dia seguinte, sentindo-se cansada, a pessoa adormece em qualquer lugar.

A SAOS é mais comum nos homens do que nas mulheres. Geralmente, começa entre os 40 e os 60 anos. É mais freqüente em pessoas com excesso de peso.

Problemas gerados pela SAOS

As pessoas que sofrem de SAOS têm um ronco característico, interrompido por curtos períodos de silêncio (que pode durar de alguns segundos a um minuto) que correspondem às apnéias, terminando com um ruído forte ou gemido e movimentos bruscos dos braços e pernas. Isso incomoda a pessoa que divide a mesma cama e pode, inclusive, provocar problemas no relacionamento.

Características

Como já foi dito, a sonolência e o cansaço excessivo durante o dia são sintomas característicos da SAOS. A pessoa afetada adormece

Medidas que melhoram os sintomas da apnéia

• **Praticar exercícios e seguir uma dieta sadia e equilibrada** contribuem para manter o peso ideal.
• **Evitar tratamentos com soníferos e tranqüilizantes.** Afetam o tônus muscular da garganta e favorecem as apnéias do sono.
• **Dormir de lado e não de barriga para cima.** Dessa forma, as apnéias são mais curtas e menos freqüentes. Talvez seja difícil dormir sempre de lado, pois a tendência é mudar de posição ao longo da noite. Mas existe um truque para isso: coloque uma bola de tênis dentro de uma meia e costure-a na parte de trás do pijama, entre os ombros. Assim, quando a pessoa ficar de barriga para cima, a sensação incômoda vai obrigá-la a voltar para a posição de lado.
• **Manter um peso adequado.** Grande parte das pessoas que sofrem de SAOS tem excesso de peso e vários estudos demonstram que emagrecer reduz o número de apnéias.
• **Não fumar.**
• **Evitar o álcool.** Também devem ser evitadas a cafeína e outras substâncias depressivas ou estimulantes.

em qualquer momento ou lugar, como no ônibus ou no meio de uma conversa, podendo inclusive dormir ao volante. Por isso, corre grandes riscos de sofrer ou causar um acidente de trânsito.

Outra característica das pessoas que sofrem de apnéia é levantar-se de manhã com uma sensação de cansaço. Além disso, sentem-se confusas, entorpecidas, com dor de cabeça e a boca seca.

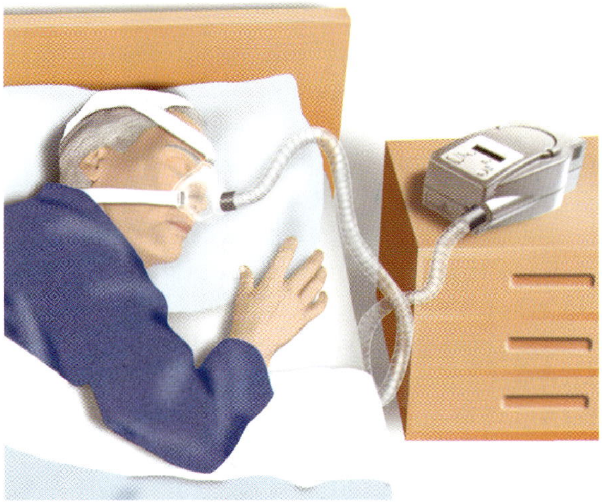

A técnica CPAP consiste num aparelho elétrico que bombeia um fluxo de ar sob determinada pressão até uma máscara colocada no nariz da pessoa que dorme. Sua finalidade é aumentar a pressão na faringe e conservar uma pressão positiva durante todo o ciclo respiratório, para evitar a obstrução da via aérea.

Esses fatores podem provocar uma mudança de personalidade, com implicações familiares e profissionais. Podem também reduzir o desejo sexual, o que repercute na vida conjugal, ou causar certa dificuldade de concentração, afetando o desempenho profissional.

Qualidade de vida

A qualidade de vida da pessoa que sofre de SAOS pode ser prejudicada, gerando irritabilidade, depressão, astenia e perda de memória, além de riscos maiores de acidentes de trânsito e trabalho.

Nos casos de SAOS de longa duração, a soma dos períodos de apnéia sem oxigenação causa problemas cardiorrespiratórios, como hipertensão pulmonar e arterial ou arritmias cardíacas (alterações da freqüência cardíaca).

TRATAMENTO

A SAOS pode ser tratada pela pressão positiva contínua na via aérea superior (CPAP) ou várias técnicas cirúrgicas. Os medicamentos são relativamente eficazes como complemento.

Técnica CPAP

Durante o sono, o tônus da musculatura da faringe vai diminuindo. Isso faz com que as paredes da faringe se aproximem, fechando a via aérea total ou parcialmente.

As apnéias se devem à obstrução das vias aéreas altas durante a noite, em conseqüência de um desequilíbrio entre as forças que abrem a faringe e as que favorecem sua obstrução.

A técnica CPAP (*Continuous Positive Airways Pressure*) é o tratamento indicado (sozinho ou combinado com outras opções terapêuticas) para a maioria dos pacientes que sofrem de SAOS.

A pressão necessária para eliminar todas as apnéias é determinada por uma polissonografia, exame que confirma o diagnóstico de SAOS em caso de suspeita.

Tolerância e efeitos colaterais

A tolerância à CPAP é boa e os efeitos colaterais são poucos: hemorragia das gengivas, rinite (inflamação da mucosa nasal) e ressecamento das mucosas nasal e oral. Existe mais um problema: muitas pessoas acordam à noite e retiram a máscara inconscientemente.

Eficiência

O tratamento é eficaz quando aplicado cerca de quatro horas e meia por dia, e no mínimo em 85% das noites.

Por esse motivo, estão sendo feitas pesquisas para desenvolver aparelhos menos barulhentos, menores e portáteis, com máscaras mais confortáveis, assim como outros sistemas baseados no mesmo mecanismo (técnica BiPAP ou pressão de dois níveis), a fim de melhorar a aceitação por parte dos pacientes.

Tratamento cirúrgico

Muitas pessoas que sofrem de SAOS apresentam uma obstrução da faringe causada por um aumento do palato mole, da úvula (a "campainha") ou das amígdalas. Outras causas de obstrução são língua grande ou situada muito atrás, mandíbula pequena e pescoço pequeno ou grosso, que estreita as vias respiratórias.

A obstrução também pode localizar-se no nariz, causada por um desvio do septo nasal ou pela inflamação das fossas nasais em função de um processo alérgico.

O tratamento cirúrgico da SAOS visa eliminar as causas dessa obstrução. Entre as técnicas cirúrgicas, destacam-se:

- **Uvulopalatofaringoplastia**. Consiste na resseção da úvula, do palato mole e de parte da faringe para aumentar o diâmetro da faringe na parte superior (orofaringe).
- **Próteses orobucais**. São aparelhos que evitam a posição recuada da língua ou que mantêm a mandíbula mais para frente, a fim de impedir o colapso da via aérea superior durante o sono.

Tratamento medicamentoso

O tratamento por meio de remédios que regulam as alterações respiratórias durante o sono é relativamente eficaz quando combinado com a técnica CPAP ou o tratamento cirúrgico.

Esses medicamentos atuam sobre o sono (antidepressivos), o sistema nervoso (inibidores da enzima transformadora da angiotensina ou IECA) ou a respiração (teofilina).

Os antidepressivos (protiptilina) são usados no tratamento da SAOS porque reduzem a fase do sono em que as apnéias são mais freqüentes e mais longas (sono REM).

Os pacientes hipertensos tratados com IECA apresentam melhoras, pois esses medicamentos agem sobre o sistema nervoso simpático e favorecem a respiração.

A teofilina é um estimulante ventilativo que diminui significativamente a quantidade e a duração das apnéias.

Doenças relacionadas com a SAOS

- **Doença pulmonar obstrutiva crônica** (obstrução crônica do fluxo aéreo pulmonar).
- **Hipotireoidismo** (diminuição do nível dos hormônios da tireóide).
- **Insuficiência renal** (diminuição da capacidade dos rins para filtrar o sangue).
- **Insuficiência cardíaca** (redução da capacidade do coração para bombear o sangue).
- **Micrognatismo** (mandíbula excessivamente pequena).
- **Retrognatismo** (mandíbula situada atrás de sua posição normal).
- **Síndrome de Down**.

Doenças e Transtornos Mais Comuns

Com o tempo, o organismo sofre um desgaste inevitável. Aparecem indisposições e doenças que em outras etapas da vida não tinham importância ou ainda não haviam se manifestado. Conhecer bem esses transtornos e doenças, suas causas, sintomas e tratamentos pode melhorar o estado de saúde. Ao mesmo tempo, as atitudes preventivas são fundamentais para evitar algumas dessas enfermidades.

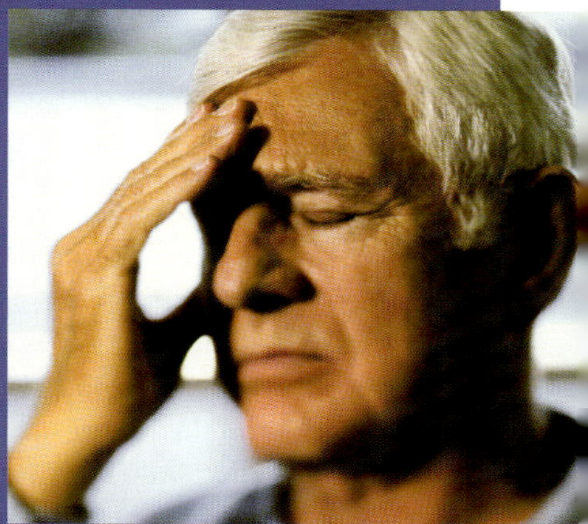

O CORPO HUMANO é uma máquina que vai se desgastando com o tempo e o uso. Do nascimento à velhice, ele é submetido a um trabalho contínuo e intenso. Nunca pára de realizar suas funções e está sempre alerta para enfrentar qualquer alteração de seus processos naturais. Assim, a luta contra as doenças provoca um desgaste. Dizem que o tempo não perdoa, e é exatamente o que se pensa quando chegam as indisposições e doenças.

TUDO INFLUI NA SAÚDE

Evidentemente, a velhice não é uma doença, mas é a etapa da vida em que aparece o maior número de patologias e alterações, causadas pelo desgaste ao qual o organismo foi submetido durante tantos anos e pelo processo de involução das funções vitais. Na terceira idade, o indivíduo está mais propenso a contrair uma gripe, sofrer uma enfermidade cardiovascular ou uma queda, mas por outro lado dispõe de mais tempo para cuidar de si mesmo e evitar os erros e excessos típicos da juventude.

O tratamento de doenças geriátricas requer um enfoque multidisciplinar, abordando todos os seus aspectos. Cuidar dos idosos é tarefa de geriatras, psicólogos, assistentes sociais, terapeutas ocupacionais, enfermeiros e auxiliares geriátricos, pois não são só os fatores biológicos e genéticos que condicionam o estado de saúde de uma pessoa. A solidão, a depressão, a dor crônica, a perda de entes queridos, as limitações sensoriais e os problemas econômicos também afetam diretamente o estado geral de saúde dos idosos e seus hábitos de prevenção e higiene.

TRATAMENTOS MÉDICOS

Nos últimos tempos, a medicina geriátrica evoluiu muito, impulsionada pelas pesquisas científicas e, principalmente, por uma concepção mais positiva das possibilidades de tratamento e cura das doenças geriátricas. Ao mesmo tempo, a psicologia geriátrica estimulou novos modelos de pesquisa, diagnóstico e tratamento adequados para os idosos, abrindo novos caminhos terapêuticos até pouco tempo limitados às pessoas mais jovens.

Alguns idosos desenvolvem mais de uma doença, como artrose, diabetes e problemas de visão, o que dificulta o diagnóstico e o tratamento. Por isso, é preciso haver uma boa comunicação entre os especialistas que cuidam dessas pessoas. A medicação excessiva preocupa os médicos e exige que os idosos aprendam a usar adequadamente os remédios receitados.

Mais importante que tudo isso é adotar as medidas necessárias para a prevenção de doenças e procurar o médico diante do menor sintoma, pois o diagnóstico precoce favorece a cura de muitas delas.

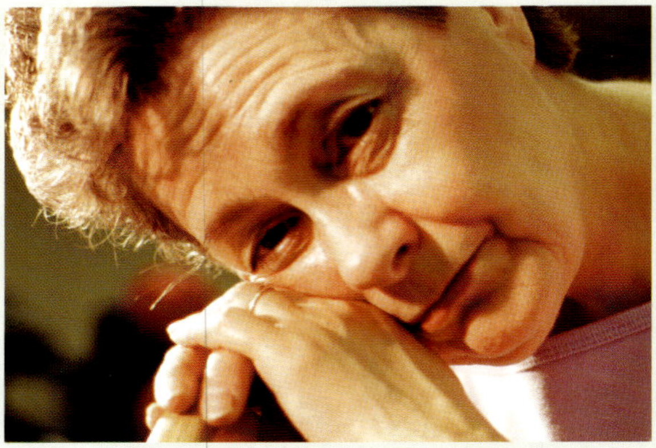

Além dos fatores biológicos e genéticos, também os fatores psicológicos e sociais afetam o estado de saúde dos idosos.

DOENÇAS MAIS COMUNS

Este capítulo aborda os transtornos e doenças mais comuns na terceira idade. Dos sintomas e causas até os tratamentos e medidas de prevenção, cada doença, leve ou grave, é explicada de maneira simples e rigorosa, incluindo-se os dados obtidos nas últimas pesquisas médicas, conselhos para as pessoas doentes e seus familiares, exercícios paliativos e dietas específicas. As ilustrações facilitam a compreensão dos efeitos das doenças nos órgãos correspondentes e os quadros de exercícios facilitam sua execução.

Neste capítulo são descritas, entre outras enfermidades, a doença de Alzheimer, a doença de Parkinson, a perda de audição, a arteriosclerose periférica, a arterite do temporal, a artrose, a bronquite crônica ou EPOC, as doenças cardiovasculares, as doenças da visão — como a catarata e o glaucoma —, a impotência e os problemas da próstata. Com isso, nosso objetivo é orientar e informar os doentes e as pessoas que convivem com eles. Ao mesmo tempo, as doenças mais leves, como hemorróidas, diarréia, prisão de ventre, gripe e resfriado também são abordadas — com o mesmo rigor — para que os idosos possam alcançar um bom estado de saúde.

Alimentação, Deficiências de

NUTRIENTES

- Proteínas
- Carboidratos
- Vitaminas
- Minerais

TIPOS DE DEFICIÊNCIA ALIMENTAR

- Hiponutrição
- Hipernutrição

DIAGNÓSTICO

- Histórico clínico
- Exame físico
- Bioquímica sangüínea

As necessidades nutricionais mudam com a idade, e a alimentação tem de se adaptar a essas alterações. O envelhecimento causa perda de massa muscular, aumenta a quantidade de tecido adiposo e diminui as necessidades de energia.

Alimentação dos idosos

A quantidade de energia ingerida é calculada em quilocalorias (kcal), isto é, a quantidade de calor ou energia necessária para elevar a temperatura de um quilo de água em 1°C.

A necessidade de calorias é menor com a idade, sobretudo por causa da perda de massa muscular. Os requisitos calóricos diminuem cerca de 10% nas pessoas de 51 a 75 anos e de 20 a 25% nas pessoas de mais de 75 anos de idade.

A quantidade de calorias recomendada para consumo diário varia em razão da atividade física, do peso e da existência ou não de doenças crônicas.

De modo geral, para os homens de mais de 60 anos, com peso médio de cerca de 75 kg, a necessidade é de 2.300 kcal/dia. Para as mulheres com peso médio de cerca de 65 kg, a necessidade é de 1.900 kcal/dia. Considera-se normal uma variação de aproximadamente 20% para mais ou para menos.

As pessoas imobilizadas devem reduzir a ingestão calórica. No entanto, precisam consumir todos os nutrientes necessários, mas com poucas calorias. Os alimentos que contêm muitas calorias com pouca quantidade de nutrientes, como o açúcar, os doces, as gorduras e o álcool, devem ser evitados ou consumidos em pequenas quantidades.

As pessoas obesas têm de vigiar as calorias com cuidado especial. Geralmente, a obesidade na idade adulta continua existindo na terceira idade. Os exercícios ajudam a controlar o peso, aumentando o número de calorias consumidas. Além disso, melhoram o fluxo sangüíneo para todos os órgãos e ajudam a manter o tônus muscular,

Proporções adequadas dos diferentes alimentos para uma dieta nutritiva e equilibrada

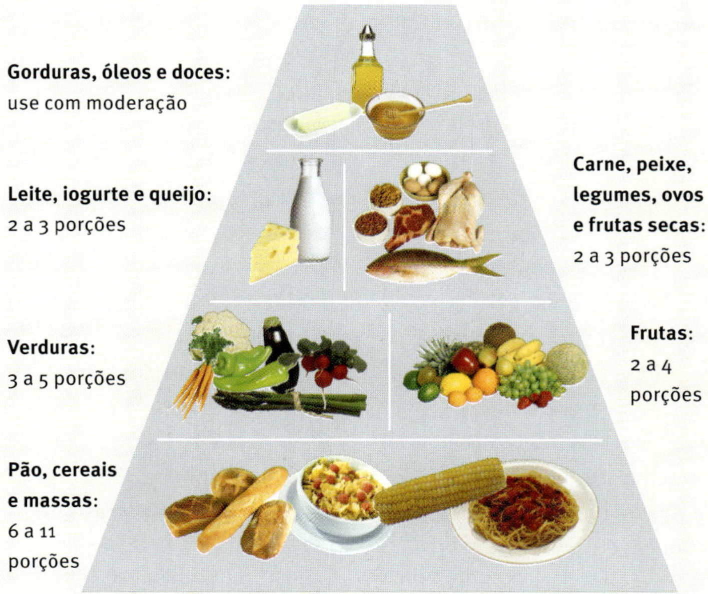

retardando a atrofia da musculatura causada pelo envelhecimento.

Proteínas

Para manter os tecidos sadios, a ingestão diária de alimentos deve incluir um mínimo de proteínas. Do total de calorias ingeridas, de 12 a 14% devem ser em forma de proteínas. As proteínas de boa qualidade são encontradas em alimentos como leite, carne, peixes, ovos e queijo. A quantidade diária recomendada, para todas as idades da vida, é de 0,8 g de proteínas por quilo de peso.

Carboidratos

É preciso consumir uma quantidade adequada de carboidratos para evitar o catabolismo (consumo) das proteínas, manter uma taxa normal de glicose no sangue e compensar a deficiência de calorias. Os carboidratos devem representar de 50 a 58% da ingestão diária de calorias.

As pesquisas nutricionais mostram que a maioria dos idosos prefere não comer frutas e verduras frescas. No entanto, frutas, verduras, legumes e cereais são importantes na dieta de um idoso, e os carboidratos provenientes dos doces devem ser evitados.

Fibras

A alimentação diária precisa conter certa quantidade de fibras, indispensáveis para conservar a boa mobilidade intestinal e evitar a prisão de ventre, tão freqüente nos idosos. Os alimentos com alto teor de fibras incluem as frutas secas, os cereais (sobretudo os integrais, quer dizer, consumidos com a casca), o pão integral, as frutas frescas e as verduras.

Minerais

Os minerais não devem faltar em uma dieta equilibrada.
O mais abundante no corpo humano é o cálcio, mineral essencial para a manutenção do esqueleto.
A deficiência de cálcio pode fragilizar os ossos e favorecer a osteoporose, doença caracterizada pela falta de massa óssea, que causa a maioria das fraturas nos idosos.
A quantidade de cálcio recomendada para os idosos é de 1.000 a 1.500 mg por dia.
As principais fontes desse mineral são o leite e seus derivados.
Outros minerais necessários para o bom funcionamento do organismo são o ferro, o fósforo, o sódio, o magnésio, o iodo e o zinco. Todos eles se encontram em quantidades adequadas quando se obedece regularmente uma dieta variada e equilibrada. Sua deficiência em pessoas que normalmente se alimentam bem se deve à existência de alguma doença ou à ingestão de remédios que podem inibir sua absorção a partir do tubo digestivo ou facilitar sua eliminação pelo sistema urinário ou digestivo. Isso acontece quando há ingestão de diuréticos (que necessariamente devem ser tomados sob orientação de um médico).

Vitaminas

As dietas com consumo abaixo de 1.500 calorias devem ser bem equilibradas a fim de garantir um fornecimento completo de vitaminas. Tomar suplementos de vitaminas acima da quantidade recomendada não contribui para a saúde. As doses excessivas podem ser até prejudiciais. Os suplementos administrados de forma indiscriminada, sem prescrição, podem causar hipervitaminose.

As vitaminas se dividem em dois grandes grupos:

- Hidrossolúveis (B e C). O excesso é eliminado pela urina.
- Lipossolúveis (A, D, E e K). São absorvidas mais facilmente na presença de gordura. Sua ingestão em quantidade excessiva pode causar hipervitaminose, isto é, sintomas derivados de seu acúmulo no organismo, sobretudo no caso das vitaminas A e D. A hipervitaminose A lesa o olho e a função visual, enquanto a hipervitaminose D lesa os rins e a função renal.

Vitamina A

A vitamina A é encontrada em alimentos como gema de ovo, leite, frutas secas, grãos de cereais integrais e na maioria das verduras, especialmente as de folhas verdes. A quantidade recomendada é de 5.000 UI para os homens e 4.000 UI para as mulheres.

Vitamina D

Ajuda na absorção do cálcio e do fósforo para a formação de massa óssea. As pessoas que tomam sol não precisam de outra fonte de vitamina D. Os idosos que não se expõem aos raios solares devem garantir a ingestão correta dessa vitamina, encontrada sobretudo nos derivados do leite.

Sinais e sintomas da deficiência alimentar

	SINAIS E SINTOMAS	CARÊNCIA NUTRICIONAL
Abdome	▸ Distensão	▸ Proteínas e calorias
Boca	▸ Língua inflamada (glosite) ▸ Sangramento das gengivas ▸ Úlceras nas comissuras dos lábios ▸ Fissuras na língua	▸ Riboflavina, niacina, ácido fólico e vitamina B12 ▸ Vitamina C ▸ Riboflavina ▸ Niacina
Cabelos	▸ Ralo e fino, sujeito a queda	▸ Proteínas
Corpo	▸ Emagrecimento	▸ Calorias e proteínas
Extremidades	▸ Dores ósseas e articulares ▸ Perda de massa muscular e fraqueza	▸ Vitamina C ▸ Tiamina
Olhos	▸ Cegueira noturna ▸ Visão borrada, conjuntivite e intolerância à luz	▸ Vitamina A ▸ Riboflavina e vitamina A
Pele	▸ Palidez ▸ Aspecto arroxeado ▸ Mudanças de pigmentação	▸ Ácido fólico, ferro e vitamina B12 ▸ Vitaminas C e K e ácidos graxos essenciais ▸ Niacina, proteínas e calorias
Sistema nervoso	▸ Parestesias (formigamento) ▸ Demência e desorientação	▸ Tiamina ▸ Niacina
Unhas	▸ Encurvamentos anormais ▸ Linhas transversais	▸ Ferro ▸ Proteínas

Vitaminas B e C

A vitamina C é encontrada nas frutas cítricas, no tomate e nas verduras em geral.

A vitamina B é um grupo complexo de oito vitaminas presentes nos cereais, na farinha, nos legumes e na carne. A única exceção é a vitamina B12, só encontrada nos alimentos de origem animal. Geralmente, os vegetarianos estritos apresentam deficiência crônica de vitamina B12.

As duas vitaminas estão presentes em muitos alimentos da dieta normal. Por isso, sua deficiência é muito rara em pessoas que se alimentam corretamente, a não ser nas que sofrem de doenças que alteram a absorção dos alimentos.

O que é deficiência alimentar?

A deficiência alimentar pode ser definida como a situação que resulta do desequilíbrio entre as necessidades do organismo e a ingestão de alimentos.

Divide-se em:

• **Hiponutrição** (consumo de alimentos abaixo do normal). Geralmente tem relação com pobreza e privação. Além disso, seu risco é maior quando verificado na terceira idade.

• **Hipernutrição** (consumo excessivo de alimentos). Geralmente, está relacionada com o estilo de vida sedentário e hábitos consumistas, em que há grande disponibilidade de alimentos.

Fatores de risco

Existem vários fatores de risco que podem interferir negativamente na alimentação:

• **Idade avançada**. O envelhecimento pode trazer alterações do gosto e do olfato, solidão, incapacidade física e mental, imobilidade e doenças crônicas que levam ao consumo insuficiente de alimentos. Com a idade, a capacidade de absorção dos alimentos também diminui, o que leva à deficiência de ferro e cálcio (osteoporose).

• **Doenças crônicas**. Podem causar dificuldades de absorção das vitaminas lipossolúveis, da vitamina B12, do cálcio e do ferro.

Geralmente, a insuficiência renal acarreta deficiências de proteinas, ferro e vitamina D. As doenças hepáticas prejudicam a armazenagem de vitaminas A e B12. O câncer tende a provocar anorexia. As pessoas que sofreram extração cirúrgica total ou parcial do intestino podem apresentar deficiências de vitaminas e minerais.

- **Alcoolismo**. Deteriora a absorção e o metabolismo dos alimentos. Geralmente, o alcoolismo tem relação com um estilo de vida que leva a pessoa a descuidar de sua própria alimentação. Uma taxa elevada de álcool no sangue é tóxica e pode causar lesões no fígado, no pâncreas, no cérebro e no sistema nervoso. O alcoolismo é uma das causas principais da deficiência de tiamina e também pode provocar deficiências de magnésio, zinco e vitaminas.

Tratamento

Uma dieta saudável e equilibrada, adequada à idade de cada um, previne a maioria das formas de deficiência alimentar.

Geralmente, o tratamento consiste em substituir os nutrientes que estão faltando e tratar os possíveis sintomas. Sem tratamento, a deficiência alimentar acaba provocando alterações mentais, incapacidade física e doenças.

Como reconhecer a alimentação deficiente

A avaliação do estado nutricional de um idoso pode ser bastante difícil, pois a maioria dos sintomas clínicos da deficiência alimentar pode ser confundida com fenômenos normais da terceira idade.

Em primeiro lugar, o médico faz um interrogatório exaustivo, analisando alterações de peso, mudanças no apetite ou nas percepções gustativas e olfativas, problemas de mastigação ou deglutição, estado da dentição, transtornos gastrintestinais, hábitos culinários, condições de conservação dos alimentos na casa do paciente etc.

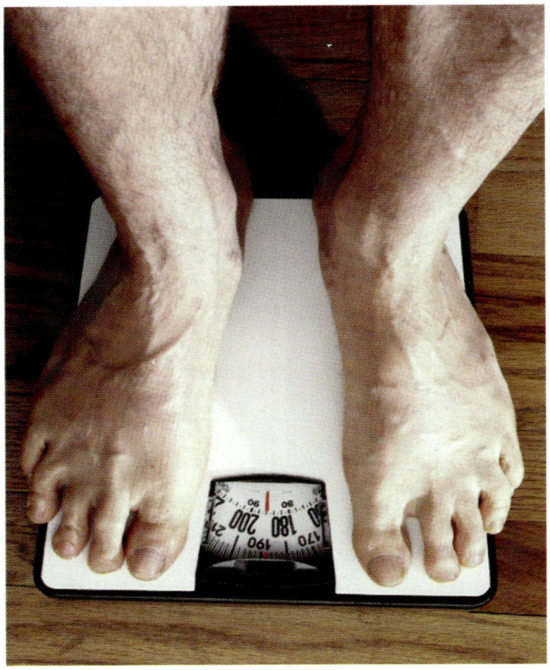

Perda e aumento recentes de peso podem ser indícios de má nutrição. Caso haja uma variação brusca, consulte sempre um médico.

Um histórico de falta de apetite, com transtornos gastrintestinais e perda recente de peso, é um sinal provável de deficiência alimentar. Um histórico de hemorragia pode gerar uma deficiência de ferro, vitamina C ou vitamina K (esta última é rara).

O consumo crônico de álcool ou de determinados antibióticos e remédios anti-convulsionantes indica deficiência de vitaminas e minerais.

Em seguida, o médico faz um exame clínico, estudando a composição corporal do paciente e avaliando se existe algum sintoma ou sinal próprio de deficiência alimentar. Para analisar a composição corporal, usa-se uma balança vertical com dispositivo para medir a altura, um compasso de dobras da pele e uma fita métrica. Assim, o médico obtém a altura, o peso e as medidas das dobras da pele. Com esses dados e fórmulas simples, ele calcula as medidas de peso corporal e massa de gordura, que são comparadas aos valores de referência ou ideais.

Por último, pode-se fazer um exame de sangue e urina para estabelecer a taxa de alguns nutrientes no organismo. Um hemograma completo, parâmetros bioquímicos e o cálculo de algumas proteínas plasmáticas podem dar informações sobre a taxa de aminoácidos (albumina, prealbumina e transferrina) e de lipídeos no sangue. Níveis eletrolíticos anormais podem indicar uma deficiência de minerais ou um defeito no equilíbrio dos íons. Podem ser determinadas também as vitaminas lipossolúveis e hidrossolúveis no sangue e na urina.

Alzheimer, Doença de

SINAIS DE ALARME

- Perda da memória, afetando a capacidade profissional
- Dificuldade para realizar tarefas domésticas
- Problemas de linguagem
- Desorientação no tempo e no espaço
- Lucidez deficiente
- Dificuldade para o pensamento abstrato
- Guardar coisas em lugares errados
- Mudanças de humor e comportamento
- Mudanças de personalidade
- Falta de iniciativa

DIAGNÓSTICO

- Alzheimer provável
- Alzheimer possível
- Alzheimer definitivo

TRATAMENTO

Tratamento farmacológico
- Inibidores da colinesterase
- Antidepressivos
- Ansiolíticos
- Antipsicóticos
- Outros remédios em fase de pesquisa

Tratamento não-farmacológico
- Educação e aconselhamento familiar
- Adaptação do lar
- Planejamento das atividades

A doença de Alzheimer é a manifestação mais comum de demência. Por razões ainda desconhecidas, essa enfermidade provoca uma degeneração do tecido cerebral, levando à perda da memória e das faculdades mentais.

Degeneração cognitiva

O envelhecimento provoca uma queda das funções intelectuais. Esse é um fenômeno natural, não uma doença, mas se essa queda for maior do que a esperada, afetando a saúde e o nível cultural do indivíduo, pode-se tratar de um caso de degeneração cognitiva.

Conhecido como um distúrbio das faculdades intelectuais, como memória, orientação, raciocínio, linguagem, capacidade de cálculo ou para realizar tarefas complexas. É um estado intermediário entre a normalidade e a perda total das funções intelectuais, como ocorre nas fases avançadas da demência.

O que é doença de Alzheimer?

A doença de Alzheimer é uma forma progressiva de demência, ou seja, uma degeneração seqüencial das funções intelectuais, sobretudo a memória. Assim, a perda da memória é um sintoma fundamental para o diagnóstico de demência. Além disso, uma das seguintes áreas também deve estar afetada: linguagem, capacidade para tomar decisões, lucidez, atenção ou outras áreas relacionadas com o pensamento e a personalidade.

A velocidade de progressão da doença de Alzheimer é diferente para cada pessoa. Em geral, quando a enfermidade surge rapidamente, é provável que tenha progressão acelerada. Quando se inicia lentamente, sua progressão costuma demorar mais.

A perda das faculdades intelectuais e sociais é grave, a ponto de limitar o desempenho das atividades cotidianas.

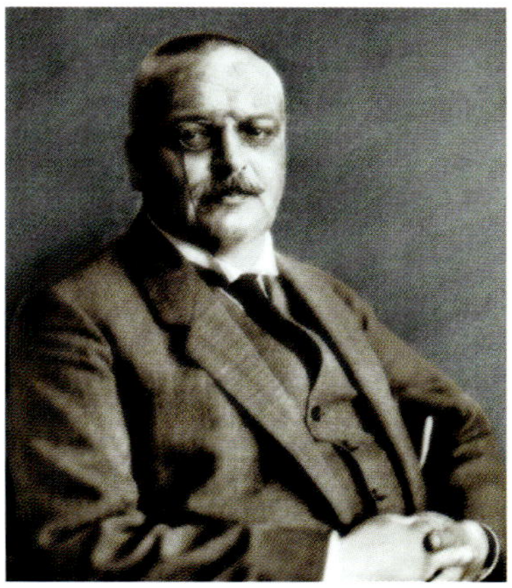

Alois Alzheimer, neurologista alemão (1864-1917), descreveu a degeneração do tecido cerebral que leva seu nome.

Fatores de risco

Em geral, essa doença afeta as pessoas de mais de 65 anos de idade. Por isso é considerada típica da terceira idade. Assim, os principais fatores de risco são a velhice e os antecedentes familiares de demência. Quanto mais avançada for a idade, maior será o risco de contrair a doença.

Cerca de 10% das pessoas de mais de 70 anos apresentam perda significativa da memória e em cerca da metade delas esse problema é causado pela doença de Alzheimer. O número de pessoas afetadas pela enfermidade dobra a cada década depois dos 70 anos. As mulheres têm mais probabilidade de sofrer dessa doença, pois costumam viver mais do que os homens.

Tipos

Existem dois tipos da doença:

- **De início prematuro**. Os sintomas aparecem antes dos 60 anos. Esse tipo é raro e abrange cerca de 5 a 10% dos casos. Acredita-se que seja hereditário, isto é, conseqüência de mutações genéticas que passam de uma geração da mesma família para outra.
- **De início tardio**. É a forma mais comum da doença, que aparece a partir dos 60 anos. Também pode ser hereditária, mas aí o papel dos genes é menos direto e definitivo.

Relação com os neurônios

A doença de Alzheimer tem relação com a lesão e a morte dos neurônios (células nervosas), sobretudo nas áreas do cérebro que determinam os processos de memória e de aprendizagem (o hipocampo, o lóbulo temporal e o lóbulo parietal).

Quando observadas ao microscópio, as áreas cerebrais afetadas mostram duas mudanças específicas: placas senis (depósitos anormais de uma proteína chamada beta-amilóide) e novelos neurofibrilares (filamentos espirais anormais no interior dos neurônios). Por um mecanismo desconhecido, as placas senis e os novelos neurofibrilares provocam a lesão e a morte dos neurônios. Isso explica as mudanças intelectuais e de comportamento em pacientes que sofrem da doença de Alzheimer.

Teorias atuais

As teorias atuais sobre o surgimento da doença de Alzheimer tentam explicar como a morte dos neurônios afeta os níveis de neurotransmissores (substâncias químicas secretadas por um neurônio que influenciam outro neurônio).

Quando os neurônios lesionados morrem, ocorre uma diminuição correspondente no nível de neurotransmissores. As atividades normais dos neurônios (pensamento, sensibilidade, movimento do corpo) dependem dos níveis corretos de neurotransmissores. Uma redução desse nível pode afetar gravemente o funcionamento cerebral.

Os níveis do neurotransmissor acetilcolina são anormalmente baixos em pacientes que sofrem da doença de Alzheimer. E os níveis de outros neurotransmissores, como a serotonina e a noradrenalina, também são reduzidos. Os problemas estruturais (perda de neurônios) e os químicos (desequilíbrio dos neurotransmissores) no cérebro afetado pela doença de Alzheimer provocam a desconexão de áreas cerebrais que normalmente trabalham juntas.

Descrição da doença

Diante da suspeita da doença de Alzheimer, não devem ser tiradas conclusões apressadas, pois existem várias perturbações com as mesmas características.

Essas perturbações incluem depressão; reações a medicamentos ou interações entre remédios; desequilíbrios químicos causados por nutrição deficiente como a anemia perniciosa (deficiência da vitamina B12), diabetes ou altera-

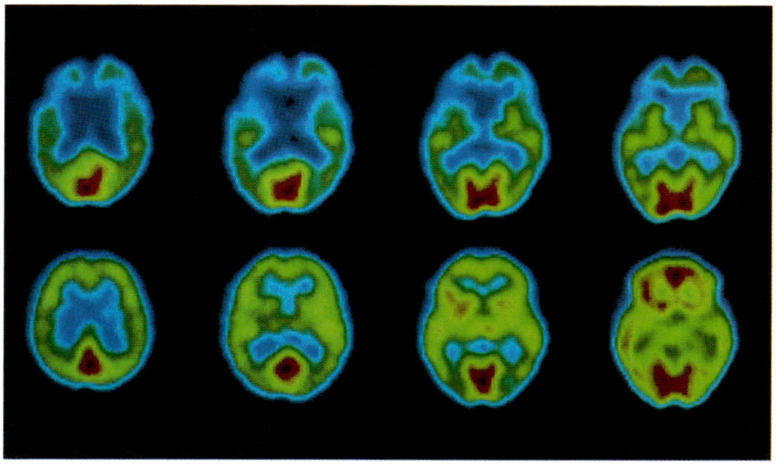

Foto do cérebro de um paciente com Alzheimer (acima) e de um cérebro normal (abaixo), com a comparação do resultado de diferentes estímulos recebidos.

ções da tireóide, problemas respiratórios e circulatórios que privam o cérebro dos níveis corretos de oxigênio ou de nutrientes.

Nem todas as demências são causadas pela doença de Alzheimer. O problema cerebral provocado por menor irrigação do cérebro (conhecido como "demência multi-infarto") é responsável por cerca de 12 a 20% das demências da terceira idade.

Por isso, diante de um possível quadro de demência, o primeiro passo é determinar se ela existe de fato e depois esclarecer se realmente trata-se da doença de Alzheimer ou de outra enfermidade com um quadro de demência. Para isso, o médico deve realizar um histórico clínico, um exame físico (inclusive um exame neurológico) e uma avaliação do estado mental do paciente.

Categorias do diagnóstico

Alzheimer provável. Neste caso, os demais problemas ou doenças que podem causar demência já foram descartados e a conclusão mais provável é que os sintomas são da doença de Alzheimer.

Alzheimer possível. Significa que a doença de Alzheimer é a principal causa dos sintomas de demência, mas que outras disfunções podem estar interferindo na progressão característica do mal, pois a doença evolui de forma diferente da normal.

Alzheimer definitivo. Este diagnóstico é teoricamente impossível durante a vida do paciente, pois não existe um método confiável para determinar a existência da doença. Assim, a confirmação só pode ocorrer depois da morte do doente, por meio da autópsia e do exame do tecido cerebral. A autópsia do cérebro é a única forma 100% segura de identificar a doença. Nesse caso, o tecido cerebral apresenta placas senis e novelos neurofibrilares. Até certo ponto, essas mudanças ocorrem no cérebro de todos os idosos, mas são muito mais evidentes no cérebro das pessoas com a doença de Alzheimer.

Sintomas característicos

A presença dos seguintes sinais e sintomas pode indicar a existência da doença de Alzheimer:

- **Perda da memória, afetando a capacidade profissional**. É normal esquecer de vez em quando uma tarefa, uma data de entrega ou o nome de alguém, mas o esquecimento freqüente ou inexplicável, em casa ou no trabalho, pode ser um sinal da doença.
- **Dificuldade para realizar as tarefas domésticas**. Uma distração pode ocorrer quando várias coisas são feitas ao mesmo tempo, como deixar uma panela no fogo enquanto se prepara outro prato. No entanto, a pessoa que sofre de Alzheimer pode fazer a comida e esquecer-se de servi-la ou até de fazê-la.
- **Problemas de linguagem**. Todo mundo pode sentir dificuldade para encontrar a palavra certa. No caso da doença de Alzheimer, a pessoa se esquece de palavras simples ou usa palavras inadequadas, que dificultam a compreensão de suas frases.
- **Desorientação no tempo e no espaço**. É normal esquecer que dia da semana é hoje, mas a pessoa que sofre da doença de Alzheimer chega a se perder em sua própria rua, não sabe onde está nem como voltar para casa.
- **Lucidez deficiente**. Não se agasalhar numa noite fria é uma distração comum, mas a pessoa doente pode vestir-se de forma inadequada — por exemplo, sair à rua de roupão de banho ou usar várias blusas num dia quente.
- **Dificuldade para o pensamento abstrato**. Fazer contas pode ser um desafio para muita gente, mas o paciente de Alzheimer às vezes nem consegue reconhecer os números ou fazer cálculos básicos.
- **Guardar objetos em lugares errados**. Qualquer pessoa pode esquecer onde deixou as chaves ou a carteira, mas o doente guarda, por exemplo, o ferro de passar roupa na geladeira ou o relógio no açucareiro, e depois não se recorda em que lugar estão.
- **Mudanças de humor e comportamento**. Todos vivem emoções, mas a pessoa que sofre da doença de Alzheimer tende a sofrer mudanças súbitas de humor sem uma razão aparente.
- **Mudanças de personalidade**. A personalidade pode mudar com a idade, mas o doente de Alzheimer se altera drasticamente, de forma súbita ou em curto espaço de tempo. Um paciente tranqüilo se torna mal-humorado, desconfiado ou temeroso.
- **Perda da iniciativa**. É normal enjoar do trabalho ou das obri-

gações sociais, mas a maioria das pessoas preserva ou recupera o interesse por essas atividades. Quem sofre da doença de Alzheimer, porém, perde o interesse por muitas de suas ocupações normais ou por todas elas.

Fases clínicas

A doença de Alzheimer evolui em diversas fases, que variam muito de um paciente para outro. Em geral, a evolução é lenta. Às vezes, os sintomas se mantêm estáveis durante algum tempo.

Fase inicial

Caracteriza-se pela perda da memória recente, incapacidade para aprender e reter novas informações, problemas de linguagem (sobretudo para encontrar certas palavras), mudanças de humor e alterações da personalidade.

Quanto à perda da memória, o doente pode não se recordar de acontecimentos recentes, como as férias ou a visita a um parente.

Da mesma forma, pode cometer erros ao tentar se lembrar do dia da semana, do mês ou da estação do ano. Em troca, pode lembrar-se de seu endereço, das condições climáticas externas e de acontecimentos atuais importantes, como o nome de um presidente ou chefe de Estado.

Nesta fase, a pessoa pode levar uma vida independente, apesar do prejuízo às capacidades de pensamento e funcionais para realizar atividades cotidianas. Assim, é mais difícil cuidar da economia doméstica, como pagar as contas.

Os parentes percebem, por exemplo, que o doente sente dificuldade para fazer a lista de compras ou para preencher um formulário. A pessoa tem consciência de sua perda de controle e memória e reage com irritação, hostilidade ou agitação. Por outro lado, evita participar de atividades que expõem suas deficiências, como conversar.

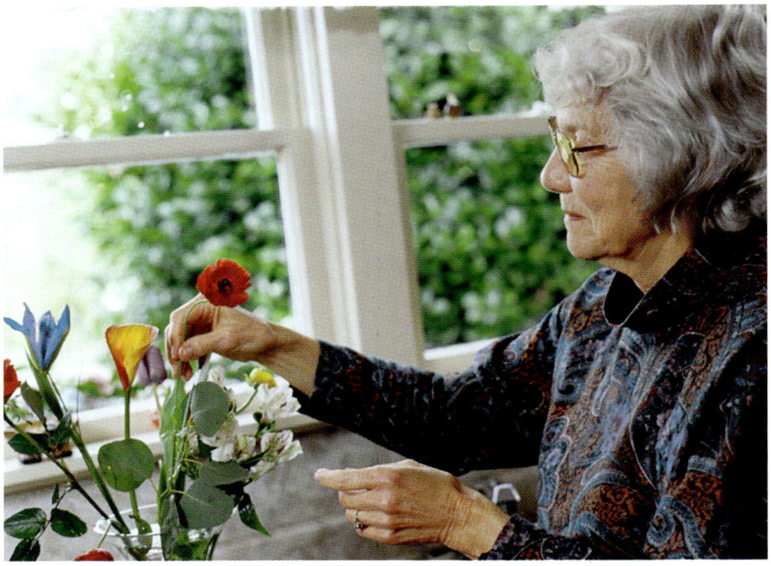

Planejar atividades, por mais simples que sejam, ajuda a melhorar os sintomas de alteração de comportamento, como a depressão, a agitação e a perambulação.

Fase intermediária

Os problemas desta fase já são graves. O doente não consegue mais viver sozinho, pois precisa de ajuda para comer, vestir-se e tomar banho.

Não se recorda de fatos importantes do mundo exterior, como o nome de um presidente, nem de aspectos de sua vida atual, como as condições climáticas ou seu endereço correto. Pode lembrar-se de alguns desses aspectos, mas não de outros. Além disso, as informações são retidas na memória de forma imprecisa. Por exemplo, o doente se lembra de seu endereço só em certos momentos.

A memória remota (de acontecimentos distantes) também é afetada. A pessoa perde a orientação de tempo e espaço. Por exemplo, o doente não se lembra do nome da escola que freqüentou por muitos anos nem o ano em que se formou. As deficiências para o cálculo são de tal ordem que uma pessoa com boa escolaridade apresenta dificuldade para contar para trás, começando por 20, de dois em dois.

Os problemas de conduta também se manifestam em forma de delírio, agitação, hostilidade, falta de cooperação e agressividade verbal ou física.

Fase avançada

Nesta fase, a capacidade para realizar atividades básicas da vida diária é afetada. Os doentes não conseguem escolher a própria roupa e precisam de ajuda para vestir-se adequadamente. A menos que sejam ajudados, podem vestir a roupa do avesso, sentir dificuldade para enfiar o braço na manga ou vestir-se na seqüência errada —

por exemplo, uma roupa de passeio por cima do pijama.

O doente precisa de ajuda para tomar banho. O maior problema é regular a temperatura da água. Se alguém fizer isso, ele pode continuar sozinho. Mas, à medida que essa fase avança, surgem novas carências para tomar banho e vestir-se.

Os doentes costumam sentir dificuldade em outras práticas de higiene, como escovar os dentes. Com a evolução da doença, perdem a capacidade de se comportar corretamente e de forma independente no banheiro. Se não forem observadas, podem jogar o papel higiênico no lugar errado.

À medida que essa fase evolui, os pacientes passam a sofrer de incontinência, primeiro urinária, depois fecal. No início, o paciente deve ser conduzido com freqüência ao banheiro.

Pensamento e capacidade de cálculo

O pensamento é tão precário que os doentes podem demonstrar pouco ou nenhum conhecimento quando indagados sobre aspectos importantes de sua vida atual, como o endereço ou o tempo que está fazendo. Geralmente, é tão difícil se lembrar dos acontecimentos atuais que o paciente não sabe sequer o nome do presidente do país ou de outras pessoas conhecidas.

Nesta fase, os doentes podem não se lembrar de fatos básicos da vida, como o nome de seus pais, sua profissão e o lugar do nascimento. Ainda se lembram do próprio nome, mas começam a confundir a identidade das pessoas (por exemplo, confundem seu cônjuge com o pai já falecido).

Alterações de comportamento

As alterações de comportamento são mais evidentes e ostensivas nesta fase da doença e se explicam pela reação psicológica do doente diante de sua situação.

Por exemplo, devido às suas deficiências de pensamento, ele não consegue canalizar suas energias para atividades produtivas. Por isso, começa a ficar agitado, anda pela casa, muda os objetos de lugar, guarda as coisas em lugares inadequados ou manifesta outras reações impróprias.

O medo, a frustração, o tédio diante de sua situação ou outras alterações cerebrais fazem com que o doente tenha acessos de raiva e se comporte de forma ameaçadora ou violenta. Uma vez que não pode mais ser independente, ele costuma sentir medo quando fica sozinho.

Assistência contínua

À medida que esta fase progride, o doente começa a precisar de assistência contínua em suas atividades diárias.

No início, a fala se limita a meia dúzia de palavras ininteligíveis. Com o tempo, ele perde a faculdade da fala. Junto com isso, não consegue se movimentar de forma independente e precisa de ajuda para andar. Mais tarde, não pode sentar-se sozinho.

Neste estágio da doença, as pessoas caem até quando estão sentadas, a menos que a cadeira tenha braços para apoio.

Os pacientes vão perdendo a capacidade de sorrir. No lugar de rir, fazem trejeitos. Por fim, perdem a capacidade de sustentar a cabeça erguida.

Nesta etapa, a rigidez que afeta as articulações, como os cotovelos, é quase sempre mais pronunciada. Geralmente, o doente morre ao longo desta última fase, isto é, cerca de 15 anos depois do início da doença.

A morte é causada por uma infecção ou por uma falha em alguma função vital.

Tratamento farmacológico

Infelizmente, a doença de Alzheimer não tem cura. É possível retardar sua evolução, mas não detê-la. Assim, o tratamento visa aumentar a capacidade do doente para realizar tarefas cotidianas, manter a qualidade de vida, diminuir a evolução dos sintomas e tratar a depressão ou os problemas de comportamento.

É possível prevenir a doença de Alzheimer?

Algumas pesquisas têm demonstrado que o hábito de se ocupar, fora do trabalho, com atividades que estimulem a mente (tocar um instrumento musical, fazer palavras cruzadas ou quebra-cabeças, jogar cartas etc.), pode contribuir, e até prevenir, os efeitos da doença de Alzheimer (uma vez que não existe tratamento preventivo).

O aumento de atividades físicas e intelectuais ajuda a retardar a evolução da doença, mas não descarta sua possível manifestação.

Novos remédios continuam sendo pesquisados. Foram descobertos vários genes associados ao Alzheimer, sugerindo novos tratamentos para bloquear a progressão dessa doença complexa.

O tratamento segue uma abordagem sistemática, isto é, devem ser tratadas primeiro as enfermidades que possam piorar os sintomas da doença de Alzheimer. Quando o doente está tomando remédios que podem agravar os sintomas do Alzheimer (como soníferos), a recomendação é fazer novas tentativas, utilizando-se outros medicamentos.

Inibidores da colinesterase

Os inibidores da colinesterase são medicamentos usados para potencializar as funções mentais e diminuir a degeneração das funções cognitivas. Esses medicamentos visam melhorar a memória e outras funções cognitivas, pois interferem em certas atividades químicas do cérebro.

Os medicamentos chamados tacrina, donepezilo e rivastigmina pertencem a esse grupo, mas a tacrina causa aumento das enzimas do fígado e por isso deixou de ser usada.

Acetilcolina

A acetilcolina é um mensageiro químico do cérebro que pode ter papel importante no funcionamento das células cerebrais relacionadas com a memória, o pensamento e a lucidez. A acetilcolina é fabricada por uma célula nervosa ou neurônio que transmite uma mensagem a outro neurônio. Uma vez recebida a mensagem, várias enzimas, como a acetilcolinesterase, desagregam a acetilcolina para que seja reutilizada posteriormente.

No cérebro afetado pela doença de Alzheimer, as células que utilizam a acetilcolina foram lesionadas ou destruídas e por isso os níveis desse mensageiro químico ficam mais baixos.

Os inibidores da colinesterase detêm a ação da acetilcolinesterase e, assim, retardam a degeneração da acetilcolina. Dessa forma, o remédio mantém os níveis de acetilcolina e ajuda a compensar a perda de neurônios.

Donepezil, rivastigmina e galantamina

A galantamina é comercializada em comprimidos; a dose inicial é de 4 mg, duas vezes ao dia, e a dose máxima é de 24 mg/dia. O donepezil, em comprimidos, deve ser tomado uma vez por dia (geralmente, à noite). A dose inicial é de 5 mg por dia e, depois de quatro ou seis semanas, se bem aceito, aumenta-se a dose até 10 mg por dia.

A rivastigmina é comercializada em comprimidos ou xarope. Sua dose também vai aumentando de forma gradual, para minimizar os efeitos colaterais. A dose inicial diária é de 1,5 mg e, depois de duas semanas, passa para 1,5 mg duas vezes ao dia. O objetivo é aumentar a dose gradualmente a cada duas semanas, para se chegar a uma dose de 6 mg a 12 mg ao dia. Quanto maior a dose, maior a possibilidade de efeitos colaterais. Para reduzi-los, o ideal é tomar o remédio na hora das refeições.

Efeitos colaterais

Os inibidores de colinesterase costumam provocar alguns efeitos colaterais, como náuseas, vômitos, perda de apetite e aumento das atividades intestinais. A combinação desses remédios não parece mais benéfica para o tratamento como um todo. Ao contrário, provavelmente causa efeitos colaterais mais graves.

Conselhos para quem cuida dos doentes

Cuidar de um doente de Alzheimer 24 horas por dia é uma tarefa exaustiva. Por isso, deve-se tomar certas precauções que ajudem a suportar a enfermidade do parente ou paciente. É importante levar em conta os seguintes conselhos:

- **Descanse sempre** que for possível e faça atividades lúdicas.
- **Preserve as amizades** e o contato com outras pessoas. Não se isole nem evite diversões pelo fato de ter um doente em casa. O bem-estar do doente depende da qualidade das atenções que recebe. Portanto, se você se cuidar, poderá cuidar melhor do doente.
- **Não se sinta culpado pelo estado do doente.** Lutar contra o inevitável causa mais dor.
- **Informe-se sobre a doença,** seus sintomas e sua evolução para enfrentar melhor sua degeneração progressiva.
- **Procure os serviços públicos e privados** com a ajuda dos assistentes sociais do bairro. Existem centros de saúde, ajuda em domicílio e associações familiares que podem orientar e auxliar na luta contra a enfermidade.

Antidepressivos, ansiolíticos e antipsicóticos

Alguns problemas graves de comportamento requerem um tratamento farmacológico. Existem vários medicamentos, como os antidepressivos (para tratar a depressão), os ansiolíticos (para tratar a ansiedade) e os antipsicóticos (para tratar o comportamento agressivo ou violento).

Como qualquer medicamento, eles também causam efeitos colaterais. Por isso, o tratamento deve ser iniciado com doses pequenas, aumentando-as pouco a pouco.

Outros remédios

Atualmente, outras substâncias estão sendo estudadas para o tratamento da doença de Alzheimer:

- **Selegilina e vitamina E**. Parece que retardam o avanço da doença, pois combatem as reações químicas que danificam os neurônios. A selegilina é usada no tratamento da doença de Parkinson.
- **Remédios que combatem a inflamação**, como a indometacina e a prednisona.
- **Estrógenos**. Melhoram as funções cerebrais da mulher, especialmente nas fases iniciais.
- **Ginkgo biloba**. É um remédio natural que combate a inflamação, tem ação antioxidante (evita a deterioração neurológica causada pelas reações químicas oxidantes), interfere no nível de neurotransmissores e melhora a circulação cerebral.

Alterações do comportamento

O cérebro afetado pela doença de Alzheimer faz o doente ter um comportamento diferente ou imprevisível. Alguns ficam ansiosos ou agressivos, outros repetem certas perguntas ou certos gestos. Quase sempre, esses comportamentos aparecem juntos e é difícil distinguir uns dos outros.

Os distúrbios nem sempre aparecem logo no início da doença e vão mudando de acordo com sua progressão. Além de causar mal-estar nos doentes, as mudanças acabam sendo frustrantes e estressantes para as pessoas que cuidam deles, pois são difíceis de entender e aceitar. Os distúrbios mais comuns são agitação, agressividade, desconfiança, alucinações, insônia e perambulação.

Quando esses problemas aparecem, deve-se verificar se não estão ligados a transtornos subjacentes como desidratação, dor crônica, efeitos colaterais de remédios, problemas visuais e auditivos, deficiências nutricionais, infecções ou depressão. O tratamento dessas disfunções médicas e psiquiátricas melhora muito o funcionamento cerebral do paciente.

Quando os transtornos subjacentes são descartados, os sintomas da doença de Alzheimer podem ser tratados com medicamentos, terapia não-medicamentosa ou com a combinação de ambos.

Como cuidar do doente

Andar de um lado para o outro, não dormir à noite, gritar, recusar-se a comer, jogar os alimentos e gritar insultos são atitudes características dos doentes de Alzheimer. Elas tornam mais difícil sua relação com a família, com o meio ou com os enfermeiros.

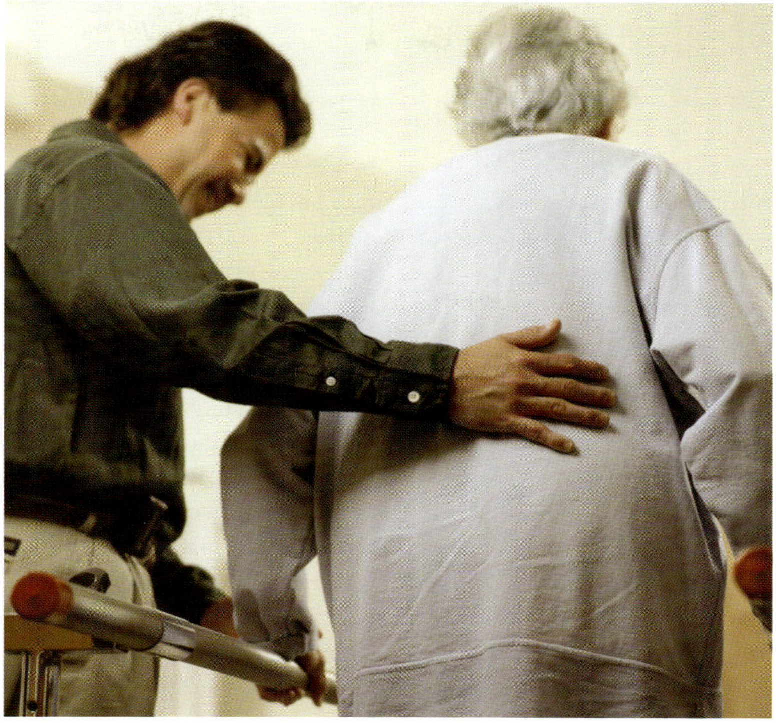

As pessoas que cuidam do doente de Alzheimer, geralmente o cônjuge ou os filhos, correm o risco de sofrer de depressão. Por isso, é recomendável buscar ajuda médica.

Tratamento comportamental

A primeira opção para minimizar os problemas de comportamento gerados pela doença de Alzheimer deve ser o tratamento não-medicamentoso. Os resultados costumam ser melhores sem o uso de medicamentos (sem contar que alguns remédios podem causar novos sintomas de demência).

O tratamento compreende:

- **Educação e conselhos aos familiares.** As pessoas enfrentam melhor a doença se estiverem bem informadas sobre ela. As associações de pacientes oferecem material educativo, conselhos e apoio aos familiares.
- **Adaptação do ambiente.** É importante adaptar a casa às condições do doente. Fatores ambientais como a intensidade da luz e os ruídos afetam o comportamento. Por exemplo, uma iluminação fraca pode deixar o doente inquieto e o excesso de ruído pode deixá-lo confuso. Além disso, é preciso evitar os perigos que cercam o paciente. Por exemplo, medicamentos e produtos de limpeza devem ser guardados fora de seu alcance, em lugar seguro.
- **Planejamento das atividades.** Na medida do possível, o doente deve manter-se ativo e seguir uma rotina estabelecida. Assim, o banho, as refeições e os cuidados higiênicos podem tornar-se atividades produtivas. Outra possibilidade são as atividades de lazer como pintura, leitura ou passeio.
- **Ser observador e aprender a se comunicar com o doente.** É preciso observar o doente, analisar suas mudanças de atitude, verificar o que o tranqüiliza ou o perturba. Dessa forma, quando se consegue encontrar a origem (em muitas situações, não há uma causa que justifique o comportamento do doente), é possível modificar as variáveis positivas ou negativas. A comunicação com o doente pode ser difícil. O ideal é usar frases simples, olhando sempre nos olhos e chamando sua atenção para ter certeza de que está ouvindo. Gestos e toques são úteis nesse sentido. É importante observar suas expressões, escutá-lo e ser receptivo a qualquer tentativa de comunicação.

Tratar dos problemas psicológicos e de comportamento é uma tarefa complexa, pois a capacidade de compreensão e comunicação dos pacientes é limitada. Para tratar os problemas mais comuns, seguem aqui algumas recomendações de caráter geral, que devem ser adaptadas ao jeito de ser e de se comportar do doente. Deve-se levar em conta em que fase se encontra o paciente de Alzheimer, que capacidades conserva e quais suas limitações.

Normas básicas

Para cuidar de um doente de Alzheimer, é preciso:

- **Tratá-lo com respeito e carinho.** Seu comportamento é conseqüência da doença. Por isso, não se deve zombar dele, tratá-lo como criança ou manifestar desprezo. Embora ele tenha perdido muitas de suas capacidades, continua sendo uma pessoa que merece ser tratada com respeito e dignidade.
- **Ajudá-lo a preservar sua autonomia.** Dessa forma, é possível reforçar sua auto-estima e ajudar a retardar sua degeneração. Sempre que possível, o doente deve realizar suas atividades sem ajuda.
- **Adaptar o ambiente a suas necessidades e limitações.** Assim, as coisas ficam mais fáceis e o doente se sente mais seguro. As mudanças devem ocorrer lentamente, para que o doente se adapte a elas. Uma vez introduzidas, devem ser mantidas sem alterações.

Mudanças de personalidade

No caso de uma doença neurológica como a de Alzheimer, que provoca graves alterações cerebrais, as mudanças de personalidade são freqüentes. Não são premeditadas, pois têm, na verdade, uma causa orgânica.

Quase sempre, as mudanças são drásticas. Por exemplo, um paciente que sempre foi submisso e educado pode gritar muito, agredir ou insultar os demais ou recusar-se a fazer o que lhe pedem.

Geralmente, as mudanças de personalidade oscilam entre a apatia e a indiferença até a agressividade e a desinibição.

Sugestões

- **Dê carinho, compreensão e ajuda ao doente**, sem julgá-lo nem pensar que sua atitude negativa é deliberada ou que ele se comporta dessa maneira de propósito para aborrecer ou causar preocupação. O doente tem de se sentir querido e aceito.

• **Anote tudo o que o perturba ou tranqüiliza**. Dessa forma, é possível encontrar a causa provável de uma mudança de atitude.

Apatia e indiferença

As pessoas que sofrem de demência costumam ter comportamento apático. Ficam sentadas, imóveis e caladas. Parece que nada pode tirá-las do estado de indiferença.

Sugestões

• **Estabeleça tarefas ou atividades que ajudem o enfermo a sair de seu isolamento**. Isso é indicado quando a reação é de apatia. Mas para isso é necessário conhecer o doente, saber suas preferências e as palavras ou situações que provocam uma reação melhor e ter o máximo de informação possível sobre sua vida anterior (onde vivia, profissão, atividades preferidas, costumes etc.). Vários pontos de apoio podem ajudar a estimulá-lo.

• **Aplique técnicas terapêuticas** como a musicoterapia, as terapias de orientação à realidade, a psicomotricidade ou a terapia ocupacional. Por exemplo, pode-se colocar uma música da qual o paciente goste, cantar com ele, fazê-lo seguir um ritmo e dançar. Essas são algumas das atividades das quais os doentes costumam gostar e que podem animá-los.

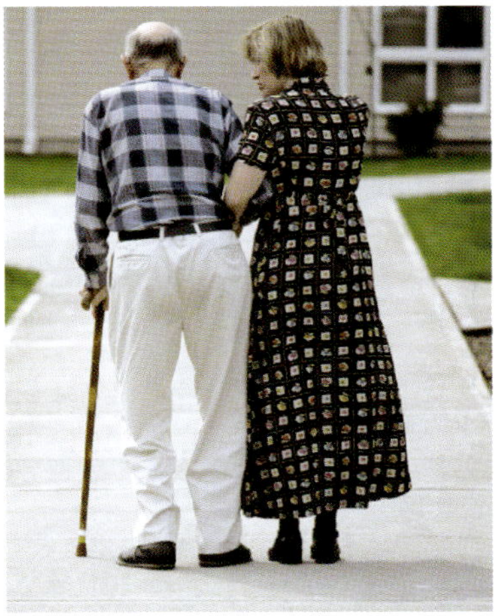

Caminhar com o doente e mantê-lo orientado em relação ao momento presente contribui para que ele não durma durante o dia.

• **Incentive atividades físicas**. O doente pode caminhar ou simplesmente ir a um parque ou jardim, sair para o quintal ou para a rua e tomar sol.

• **Estimule sua atividade mental** quando suas condições e seu estado permitem, sobretudo na fase inicial e na intermediária. O ideal é propor atividades simples, adequadas às suas capacidades. Não se deve forçá-lo nem deixá-lo nervoso, caso não consiga realizá-las bem. As atividades de orientação, como lembrar-se do dia e do lugar onde está, quem é e o que o rodeia, estimulam a percepção da realidade.

• **Recorde as normas básicas de alimentação e higiene** (como usar os cobertores, tomar banho etc.). Enumerar e descrever os objetos de uso cotidiano e recordar o que acabou de fazer ou o que fez no dia anterior são atividades que estimulam a memória recente. Recordar receitas simples e fazer com que o doente ajude em seu preparo, recordar as festas populares e comemorá-las, dar pequenas tarefas domésticas ao doente (dobrar a roupa, varrer um cômodo etc.) podem estimular sua capacidade mental e a memória remota que ainda conserva. Ele também se sente útil e se integra melhor na vida familiar ou na casa de repouso.

• **Terapias conduzidas por especialistas** em clínicas específicas (associações de familiares de doentes de Alzheimer ou centros de reabilitação ou consultas) ajudam os doentes e seus familiares, que sempre precisam de apoio.

Transtornos do sono

Muitos idosos que sofrem da doença de Alzheimer têm transtornos do sono. Acordam várias vezes durante a noite, dormem de dia, levantam-se cedo demais ou se recusam a ir para a cama.

Por causa de um transtorno na orientação espaço-temporal, podem levantar-se à noite sem saber que horas são, vestir-se e andar pela casa sem saber aonde vão ou realizar tarefas impróprias para o lugar e a hora (fazer as malas para viajar, vestir-se para ir ao trabalho, ir à cozinha para comer, limpar ou arrumar armários).

A sensação de desorientação pode provocar crises de ansiedade, com gritos ou choro. Também podem ter pesadelos que incomodam e os fazem despertar. Podem-se levantar da cama e remexer todos os objetos do quarto, acordando as outras pessoas.

Descobrir a origem dessas perturbações do sono pode ser difícil, mas geralmente elas são causadas pela falta de atividade diurna, pelo hábito de dormir de dia ou pelo efeito dos medicamentos.

Na fase avançada da doença, os idosos também requerem cuidados noturnos, como mudanças de posição ou troca de fraldas, que podem interromper o sono.

Os familiares que assistem o doente podem ter dificuldade para compreender e aturar esses comportamentos, que provocam grande perturbação em suas vidas. Já se sentem esgotados porque cuidam do doente durante todo o dia e além disso não conseguem dormir tranqüilos à noite. Por isso, é preciso procurar soluções e orientações o quanto antes.

Sugestões

Quando o doente acorda várias vezes durante a noite:

- **Converse com ele com calma e em voz baixa**. Tente não se alterar nem discutir. O doente pode ter acordado porque sentiu medo ou talvez esteja intranqüilo e agitado por causa de alguma coisa que lhe aconteceu.
- **Leve-o de volta para a cama, caso ele tenha se levantado**. Mostre a escuridão da noite lá fora, para que ele se oriente, e explique que naquele momento é preciso dormir. Se necessário, ponha um relógio grande no quarto de dormir, para que ele saiba que horas são. Nas fases avançadas da doença, não é preciso argumentar sobre o comportamento do doente. A atitude mais eficaz é distraí-lo e convidá-lo de forma carinhosa a voltar para a cama.
- **Feche janelas e varandas**. Feche todos os quartos nos quais o doente não deveria entrar, caso se levante. Retire os obstáculos nos quais ele possa tropeçar. Ponha grades na escada para evitar o acesso. É melhor não colocar um tapete ao lado da cama. Os chinelos do doente devem ficar ao alcance dos pés e devem ser fáceis de calçar.
- **Não deixe o doente tomar muitos líquidos e leve-o ao banheiro antes de dormir**. O jantar deve ser leve e nutritivo e ser servido duas horas antes do momento de ir para a cama.
- **Faça companhia ao doente e deixe-o caminhar ou sentar-se num sofá**, caso ele não queira voltar para a cama e esteja muito agitado. Se ele insistir em continuar o que estava fazendo e não houver perigo, deixe-o à vontade e observe-o à distância. Essa atitude pode ser mais eficaz do que discutir ou obrigar o doente a voltar para a cama, já que ele pode levantar-se de novo logo em seguida. É uma boa idéia instalar um aparelho de escuta no quarto do doente, para vigiá-lo.
- **Ponha uma luz de orientação nos corredores por onde o doente circula e no quarto dele**, de fácil acesso, e deixe-a acesa.
- **Evite os ruídos da rua no quarto de dormir do doente**. O quarto deve ser amplo, seco e bem arejado. A cama deve ser confortável e, se possível, de altura regulável e articulada. O doente não deve sentir frio nem calor e a roupa de cama não deve ser pesada. Se houver perigo de queda, ponha grades na cama.
- **Leve o doente para a cama sempre no mesmo horário.**
- **Proponha atividades tranqüilizantes**: leia um trecho de livro, uma poesia ou uma notícia de jornal, ponha uma música relaxante para tocar ou conte alguma história em voz suave. De noite, todos se sentem mais cansados. Por isso, é importante evitar o excesso de estímulos neste momento e não programar atividades antes de dormir que desagradem ao doente, para que ele não fique irritado.

Quando o doente dorme de dia:

- **Mantenha o doente ativo durante o dia**. Esse é um dos melhores remédios para que durma bem à noite. É possível encontrar atividades adequadas às suas possibilidades, como já foi dito.
- **Deixe-o fazer a sesta**, mas não por muito tempo.
- **Durante o dia, tire o doente da cama** e leve-o para outro ambiente,

O que fazer quando o doente tem delírios ou alucinações

- **Consulte um médico**. Se o paciente nunca apresentou pensamentos distorcidos e eles se manifestam de repente, é preciso descartar a hipótese de um estado de confusão causado por doença aguda. As alucinações também podem ocorrer em função de outros distúrbios (por exemplo, no caso de problemas visuais ou auditivos).
- **Não contrarie o doente.** Isso só vai fazer com que ele se irrite mais e comece a gritar, esbravejar ou agir com violência. Para ele, sua percepção é totalmente real. A melhor atitude é distraí-lo, fazer com que se mexa, levá-lo para outro ambiente, realizar alguma atividade que o tire de sua agitação, cantar uma canção, abraçá-lo, pegar sua mão, fazê-lo ouvir música ou surpreendê-lo com algum objeto que chame sua atenção. O paciente deve focalizar sua atenção em algo real, no momento e no lugar presentes.
- **Mantenha a calma**. O paciente tem de perceber que a pessoa que cuida dele não está alterada.

para que ele estabeleça uma relação entre a noite e o hábito de dormir.

- **Consulte o médico sobre o uso de tranqüilizantes** ou hipnóticos para que o doente durma à noite.
- **Quando nada disso funcionar** e o paciente continuar dormindo de dia, aproveite para descansar.

Delírios e alucinações

Os delírios são interpretações errôneas da realidade, pensamentos distorcidos e falsas impressões que o paciente encara como verdadeiras. Nesse caso, é difícil convencê-lo de seu erro ou provar que suas impressões são falsas.

O paciente pode achar que está no lugar onde nasceu, que as pessoas que cuidam dele querem prejudicá-lo ou não são quem dizem ser, que seu companheiro é infiel e o engana com outras pessoas, que estão querendo roubá-lo ou envenenar sua comida, que alguém o está seguindo ou vigiando, ou que as pessoas que aparecem na televisão entram em sua casa.

É provável que esconda seus objetos pessoais ou os guarde em lugares estranhos. Depois, não consegue encontrá-los e pensa que foram roubados. Isso pode converter-se numa obsessão. Os danos cerebrais da doença de Alzheimer podem causar esses pensamentos paranóicos.

As alucinações são percepções errôneas da realidade, uma distorção dos sentidos. Um paciente que sofre de alucinações pode ver, ouvir, cheirar ou tocar coisas que não estão acontecendo ou não existem. Por exemplo, pode ouvir a voz de alguém que o chama ou grita com ele, ver pessoas que não estão presentes ou já morreram. Isso faz com que tente encontrar essas pessoas ou falar com elas.

Transtornos da conduta alimentar

Os problemas de conduta alimentar são muito comuns nos portadores de Alzheimer. Pode haver desnutrição ou, ao contrário, uma tendência para a superalimentação, passando por comportamentos conflitivos, como jogar a comida, ingerir coisas não-comestíveis, recusar-se a abrir a boca, não conseguir engolir, brincar com os alimentos e sujar-se com eles.

Os transtornos de memória e orientação podem ter um papel nesse contexto, já que o doente se esquece se já comeu e como usar os talheres.

A dieta deve ser equilibrada e adequada a seu estado de saúde. Quando os problemas persistem, é preciso consultar um médico para procurar soluções e avaliar se é o momento, por exemplo, de começar a dar alimentos pastosos ao doente.

Sugestões

- **Mantenha horários regulares de alimentação**. As mudanças desorientam o doente. Uma boa idéia é fazê-lo identificar o horário das refeições com um ritual prévio, como pôr a mesa, lavar as mãos e colocar um avental ou um babador grande antes de se sentar para comer.
- **Prepare um cardápio equilibrado com a ajuda do médico e nutricionista**, sem esquecer os alimentos com os quais o doente está acostumado, respeitando suas preferências sempre que possível.
- **Verifique regularmente as próteses dentárias** ou possíveis lesões na boca que poderiam prejudicar a alimentação do doente.
- **Incentive sua autonomia ao máximo**. Deixe-o comer sozinho enquanto for possível, mesmo que ele demore mais ou acabe se sujando. Ofereça alimentos que podem ser apanhados com as mãos (croquetes, bolinhos, sanduíches, batatas fritas etc.).
- **Use talheres adequados, de fácil manuseio**, com cabos pesados e extremidade curva. Os pratos devem ser grandes, inquebráveis e de uma cor que contraste com a toalha de mesa. Use toalhas individuais de plástico, antideslizantes, para que o prato não caia da mesa. Os copos devem ter base sólida e não podem estar muito cheios. Evite mudar o tamanho e a cor dos objetos — cada refeição tem de se transformar em um ato de rotina.
- **Deixe o doente comer em seu próprio ritmo, sem apressá-lo**. Quando ele se recusa a comer, ofereça alimentos que ele já conhece ou peça sua ajuda, se possível, para preparar a refeição. Estimule o reflexo de abrir a boca com massagens nos maxilares. Gesticule diante do doente, abrindo a boca. Sirva os pratos de maneira atraente, para que despertem o apetite. Quando o estado do doente é muito precário e o médico deu orientações nesse sentido, acrescente caldo concentrado de carne aos pratos cozidos, uma colher de leite em pó enriquecido no copo de leite ou use suplementos vitamínicos.
- **Se o doente tem tendência a comer demais, não sirva muitos alimentos no prato**. Entre as refeições, dê-lhe pequenas quantidades de alimentos saudáveis e com baixo

teor de calorias (frutas ou laticínios desnatados). Se ele pedir comida, tente distraí-lo com outra coisa. Em último caso, tranque os armários da cozinha ou a despensa.

- **Evite distrações à mesa, como a televisão.** Sirva a comida em um ambiente tranqüilo, para que o doente possa concentrar-se na tarefa de comer. É melhor servir os alimentos um por um, evitando o acúmulo de objetos na mesa, que poderia distrair o doente.
- **Quando o doente se levanta demais durante as refeições**, fixe a cadeira diante da mesa e use pratos térmicos que mantenham a temperatura da comida.
- **Quando o doente tem tendência a engasgar, sirva os alimentos em pedaços pequenos ou triturados.** As colheradas não devem ser muito cheias. Se ele costuma se engasgar com líquidos, tente engrossar as bebidas com gelatina ou ofereça sucos encorpados. Os líquidos devem ser servidos em vasilhames fechados e opacos. O doente deve se sentar corretamente, com as costas retas. Antes de lhe dar uma colherada, verifique se ele engoliu a anterior. Incentive o doente a mastigar.
- **Verifique a temperatura dos alimentos e dos líquidos oferecidos ao doente**, pois ele vai perdendo aos poucos a capacidade de distinguir entre frio e calor.
- **Prefira alimentos pastosos na fase avançada da doença**, quando o paciente já não consegue engolir sem ajuda. A dieta deve continuar sendo completa e variada. Use uma colher, uma seringa ou uma mamadeira. Converse com o médico sobre a necessidade de alimentação por sonda nasoentereal.
- **Não se esqueça de que comer é uma atividade social**, além de ser uma necessidade básica. Por isso, sempre que possível, saia com o doente para comer fora ou convide a família, peça sua ajuda para comprar os alimentos ou pôr a mesa.

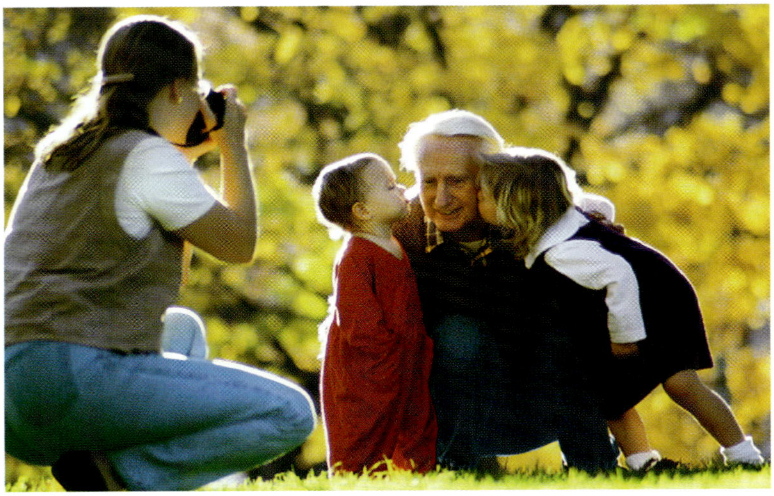

Os portadores de Alzheimer podem ser muito sensíveis às emoções das pessoas que cuidam deles.

Depressão

Depressão e demência são dois transtornos que podem ocorrer ao mesmo tempo na velhice. Cerca de 50% dos portadores de Alzheimer apresentam também sintomas de depressão.

Os pacientes que sofrem de demência e depressão mostram mudanças bruscas de humor, perda de interesse por atividades gratificantes, transtornos do sono e da alimentação, isolamento social, fadiga e sentimentos de inutilidade, culpa e remorso. Além disso, outros sintomas podem agravar-se, como os delírios, a agitação e a incontinência. Os doentes passam a subestimar suas próprias capacidades funcional e mental.

A depressão nem sempre se manifesta em doentes que sofrem de demência. A perda da memória pode deixá-los totalmente inconscientes de seu estado verdadeiro e eles não têm nenhum sinal depressivo. Alguns, inclusive, podem mostrar euforia.

Falta de atividade

A depressão e a demência deterioram a capacidade do doente de enfrentar as atividades da vida diária. Seu baixo estado de ânimo e as perdas cognitivas reforçam a falta de atividade. A perda de interesse pelas tarefas diárias faz com que o doente se sinta inútil e dependente e isso aumenta seu desespero, angústia e tristeza.

O tratamento da depressão nos portadores de Alzheimer é complicado, mas não impossível. Um idoso pode sofrer somente de depressão, mas os sintomas que ele manifesta (apatia, desvinculação, falta de comunicação com o ambiente, desinteresse pelas tarefas básicas, problemas de memória e atenção) podem levar à conclusão falsa de que ele sofre de demência.

No entanto, as pesquisas comprovam que, na velhice, uma depressão de longa duração e sem tratamento pode causar demência.

Por isso, deve-se levar em conta o estado de ânimo de um paciente idoso. O diagnóstico, a avaliação e o tratamento da depressão devem estar nas mãos de um especialista. No entanto, alguns procedimentos podem ajudar a enfrentar melhor esse problema.

Sugestões

- **Proponha atividades agradáveis ao doente**, fáceis e de curta duração. Podem ser coisas que ele gostava de fazer no passado ou em épocas recentes. Estimule sua memória e sua linguagem com brincadeiras simples.
- **Dirija sua atenção para coisas positivas.** É melhor não conversar com o paciente sobre sentimentos que lhe causam tristeza.
- **Reforce seus sentimentos de utilidade e segurança.** Não proponha atividades muito complicadas, pois elas podem aumentar sua frustração. Sobretudo em casos graves, não obrigue o doente a escolher entre várias opções, nem ensine coisas novas que ele seja incapaz de assimilar. Estimule as capacidades que o doente ainda mantém.
- **Adapte seu ritmo ao ritmo do doente**, não o contrário. É preciso boa dose de paciência quando o doente demora para fazer as coisas, recusa-se a obedecer ou não consegue explicar seus desejos. A capacidade de observação e o respeito pelo ritmo do doente ajudam a entendê-lo e conhecê-lo melhor.
- **Não pense que seu transtorno mental o torna insensível.** Mesmo os pacientes em estágios avançados da doença conseguem perceber o humor das pessoas que cuidam deles. É preciso agir com tranqüilidade, para que o doente também se sinta tranqüilo.

Perambulação

Às vezes, os portadores de Alzheimer são vistos andando de um lugar para outro sem saber aonde vão ou perdidos na rua sem conseguir voltar para casa. Com freqüência, eles também se mostram agitados ou são incapazes de ficar tranqüilamente sentados.

A perambulação nem sempre é um problema. No entanto, ela começa a ser uma dificuldade quando acontece em locais impróprios ou quando o doente está sujeito a perigos como cair, perder o caminho ou agredir outras pessoas.

A perambulação pode ter várias causas: dor física, desconforto, fome, sede ou vontade de ir ao banheiro. O doente pode sentir medo ou angústia e deixa o quarto ou a casa para respirar, evitar a sensação de enclausuramento ou fugir do barulho.

Esse comportamento também pode ser causado por mudança de casa ou ambiente.

Sugestões

- **Caminhe todos os dias com o doente** ou aproveite os momentos de perambulação para dar um passeio e acalmá-lo.
- **Evite mudanças de endereço**, reformas, visitas e viagens que não forem necessárias. Mantenha o doente cercado por objetos que lhes sejam familiares.
- **Adapte o ambiente** para que o doente possa andar com segurança e não tropece ou não tenha acesso a locais perigosos.
- **Evite que o doente se perca** quando passeia sozinho na rua, pondo um cartão em sua roupa com dados pessoais que o identifiquem. Informe os vizinhos e os comerciantes do bairro sobre o problema do paciente, para que orientem ou avisem a família se encontrarem o doente perdido.
- **Identifique os aposentos da casa com letreiros.**
- **Evite obstáculos que atrapalhem os movimentos do doente** (grades, barreiras). Eles podem aumentar sua agitação e causar hostilidade. Só devem ser usados em último caso.

Atividades cotidianas

Aquilo que todos estão acostumados a fazer quase sem pensar pode exigir grande esforço do doente e das pessoas que cuidam dele. Por isso, na vida cotidiana é preciso tomar algumas precauções.

Roupa

Na fase intermediária da doença de Alzheimer, o paciente começa a ter dificuldade para se vestir. Não sabe a ordem em que deve colocar as peças nem consegue escolher a roupa adequada ao clima, não se lembra de quando se trocou e não reconhece seus objetos pessoais.

Caso surjam problemas como esses, pode-se ajudar o doente da seguinte maneira:

- **Deixe-o vestir a roupa sozinho e agir com autonomia** ou pelo menos deixe-o colocar as peças mais fáceis, sempre que possível.
- **Se o doente for inválido, comece a vesti-lo na cama** pela parte de baixo e a seguir sente-o na cadeira de rodas para vestir as roupas da parte de cima.
- **Prefira roupas fáceis de vestir.** É melhor trocar todas as peças de roupa que precisam ser abotoadas ou amarradas por outras com fe-

chos adesivos (velcro). As roupas devem ser folgadas (de tamanho um número maior do que o normal) e os colarinhos devem ser largos. Prefira calças ou saias sem zíperes ou botões e sapatos sem cadarços, sem saltos e com sola antiderrapante.

• **Identifique a roupa** das gavetas e armários com pequenas etiquetas.

• **Vista o paciente com roupa de baixo difícil de tirar**, se ele tiver tendência a tirar a roupa (por exemplo, um *body* ou camisas que não possam ser desabotoadas na parte da frente).

• **Quando o paciente se recusa a vestir a roupa, tenha paciência** ou tente distraí-lo.

Nas fases avançadas da doença, ele pode ter grande dificuldade para se movimentar e sua rigidez torna mais difícil a tarefa de vestir a roupa. Nesse caso, é necessário pedir ajuda.

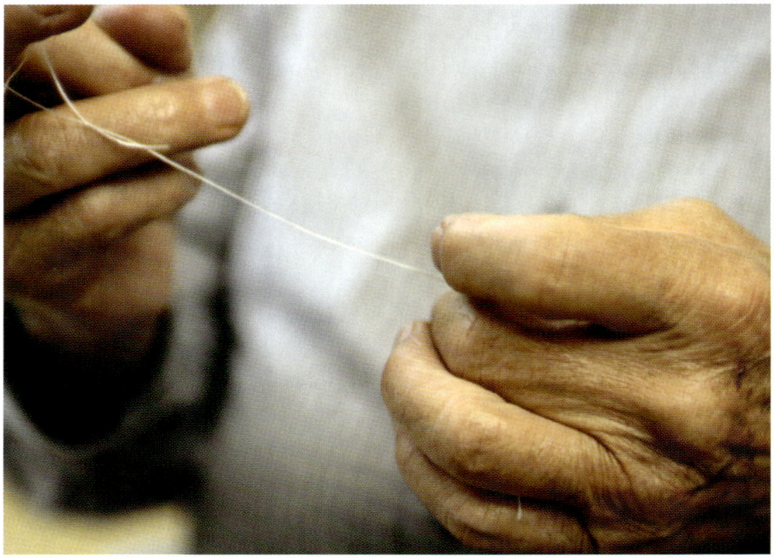

Cuidados simples de higiene pessoal, como passar fio dental nos dentes, podem se converter em um problema para os doentes de Alzheimer. Para contornar essa situação, procure respeitar os hábitos e a intimidade da pessoa, mas não deixe de estabelecer uma rotina diária de cuidados.

O banho

O banho pode causar reações negativas no doente e tornar-se um momento de tensão.

Por isso, leve em conta os seguintes conselhos:

• **Respeite os hábitos do doente**, contanto que sua higiene seja satisfatória.

• **Preserve sua intimidade** e respeite-o se ele sentir vergonha.

• **Estabeleça uma rotina** para a forma e a freqüência do banho. Observe em que momento do dia o banho é mais gratificante.

• **Prepare tudo o que for necessário antes de começar o banho**: toalha, sabonete, esponja, creme hidratante etc.

• **Adapte as instalações para que o banho seja seguro**: compre tapetes antideslizantes e banquetas que caibam na banheira ou na ducha, e instale barras para apoio de cor vibrante.

Lembre-se também que banhar o doente sentado é mais cômodo para ele e para a pessoa que o ajuda.

• **Use um recipiente para enxaguar o doente** se ele sentir medo do bocal da ducha.

• **Não use o secador de cabelos** se assustar o doente.

• **Adapte a temperatura da água às preferências do doente** e deixe-o tocar a água antes do banho, pois pode não gostar da temperatura.

• **Deixe o doente tomar banho sozinho enquanto ainda for capaz**. No entanto, fique por perto para vigiá-lo.

• **Limpe o doente na cama, na fase terminal**, quando ele não conseguir ficar de pé. Para isso, coloque um plástico sobre o colchão e o travesseiro ou use um revestimento apropriado para esse fim.

Ir ao banheiro

É um ato muito íntimo, por isso é preciso ser discreto se o doente precisar de ajuda e sentir vergonha.

A presença de outra pessoa pode perturbar o doente, por isso leve-o ao banheiro e, se possível, deixe-o sozinho por um momento. Siga os seguintes procedimentos:

• **Fixe horários** de ida ao banheiro se o doente pedir constantemente para fazer suas necessidades.

• **Facilite os movimentos** de sentar e levantar da privada, com barras de apoio ou argolas numa corrente presa ao teto.

• **Faça com que o doente se lembre de ir ao banheiro**, caso ele perca a iniciativa.

• **Troque as fraldas com freqüência** se o doente sofrer de incontinência. Mantenha-o limpo e hidrate sua pele. Verifique se as evacuações são regulares e freqüentes.

Arteriosclerose Periférica

SINTOMAS	FATORES DE RISCO	TRATAMENTO
• Dores musculares nas coxas, tornozelos ou pés • Dores musculares intensas na perna • Pernas ou pés frios • Formigamento ou parestesias • Queda dos pêlos das pernas • Palidez ou cianose • Mudança de coloração das pernas • Pulsação reduzida nas extremidades • Dificuldade para caminhar	• Tabagismo • Obesidade • Colesterol alto • Falta de atividade física • Hipertensão • Idade superior a 50 anos • Sexo masculino • Diabetes	• Tratamento farmacológico • Tratamento cirúrgico • Medidas preventivas

A arteriosclerose é uma das doenças mais freqüentes do mundo ocidental. Calcula-se que cerca de 20% das pessoas com mais de 64 anos de idade sofrem de arteriosclerose (ou arteriopatia) periférica.

O que é arteriosclerose?

A arteriosclerose periférica é uma doença dos vasos sangüíneos periféricos (artérias distantes do coração) caracterizada pelo estreitamento e endurecimento das artérias que irrigam as pernas e os pés, reduzindo o fluxo de sangue.

A arteriosclerose (endurecimento das artérias) costuma ter início nas artérias das pernas e dos pés. O estreitamento pode agravar-se até a oclusão total do vaso. As paredes do vaso vão perdendo elasticidade e não conseguem se dilatar para permitir a passagem de um fluxo maior de sangue — por exemplo, quando se praticam exercícios. O depósito de cálcio nas paredes das artérias causa seu estreitamento e rigidez.

Faz parte do grupo de risco da doença quem tem antecedentes pessoais ou familiares de:

- Doença das artérias coronárias.
- Doença cerebrovascular.
- Diabetes.
- Hipertensão.
- Doença renal.

Sinais e sintomas

Geralmente, os sintomas afetam uma única extremidade. Quando a arteriosclerose se manifesta nas duas extremidades, a intensidade dos sintomas costuma ser diferente. Os sintomas são:

- **Dores musculares nas coxas, tornozelos ou pés.**
- **Claudicação intermitente** (dores musculares intensas na perna). Surge com o exercício (por exemplo, ao caminhar) e melhora com o repouso.
- **Pernas ou pés frios.**

Fatores de risco que não podem ser modificados

- **Idade.** Tem grande importância, embora a arteriosclerose não seja uma doença exclusiva da velhice. A maioria dos casos ocorre entre 50 e 70 anos de idade.
- **Sexo.** A arteriosclerose é mais freqüente nos homens (afeta três homens para cada mulher). No entanto, a influência do sexo tem relação com a idade. Assim, antes dos 50 anos a arteriosclerose é uma doença quase exclusivamente masculina (95%); entre os 50 e os 60 anos afeta oito homens para cada mulher, mas a partir dos 60 anos de idade essa relação tende a se equilibrar.

- **Sensação de formigamento** (parestesias) nas pernas ou pés, quando o paciente está em repouso.
- **Queda dos pêlos nas extremidades inferiores**.
- **Palidez ou cor azulada (cianose)**. Deve-se à falta de oxigênio por redução do fluxo sangüíneo.
- **Mudança de coloração das pernas**.
- **Pulsação reduzida ou ausente nas extremidades**. Quando a artéria se estreita, deixa passar menos quantidade de sangue, reduzindo a pulsação. Quando a artéria se obstrui totalmente, o sangue não passa e a pulsação é nula.
- **Dificuldade para caminhar**.

Cuidados com o "pé diabético"

- Controle a taxa de açúcar no sangue (o diabetes é causado pela taxa excessiva de glicose no sangue).
- Faça um exame dos pés com um profissional da área de saúde, no mínimo uma vez por ano ou quando suspeitar de algum problema.
- Lave os pés todos os dias e seque-os bem, sobretudo entre os dedos.
- Observe os pés diariamente para comprovar se existem cortes, bolhas, inflamações ou vermelhidão. Para examinar a planta do pé, use um espelho ou peça a ajuda de outra pessoa. Se perceber alguma alteração, por menor que seja, consulte o médico.
- Nunca caminhe descalço.
- Use calçados apropriados.
- Corte as unhas retas e lixe as bordas.
- Antes de calçar os sapatos, sacuda-os bem. Uma simples pedrinha pode causar muitos problemas.

Fatores de risco

Existem vários fatores de risco da arteriosclerose que podem ser controlados. São os seguintes:

- **Fumar**. A nicotina (um dos principais componentes da fumaça dos cigarros) pode provocar o crescimento de novos vasos sangüíneos, fenômeno conhecido como angiogênese e que contribui para a formação de placas de ateroma. A nicotina também estimula a agregação das plaquetas, favorecendo a formação de coágulos sangüíneos ou trombos, que aumentam a obstrução das artérias. Outro efeito prejudicial do tabaco é a elevação da pressão arterial. O risco de sofrer de arteriosclerose é multiplicado por 1,7 nas pessoas que fumam até 30 cigarros/dia e por quase quatro nas pessoas que fumam mais de 30 cigarros.
- **Obesidade**. Quanto maior é o peso, maior é o risco de sofrer arteriosclerose. Geralmente, a obesidade tem relação com uma dieta rica em gorduras. O consumo excessivo de gorduras provoca o acúmulo de colesterol nas paredes das artérias, fenômeno conhecido como aterosclerose (um dos tipos principais de arteriosclerose). As placas de ateroma podem corroer a parede arterial, diminuir a elasticidade da artéria e interferir no fluxo sangüíneo.
- **Colesterol alto**. A aterosclerose é diretamente proporcional à taxa de colesterol no sangue. Uma taxa de colesterol total abaixo de 200 miligramas por decilitro (mg/dl) é considerada normal, pois essa quantidade representa um risco mínimo de formação de placas de ateroma — ou aterosclerose. Quando a taxa passa dos 200 mg/ml, o risco da doença aterosclerótica aumenta. As pessoas com taxas iguais ou superiores a 240 mg/dl correm grande risco de sofrer esse tipo de doença. É importante saber que a taxa de colesterol aumenta com a idade.
- **Sedentarismo**. A prática regular de exercícios ajuda a eliminar o colesterol e evitar o excesso de peso.
- **Hipertensão**. A tensão arterial é a pressão com que o sangue flui pelas artérias. Quando o sangue circula numa pressão acima da normal, com o tempo acaba por lesar a parede arterial. O colesterol tem tendência a se acumular nas paredes lesionadas das artérias, dando origem à aterosclerose. Por esse motivo, recomenda-se manter uma pressão arterial abaixo de 140 mmHg para a pressão sistólica e abaixo de 90 mmHg para a pressão diastólica.

Tratamento farmacológico

Os medicamentos para o controle da arteriosclerose são os seguintes:

- **Medicamentos analgésicos** para o controle da dor.
- **Medicamentos vasodilatadores**. Dilatam os vasos sangüíneos, melhoram o fluxo do sangue e a oxigenação dos tecidos.
- **Agentes antiplaquetários**. Interferem na agregação das plaquetas, que ajuda a formar a placa de ateroma. O ácido acetilsalicílico é

um antiagregante eficaz (recomendam-se 300 mg ao dia). Um de seus efeitos colaterais é a gastrite, por isso é contra-indicado para pacientes com úlcera gastroduodenal.

Tratamento cirúrgico

O tratamento cirúrgico costuma ser reservado para casos graves, quando o paciente perdeu a capacidade de trabalhar ou fazer atividades cotidianas. Existem dois tipos de intervenções:

- **Endarterectomia**. É a extração cirúrgica do revestimento interior da artéria, realizada com cateter.
- **Enxerto (*bypass*)**. O vaso sangüíneo é reparado ou substituído por um enxerto, que pode ser uma veia ou um enxerto sintético.

Outras técnicas

Como alternativa à cirurgia, pode-se recorrer a outros tratamentos:

- **Angioplastia com balão**. É uma técnica semelhante à usada para abrir as artérias coronárias, mas é aplicada nos vasos sangüíneos da extremidade afetada, às vezes seguida pela implantação de um *Stent*, pelo tratamento a laser ou por outros tratamentos.
- ***Stent***. É a inserção no interior da artéria de uma espiral de metal, semelhante a uma pulseira, que mantém a artéria aberta.
- **Angioplastia a laser**. É feita com um cateter que incorpora um instrumento a laser. Pode ajudar a romper os depósitos de gordura da placa de ateroma.

Medidas preventivas

As medidas de prevenção da arteriosclerose das extremidades são:

- **Pratique exercícios com moderação regularmente**. Recomenda-se a caminhada ou outros exercícios que não provoquem dor nas extremidades, alternados com períodos de descanso. Com o tempo, a circulação tende a melhorar.
- **Pare de fumar**. O tabaco, como já foi visto, provoca constrição das artérias, diminui a capacidade do sangue de transportar oxigênio e aumenta o risco de formação de trombos (coágulos).
- **Modifique a dieta** se a taxa de colesterol no sangue estiver alta. Na prática, tente alcançar uma ingestão de gordura inferior a 30% das calorias totais diárias, uma ingestão de gorduras saturadas (de origem animal) inferior a 10% do total de gorduras e uma ingestão de colesterol inferior a 300 mg ao dia, preferindo gorduras insaturadas (de origem marinha e vegetal) e um consumo maior de frutas, cereais e vegetais. Uma dieta saudável e equilibrada ajuda a alcançar e manter o peso ideal.
- **Cuide dos pés**, se sofrer de diabetes. A doença pode causar lesões nos vasos sangüíneos, prejudicando a circulação. Quando uma pessoa diabética sofre um corte ou tem uma bolha nos pés, essas lesões demoram mais para sarar do que nas pessoas saudáveis (as lesões se curam mais lentamente quando a circulação é ruim). Além disso, e pelo mesmo motivo, as lesões num diabético têm mais probabilidade de inflamar.

Claudicação intermitente

Trata-se de um sintoma da arteriosclerose, geralmente caracterizado por dores ou cãibras musculares nas panturrilhas (barriga da perna), que surge com caminhadas e desaparece com o repouso.

Causas

A claudicação ocorre quando os músculos da panturrilha não recebem sangue suficiente, por causa do estreitamento ou obstrução da artéria que os irriga. Em repouso, a quantidade de sangue que chega ao músculo é suficiente para suas necessidades de oxigênio e nutrientes. No entanto, quando se pratica um exercício como caminhar, o músculo em plena ação precisa de mais sangue, mas a artéria estreitada ou obstruída não deixa passar a quantidade necessária.

Fatores de risco

O risco de sofrer de claudicação intermitente é maior nas pessoas:

- Fumantes.
- Do sexo masculino.
- Do sexo feminino depois da menopausa. Os hormônios fabricados pelos ovários dão alguma proteção contra a arteriosclerose. Na menopausa, esses hormônios deixam de ser fabricados e o efeito desaparece.
- De idade igual ou superior a 60 anos.
- Com taxas elevadas de colesterol.
- Obesas.
- Sedentárias.
- Diabéticas.

Por que o exercício provoca dores?

Quando se começa uma atividade, os músculos precisam de mais oxigênio, mas se a circulação das pernas for limitada, atividades como caminhar ou subir escadas causam fadiga muscular e dores.

Quando a obstrução é grave, pode haver dor inclusive nos momentos de repouso. Além disso, podem surgir úlceras permanentes nas pernas ou nos pés.

Eventualmente, o tecido privado de oxigênio pode gangrenar, tornando necessária a amputação da perna ou do pé.

DIAGNÓSTICO E TRATAMENTO

Para descobrir a causa das dores, o médico examina a pulsação nos pés e compara a pressão sangüínea dos braços com a dos tornozelos. Se a pressão dos tornozelos for muito menor que a dos braços, é um indício provável de que as artérias das pernas estão estreitadas ou obstruídas. A técnica de ultra-som Doppler pode ser usada para descobrir a localização correta do bloqueio.

Em caso de claudicação intermitente, devem ser tomadas as seguintes precauções:

- **Pare de fumar.** Evitar o tabaco é a melhor forma de prevenir e reduzir a claudicação intermitente. Os fumantes que param de fumar têm 10% de chance de precisar de uma amputação em relação aos que continuam fumando.
- **Faça exercícios.** O exercício físico, que geralmente serve como sinal de alerta, é o melhor tratamento na maioria dos casos. A prática regular de exercícios acostuma a musculatura a precisar de menos oxigênio. Tente caminhar, subir escadas ou pedalar numa bicicleta ergométrica, mas não a ponto de sentir dores. Os exercícios devem ser praticados de forma regular por cerca de 30 minutos, de três a cinco dias por semana. Mais de 70% das pessoas que começam um programa regular de exercícios conseguem percorrer um trecho bem mais longo depois de seis a 12 meses.

Quando surgem sintomas de má circulação nas pernas, é importante consultar um médico. O diagnóstico precoce da claudicação intermitente aumenta as possibilidades de aliviar a dor com exercícios, sem necessidade de cirurgia.

Arterite do Temporal e Polimialgia Reumática

SINTOMAS DA ARTERITE

- Febre
- Dores de cabeça
- Problemas de visão
- Cansaço
- Mal-estar generalizado
- Perda de apetite e de peso
- Dores musculares

SINTOMAS DA POLIMIALGIA

- Dores e rigidez
- Febre
- Cansaço
- Mal-estar generalizado
- Perda de peso

PONTOS DOLOROSOS DA POLIMIALGIA

- Pescoço
- Ombros
- Braços
- Costas
- Coxas

A arterite do temporal é uma doença freqüente. Costuma ser acompanhada pela polimialgia reumática, que afeta o estado geral de saúde e causa dores na pelve e na cintura escapular (ombros e pescoço).

O que é arterite do temporal?

A inflamação das artérias de grande calibre da cabeça, que nascem da artéria carótida externa do pescoço, é chamada de arterite do temporal, arterite craneal, arterite das células gigantes ou doença de Horton. Essa inflamação afeta mais a artéria temporal, mas também pode comprometer outras artérias, como a oftálmica, as vertebrais, as retinianas (da retina) etc.

A doença ocorre principalmente em mulheres de raça branca com mais de 50 anos (25 mulheres para cada homem). A incidência máxima da doença se dá por volta dos 70 anos de idade e é muito rara em pessoas de menos de 50 anos.

A arterite do temporal e a polimialgia reumática são doenças de causa desconhecida.

Sintomas

Muitas vezes, a arterite do temporal e a polimialgia reumática coexistem no mesmo paciente, mas os dois quadros não surgem simultaneamente, e sim um depois do outro. Entre a aparição de cada doença pode haver um intervalo de até dez anos. A arterite do temporal e a polimialgia reumática também podem ocorrer uma sem a outra.

Arterite do temporal

Às vezes, a doença começa de repente, com sintomas que podem ser confundidos com os da gripe. Mas geralmente a evolução da doença é lenta. Os sintomas iniciais podem incluir mal-estar, cansaço, febre (até 40°C), perda de peso e polimialgia reumática. Em dois terços dos casos, a arterite do temporal ocorre junto com a polimialgia reumática.

Os sintomas mais freqüentes causados pela inflamação das artérias são dores de cabeça, geralmente unilaterais (no lado da artéria afetada), sensibilidade do couro cabeludo no trajeto da artéria inflamada, cansaço e mal-estar dos músculos da mastigação ao comer, enfraquecimento da visão e visão dupla.

Às vezes, pode-se observar a inflamação da artéria temporal no lado da cabeça. Ela aparece inchada e avermelhada, não tem pulso e causa dores quando é apalpada.

A complicação mais terrível dessa doença é a cegueira súbita unilateral, que pode ser prevenida pelo diagnóstico precoce e por um tratamento adequado.

Polimialgia reumática

Essa doença se caracteriza por dores na parte superior dos braços, no pescoço, nos ombros, na parte inferior das costas e nas coxas. A dor persiste pelo menos durante um mês. Às vezes, surge de repente. O paciente pode estar bem ao deitar-se, mas na manhã seguinte sente dores e rigidez. Geralmente, a sensação agudade inchaço e rigidez ocorre pela manhã.

Diagnóstico

O diagnóstico correto da arterite do temporal se baseia em uma biópsia da artéria temporal. Para isso, deve-se extrair um fragmento da artéria temporal afetada. Às vezes, a inflamação da artéria não é evidente. Nesse caso, realiza-se a biópsia de uma das duas artérias temporais e, se o resultado for negativo, faz-se a mesma coisa na artéria do outro lado.

Tratamento da arterite

A prednisona, medicamento do grupo dos corticosteróides, é usada no tratamento da doença. Os corticosteróides são antiinflamatórios muito eficazes, porém, só podem ser usados com orientação médica.

Para evitar a cegueira súbita, o tratamento deve começar o mais depressa possível. A prednisona é administrada em doses altas.

O tratamento costuma ser eficaz. Os sintomas melhoram nas primeiras 24 até 48 horas e geralmente desaparecem no prazo de uma semana.

A reação positiva ao tratamento é tão comum que, quando o paciente não melhora na primeira semana, o diagnóstico provavelmente não era correto. No entanto, a dose da medicação só pode ser reduzida um mês depois da normalização dos sintomas.

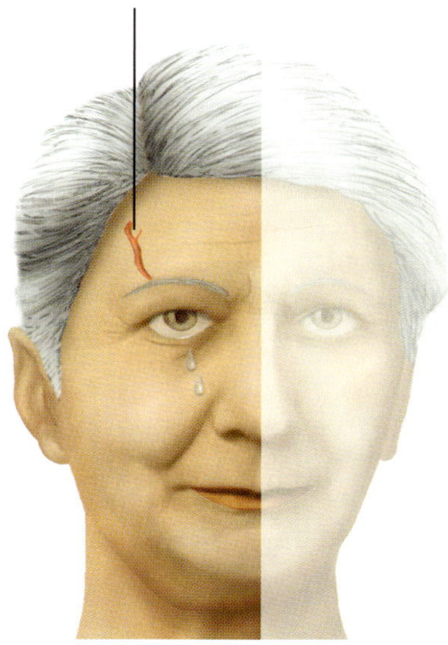

Zona de dor da arterite do temporal.

A redução da dose precisa ser gradual. A suspensão repentina do tratamento com corticosteróides é contra-indicada, pois, além da possibilidade de uma recaída da doença, é muito perigosa para o organismo e pode causar estado de coma.

Tratamento da polimialgia

Em casos de polimialgia reumática não associada à arterite do temporal, também se usa prednisona, embora em doses muito menores (de 10 mg a 20 mg ao dia). A polimialgia reumática reage de forma rápida e completa ao tratamento com prednisona.

Como no caso da arterite do temporal, quando os sintomas não desaparecerem depois de uma semana, o diagnóstico provavelmente não era correto. Depois que os sintomas desaparecem, a dose inicial pode ser reduzida aos poucos, mas é preciso manter a administração de 5 mg até 10 mg ao dia durante um ou dois anos.

Artrose

FATORES DE RISCO	ZONAS AFETADAS	SINTOMAS
• Idade igual ou superior a 55 anos • Sexo feminino • Doenças hereditárias • Lesões articulares prévias • Obesidade	• Mãos • Coluna vertebral • Quadris • Joelhos • Pés	• Dores • Rigidez • Mobilidade limitada • Inflamação

A artrose é a causa principal de limitação da atividade física em pessoas de mais de 65 anos. Ela afeta a qualidade de vida dessas pessoas e aumenta seu isolamento, dependência e depressão. A falta de atividade física gera problemas graves de saúde, que vão da degeneração dos músculos e ossos às doenças do coração.

O que é artrose?

A artrose, também chamada doença degenerativa das articulações ou osteoartrite, é a forma mais comum de artrite (inflamação das articulações).

Cerca de 85% das pessoas de mais de 75 anos têm evidências radiográficas de artrose, mas de 30 a 50% delas apresentam dor crônica.

A cartilagem é um tecido elástico que cobre as extremidades dos ossos. Situa-se entre as articulações, facilitando a mobilidade.

A artrose acontece quando a cartilagem sofre sobrecargas que a fissuram, causando sua degeneração e finalmente sua destruição.

A artrose costuma acontecer nas articulações que já sofreram uma lesão prévia, que estejam sujeitas a uma sobrecarga prolongada ou que tenham sofrido uma infecção ou uma artrite inflamatória anterior. Pode ser primária ou secundária, conforme a causa.

Artrose primária

Essa expressão é usada quando não se conhece a causa exata da doença, o que é bem comum.

FATORES DE RISCO

Os fatores que aumentam o risco da doença são:

- **Idade igual ou superior a 55 anos**. A idade é o fator de risco mais importante. De 55 até 60 anos, três quartos da população já têm algum sinal de artrose.
- **Sexo feminino**. Geralmente, a artrose afeta mulheres, menos no caso da artrose dos quadris.
- **Doenças hereditárias**, tais como defeitos da cartilagem ou malformações articulares. A artrose das mãos tem forte componente hereditário.
- **Lesões articulares causadas por esporte ou trabalhos físicos**. Jogadores de futebol e bailarinos, por exemplo, estão mais sujeitos à

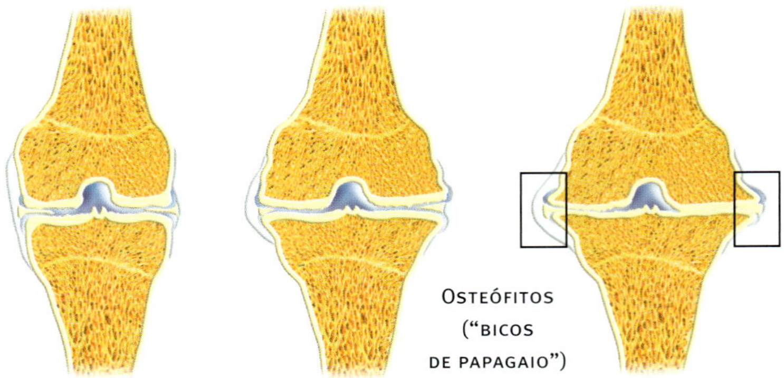

A lesão da artrose começa na cartilagem da articulação. Com a progressão da artrose, a cartilagem não consegue distribuir as cargas mecânicas de maneira uniforme. O osso subjacente tenta compensar esse defeito aumentando em densidade (fenômeno conhecido como esclerose) e estendendo sua superfície articular, o que leva à formação de excrescências ósseas irregulares chamadas osteófitos ("bicos de papagaio"). Por causa de todas essas mudanças, as articulações não deslizam suavemente e entram em atrito, causando rigidez e dor.

artrose nas articulações dos membros inferiores. Mineiros e operários que trabalham com martelos pneumáticos têm mais chances de sofrer de artrose no cotovelo.

- **Obesidade.** A artrose do joelho tem relação com excesso de peso.

Localizações

A artrose primária pode ser geral, isto é, capaz de afetar mais de três articulações por vez. Qualquer articulação pode ser afetada, mas a artrose primária costuma ocorrer nos seguintes locais:

- **Mãos.** Sobre as articulações dos dedos das mãos existem nodosidades ósseas chamadas "nódulos", que podem provocar rigidez e dores na fase inicial da doença. Depois de um ou dois anos, a dor costuma diminuir. Os nódulos de Heberden, o tipo mais comum, afetam as juntas na ponta dos dedos. Os nódulos de Bouchard afetam as juntas do meio dos dedos. A artrose do dedo polegar é conhecida como rizartrose.
- **Coluna vertebral.** A deterioração lenta dos discos cartilaginosos intervertebrais pode causar rigidez no pescoço e nas costas. A artrose das vértebras cervicais é chamada cervicartrose e a das vértebras lombares, lombartrose.
- **Articulações de sobrecarga.** As partes do corpo que sustentam quase todo o peso corporal (quadris, joelhos e pés) são as mais sujeitas à artrose (coxartrose, gonartrose e *hallux rigidus*, respectivamente). Com o tempo, a cartilagem vai se deteriorando e resultar em dor crônica ou mal-estar ao se ficar de pé ou caminhar.

A artrose primária raramente afeta os ombros, os pulsos e os tornozelos.

Causas da artrose secundária

- **Traumatismo na articulação.** Pessoas que fazem extração cirúrgica do menisco, por exemplo, depois são afetadas pela artrose no joelho.
- **Sangramentos articulares repetitivos.** Situação que pode ser causada pela hemofilia, doença que consiste na coagulação deficiente do sangue.
- **Artrite de qualquer etiologia** (artrite reumatóide, gota etc.)
- Sobrecargas articulares causadas por atividades profissionais ou esportivas.
- **Alterações do eixo articular.** Provocam mais desgaste na zona de articulação com sobrecarga maior, como no caso dos joelhos voltados para dentro ou para fora.

Artrose secundária

É a artrose causada por outra doença ou por uma agressão articular prévia, que depois desencadeia a artrose.

Manifestações características

Além dos sinais e sintomas genéricos, a artrose de cada articulação pode ter sintomas característicos que ajudam a distingui-la de outras causas de dor.

Mãos

Quando os dedos das mãos são afetados, têm proeminências ósseas nas articulações entre duas falanges, chamadas nódulos de Heberden e de Bouchard. Em fases muito avançadas, eles provocam o desvio dos dedos para dentro ou para fora e limitam a flexão.

Quando existem nódulos de Heberden, também pode haver artrose na junta do meio do polegar.

Coluna vertebral

As radiografias de pessoas de mais de 55 anos podem mostrar artrose da coluna vertebral, muitas vezes sem sintomas. Quando isso acontece, os sintomas quase sempre se apresentam na coluna cervical (sobretudo entre as vértebras quinta, sexta e sétima, pois são o segmento com mobilidade maior) e lombar (sobretudo entre a quarta e a quinta vértebras lombares e a primeira sacra, a região que sustenta mais peso). As vértebras dorsais raramente são afetadas.

A artrose cervical causa dores no pescoço, sobretudo ao girar a cabeça para trás ou para cima. Também pode causar uma dor que se estende até o ombro e o braço, por causa da irritação dos nervos entre as vértebras afetadas.

A dor da artrose lombar surge quando o paciente se levanta depois de um período de repouso e aumenta quando ele se curva ou volta a se endireitar.

As dores afetam mais a parte inferior das costas (zona lombar), mas também podem estender-se até as nádegas e o lado posterior das coxas.

Uma complicação freqüente, conhecida como "dor ciática", é a compressão do nervo ciático. As dores estendem-se até a região abaixo dos joelhos e muitas vezes vêm com uma sensação de formigamento ou insensibilidade.

QUADRIS

A coxartrose, ou artrose dos quadris, é um pouco mais freqüente nos homens e costuma ocorrer em profissões que obrigam a carregar pesos. As dores se localizam na virilha, nas nádegas e na face interna das coxas até os joelhos. Ocorrem quando o paciente se senta ou se levanta de uma cadeira, quando cruza uma perna sobre a outra, quando calça os sapatos ou começa a andar, provocando claudicação (andar lento ou manco).

JOELHOS

O quadro da artrose na articulação dos joelhos é o de uma artrose primária, que geralmente afeta mulheres com excesso de peso. A lesão das superfícies articulares entre o fêmur e a tíbia causa dores em ambos os lados do joelho ou no oco posterior dele. Quando a articulação entre o fêmur e a rótula é afetada, as dores se manifestam na parte da frente do joelho, sobretudo quando o paciente sobe ou desce uma escada. Quando ele flexiona ou estende o joelho, também pode observar rangidos, inflamação na zona afetada e, em casos graves, deformidade e desvio da articulação.

PÉS

A articulação mais afetada nos pés fica entre o metatarso e a primeira falange do hálux (dedo grande). Geralmente, a artrose nesta região é causada pelo tamanho anormal desse artelho, pela deformação crônica chamada joanete e provavelmente pelo uso de sapatos inadequados.

Diagnóstico

O diagnóstico da artrose é relativamente simples e se baseia na presença de dores com as seguintes características mecânicas:

- As dores melhoram com o repouso e não impedem o paciente de dormir.
- Geralmente, não são acompanhadas por sinais de inflamação, como inchaço ou vermelhidão.
- A rigidez matinal provocada pela dor raramente dura mais de meia hora.

As radiografias são a técnica mais útil no diagnóstico da artrose. Em geral, elas mostram alterações típicas, especialmente as seguintes:

- **Pinçamento articular**. É a diminuição da distância entre os ossos que formam a articulação, causada pela destruição da cartilagem articular.
- **Osteofitose**. É a formação de osteófitos ("bicos de papagaio"), uma reação óssea que serve para compensar a perda de cartilagem. Na radiografia, aparece como um osso que perdeu sua forma, por causa da formação de "bicos" nas regiões próximas à articulação.

Quando a artrose é diagnosticada, o tratamento consiste em aliviar a dor e melhorar o funcionamento da articulação com os cuidados do próprio paciente, remédios, terapia física e terapia ocupacional. Em alguns casos, uma cirurgia pode ser necessária.

Exercícios paliativos

O exercício físico é fundamental no tratamento da artrose, mais especificamente os exercícios que aumentam a força, a flexibilidade e a amplitude dos movimentos.

Antes de dar início a uma atividade física, o paciente deve informar-se sobre os tipos de exercício mais indicados, conforme o grau e a localização da artrose e a capacidade física do paciente. Em geral, recomendam-se exercícios

Sintomas da artrose

Geralmente, a artrose não causa uma impressão geral de doença. Às vezes, nem mesmo há uma mudança visível nas articulações. Os principais sinais e sintomas são os seguintes:

- **Dor**. É o primeiro sintoma. A dor típica da artrose é chamada dor mecânica. Aparece quando a pessoa usa a articulação, diminui depois de algum tempo de uso (quando a articulação já "esquentou") e reaparece quando a mobilização é prolongada ou excessiva. Essa dor se acalma com o repouso e geralmente não impede o paciente de dormir.
- **Rigidez**. Geralmente surge quando o paciente se levanta da cama ou de uma cadeira e começa a andar, e diminui depois de 15 a 30 minutos. Na maioria dos casos, a articulação afetada não perde totalmente a mobilidade.
- **Mobilidade limitada**. Um paciente com artrose pode ter dificuldade para abrir um pote de geléia, descascar uma fruta ou costurar um botão.
- **Inflamação**. A articulação com artrose pode inflamar depois do uso excessivo. Os sintomas iniciais da doença também podem incluir ardor e vermelhidão.

de baixo impacto. Atividades de alto impacto, como saltar ou correr, sobrecarregam as articulações e podem provocar dores e lesão. Caminhar e andar de bicicleta são algumas das atividades apropriadas para quem sofre de artrose.

Caminhar em terreno plano é um exercício para todas as idades e pode ser praticado facilmente. Além disso, não tem contra-indicação, a não ser nos casos de dor nos joelhos. Pedalar é indicado nos casos de artrose dos quadris, mas pode piorar uma artrose dos joelhos.

A hidroginástica e a natação também são indicadas para quem sofre de artrose, mas uma técnica de natação incorreta pode ser contraproducente — devido à flexão da região cervical da coluna, por exemplo, se a cabeça é mantida sempre fora da água.

O tai-chi é uma arte marcial antiga com muitos adeptos no mundo ocidental e pode dar bons resultados. Os movimentos suaves do taichi aumentam a flexibilidade e o equilíbrio. Outra vantagem do taichi é treinar o relaxamento e o autocontrole, fatores importantes para minimizar os danos da artrose.

Cuide do próprio corpo

A artrose pode afetar atividades cotidianas e, portanto, a qualidade de vida. O melhor é evitar a automedicação e adotar estratégias simples para enfrentar a doença.

Posturas corretas e incorretas

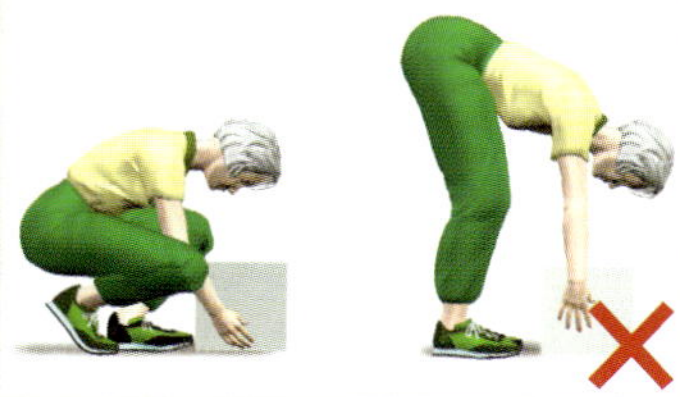

Ao levantar um peso do chão, flexione os joelhos e os quadris, não a cintura.

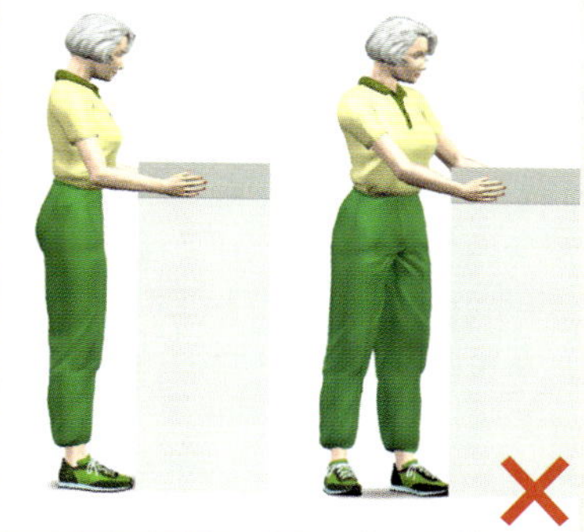

Trabalhe sempre com o corpo voltado para o objeto que está usando.

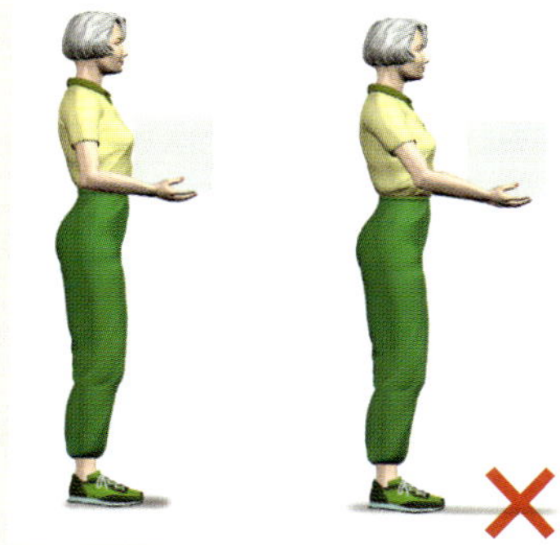

Segure e carregue objetos o mais perto possível do corpo, com a coluna reta. Não gire o tronco quando estiver transportando o peso.

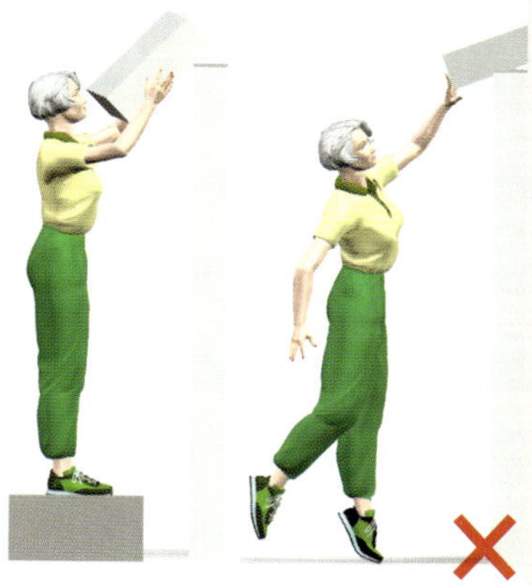

Não tente alcançar objetos colocados muito no alto. Se necessário, use uma banqueta ou uma escada.

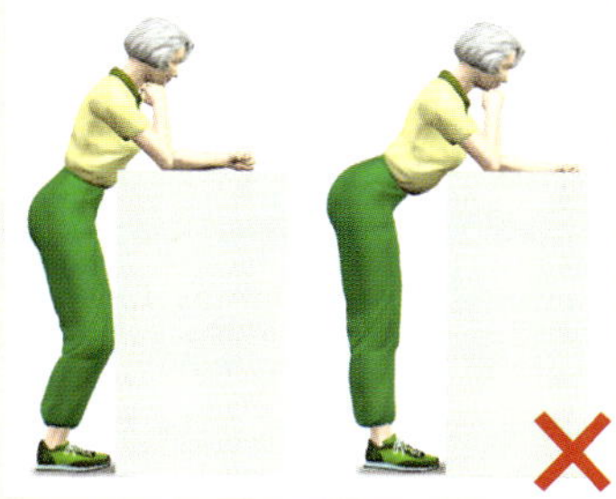

Quando dobrar o tronco para a frente, flexione ao mesmo tempo também os joelhos.

Faça exercícios com regularidade

A pessoa que sofre de artrose deve praticar exercícios de alongamento, que ajudam a preservar ou recuperar a mobilidade articular, e de fortalecimento dos músculos que sustentam a articulação, para compensar a falta de estabilidade causada pela doença. O exercício também previne a atrofia muscular gerada pela falta de atividade e ajuda o paciente a controlar o peso.

Controle o peso

O excesso de peso deve ser evitado, pois causa sobrecarga nas articulações que ajudam a sustentar o corpo, como a coluna, os quadris, os joelhos e os pés.

Tenha uma dieta saudável

Uma dieta rica em fibras, verduras e cereais, com poucas gorduras, é importante para manter a saúde.

Pratique técnicas de relaxamento e massagem

A tensão emocional e um sono pouco repousante são fatores que pioram as dores articulares e musculares. As técnicas de relaxamento e massagem diminuem a tensão e melhoram o repouso noturno.

As massagens devem ser feitas por um profissional qualificado, para não agravar as lesões.

Adote uma boa postura

Os bons hábitos na hora de se sentar, levantar pesos etc. não são indicados só para pacientes que já sofrem de artrose e sim para as pessoas em geral. Essa pequena modificação nos gestos é importante para a prevenção da artrose e outras doenças reumáticas. Manter uma postura correta nas atividades cotidianas previne dores nas costas (lombalgia) e a progressão da artrose de coluna.

Exercício para os joelhos

Este exercício aumenta a mobilidade dos joelhos:

1. Deite no chão de costas e com os joelhos estendidos.

2. Segure um dos joelhos com as mãos e puxe-o até o peito.

3. Estenda o pé e, suavemente, aproxime o calcanhar das nádegas o máximo possível.

4. Mantenha essa posição por cinco a sete segundos.

5. Repita o exercício cinco vezes e faça a mesma coisa com a outra perna.

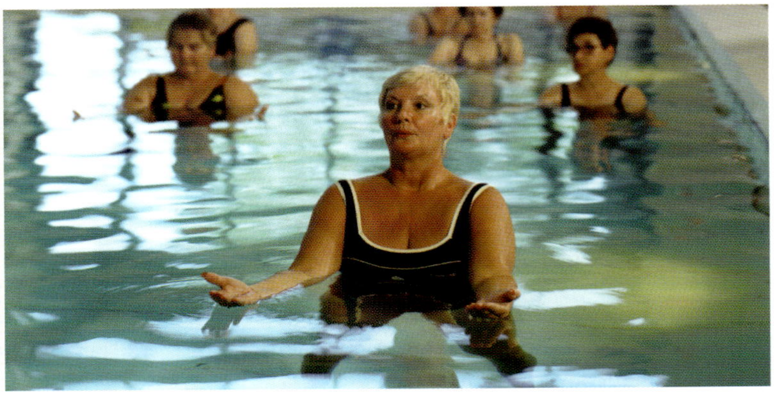

Os movimentos da hidroginástica são mais suaves, as articulações não sofrem sobrecarga e a água faz uma leve resistência que ajuda a fortalecer a musculatura.

Além das recomendações apresentadas, siga também os conselhos abaixo para ter boa postura:

- Durma de costas. Se não conseguir, tente a posição de lado.
- Ao levantar da cama, gire o corpo para se apoiar em um dos lados e endireite a coluna, ajudando o movimento com os braços, até ficar sentado. Nunca se levante de frente sem apoiar o corpo.
- Não fique muito tempo de pé. Se isso for necessário, tente apoiar um dos pés acima do outro em um degrau. Alterne os pés. Não deixe o corpo imóvel e tente mudar a posição constantemente.
- Ao se sentar, apóie os pés no chão e mantenha os joelhos na mesma altura dos quadris, ou acima deles.
- Evite se inclinar para frente. Se isso for necessário, flexione os joelhos, apoiando os braços na parede ou nos próprios joelhos, e dobre as costas o mínimo possível.

Proteja as articulações

É preciso evitar movimentos que causem dores e usar as articulações que não foram afetadas.

Em caso de artrose nas pernas, o uso de uma bengala ajuda a reduzir o peso nas articulações e diminui as dores. Nas atividades cotidianas, imobilizar a articulação afetada com uma tala (proteção ortopédica) pode ajudar.

Por último, em pessoas com artrose do dedo polegar, utensílios de cabo largo são úteis para que elas não tenham de segurar objetos com os dedos.

Todas essas medidas evitam a sobrecarga das articulações, prevenindo o surgimento ou aumento da dor e adiando a destruição progressiva da articulação.

Faça aplicações de calor ou frio

O calor melhora a rigidez e alivia as dores. Por isso, deve-se tomar uma ducha quente de manhã, fazendo uma massagem local com água quente nas áreas afetadas.

Panos quentes ou um aparelho de raios infravermelhos também podem ser usados. Em algumas pessoas, a aplicação de frio diminui a dor.

Seja constante

Os tratamentos podem ser demorados. Por isso é preciso insistir e não abandonar o tratamento com os primeiros sinais de melhora.

Audição, Perda de

TIPOS DE SURDEZ	SINTOMAS	TRATAMENTO
• De condução ou transmissão • De percepção ou neurossensorial • Mista	• Dificuldade para ouvir conversas • Zumbidos ou sibilações no ouvido • Dificuldade para ver televisão • Cansaço ou irritação por causa do esforço para ouvir • Vertigem ou problemas de equilíbrio	• Reabilitação auditiva • Aparelhos auditivos • Implantes cocleares

A perda da audição, ou hipoacusia, é um dos transtornos mais freqüentes na terceira idade. Uma em cada três pessoas com mais de 60 anos sofre de perda de audição.

Como funciona a audição?

O processo de audição funciona da seguinte maneira:

• O ouvido externo recolhe as ondas de som e, como um funil, leva-as através de um canal estreito (conduto auditivo) até o interior do ouvido. No final do conduto auditivo fica a membrana timpânica ou tímpano.

• O tímpano é uma membrana delgada que vibra quando é golpeada pelas ondas de som. A membrana timpânica divide o ouvido em externo e médio. O tímpano está preso a uma série de três ossículos no ouvido médio (martelo, bigorna e estribo).

• Os ossos transmitem as vibrações das ondas de som para um pequeno órgão do ouvido interno chamado cóclea, que é uma estrutura semelhante à concha de um caracol.

• O ouvido interno está cheio de um líquido que transmite as mudanças de pressão por toda a cóclea. Dentro da cóclea, há células peludas que captam as vibrações do som no líquido e provocam impulsos nervosos no nervo auditivo.

• O nervo auditivo leva os impulsos até o cérebro, onde são interpretados como som.

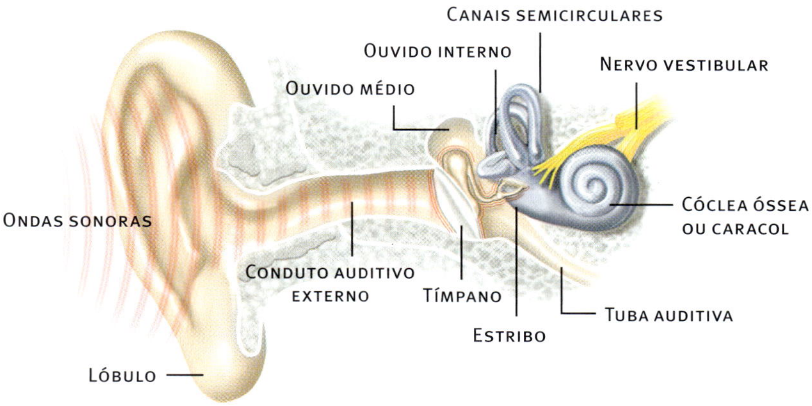

As ondas sonoras que entram no ouvido percorrem o conduto auditivo até o tímpano, onde se convertem em vibrações transmitidas à cóclea. Ali, as vibrações se transformam em impulsos nervosos, que chegam ao cérebro e são interpretados como som.

Tipos de surdez

Existem três tipos de surdez:

• De condução ou transmissão.
• De percepção ou neurossensorial.
• Mista.

Surdez de condução

Esse tipo de surdez é causado por algum defeito no ouvido externo, no tímpano ou no ouvido médio, que prejudica a transmissão do som. A causa mais freqüente desse tipo de surdez é um tampão de cerume (cera do ouvido).

Outras causas são:

- Perfuração da membrana timpânica por causa de um traumatismo, uma inflamação etc.
- Otite ou inflamação do ouvido externo e/ou médio.
- Corpos estranhos no conduto auditivo externo.
- Lesão na cadeia de ossículos, causada por traumatismos ou infecções.
- Timpanosclerose (enrijecimento da membrana timpânica que reduz sua mobilidade e prejudica a transmissão do som).
- Otosclerose (fixação de um dos ossículos do ouvido médio que provoca perda progressiva da audição).
- Colesteatoma (tumor no ouvido médio, relacionado com uma otite média crônica).

Surdez de percepção

A surdez de percepção ou neurossensorial é causada por lesões no ouvido interno ou no nervo auditivo. Esse tipo de surdez pode ocorrer de maneira súbita ou progressiva e costuma ter relação com acúfenos ou zumbidos nos ouvidos.

Além disso, em geral vem acompanhada por um transtorno da inteligibilidade que torna difícil a compreensão da fala. Suas causas podem ser:

Presbiacusia

Com a idade, algumas pessoas vão perdendo sua capacidade auditiva, fenômeno conhecido como presbiacusia. Esse processo degenerativo é uma reação à atrofia das estruturas do ouvido e costuma surgir a partir dos 40 ou 45 anos.

No início, a audição dos sons agudos diminui e aos poucos também a dos sons graves. Outros sintomas são o surgimento de acúfenos (zumbido, rumor, sibilação ou outro tipo de ruído nos ouvidos) e uma compreensão menor da fala, principalmente em ambientes barulhentos.

Exposição a ruídos fortes

É a causa mais freqüente de surdez de percepção.

A exposição constante a ruídos de grande intensidade — como no caso de pessoas que trabalham na construção civil ou em aeroportos, de músicos ou oficiais das Forças Armadas — causa uma surdez progressiva e irreversível.

Os ruídos agudos prejudicam mais do que os graves, principalmente quando são descontínuos. Além disso, quanto maior o tempo de exposição e a idade da pessoa (40 anos ou mais), maior é o risco de lesão nos ouvidos.

Medicamentos

Alguns tipos de antibióticos (aminoglicosídeos), a quinina, os salicilatos (aspirina), os diuréticos e os citostáticos (remédios anticancerígenos) podem lesar as estruturas do ouvido e provocar surdez de percepção.

Doenças

A embolia ou trombose pode interferir na circulação sangüínea do ouvido e provocar uma surdez repentina que costuma afetar um único ouvido, acompanhada de vertigem e acúfenos (zumbidos).

A doença de Ménière é uma afecção do ouvido interno caracterizada por crises repetidas de vertigem, surdez e zumbidos.

Algumas infecções causadas por vírus ou bactérias (sífilis) e os tumores (neurinoma do acústico) também podem causar surdez de percepção.

Surdez mista

Fala-se em surdez mista quando os mecanismos de transmissão e

Questionário para você descobrir se tem problemas de audição

Responda "sim" ou "não" às seguintes perguntas:

1. Você tem dificuldade para escutar uma voz ao telefone?
2. Tem problemas para seguir uma conversa quando duas ou mais pessoas estão falando ao mesmo tempo?
3. As pessoas a seu redor reclamam que você costuma aumentar demais o volume da televisão?
4. Você precisa se esforçar para acompanhar uma conversa?
5. Tem dificuldade para ouvir num ambiente barulhento?
6. Costuma pedir às pessoas para repetir o que disseram?
7. Tem a sensação de que muitas pessoas com as quais conversa estão murmurando ou não falam com clareza?
8. Não entende bem o que lhe dizem ou dá respostas inadequadas?
9. Tem dificuldade de compreensão quando conversa com mulheres ou crianças?
10. As pessoas a seu redor se irritam porque você não entende o que elas disseram?

Se você respondeu "sim" a mais de três perguntas, consulte um médico.

condução são afetados ao mesmo tempo.

Sintomas

São os seguintes:

- Dificuldade para ouvir as conversas, sobretudo num ambiente barulhento.
- Acúfenos ou sensação de zumbido nos ouvidos.
- Dificuldade para ouvir televisão ou rádio num volume normal.
- Cansaço ou irritação por causa do esforço para ouvir.
- Vertigem ou problemas de equilíbrio.

O labirinto (órgão que fica no ouvido interno) é necessário para a audição e o equilíbrio.

É por isso que qualquer problema auditivo que afete o labirinto pode provocar perda da audição e vertigem ou mesmo problemas de equilíbrio.

Prevenção

As seguintes medidas ajudam a prevenir a perda de audição:

- Trate o quanto antes as infecções que afetam as vias aéreas superiores (nariz e boca), a fim de evitar que elas atinjam também os ouvidos.
- Evite tratamentos com remédios tóxicos para o ouvido. Caso isso não seja possível, siga o tratamento com precaução.
- As pessoas que têm o tímpano perfurado devem evitar a entrada de água no ouvido. Um dos métodos para fazer isso é usar uma touca plástica para tomar banho e um protetor auricular (em geral, de silicone) quando praticar natação.
- As pessoas expostas a ambientes barulhentos devem usar tampões para os ouvidos.

Principais técnicas diagnósticas

EXAME	DEFINIÇÃO
Otoscopia	Observa-se o conduto auditivo externo e o tímpano com um sistema de iluminação para verificar se existem, por exemplo, tampões de cerume, corpos estranhos ou infecções.
Acumetria	Com um diapasão, o médico determina se a surdez é de condução ou percepção.
Audiometria	Usa-se um aparelho mecânico para medir o nível de audição, tanto de condução como de percepção. Os resultados aparecem em forma de gráfico.
Ressonância magnética e TAC (tomografia axial computadorizada)	São exames indicados quando se suspeita que a surdez é causada por um tumor.

Reabilitação auditiva

Os seguintes conselhos podem ser muito úteis para a comunicação entre os pacientes com surdez por presbiacusia e seus parentes ou amigos:

- Ao conversar com uma pessoa afetada por surdez, coloque-se diante dela para que ela possa ver seu rosto enquanto você fala.

A expressão facial, os gestos e os movimentos do corpo e dos lábios reforçam a comunicação.

- Durante as conversas, desligue a televisão e o rádio.
- Evite falar mascando chiclete e não cubra a boca com as mãos enquanto estiver falando.
- Fale num tom ligeiramente mais alto que o normal, mas sem gritar, para não distorcer a fala.
- Fale num ritmo normal e tente não exagerar na articulação dos sons para não soar artificial.
- Se achar que o deficiente auditivo não entendeu, repita o que você disse com frases simples.
- Nos restaurantes e locais de lazer, sente-se em locais com menos ruído ambiente.

Tratamento

Em caso de perda de audição, é importante consultar um médico que avalie a deficiência e indique o tratamento adequado para combater a causa da surdez.

Quando há um tampão de cerume, é preciso extraí-lo por sucção e irrigação, nunca com pinças. Nos casos de perfuração do tímpano, deve-se optar por uma cirurgia para reconstruí-lo.

A cirurgia também é indicada para o colesteatoma e para outros tumores. Quando a deficiência auditiva é causada pela otite, por outro lado, é preciso fazer um tratamento com antibióticos.

Não existe um tratamento específico para a presbiacusia. No entanto, para retardar sua progressão, é preciso evitar os ambientes barulhentos e o tratamento com remédios tóxicos para o ouvido. Vitaminas A e E e medicamentos que dilatam os vasos sangüíneos podem ser receitados para estimular a circulação do nervo auditivo e, portanto, da audição.

O otorrinolaringologista (médico especializado em garganta, nariz e ouvidos) deve examinar o deficiente auditivo para estabelecer o diagnóstico e excluir as doenças sistêmicas que possam causar surdez.

É preciso um exame completo da audição para determinar o tipo de surdez (de condução ou de percepção) e avaliar a necessidade de um aparelho para aumentar a capacidade auditiva do paciente e sua compreensão da fala.

O aparelho auditivo é útil para a maioria dos idosos, mas sua eficácia varia em função do tipo e da quantidade dos sons.

Aparelhos auditivos

Os aparelhos de surdez ou próteses auditivas são indicados nos casos de perda de audição (tanto de condução como de percepção) nos quais um tratamento médico ou cirúrgico é impossível.

Os aparelhos auditivos são amplificadores eletrônicos que captam os sons do ambiente com um microfone. Os sons são amplificados por uma fonte de alimentação e transmitidos para um auricular que se adapta ao conduto auditivo externo.

Os aparelhos auditivos podem ser colocados por trás da orelha (aparelhos retroauriculares) e dentro da orelha (aparelhos intra-auriculares).

Quando a perda de audição é moderada, recomenda-se um único aparelho no ouvido de audição pior. Quando a surdez é mais grave, recomendam-se dois aparelhos.

Uso do aparelho auditivo

Usar um aparelho auditivo exige tempo e paciência. O aparelho não restabelece a audição normal nem elimina o ruído de fundo.

O processo de adaptação é gradual. O usuário aprende a escutar em vários ambientes e se acostuma a ouvir sons diferentes.

No início, o aparelho deve ser usado poucas horas por dia e em momentos de calma. Além disso, devem ser tomados os seguintes cuidados:

- Proteja o aparelho do calor e da umidade.
- Quando acabar a pilha, troque-a imediatamente.
- Lave o aparelho conforme as instruções.
- Quando estiver usando o aparelho, não aplique gel ou outros produtos nos cabelos.
- Desligue-o quando não precisar dele.
- Mantenha o aparelho e as pilhas de reserva fora do alcance das crianças e dos animais de estimação

Implantes cocleares

Um implante coclear é um dispositivo eletrônico pequeno, mas razoavelmente complexo, que ajuda pessoas com perda grave da audição ou surdez profunda a captar e ouvir os sons.

O implante é colocado por baixo da pele, ao lado da orelha, com

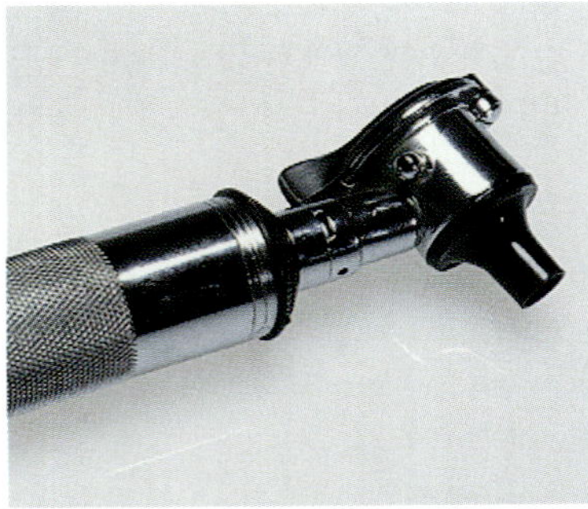

A otoscopia é o primeiro exame feito em pacientes com problemas de audição.

uma intervenção cirúrgica. O implante consiste de quatro partes básicas:

- **Um microfone**, que capta os sons do exterior.
- **Um processador de fala**, que seleciona e adapta esses sons.
- **Um transmissor e receptor/estimulador**, que recebe os sinais do processador de fala e os converte em impulsos elétricos.
- **Eletrodos** que recolhem esses impulsos e os enviam ao cérebro.

O implante coclear é muito diferente do aparelho auditivo.

O aparelho amplifica o som. O implante, por sua vez, é um substituto das estruturas do ouvido interno danificadas ou que não funcionam.

Em condições normais, as estruturas do ouvido interno convertem as ondas de som em impulsos elétricos, que são enviados ao cérebro para que a pessoa reconheça os sons.

O implante coclear funciona de maneira semelhante ao processo auditivo normal.

No entanto, os sons captados pelo implante podem parecer diferentes dos sons ouvidos de maneira normal.

Câncer

CÂNCER E DIETA	TIPOS DE CÂNCER	MEDIDAS PREVENTIVAS
• Álcool e câncer • Gorduras e câncer • Fibras e câncer • Micronutrientes e câncer	• Câncer de pulmão • Câncer de pâncreas • Câncer colorretal • Câncer de mama • Câncer de útero • Câncer de pele	• Não fume • Evite exposição excessiva ao sol • Modere o consumo de bebidas alcoólicas • Evite o excesso de peso

Câncer é um termo genérico que descreve várias doenças, todas elas caracterizadas pelo crescimento e proliferação descontrolada de células. Existem muitos tipos de câncer.

Causas do câncer

As causas do câncer são muitas e ainda não foram totalmente identificadas. Existem dois tipos:

- **Endógenas.** Têm relação com a herança genética.
- **Exógenas.** São causas externas, que incluem a contaminação ambiental, o tabaco, a alimentação, algumas infecções viróticas, doenças pré-cancerosas etc.

Dieta para prevenir o câncer

Uma alimentação apropriada pode reduzir tanto a incidência como a evolução dos diferentes tipos de câncer. Várias pesquisas demonstraram que existe uma relação estreita entre a alimentação e alguns tipos de câncer, como os do esôfago, estômago, cólon, mama, pulmão e próstata.

Entre 65% e 70% dos cânceres são causados por fatores relacionados ao estilo de vida, principalmente o tabaco, o álcool e a dieta. Cerca de 30% dos cânceres parecem ter ligação direta com a alimentação e outros 30% com o tabaco. Portanto, parar de fumar e mudar a alimentação são medidas importantes para a prevenção primária do câncer.

A alimentação pode ser modificada de duas maneiras:

- Evite ou diminua o consumo de alimentos relacionados com alguns tipos de câncer.
- Estimule ou aumente o consumo de alimentos que parecem prevenir vários tipos de câncer.

O objetivo principal dessas recomendações é a prevenção de até 30% dos cânceres aparentemente relacionados com a alimentação. Uma dieta saudável e equilibrada é uma medida importante de prevenção primária, não só do câncer, mas também de outras doenças, como as cardiovasculares.

Álcool e câncer

Embora a relação entre o consumo de álcool e o câncer varie em razão do tipo de álcool, da graduação e da quantidade, existe uma relação direta: quanto maior o consumo de álcool, maior o risco de cânceres da cavidade oral, faringe, esôfago e laringe. O risco aumenta quando o álcool se soma ao tabaco. Os cânceres do fígado, reto, pâncreas e mama também têm relação com o consumo de álcool.

Acredita-se que o álcool das bebidas "fortes" é mais prejudicial como agente cancerígeno, mas o fator decisivo é a quantidade total de álcool puro ingerido. Portanto, é preciso reduzir a quantidade total de álcool, não o consumo desta ou daquela bebida.

Para os homens, o consumo não deve ser maior de 20 a 30 g de álcool puro por dia e, para as mulheres, de 10 a 20 g diários. O equivalente a essa quantidade de álcool seria, como limite máximo por dia:

- Dois ou três copos de cerveja (ao todo, não mais do que 600 ml ao dia).
- Dois ou três cálices de vinho (ao todo, não mais do que 300 ml ao dia).
- Duas ou três taças de licor (ao todo, não mais do que 100 ml ao dia).

Gorduras e câncer

Pesquisas experimentais em animais e pesquisas epidemiológicas internacionais demonstraram que existe uma relação estreita entre o conteúdo de gorduras na dieta e a incidência dos cânceres da mama, cólon, reto e próstata. O consumo de gorduras também parece ter relação com os cânceres do ovário, endométrio e pâncreas. Esses cânceres podem ter outras causas, mas o papel das gorduras na dieta é grande.

A obesidade (causada pelo consumo excessivo de calorias e/ou de gorduras) também parece ser um fator de risco para os cânceres da mama, colo uterino, cólon, endométrio, vesícula biliar, rins, ovário, próstata e tireóide.

Os homens com excesso de peso de 40% têm 35% mais chances de morrer de câncer, sobretudo do cólon e reto. As mulheres com excesso de peso de 40% têm 160 % mais chances de morrer de câncer, sobretudo da vesícula biliar, mama, colo uterino, endométrio e ovário.

Portanto, é recomendável reduzir o consumo de gorduras na dieta e a quantidade total de calorias ingeridas e substituir alguns alimentos ricos em gorduras por outros mais saudáveis.

Recomendações para diminuir o consumo de gordura

- Reduza o consumo de carne vermelha, manteiga e gorduras animais.
- Aumente o consumo de carne magra, frango sem pele, peixe e laticínios desnatados.
- Prefira alimentos cozidos no vapor, grelhados ou fervidos.
- Use sempre azeite de oliva, tanto para refogar como para temperar.
- Aumente o consumo de fibras dietéticas.

Fibras e câncer

As fibras dietéticas são de origem vegetal e normalmente resistem à digestão por parte das enzimas digestivas humanas. O aumento do conteúdo de fibras na dieta parece ter efeito protetor, sobretudo em relação aos cânceres do cólon e mama. Também parece ser útil para a prevenção dos cânceres da boca, faringe, esôfago, estômago, endométrio e ovário.

O efeito benéfico das fibras dietéticas se deve aos seguintes fatores:

- **As fibras retardam a digestão** e a absorção de carboidratos e assim limitam a quantidade de insulina segregada na corrente sangüínea. O aumento da secreção de insulina (hormônio que regula a taxa de açúcar no sangue) pode levar à formação de certas proteínas que, por sua vez, aumentam o risco de alguns tipos de câncer.
- **As fibras podem aderir a algumas partículas causadoras de câncer** e ajudam a eliminá-las do organismo. Elas também contêm os antioxidantes, substâncias que podem combater os radicais livres que destroem o DNA das células.
- **As fibras reduzem o tempo de trânsito intestinal**, aumentando o peso e o volume das fezes, diminuindo assim a absorção do colesterol dos alimentos.

Portanto, é recomendável aumentar o consumo de fibras, se possível até 20 ou 30 g ao dia. Isso significa consumir frutas, verduras, legumes, pão e cereais cinco ou mais vezes por dia (no café da manhã, no lanche da manhã, como primeiro prato, como acompanhamento do segundo, na sobremesa, no lanche da tarde e/ou no jantar).

Micronutrientes e câncer

Outras substâncias dos alimentos que parecem ter efeito positivo para a prevenção de câncer são os chamados "micronutrientes".

A quantidade de micronutrientes ingerida numa dieta normal é pequena — alguns miligramas ao dia, às vezes menos. O ácido fólico, o cálcio e os chamados antioxidantes são os que demonstraram mais claramente seu efeito de prevenção do câncer: as vitaminas A (retinóides e betacarotenos), C e E, e o selênio.

As fontes mais comuns desses micronutrientes antioxidantes são as frutas e os vegetais. Um consumo baixo dessas substâncias pode causar maior incidência de câncer do pulmão, boca, faringe, laringe, esôfago, estômago, cólon, reto, bexiga e colo uterino.

As pesquisas atuais destacam principalmente os retinóides (vitamina A pré-formada), que se encontram basicamente no fígado, na gema de ovo e nos produtos de origem animal, e mais ainda nos carotenóides (provitamina A), sobretudo o betacaroteno, encontrado nos vegetais, nas frutas de cor verde-escura e na laranja.

A dieta dos países mediterrâneos é mais saudável, equilibrada e variada que a de outros países ocidentais desenvolvidos. Isso explica por que a taxa de morte relacionada com câncer nestes países equivale a 50% da taxa nos Estados Unidos e no norte da Europa.

Recomendações

Para uma dieta saudável e equilibrada, deve-se levar em conta o seguinte:

• Ajuste o consumo de calorias ao gasto de energia, para manter um peso corporal adequado. Evite a obesidade.
• Evite o excesso de gorduras (sobretudo as gorduras saturadas) e o colesterol. Reduza o consumo para menos de 30% das calorias totais da dieta (menos de 10% de gordura saturada de origem animal).
• Aumente o consumo de carboidratos complexos (massas, pães, batatas, mandiocas, cereais e leguminosas) e de fibras dietéticas (encontradas nas frutas e farelos de cereais) para 20 g até 30 g ao dia.
• Limite o consumo de açúcar e sal.
• Limite o consumo de bebidas alcoólicas.
• Reduza ao mínimo o consumo de alimentos em conserva e defumados.

Câncer de pulmão

O câncer de pulmão é o tipo mais freqüente de câncer, com tendência crescente, devido ao aumento do consumo de tabaco. É mais comum nos homens e sua incidência máxima ocorre entre os 55 e os 65 anos de idade.

Existem vários tipos de câncer de pulmão, mas a maioria pode ser classificada em duas categorias: tumores das células pequenas e tumores das células não-pequenas. Geralmente, os cânceres das células pequenas crescem mais depressa que os das células não-pequenas, mas estes últimos reagem com mais freqüência à quimioterapia.

Prevenção

A melhor medida preventiva é não fumar ou parar de fumar quando o hábito já existe, além de evitar ser um fumante passivo.

Fazer regularmente uma radiografia convencional não é suficiente para o diagnóstico precoce do câncer do pulmão.

Sintomas

Os sintomas do câncer broncopulmonar variam conforme sua localização.

Localização central
O tumor está localizado nos brônquios principais e causa tosse, expectoração sanguinolenta, sensação de falta de ar e respiração sibilante.

Localização superior
Esse tipo de câncer pode provocar a síndrome da veia cava superior. Essa síndrome é causada pela pressão do tumor nas veias cavas situadas acima dele, de modo que o sangue estanca na cabeça, no pescoço e na metade superior do peito e a pessoa afetada mostra uma coloração roxo-azulada.

Localização periférica
O tumor pode ir crescendo sem apresentar sintomatologia. Quando alcança a pleura (membrana que recobre o pulmão), pode irritá-la e causar dores no tórax.

Sintomas extrapulmonares
O tumor pode afetar outros órgãos ou estruturas próximas dos pulmões e causar sintomas extrapulmonares, como mudanças no tom de voz, quando as cordas vocais são afetadas, ou dificuldade para engolir, quando o esôfago é afetado.

Como os demais cânceres, o câncer do pulmão pode manifestar-se com sintomas genéricos, como fraqueza, perda de peso, febre ou falta de apetite.

Tratamento

Infelizmente, no momento em que esse tumor é diagnosticado, mais da metade dos pacientes já apresenta disseminação do câncer.

O tratamento depende do tipo de câncer e do estágio da doença (isto é, até que ponto o organismo foi afetado pelo tumor).

Câncer das células pequenas
Quando o tumor está confinado ao peito (estágio limitado), pode ser tratado com radioterapia e quimioterapia. Quando o tumor já se disseminou (estágio extensivo), geralmente se aplica só a quimioterapia.

Causas do câncer de pulmão

• **Fatores genéticos.** A presença de alguns oncogenes tem relação com a incidência do câncer pulmonar. Os oncogenes são genes que normalmente contribuem para o crescimento das células, mas, quando existem em grande número ou sofrem algum tipo de mutação, podem causar o surgimento de um câncer.
• **Fatores ambientais.** O principal fator ambiental é o tabaco, que provoca até 90% dos casos de câncer broncopulmonar (dos brônquios e pulmões). Uma pessoa que fuma 20 cigarros por dia tem 20 vezes mais chances de sofrer câncer do pulmão que um não-fumante. Quando ela pára de fumar, o risco de sofrer esse câncer cai pela metade num prazo de dez anos. O tabaco afeta não só o fumante ativo, mas também as pessoas ao redor (fumantes passivos).

Câncer das células não-pequenas

Quando o tumor não se espalhou além do pulmão e de alguns gânglios linfáticos, pode ser extraído cirurgicamente. Quando isso não é possível, aplica-se uma combinação de quimioterapia e radioterapia. Em alguns casos, antes da intervenção cirúrgica faz-se um tratamento com radioterapia e quimioterapia para reduzir o tamanho do tumor. Quando o câncer já sofreu metástase, só a quimioterapia é usada. A quimioterapia prolonga a sobrevivência e melhora a qualidade de vida.

Câncer de pâncreas

O pâncreas é um órgão do sistema digestivo, semelhante a uma pêra alongada, no qual se distingue a cabeça (a extremidade mais larga), o corpo (a porção média) e a cauda (a extremidade mais estreita).

O pâncreas cumpre duas funções básicas no organismo:

- **Fabrica sucos** para a digestão dos alimentos (pâncreas exócrino).
- **Fabrica hormônios**, como a insulina, que regulam a armazenagem e o uso dos alimentos no corpo (pâncreas endócrino).

Cerca de 95% dos cânceres de pâncreas têm origem no pâncreas exócrino. A incidência desse tipo de câncer aumenta com a idade.

Causas

As causas do câncer de pâncreas são desconhecidas, mas sua incidência é maior em fumantes (quase um terço dos casos pode ser atribuído ao hábito de fumar). Alguns casos têm relação com síndromes hereditárias. Certas substâncias químicas usadas na indústria, como a benzidina (pigmento sintético usado na fabricação de tintas para telas, papel e couro) e as betanaftilaminas (usadas na fabricação e recauchutagem de pneus), podem aumentar a incidência do câncer de pâncreas.

Sintomas

Os sintomas do câncer de pâncreas são semelhantes aos de outras doenças e podem não se manifestar nas primeiras etapas da doença. Os sintomas são:

- Perda de peso.
- Dores abdominais.
- Falta de apetite.
- Icterícia (a pele fica amarelada).
- Náuseas e vômitos.
- Fraqueza e cansaço.
- Diarréia.
- Indigestão.
- Dores nas costas.
- Fezes de cor ocre.
- Palidez.
- Depressão.

Quando afeta o pâncreas endócrino, um dos sintomas do câncer também pode ser um diabetes de aparição recente.

Prevenção

Para reduzir o risco de câncer do pâncreas, é importante parar de fumar, quando esse hábito existe, e seguir uma dieta pobre em gorduras.

Tratamento

O câncer do pâncreas pode ser diagnosticado com um exame de ultra-som. Em caso de dúvida, uma ressonância magnética do abdome dá o diagnóstico definitivo. No momento do diagnóstico, só 20% dos tumores pancreáticos podem ser extraídos por cirurgia.

Quando o tumor está confinado ao pâncreas, mas não pode ser extraído, recomenda-se o tratamento combinado de radioterapia e quimioterapia. Quando o tumor sofreu metástase (ou seja, quando se estendeu a outros órgãos, como o fígado), é mais comum aplicar só a quimioterapia. Nesse caso, a cirurgia pode aliviar os sintomas provocados pelo câncer. O controle da dor e de outros sintomas é parte importante do tratamento do câncer de pâncreas em estágio avançado.

Alguns pacientes ficam curados depois da extração do tumor, mas os índices de cura estão abaixo de 50%. Muitas vezes, depois da cirurgia aplicam-se radioterapia e quimioterapia para aumentar as chances de sobrevida. Atualmente, não há cura para os casos de câncer do pâncreas que não pode ser extraído por cirurgia ou já sofreu metástase.

Câncer colorretal

O câncer colorretal se desenvolve no cólon, isto é, no intestino grosso, e no reto, a extremidade do cólon que faz a ligação com o ânus.

O câncer do cólon é um dos tipos mais comuns de câncer, o segundo mais freqüente nos homens (depois do câncer do pulmão) e nas mulheres (depois do de mama) e é uma das causas principais de mortalidade nos países industrializados. Os tumores de cólon ou reto podem ser benignos ou malignos. Entre os malignos, o adenocarcinoma é o tipo mais comum.

Causas

Os mecanismos concretos que causam o câncer colorretal são desconhecidos, mas existem os seguintes fatores de risco:

- **Idade superior a 40 anos**.
- **Antecedentes do câncer na família** (especialmente de primeiro grau, como pais, irmãos e filhos).
- **Presença de pólipos no cólon**, mesmo quando não são cancerosos.
- **Obesidade**.
- **Dieta pobre em fibras** e rica em gorduras. As fibras aceleram o trânsito intestinal, reduzindo o tempo em que a mucosa fica exposta a substâncias cancerígenas.
- **Existência prévia de algum tipo de câncer**.
- **Doença inflamatória intestinal**, como a colite ulcerosa (inflamação recorrente da mucosa interna do cólon) ou a doença de Crohn (uma inflamação recorrente do intestino que pode causar lesão, já que afeta todas as camadas do intestino).
- **Sedentarismo**.

Sintomas

Geralmente, o câncer colorretal aparece depois dos 50 anos de idade e tem maior incidência entre a quinta e a sétima décadas de vida. Sua localização mais freqüente é na alça sigmóide.

De início, um tumor colorretal, tanto o benigno como o maligno, não costuma apresentar sintomas até alcançar certo tamanho. Os sintomas variam conforme sua localização. Além disso, pode haver sinais genéricos, como perda de peso, cansaço, inapetência, febre etc., ou indícios de que o câncer se espalhou para outros órgãos, como o fígado.

Câncer do cólon ascendente

Os sintomas do câncer do cólon ascendente (cólon direito) costumam surgir em fases avançadas, pois nesse local o conteúdo intestinal é semilíquido e assim o tumor pode crescer sem obstruir a passagem. Ele pode ulcerar e sangrar, provocando sintomas iniciais como anemia, fadiga, palidez, palpitações etc.

Câncer do cólon transversal e descendente

Nessa região, as fezes são mais consistentes e o crescimento do tumor em direção ao interior do intestino pode impedir sua passagem e causar prisão de ventre progressiva, com diarréias repentinas e dores abdominais. Também pode ocorrer a eliminação de sangue e muco pelo ânus. Ao constatar a presença de sangue nas fezes, deve-se consultar um médico, sobretudo quando quem tem mais de 40 anos.

Câncer do reto e da alça sigmóide

A quantidade de sangue eliminada pelo ânus pode ser grande. Outros sintomas são: necessidade urgente de evacuar, vontade de evacuar mesmo depois de fazê-lo, diarréia com sangue e muco e dores na parte inferior das costas. As fezes podem ser estreitas e alongadas, devido ao diâmetro menor do interior do intestino.

Diagnóstico precoce

O diagnóstico precoce e as medidas preventivas são realmente eficazes contra o câncer colorretal. As recomendações para o diagnóstico precoce do câncer do cólon são as seguintes:

- **Faça todos os anos um exame de toque retal** a partir dos 40 anos. O toque retal permite apalpar a presença de um tumor no reto.
- **Faça todos os anos um exame de sangue oculto nas fezes** a partir dos 40 anos. O exame de sangue oculto nas fezes permite descobrir a presença de sangue invisível a olho nu.
- **Faça uma colonoscopia** a cada três ou cinco anos a partir dos 50 anos. A colonoscopia é uma técnica diagnóstica que emprega um tubo inserido através do ânus para examinar visualmente o interior do cólon.

Tratamento

A cirurgia é o tratamento mais indicado para o câncer colorretal, tanto com fins curativos como paliativos. O tipo de cirurgia depende da localização do tumor e da existência de complicações.

A radioterapia e a quimioterapia também podem ser úteis.

Uma vez extraído o tumor, deve-se fazer um acompanhamento nos cinco anos seguintes, por causa da possibilidade de uma recaída ou de disseminação do tumor para outros órgãos (metástase).

O êxito do tratamento depende de vários fatores: até que ponto o

Medidas preventivas do câncer de cólon

- Siga uma dieta pobre em gorduras e rica em fibras.
- Aumente o consumo de alimentos ricos em vitaminas A, C e D e de suplementos de cálcio.
- Evite o excesso de peso e a obesidade.
- Tome bebidas alcoólicas com moderação ou não beba.
- Reduza ao máximo o consumo de alimentos em conserva, ao vinagrete e defumados.
- Siga as recomendações para o diagnóstico precoce do câncer.

tumor invadiu a parede do intestino, se os gânglios linfáticos dessa região foram afetados ou se houve metástase. Quanto menor a invasão, melhor o prognóstico.

Câncer de mama

O câncer de mama é o tipo de câncer mais freqüente em mulheres de meia-idade e uma das causas principais da mortalidade feminina.

Existem vários tipos de câncer de mama:

- **Carcinoma ductal**. Tem origem nas células que formam os condutos que levam o leite até o mamilo. É o tipo mais freqüente.
- **Carcinoma lobular**. Tem origem nas glândulas que segregam o leite e atua de forma semelhante ao carcinoma ductal.
- **Outras variedades**. O câncer pode ter origem na pele, na gordura, no tecido conectivo ou em outras células presentes na mama.

Prevenção

Quanto mais cedo for detectado o câncer de mama, maiores são as chances de cura. Para isso, existe um programa de diagnóstico precoce que consiste no seguinte:

- **Auto-exame mamário**. A mulher deve examinar as mamas uma vez por mês e consultar o médico se notar alguma mudança.
- **Mamografia**. É uma radiografia da mama. A primeira deve ser feita aos 35 anos de idade. Depois, deve-se fazer uma mamografia a cada dois anos a partir dos 40 anos e anualmente a partir dos 50 anos.

Com esse programa de diagnóstico precoce, pode-se evitar um terço das mortes por câncer de mama em mulheres de mais de 50 anos.

Fatores de risco para câncer de mama

- Histórico de familiares diretos (mãe e irmã) com câncer de mama.
- Antecedentes pessoais de algum tipo de câncer.
- Primeira menstruação antes dos 12 anos.
- Menopausa depois dos 55 anos.
- Obesidade depois da menopausa.
- Mulheres que nunca tiveram filhos.
- Primeira gravidez depois dos 35 anos.
- Exposição a radiações ionizantes.
- Tratamento com anticoncepcionais orais.
- Dieta rica em gorduras e proteínas.
- Consumo excessivo de álcool.

Sintomas

Os sintomas mais freqüentes são:

- Nódulo na mama (é o motivo mais comum de consulta).
- Secreção de líquido pelo mamilo.
- Dores na mama.
- Gânglio na axila.
- Calor, vermelhidão e úlceras no mamilo.
- Retração do mamilo.

Tratamento

O tratamento principal do câncer de mama é a cirurgia, geralmente combinada com radioterapia, terapia hormonal com tamoxifeno e quimioterapia.

Depois do tratamento, a paciente tem de fazer um acompanhamento por toda vida.

Câncer de útero

O câncer uterino ou endometrial é o quarto tipo de câncer mais comum nas mulheres, depois dos cânceres da mama, pulmão e cólon. O câncer endometrial tem origem na camada que reveste o interior do útero, chamada "endométrio". A incidência máxima desse tipo de câncer se si tua entre os 50 e os 70 anos de idade.

Causas

As causas do câncer endometrial são desconhecidas, mas acredita-se que o nível de estrógenos nas mulheres pode ter influência. Uma taxa alta desse hormônio estimula o crescimento do endométrio e aumenta o risco de câncer.

Os fatores que aumentam a taxa de estrógenos são os seguintes:

- Primeira menstruação antes dos 12 anos e menopausa depois dos 50.
- Mulheres que nunca tiveram filhos.
- Ovulação irregular.
- Obesidade.
- Diabetes.
- Terapia de reposição hormonal (TRH).
- Câncer de ovário.

Outros fatores que podem agravar o risco de câncer endometrial são os seguintes:

- Idade. Quanto maior a idade, maior o risco.
- Histórico familiar de câncer uterino.
- Histórico pessoal de câncer de mama ou de ovários.
- Antecedentes de radioterapia na pelve.

• Tratamento com tamoxifeno (remédio usado no tratamento do câncer de mama).

Prevenção

Todas as mulheres devem submeter-se regularmente a um exame pélvico e a uma citologia vaginal para detectar a possibilidade de um tumor. O prognóstico do câncer endometrial é muito melhor quando há diagnóstico precoce. Por isso, é preciso consultar um médico ao menor sinal da doença.

Sintomas

A maioria dos cânceres uterinos ocorre em mulheres na pós-menopausa, isto é, que já não menstruam. Quando uma mulher na pós-menopausa tem sangramento vaginal ou uma mulher na pré-menopausa tem um sangramento entre duas menstruações, o médico deve ser consultado.

Os sintomas da doença são:

• Menstruação abundante ou sangramento entre as duas menstruações.
• Sangramento vaginal ou manchas de sangue durante a perimenopausa (período anterior à menopausa) ou depois da menopausa.
• Eliminação pela vagina de líquido rosado, branco ou aquoso.
• Dores pélvicas.
• Dores durante a relação.
• Perda de peso.

Tratamento

O tratamento habitual do câncer de útero é a cirurgia. Existe a opção de extrair apenas o útero (histerectomia), mas geralmente se extraem também as tubas uterinas e os ovários (histerectomia total).

Quando o câncer é muito agressivo ou já se estendeu para outras partes do corpo, são necessários tratamentos adicionais como radioterapia, terapia hormonal e quimioterapia.

Câncer de pele

Os dermatologistas costumam recomendar o auto-exame regular da pele para detectar qualquer mudança no número, tamanho, forma e cor das sardas e manchas. O principal objetivo desse exame é a identificação precoce do melanoma, o tipo mais perigoso de câncer de pele.

Tipos

Os principais tipos de câncer cutâneo são o carcinoma de células basais e o melanoma maligno.

Carcinoma de células basais

São tumorações ou nódulos pequenos e macios na cabeça, no pescoço e nas mãos. Quanto à profundidade, estão limitados pela linha celular mais interna da epiderme, que é a camada mais externa da pele, onde o câncer tem origem. É o tipo mais freqüente de câncer de pele. Raramente sofre metástase (não se espalha no organismo). No entanto, pode estender-se por baixo da pele até o osso.

Melanoma maligno

Geralmente desenvolve-se a partir de uma mancha preexistente, que se torna mais volumosa, sangra, muda de cor, ganha uma borda escura que vai crescendo, recobre-se com uma crosta ou começa a produzir coceira. É o tipo mais agressivo de câncer de pele, que põe em risco a vida do paciente. Tem origem nos melanócitos, as células produtoras do pigmento cutâneo chamado melanina.

Causas

As causas diretas do câncer de pele são desconhecidas, mas os fatores mais relevantes são:

• Raça branca.
• Exposição excessiva à radiação solar ultravioleta, sem proteção.
• Pele clara.
• Sexo masculino. Os homens correm um risco duas ou três vezes

Recomendações para prevenir o câncer de pele

• **Antes de tomar sol,** aplique um creme de proteção solar contra os raios ultravioleta A e B, com um fator de proteção solar (FPS) de no mínimo 15. Torne a passar o creme a cada duas horas, sobretudo se você estiver nadando ou transpirar muito. Os filtros solares devem ser usados para sua proteção enquanto você estiver ao ar livre, não para prolongar a exposição ao sol.

• **Use roupas que cubram a maior parte do corpo.** Não brinque ou trabalhe ao ar livre sem camisa. Use óculos escuros e um chapéu que proteja o rosto, as orelhas e o pescoço.

• **Evite a exposição ao sol entre 10h e 16h,** quando os raios de sol são mais intensos. Use a "regra da sombra": quando sua sombra for menor do que você, os raios prejudiciais do sol estão em sua intensidade mais alta e você pode sofrer uma queimadura.

• **Não use aparelhos de bronzeamento artificial UVA.**

maior de sofrer câncer cutâneo das células basais.

- Histórico familiar de câncer de pele.

Sintomas

Deve-se consultar um especialista ao encontrar sardas ou manchas pigmentadas com as seguintes características (A-B-C-D):

- **A**ssimétricas: uma metade não é idêntica à outra.
- **B**orda irregular, desigual ou dentada.
- **C**or diferente de uma zona para a outra.
- **D**iâmetro superior a 6 mm.

Tratamento

O tratamento do câncer cutâneo varia conforme o tipo, o tamanho, a localização, a profundidade e a existência ou não de metástase.

Geralmente a cirurgia do tumor inclui a extração da pele ao redor. Em caso de melanoma, pode ser necessário extrair também os gânglios linfáticos vizinhos.

O tratamento é mais difícil nos casos em que o melanoma já se espalhou para outros órgãos (melanoma metastático). Nesse caso, o tumor é reduzido para melhorar os sintomas e aplica-se quimioterapia em combinação com agentes imunológicos, como o Interferon e a Interleucina.

Convivendo com o câncer

O câncer é a doença mais temida pela maioria das pessoas, mas atualmente metade dos casos podem ser curados.

Os tratamentos médicos podem aumentar a expectativa de vida e até eliminar os sintomas ou curar o paciente. No entanto, a qualidade de vida e os problemas psicossociais desses pacientes exigem um tratamento integral. Os efeitos da quimioterapia (queda dos cabelos, náuseas e vômitos) não são fáceis de enfrentar, assim como a perturbação depois do diagnóstico, tanto para o paciente como para os familiares. Não se deve esquecer o estresse antes e depois de uma intervenção cirúrgica.

Para enfrentar esses problemas, há 20 anos surgiu uma disciplina chamada oncologia psicossocial. Sua finalidade é investigar os fatores psicossociais que interferem na evolução da doença e contribuir para a qualidade de vida dos pacientes de câncer.

Hábitos de vida

Muitos cânceres são causados por fatores comportamentais e podem ser evitados. Uma prova de que a causa principal não está nos fatores hereditários, como pensa a maioria das pessoas, é que o câncer varia conforme os países e grupos sociais. Além disso, sabe-se que a incidência do câncer numa região geográfica se modifica conforme a população vai mudando seus costumes e hábitos de vida.

O câncer de pulmão, um dos mais letais, existe há um século e é cada vez mais comum. É muito clara sua relação com o consumo de tabaco e o fumante passivo também corre o risco de sofrer de câncer.

Outro comportamento humano muito ligado ao câncer é o consumo de álcool, assim como a moda do bronzeamento, os comportamentos sexuais promíscuos e os hábitos alimentares.

Excesso de gorduras, poucos alimentos com fibras e uma dieta desequilibrada, carente de vitaminas e sais minerais, são fatores decisivos na evolução de um processo cancerígeno.

O estresse aumenta a tendência aos comportamentos pouco saudáveis, como fumar, consumir álcool, dormir e comer mal, e não praticar exercícios.

No entanto, o câncer é uma doença multicausal, quer dizer, o surgimento de um câncer não depende de um único fator.

A educação sanitária é muito importante para a prevenção do câncer. O nível socioeconômico também influencia, pois nas pessoas de classe social baixa o diagnóstico é geralmente mais demorado (os auto-exames e o acompanhamento periódico são menos freqüentes) e, além disso, os hábitos de risco são mais comuns, como tabaco, abuso do álcool, consumo excessivo de gorduras e sedentarismo.

Variáveis de personalidade

As pesquisas a esse respeito demonstraram que as pessoas que têm dificuldade para expressar suas emoções ou as reprimem com um comportamento racional têm mais chances de sofrer de câncer.

Aparentemente, portanto, a capacidade de expressar emoções, como a tristeza e a raiva, tem efeito positivo para o prognóstico do câncer.

Outras características da personalidade associadas ao câncer são a tendência para a depressão ao longo da vida, os sentimentos de desalento e o pessimismo.

Apoio social e câncer

As pessoas que têm bom apoio social, como relacionamentos familiares positivos de cooperação e ajuda, assim como laços de amizade duradouros, conseguem criar hábitos melhores com relação às doenças e sua prevenção. Enfrentar uma doença pode ser menos doloroso quando existem familiares ou amigos que ajudem o doente a suportar essa dor. Mas as pessoas desvinculadas de sua família e que têm poucos relacionamentos sociais sofrem um impacto muito mais estressante quando ficam doentes.

Dez mandamentos contra o câncer

O programa europeu de combate ao câncer mostra que seria possível uma redução de 20% dos casos de câncer se adotadas algumas medidas básicas. Apesar de dirigido à população da Europa, estes "mandamentos" servem para todos:

1. Não fume. Se for fumante, deixe o hábito o quanto antes e não fume na presença de outras pessoas.
2. Modere o consumo de bebidas alcoólicas.
3. Evite exposição excessiva ao sol.
4. Respeite as normas profissionais de segurança durante a fabricação, manipulação ou uso de qualquer substância cancerígena.
5. Consuma freqüentemente frutas, verduras e cereais com alto teor de fibras.
6. Evite o excesso de peso e limite o consumo de gorduras.
7. Consulte um médico se constatar mudança de aspecto de uma mancha na pele, um nódulo ou uma cicatriz.
8. Consulte um médico em caso de transtornos persistentes, como tosse, rouquidão, mudança de hábitos intestinais ou perda de peso não-justificada.

Para as mulheres:

9. Faça periodicamente uma citologia vaginal.
10. Examine as mamas regularmente e, se possível, faça uma mamografia em intervalos regulares a partir dos 50 anos de idade.

Como informar o paciente

A maneira e o momento de informar o paciente sobre o diagnóstico, o prognóstico e o tratamento de um câncer interferem muito em sua reação emocional e sua capacidade de enfrentar o problema.

Antigamente, existia a tendência de informar muito pouco ou não dar ao paciente nenhuma informação sobre sua doença. Hoje em dia, os médicos se mostram mais favoráveis a informar, porque os pacientes corretamente informados conseguem se adaptar melhor à doença no longo prazo.

Aspectos da informação

A informação deve levar em conta os seguintes aspectos:

- Diagnóstico e características do câncer.
- Efeitos positivos e negativos do tratamento.
- Informação apresentada em seqüência, levando em conta a fase em que se encontra o paciente. Em alguns casos, não é preciso informar o doente sobre todos os tratamentos que vai enfrentar, para não assustá-lo nem aumentar sua ansiedade.
- Dê a informação de maneira coerente, sem confundir o paciente nem dar a impressão de que ele está sendo enganado ou estão lhe escondendo algo.
- Leve em conta a personalidade do doente e as estratégias que ele adota para enfrentar a doença. Se ele usar mecanismos de rejeição, não o contrarie com informações demais. Por outro lado, outros pacientes podem pedir informações muito detalhadas a respeito da doença.
- Dê um papel ativo ao doente e explique suas chances de cura, para que ele colabore e sinta esperanças. A informação tem de ser o mais realista possível.

Reações emocionais

Depois que o diagnóstico foi estabelecido e o paciente foi informado, é preciso reduzir a ansiedade e tratar as possíveis reações emocionais. As depressões têm de ser tratadas por um especialista. O paciente tem de aprender técnicas de relaxamento e distração. Deve procurar tarefas adequadas a suas possibilidades. A família pode ajudar no planejamento do dia-a-dia, dando ocupações ao paciente para que ele se sinta dono de sua vida. É preciso encontrar atividades que lhe dêem prazer.

O paciente precisa conscientizar-se de seus pensamentos e emoções, sem medo de manifestar raiva ou desespero. Familiares e amigos devem incentivar a expressão dessas emoções, sem tentar camuflá-las ou ocultá-las para não ferir os sentimentos do paciente.

É preciso saber em que momentos o paciente deseja explicar como se sente e conversar sobre o assunto. Os doentes precisam ser ouvidos, saber que existe alguém que os entende e está aberto ao diálogo. Isso é muito importante, pois alguns parentes se recusam a conversar sobre a doença.

Quando um dos cônjuges está doente, deve-se ajudar o casal a enfrentar e planejar o futuro, estabelecendo metas realistas para os próximos três, seis ou 12 meses, com estratégias práticas para alcançá-las.

Como enfrentar a quimioterapia

O tratamento por quimioterapia é eficaz para impedir o surgimento de novos tumores. No entanto, tem efeitos colaterais difíceis de enfrentar, como náuseas, vômitos, queda dos cabelos e ansiedade. Normalmente, a quimioterapia causa tanta preocupação que os sintomas podem surgir até antes de iniciado o tratamento.

Existem várias técnicas para reduzir esses efeitos. As mais importantes são:

- **Hipnose**. O objetivo é associar estados prazerosos com a quimioterapia por visualizações, em relaxamento profundo. É eficaz para reduzir as náuseas e os vômitos.
- **Relaxamento**. Antes e depois do tratamento por quimioterapia, ensina-se o paciente a relaxar os músculos aos poucos ou imaginar cenas relaxantes. A dessensibilização sistemática expõe os pacientes por visualização aos estímulos que causam mais ansiedade, ao mesmo tempo em que provoca um estado de relaxamento.
- **Distrair a atenção**. Devem-se sugerir atividades ao paciente que o distraiam e dêem prazer (trabalhos manuais, televisão, música, videogames, contar histórias etc.)

Essas técnicas também ajudam a reduzir a dor, junto com a medicação para esse fim.

Assistindo o doente terminal

Quanto mais se aproxima o momento da morte, maior é a assistência exigida pelo doente e mais importante é a comunicação entre todos os membros da equipe que o atende e com a família.

É preciso grande capacidade de observação para entender os estados emocionais do doente. Nos momentos em que ele manifesta raiva, deve-se aceitar esse fato, mesmo quando a raiva é canalizada contra as pessoas que cuidam e gostam dele.

A pessoa mais próxima do doente sempre recebe o impacto de suas expressões emocionais. O familiar que cuida dele não deve pensar em nenhum momento que essas ofensas são dirigidas contra sua pessoa, mas sim entender a dor do doente e sua necessidade de manifestá-la.

É possível que o paciente atravesse estados depressivos, nos quais a companhia de outras pessoas pode ser muito importante. Nesses momentos, talvez ele só precise de uma carícia, palavras meigas ou uma mão amiga para que ele saiba que não está sozinho. Pode-se molhar seus lábios secos ou refrescar sua testa com panos úmidos.

A presença de uma pessoa calma e carinhosa alivia grande parte da solidão e da dor do paciente.

Sempre se deve levar em conta a personalidade do paciente e respeitar suas preferências.

Para muitos familiares, a assistência a um doente terminal se converte num ato quase sagrado, uma obrigação moral ou uma das expressões mais importantes do amor.

Normalmente, os idosos têm menos medo da morte do que as pessoas jovens, talvez porque sintam que sua hora chegou, de acordo com a lei natural, ou que já viveram muitas "mortes", no sentido figurado.

Seja como for, o medo existe em maior ou menor grau. Portanto, não se devem esquecer os direitos do paciente.

Direitos do doente terminal

O doente terminal tem os seguintes direitos:

- Ser tratado como um ser humano até o fim de seus dias.
- Receber atenção personalizada.
- Tomar parte nas decisões sobre o tratamento da doença.
- Ter acesso aos recursos para combater a dor.
- Manter sua hierarquia de valores e não ser discriminado por razões de raça ou opinião.
- Manter sua fé religiosa.
- Receber respostas coerentes e adequadas a suas perguntas, com as informações que ele é capaz de entender e assimilar.
- Ser tratado por profissionais competentes, treinados para a comunicação, que possam ajudá-lo a enfrentar a experiência da morte.
- Receber o consolo e a companhia de familiares e amigos.
- Morrer em paz e com dignidade.

Cardiovasculares, Doenças

FATORES DE RISCO	RECOMENDAÇÕES	CORAÇÃO DOENTE
• Tabagismo • Colesterol alto no sangue • Hipertensão arterial • Diabetes • Sedentarismo • Obesidade • Antecedentes familiares • Idade superior a 65 anos • Sexo masculino	• Faça exercícios regularmente • Siga uma dieta pobre em gorduras • Evite o excesso de peso • Evite o consumo de tabaco • Evite o estresse • Controle a pressão arterial • Controle o diabetes • Controle a taxa de colesterol • Faça um *check-up* médico anual	• Arritmias e palpitações • Angina do peito • Infarto do miocárdio • Insuficiência cardíaca

As doenças cardiovasculares são muito freqüentes nos países desenvolvidos, onde constituem a causa principal de morte (cerca de 40% do total). As ocorrências mais importantes são os acidentes vasculares cerebrais (derrames) e a cardiopatia isquêmica (doença coronária).

Aterosclerose

A causa mais comum das doenças cardiovasculares é a aterosclerose. No Brasil, segundo o Data-SUS, ela responde por 32% do total de mortes. A aterosclerose é uma doença generalizada que se caracteriza pela formação de placas de ateroma de tamanho grande ou médio na parede das artérias. A doença tem início nas primeiras décadas de vida e evolui aos poucos.

As placas de ateroma se formam a partir de uma lesão do endotélio (revestimento interno) das artérias, causada por agressões mecânicas (hipertensão arterial), químicas (monóxido de carbono), metabólicas (acúmulo de lipídios) ou imunológicas e inflamatórias.

A lesão do endotélio favorece o acúmulo de plaquetas e lipídios no local e a multiplicação de células musculares da artéria. Tudo isso constitui a chamada placa de ateroma. Sobre a placa pode haver um depósito de cálcio e a formação de trombos (coágulos). O crescimento ou ruptura da placa, assim como os coágulos e hemorragias que podem formar-se nela, causam a obstrução total ou parcial da artéria lesionada.

A obstrução da artéria afetada diminui a irrigação sangüínea do órgão ao qual ela leva sangue em condições normais. Essa diminuição do fluxo sangüíneo causa uma série de transtornos nesse órgão.

Quando afeta as artérias coronárias (artérias que irrigam o coração), a aterosclerose provoca cardiopatia isquêmica; quando afeta as artérias cerebrais, provoca acidente vascular cerebral (AVC).

Fatores de risco

Vários fatores contribuem para a aterosclerose e aumentam o risco de doença coronária. Os mais importantes são os seguintes:

Tabaco

Fumar é o fator de risco modificável mais importante.

Hipercolesterolemia

É o aumento do colesterol sérico (do sangue). 70% do colesterol do sangue está unido a lipoproteínas de baixa densidade (LDL).

A LDL é conhecida como colesterol "ruim", pois adere às paredes das artérias e prejudica a circulação sangüínea.

Por isso, quando a LDL aumenta, o risco de doença coronária é maior; quando sua taxa é reduzida, esse risco diminui. No entanto, quando a taxa de colesterol unido às lipoproteínas de alta densidade (HDL) é reduzida, o risco também é maior. A HDL é chamada colesterol "bom", pois leva o colesterol para ser metabolizado no fígado.

Hipertensão arterial

Existe uma relação direta entre o aumento da pressão arterial e a incidência de cardiopatia isquêmica.

Diabetes

O risco de doença coronária em diabéticos é duas a quatro vezes maior do que em pessoas da mesma idade não-diabéticas. As mulheres diabéticas perdem a proteção natural contra a cardiopatia isquêmica que é comum na pré-menopausa. A doença coronária causa a morte de 70% dos diabéticos.

Sedentarismo

O exercício físico regular reduz o risco de doença coronária, pois aumenta o colesterol HDL, melhora o controle do diabetes, reduz o peso corporal e a pressão arterial.

Obesidade

Os obesos têm taxa de mortalidade maior do que a do restante da população, por causa de doenças cardiovasculares.

Antecedentes familiares

Em algumas famílias, a doença ocorre com mais freqüência.

Idade

A maioria dos infartos do miocárdio se dá em pacientes com mais de 65 anos.

Sexo

A doença coronária afeta mais o sexo masculino. Na faixa etária abaixo de 45 anos, é dez vezes mais freqüente em homens do que em mulheres. Entre os 45 e os 60 anos, é duas vezes mais freqüente nos homens, e na terceira idade a proporção tende a se igualar. A menopausa e os anticoncepcionais orais aumentam o risco de doença coronária.

Arritmias e palpitações

O coração tem células dotadas de uma propriedade chamada "automatismo", isto é, geram e propagam o estímulo elétrico ou impulso que provoca a contração do músculo cardíaco, para que esse cumpra sua função de bomba e impulsione o sangue para todo o organismo. O agrupamento dessas células forma o chamado "tecido especializado". Em condições normais, o estímulo elétrico que causa a contração do coração tem origem no átrio direito, mais precisamente no chamado nó sinoatrial, e se propaga para o resto do tecido especializado distribuído pelo coração.

O coração se contrai (bate) de forma ritmada com uma freqüência entre 60 e 100 batimentos por minuto.

O que é arritmia cardíaca?

É uma mudança na formação e/ou propagação do estímulo elétrico ou impulso que provoca a contração do coração. Ela tem as seguintes conseqüências:

- **Transtorno da freqüência cardíaca.** O coração bate com freqüência maior (taquicardia) ou menor (bradicardia) do que a normal.
- **Transtorno do ritmo cardíaco.** O coração bate fora do ritmo. Existem muitos tipos de arritmias.

Causas

Geralmente, as arritmias são causadas pelos seguintes fatores:

- Consumo de substâncias estimulantes, como o café, ou de bebidas alcoólicas.
- Fumar demais.
- Falta de potássio no sangue.
- Efeito dos próprios remédios usados para tratar as arritmias.

Em outros casos, as arritmias são causadas por alterações do miocárdio (o músculo cardíaco), geralmente por causa de infartos, ou degenerações das válvulas ou do músculo cardíacos (miocardiopatias).

Sintomas

Os sintomas e a ansiedade causados pelas arritmias variam muito de um indivíduo para outro. Às vezes, as arritmias não geram sintomas, mas em geral se manifestam clinicamente por palpitações, síncopes (desmaio devido à diminuição da irrigação sangüínea cerebral), insuficiência cardíaca ou angina.

Cardiopatia isquêmica

A situação causada pela falta de oxigênio em determinado tecido ou órgão é chamada isquemia. A isquemia do miocárdio (músculo cardíaco) se deve quase sempre a uma diminuição do fluxo sangüíneo que chega até ele pelas artérias coronárias. Por isso, a cardiopatia isquêmica também é chamada doença coronária.

Recomendações para a saúde do coração

- Faça exercícios regularmente, de preferência ao ar livre. Se não puder fazer outro tipo de exercício, caminhe 30 minutos por dia em passo rápido.
- Siga uma dieta pobre em gorduras e colesterol. A alimentação mais saudável é a chamada dieta mediterrânea.
- Mantenha um peso normal e evite a obesidade.
- Não fume.
- Evite o estresse.
- Controle a pressão arterial.
- Controle o diabetes.
- Controle a taxa de colesterol.
- Faça um *check-up* médico completo uma vez por ano.

A causa mais freqüente de isquemia cardíaca é a redução do fluxo sangüíneo coronário por lesões ateromatosas (aterosclerose) das artérias coronárias, que provocam obstrução. A doença coronária pode gerar angina do peito (45% dos casos), infarto do miocárdio (42% dos casos) ou morte súbita (13% dos casos).

Angina do peito

A angina é a dor, opressão ou mal-estar, geralmente torácicos, causados por isquemia miocárdica transitória. Ela pode ser de esforço ou de repouso.

ANGINA DE ESFORÇO

As dores são provocadas pelo exercício (sobretudo depois das refeições ou em um ambiente frio) ou por emoções fortes. Em geral começam de forma gradual, atigem depressa a intensidade máxima e desaparecem também aos poucos. Em geral, são episódios de curta duração (de um a dez minutos). As dores diminuem com o repouso ou interrompendo a atividade que as provocou, salvo em alguns casos de angina prolongada, quando podem durar mais de 30 minutos. Nesse tipo de angina, geralmente o paciente já sabe quais atividades da vida cotidiana causam dores.

A angina de esforço, por sua vez, pode ser classificada como:

- **Inicial**: existe há menos de um mês.
- **Progressiva**: piorou no último mês em termos de freqüência, intensidade, duração ou esforço necessário para provocá-la.
- **Estável**: suas características não mudaram no último mês.

ANGINA DE REPOUSO

Surge espontaneamente, sem relação aparente com o esforço. Sua duração é variável. Às vezes, os episódios são muito prolongados, simulando um infarto do miocárdio.

ANGINA INSTÁVEL

A angina inicial, a progressiva e a de repouso são doenças de evolução imprevisível e prognóstico variável. Por isso, são chamadas de angina instável. Seu tratamento é diferente do recomendado para a angina estável. Os pacientes de angina instável devem ser internados numa unidade coronariana para receber o tratamento mais adequado.

SINTOMAS E SINAIS

Geralmente, os pacientes descrevem as dores da angina do peito como uma opressão, um peso ou um calor forte por trás do esterno ou na parte anterior do tórax, que se irradia ou se estende até os braços, o pescoço ou a mandíbula.

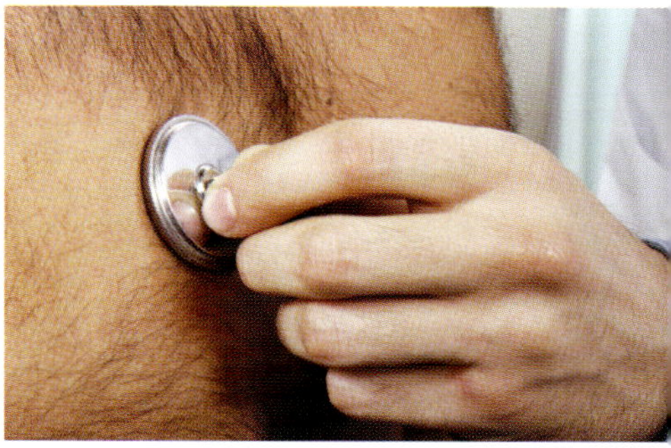

As palpitações das arritmias são sensações incômodas do batimento cardíaco que podem ser percebidas como golpes no peito, pulsação no pescoço, sensação de contorção ou "pulo" do coração, falta de batimento cardíaco ou batimento em excesso.

Outras vezes, os pacientes reclamam de um mal-estar indefinido que atrapalha a respiração, ou dores só no pescoço, na mandíbula, nos braços ou nos punhos.

As dores costumam ser acompanhadas por uma sensação de angústia e aflição e, às vezes, palidez, transpiração e palpitações. A freqüência do pulso e a pressão arterial costumam aumentar durante os episódios de angina.

Recomendações quando se sofre de angina de esforço estável

- Pare totalmente de fumar, pois isso reduz em grande parte o risco cardiovascular.
- Modere o consumo de bebidas alcoólicas, embora beber 1 a 2 taças de vinho por dia não seja prejudicial.
- Evite refeições pesadas e diminua um pouco o consumo de sal. Prefira frutas, verduras e legumes.
- Evite o excesso de peso.
- Faça atividade física regularmente, de preferência ao ar livre e com aumento gradual do esforço. O tipo de exercício mais adequado para cada caso depende da sintomatologia do paciente. Em geral, é recomendável caminhar de 4 a 6 quilômetros por dia.
- Pode-se trabalhar normalmente, evitando esforços que causem angina ou situações de muito estresse.
- A maioria dos pacientes pode manter uma atividade sexual satisfatória.

Os resultados do eletrocardiograma (ECG) são normais em 50% dos casos de angina estável, mas mostram alterações na maioria dos casos de angina instável.

Tratamento da angina de esforço estável

Pode consistir em tratamento farmacológico, não-farmacológico e revascularização coronária.

Tratamento farmacológico

Os nitratos (nitroglicerina), administrados sob a língua ou em *spray*, servem para acalmar as crises de angina do peito, pois aliviam a dor rapidamente. A nitroglicerina dilata as artérias coronárias (aumentando a irrigação sangüínea do coração) e as veias (reduzindo a quantidade de sangue que retorna ao coração e evitando a sobrecarga do órgão).

Como tratamento de base para a prevenção das crises, os seguintes medicamentos podem ser usados:

- **Betabloqueadores**. Evitam o surgimento de taquicardia ou de ritmos irregulares.
- **Nitratos de ação prolongada**.
- **Antagonistas do cálcio**. Eles dilatam os vasos sangüíneos, aumentando o fluxo de sangue e oxigênio para o coração e reduzindo sua sobrecarga.

Às vezes, é preciso associar vários remédios.

Todos os pacientes de angina de esforço estável devem tomar ácido acetilsalicílico por prazo indeterminado, em doses de 80 mg a 325 mg por dia.

No caso de contraindicações, a aspirina pode ser trocada por outros medicamentos antiagregantes (medicamentos que tornam o sangue mais fluido e previnem a formação de coágulos sangüíneos ou trombos).

Tratamento não-farmacológico

O controle dos fatores de risco coronário é muito importante. Por isso, além de monitorar algumas doenças como a hipertensão, o diabetes ou a anemia, deve-se parar de fumar, prestar atenção especial à dieta e praticar exercícios físicos.

Revascularização coronária

Existem várias técnicas para repermeabilizar as artérias coronárias obstruídas. De modo geral, essas técnicas são indicadas quando o tratamento farmacológico não dá resultados ou o paciente considera sua qualidade de vida inaceitável. As técnicas mais usadas são:

- **Angioplastia coronária transluminal percutânea**. A lesão aterosclerótica é dilatada por meio de um cateter com balão.
- **Cirurgia de ponte de safena** (*bypass*). Usam-se enxertos venosos para desviar o fluxo sangüíneo e superar as obstruções coronárias.

Infarto agudo do miocárdio

O infarto agudo do miocárdio se deve a uma isquemia aguda e prolongada que provoca uma lesão irreversível do miocárdio. Essa lesão é seguida pela necrose (morte) da porção afetada do músculo que ficou privada de fluxo sangüíneo.

Sua causa mais freqüente é a obstrução de uma artéria coronária por um trombo (coágulo) formado pela ruptura de uma placa de ateroma.

Metade dos pacientes de infarto do miocárdio tem antecedentes de angina. Em 50% dos casos, a dor não tem relação com o esforço e surge em estado de repouso, geralmente durante o período noturno.

Sintomas e sinais do infarto

As dores têm as mesmas características que as da angina, mas são mais fortes e prolongadas. Costumam durar mais de 30 minutos e não cedem com o repouso nem com a administração de nitroglicerina sob a língua. Quase sempre, são acompanhadas de suores frios, fraqueza, náuseas, vômitos, angústia e sensação de morte iminente.

Em 25% dos casos, o infarto acontece sem dores. A metade desses casos é identificada mais tarde por acaso, quando se faz um ECG. A outra metade é identificada pelos sintomas secundários já citados, por alguma das complicações ou por uma dor atípica. Em alguns casos, as dores se apresentam no epigástrio (parte alta do abdome) e, especialmente quando também há náuseas e vômitos, podem ser confundidas com um transtorno digestivo. A ausência de dores é mais comum nos pacientes diabéticos e de idade avançada.

O infarto do miocárdio causa alterações no ECG que permitem seu diagnóstico, assim como analisar sua evolução, localizar a área afetada pela necrose e avaliar sua extensão.

PROGNÓSTICO E COMPLICAÇÕES

O infarto do miocárdio, sobretudo nos primeiros dias, pode causar as seguintes complicações:

Arritmias

Quase todos os pacientes com infarto agudo do miocárdio sofrem de algum tipo de arritmia, sobretudo na fase inicial.

Complicações da mecânica do coração

São as seguintes:

- **Insuficiência cardíaca**. É a mais comum e consiste na incapacidade do coração de realizar sua função de bombear o sangue. Sua presença indica um mau prognóstico.
- **Ruptura do ventrículo** com saída intensa de sangue do coração. É mortal, a não ser quando corrigida imediatamente por cirurgia. Na fase aguda, causa 10% das mortes.
- **Ruptura do septo que separa os dois ventrículos**. Ocorre em 0,5% dos pacientes e tem alta taxa de mortalidade.
- **Aneurisma**. Dilatação da área do miocárdio afetada pelo infarto, que se transforma em uma espécie de bolsa que faz o miocárdio perder a capacidade de contração normal. Ocorre em 10 a 20% dos casos e pode causar insuficiência cardíaca.

Dor torácica recorrente

Pode ser causada por:

- **Pericardite**. Inflamação do pericárdio (tecido que envolve externamente o miocárdio), sem gravidade, que costuma ocorrer nos primeiros dias após o infarto.
- **Angina pós-infarto**. Angina que aparece de 1 a 30 dias depois do infarto. O prognóstico é ruim e a taxa de mortalidade é de 20%.
- **Reinfarto**. Ocorre em 3 a 12% dos casos. Multiplica por quatro o risco de mortalidade e de insuficiência cardíaca.

MORTALIDADE

A mortalidade total por infarto do miocárdio no primeiro mês depois do episódio agudo é de 30%. A metade dessas mortes se deve a arritmias nas duas primeiras horas, geralmente antes que o paciente possa receber socorro médico. Entre os pacientes que já estiveram internados em uma unidade coronariana, as causas mais comuns de mortalidade são a insuficiência cardíaca e as rupturas. A mortalidade nos seis primeiros meses de convalescença gira em torno de 10%.

TRATAMENTO IMEDIATO

Devem ser seguidas as seguintes recomendações:

- O paciente deve receber assistência médica o mais depressa possível e ser internado em uma unidade coronariana.
- Os objetivos imediatos do tratamento são acalmar as dores e controlar as arritmias. Para acalmar as dores, usa-se morfina ou outros remédios opiáceos.
- Deve-se administrar quanto antes de 250 mg a 500 mg de aspirina.
- Relaxantes suaves e sedativos também são indicados.
- O paciente deve ficar em repouso absoluto por 12 a 24 horas e, se não houver complicações, pode retomar aos poucos suas atividades.

TRATAMENTO FARMACOLÓGICO

Os seguintes remédios são empregados no tratamento:

- Anticoagulantes para evitar a formação de trombos.
- Conforme o caso, betabloqueadores (para prevenir arritmias), nitroglicerina endovenosa ou remédios inibidores da enzima conversora da angiotensina (que dilatam os vasos sangüíneos e aumentam o fluxo de sangue e oxigênio para o coração).

TÉCNICAS DE REPERFUSÃO

São técnicas para desobstruir a artéria causadora do infarto. Só dão resultados se aplicadas nas 12 primeiras horas depois do início dos sintomas. A reperfusão pode ser realizada com remédios fibrinolíticos ou angioplastia coronária transluminal percutânea. Os remédios fibrinolíticos dão melhores resultados se aplicados nas primeiras horas.

CONVALESCENÇA E RECUPERAÇÃO

Depois da alta hospitalar, recomenda-se a prática de exercícios físicos moderados e progressivos, indicados pelo médico conforme a situação de cada paciente.

Na maioria dos casos, a atividade sexual pode ser retomada quatro semanas depois do infarto. Cerca de 70% dos pacientes podem voltar a trabalhar depois de três meses.

Os fatores de risco, como o diabetes, a hipertensão e a hipercolesterolemia, devem ser rigorosamente controlados. O paciente deve parar de fumar totalmente.

Assim como nos casos de angina, deve-se tomar aspirina indefinidamente. Se houver contra-indicações, ela pode ser substituída por outros remédios antiagregantes.

Insuficiência cardíaca

Quando o coração é incapaz de fornecer aos diferentes tecidos do organismo a quantidade de sangue necessária para suas necessidades, cria-se um transtorno chamado insuficiência cardíaca.

A insuficiência cardíaca afeta cerca de 1% da população dos países industrializados, sobretudo os idosos. De 5 a 10% das pessoas com mais de 75 anos sofrem de insuficiência cardíaca.

Fatores que causam insuficiência cardíaca

- Arritmias cardíacas.
- Infecções (de qualquer tipo).
- Hipertensão arterial (aumento forte e repentino da tensão arterial por abandono da medicação ou outras causas).
- Tromboembolia pulmonar (obstrução de uma artéria dos pulmões por um trombo).
- Anemia.
- Endocardite bacteriana (infecção das válvulas cardíacas).
- Consumo excessivo de bebidas alcoólicas.
- Estados circulatórios hipercinéticos, como febre, tireotoxicose (hipertireoidismo), anemia, estresse emocional e aumento da atividade física.
- Sobrecarga circulatória (ingestão excessiva de líquidos ou sal, ou tratamento com corticosteróides).
- Miocardite (inflamação do músculo cardíaco).
- Infarto do miocárdio.

CAUSAS

Geralmente, a capacidade do coração de bombear o sangue diminui quando existe deficiência na contratilidade do miocárdio, ou seja, na capacidade do músculo cardíaco de se contrair e relaxar adequadamente, funcionando como uma bomba. Essa deficiência pode ser causada pelos seguintes fatores:

- **Lesão do músculo cardíaco** (por miocardiopatias ou isquemia).
- **Sobrecarga do coração** (por lesão de suas válvulas ou hipertensão arterial).
- **Restrição ao enchimento ventricular.** O ventrículo não consegue relaxar e se encher adequadamente de sangue por causa de pericardites ou arritmias que aumentam a freqüência cardíaca.

As causas mais comuns de insuficiência cardíaca são a hipertensão arterial e a cardiopatia isquêmica.

Mesmo quando há uma alteração grave da capacidade contrátil do coração, os mecanismos compensatórios do organismo geralmente evitam o surgimento de sintomas, pelo menos em repouso, até fases avançadas da doença. Só então aparecem as manifestações clínicas características.

SINTOMAS

Os sintomas que surgem com mais freqüência na insuficiência cardíaca (nem sempre ao mesmo tempo) são os seguintes:

Dispnéia de esforço

É o sintoma mais comum causado pela insuficiência cardíaca. Consiste na dificuldade para respirar quando se realiza um esforço. Causa sensação de falta de ar e respiração rápida e superficial. Conforme a insuficiência cardíaca vai se agravando, a dispnéia surge com esforços cada vez menores e chega a ocorrer mesmo em repouso.

Ortopnéia

É a dispnéia que aparece em decúbito (em posição horizontal). Geralmente, são necessários vários travesseiros para dormir. A sensação de asfixia diminui quando o paciente endireita as costas e põe as pernas para fora da cama. Algumas pessoas passam melhor quando se sentam diante de uma janela aberta.

Dispnéia paroxística noturna

São episódios de dispnéia aguda que acordam a pessoa durante a noite, às vezes com tosse. Ao contrário da ortopnéia, esses episódios não melhoram quando o paciente endireita as costas e põe as pernas para fora da cama.

Edemas nas extremidades inferiores

É um acúmulo de líquido que causa inchaço, geralmente nos pés e nos tornozelos, sobretudo no fim do dia.

Edema agudo do pulmão

É uma situação muito grave, que consiste no acúmulo de líquido nos pulmões e por isso requer um tratamento urgente. O paciente mostra os seguintes sintomas: ansiedade extrema, necessidade de manter as costas retas, palidez e frio, suor abundante, extremidades que podem ter cor azulada, respiração muito rápida, difícil e sonora (com ruídos como de "panela fervendo") e acompanhada de tosse e expectoração rosada.

Outros sintomas

Pode haver dificuldade para dormir, sensação de cansaço e fraqueza, transpiração excessiva, falta de apetite e náuseas.

Classificação funcional

Conforme a repercussão na capacidade funcional do paciente, a insuficiência cardíaca se divide nas seguintes categorias:

- **Classe I**: não há limitações. A atividade física habitual não causa cansaço excessivo, dispnéia nem palpitações.
- **Classe II**: leve diminuição da atividade física. O doente não apresenta sintomas em repouso. A atividade física habitual causa cansaço, dispnéia, palpitações ou angina.
- **Classe III**: limitação considerável da atividade física. Não há sintomas em repouso, mas eles se manifestam com níveis baixos de atividade física.
- **Classe IV**: incapacidade para fazer qualquer atividade sem sintomas. Eles podem estar presentes mesmo em repouso.

Controle e tratamento

Os objetivos fundamentais do tratamento são:

- Eliminar os sintomas e melhorar a qualidade de vida.
- Evitar a progressão da alteração cardíaca.
- Prevenir as complicações.

Tratamento não-farmacológico

Em caso de insuficiência cardíaca, deve-se adotar uma série de medidas básicas.

Medidas alimentares:

- Diminuição do consumo de sal.

Nos casos leves, recomenda-se reduzir o consumo de sal para 3 g por dia, eliminando também os alimentos ricos em sal.

Nos casos graves, deve-se reduzir a ingestão para 500 mg a 1.000 mg por dia e limitar o consumo de leite, queijo, verduras e carnes embutidas.

- Redução do consumo de álcool e gorduras saturadas.
- Parar de fumar.
- Redução de peso, em caso de obesidade.

Exercícios:

São recomendados exercícios aeróbicos (caminhar, andar de bicicleta, dançar ou nadar, por exemplo) durante meia hora, de três a quatro vezes por semana. A restrição absoluta da atividade só é recomendável na classe funcional IV. Na classe I, deve-se restringir a atividade esportiva, e nas classes II e III a atividade profissional.

Vacinação. É recomendável vacinar-se todos os anos contra gripe.

Tratamento farmacológico

As medidas não-farmacológicas mencionadas são sempre acompanhadas por tratamento farmacológico. Vários tipos de remédios podem ser usados. Os mais comuns são os chamados inibidores da enzima conversora da angiotensina, os diuréticos (que aumentam o fluxo de urina e reduzem a quantidade de água no organismo, evitando a sobrecarga do coração) e a digoxina (que melhora a força e eficiência do coração, e controla a freqüência e o ritmo do batimento cardíaco).

Em alguns casos, dependendo da causa da insuficiência cardíaca, a aspirina ou outros remédios anticoagulantes também podem ser usados.

Outras medidas terapêuticas

São as seguintes:

- **Cirurgia valvular**. O tratamento cirúrgico das lesões valvulares é recomendável em alguns casos.
- **Cirurgia de revascularização**. Quando a origem da insuficiência cardíaca é a cardiopatia isquêmica, a cirurgia para restabelecer o fluxo sangüíneo nas artérias coronárias pode ser necessária.
- **Implante de marcapasso**. Pode ser útil em alguns tipos de arritmias cardíacas.
- **Transplante cardíaco**. É recomendável como último recurso terapêutico, em casos de insuficiência cardíaca grave que não reage aos outros tratamentos disponíveis.

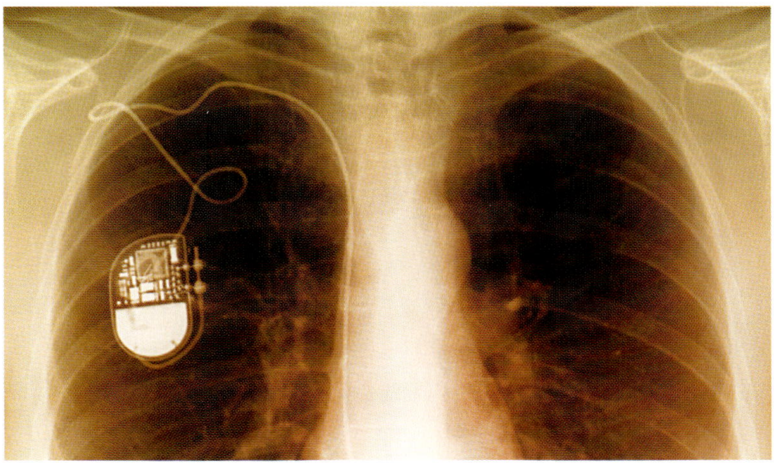

Os marcapassos são aparelhos que geram impulsos elétricos de maneira ritmada e em determinada freqüência.

Catarata

TIPOS	FATORES DE RISCO	SINTOMAS
• Catarata senil. • Catarata congênita. • Catarata traumática. • Catarata secundária.	• Antecedentes familiares. • Traumatismos oculares prévios. • Exposição excessiva à luz solar. • Diabetes. • Uso prolongado de corticosteróides.	• Visão embaçada. • Cores desbotadas. • Dificuldade para enxergar à noite. • Visão dupla ou múltipla.

A diminuição da acuidade visual em um idoso nem sempre é causada pela catarata. Qualquer perda da visão exige um diagnóstico exato por parte de um oftalmologista.

O que é catarata?

É a opacidade da lente do olho, chamada cristalino, que pode causar problemas de visão. O tipo mais comum de catarata tem relação com o envelhecimento. Mais da metade da população com mais de 65 anos de idade sofre de catarata.

O cristalino é uma lente natural que fica atrás da pupila. É transparente e elástico nas pessoas jovens. Quando os raios de luz atravessam o cristalino, este focaliza as imagens na retina, como o *zoom* de uma máquina fotográfica.

A retina é uma camada do olho sensível à luz, que manda os sinais visuais até o cérebro. Em condições normais, a luz atravessa o cristalino e é focalizada na retina. Assim, o cristalino tem de permanecer transparente para formar uma imagem nítida.

Com os anos, o cristalino vai perdendo sua elasticidade (presbiopia), depois aumenta de volume e por último se torna opaco. Quando a catarata está avançada, a cor branca da pupila é bem visível.

Como surge a catarata?

O cristalino é formado basicamente por água e proteínas. Essas substâncias estão organizadas para permitir a passagem da luz através delas e sua focalização na retina. No entanto, em determinadas circunstâncias, algumas proteínas se agrupam e tornam opacas pequenas áreas do cristalino (que em condições normais é transparente), impedindo que parte da luz chegue à retina e, portanto, prejudicando a visão.

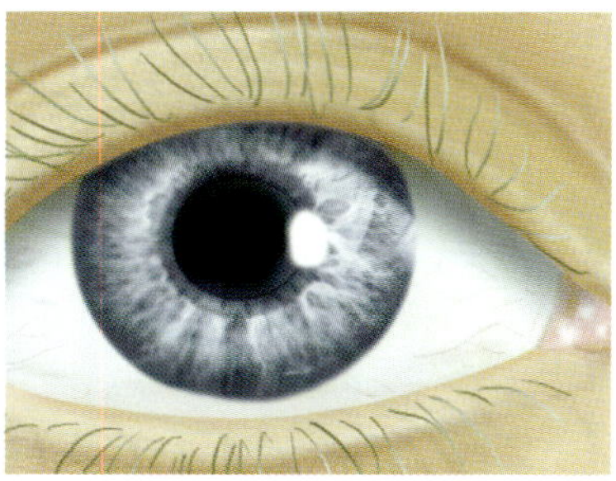

Olho normal.

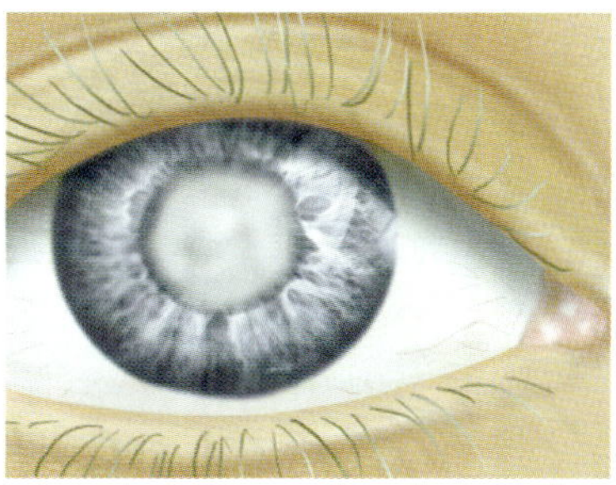

Olho afetado pela catarata.

Tipos

Conforme as causas, as cataratas podem ser classificadas em quatro grupos: senil, congênita, traumática e secundária.

Catarata senil

É causada pelo processo natural de envelhecimento. Em alguns casos, a alteração visual não interfere muito nas atividades cotidianas. É o tipo mais comum de catarata e raramente surge antes dos 45 anos. Sua evolução é lenta e a acuidade visual diminui progressivamente. Quando a catarata senil afeta a parte central do cristalino, pode provocar o fenômeno da segunda visão, isto é, o idoso consegue ler sem óculos, pois a miopia do cristalino compensa a presbiopia ou a "vista cansada" própria da idade.

Catarata congênita

É hereditária ou pode ser causada por uma doença infecciosa ou inflamatória sofrida pela mãe durante a gravidez, como a rubéola. Atualmente, é muito rara.

Catarata traumática

É causada por traumatismos oculares de qualquer tipo e até por lesões mínimas, das quais às vezes o paciente nem se lembra: golpes, cortes, queimaduras, calor etc. Depois que os primeiros sintomas aparecem, a catarata traumática tem uma evolução muito rápida.

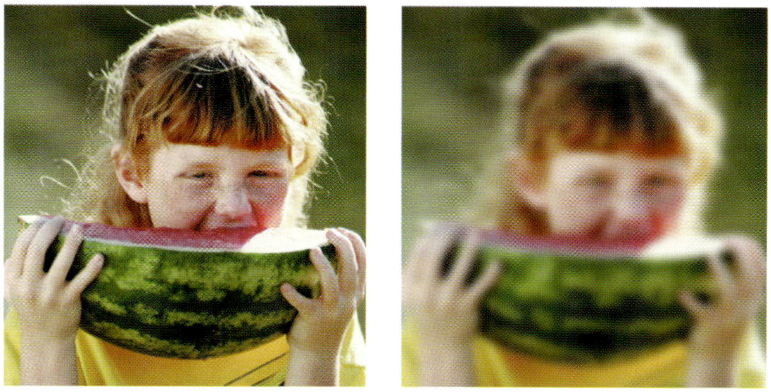

Um dos sintomas característicos da catarata é a vista embaçada, por causa da diminuição da luz que chega à retina.

Catarata secundária

É causada por várias doenças: diabetes ou outras doenças dos olhos, como glaucoma (aumento da pressão intra-ocular) ou descolamento da retina.

O diabetes é uma causa freqüente de catarata: provoca uma catarata semelhante à senil, mas que tem início mais cedo. A catarata secundária ao diabetes é mais freqüente nas mulheres e seu surgimento tem relação com um mau controle da doença.

A catarata também pode ser secundária a um tratamento farmacológico. O uso prolongado de corticosteróides, tanto em gotas oculares como por via oral, pode causar a opacidade do cristalino.

Sintomas

Nas fases iniciais da doença, a catarata nem sempre causa problemas, já que a opacidade pode afetar somente pequena parte da lente. Com o tempo, a catarata pode crescer, tornar o cristalino mais opaco e prejudicar a visão.

A pessoa que sofre de catarata tem vista embaçada, como se enxergasse através de uma névoa que varia em função do grau de iluminação (a visão é pior de noite) e das circunstâncias ambientais. Além disso, a percepção das cores sofre alteração lenta e progressiva. Também pode ocorrer visão dupla ou múltipla, que tende a desaparecer com a evolução da doença.

A catarata não passa de um olho para o outro, apesar de algumas pessoas sofrerem de catarata nos dois olhos.

Tratamento e cirurgia

A catarata não desaparece espontaneamente. Por isso, a cirurgia é a única solução. A intervenção cirúrgica consiste na extração do cristalino opaco e sua substituição por uma lente intra-ocular, para a focalização correta das imagens na retina. A maioria dos pacientes recupera uma boa visão. Em alguns casos, é preciso usar óculos para obter uma visão perfeita.

Quando não é implantada uma lente intra-ocular, as únicas alternativas para compensar a falta do cristalino são lentes de alto grau, pesadas e antiestéticas, ou lentes de contato, que são difíceis de colocar e geralmente causam doenças nas pessoas idosas.

Quando se deve realizar a cirurgia?

Não é necessário esperar um prejuízo grave da visão para realizar a cirurgia. Os critérios médicos e científicos mais respeitados aconselham a intervenção cirúrgica da catarata quando a visão é inferior a 30 ou 40%. O adiamento da cirurgia eleva o risco de glaucoma (aumento da pressão intra-ocular) e complicações pós-operatórias.

Por outro lado, não é recomendável operar nas fases iniciais da catarata, pois a extração antecipada de um cristalino não muito opaco expõe o olho do paciente a um risco desnecessário.

A intervenção cirúrgica é indicada quando a atividade profissional ou a qualidade de vida do paciente estão prejudicadas. Esse procedimento, feito no momento oportuno, aumenta a expectativa de vida dos pacientes idosos, pois dá mais segurança para caminhar (evita quedas) e facilita as tarefas cotidianas.

A cirurgia é realizada com anestesia local e pode ser feita, inclusive, em pacientes de idade muito avançada.

Colesterol Alto

FATORES DETERMINANTES	TIPOS DE COLESTEROL	TRATAMENTO
• Hereditariedade • Idade • Sexo • Dieta • Peso • Atividade física	• HDL (colesterol "bom") • LDL (colesterol "ruim")	**Farmacológico** • Estatinas • Resinas de intercâmbio iônico • Ácido nicotínico • Fibratos **Não-farmacológico** • Dieta

O colesterol tem duas origens: pode estar contido nos alimentos ou no fígado, que fabrica colesterol para funções vitais do organismo, como a produção de hormônios, de bile e de vitamina D.

O que é colesterol?

O colesterol é uma substância que normalmente está presente em todas as partes do corpo, inclusive o sistema nervoso, a pele, os músculos, o fígado, os intestinos e o coração. Além disso, como muitas outras substâncias — por exemplo, as proteínas e a glicose —, ele também se encontra no sangue. Quando sua concentração aumenta, pode prejudicar a circulação sangüínea e, com o tempo, causar doenças graves do coração (infarto) e dos vasos sangüíneos (arteriosclerose). Através do sangue, o colesterol é transportado para todo o corpo.

Tipos de colesterol

Existem dois tipos de colesterol:

- **HDL** (sigla em inglês para *High Density Lipoproteins*, ou seja, lipoproteínas de alta densidade). Esse tipo de colesterol é considerado "bom".
- **LDL** (sigla em inglês para *Low Density Lipoproteins*, ou seja, lipoproteínas de baixa densidade). Ao contrário do colesterol HDL, o LDL é considerado "ruim". Por causa de sua densidade baixa, suas partículas ficam em suspensão no sangue e, assim, podem aderir às paredes das artérias, prejudicando a circulação do sangue.

A expressão "colesterol total" se refere à soma dos dois tipos.

Fatores determinantes

Os fatores que determinam a taxa de colesterol no sangue são os seguintes:

- **Hereditariedade**. Os genes determinam a quantidade de colesterol que cada organismo fabrica. A tendência ao colesterol alto pode passar de uma geração para outra.
- **Idade e sexo**. A taxa de colesterol tende a aumentar com a idade. Antes da menopausa, as mulheres geralmente têm taxa de colesterol total menor do que a dos homens da mesma idade. Depois da menopausa, a taxa de colesterol LDL nas mulheres tende a aumentar.
- **Dieta**. A gordura saturada (a gordura é definida como saturada e insaturada conforme sua composição) e o colesterol dos alimentos eleva a taxa de colesterol no sangue (colesterolemia). A redução da quantidade de gordura saturada e de colesterol na dieta ajuda a baixar a colesterolemia.
- **Peso**. O excesso de peso, além de aumentar o colesterol, é fator de risco das doenças cardíacas. Emagrecer ajuda a reduzir a taxa de colesterol total, LDL e triglicérides (outro tipo de gorduras) e aumenta a taxa de HDL.
- **Atividade física**. A falta de atividade física é fator de risco para as doenças do coração.

Exames e controle

A medição da taxa de colesterol e de outras gorduras no sangue é um dos exames de sangue de rotina. Várias pesquisas demonstram que as pessoas com taxa de colesterol constantemente elevada têm mais chances de sofrer um infarto agudo do miocárdio e arteriosclerose.

Para uma medição correta, o paciente tem de ficar em jejum pelo menos oito horas antes da coleta do sangue. Pode ser necessário suspender os medicamentos que alteram a taxa de colesterol (por exemplo, corticosteróides, estrógenos e betabloqueadores).

Uma taxa de colesterol total abaixo de 200 miligramas por decilitro (mg/dl) é considerada desejável, pois essa quantidade representa um risco mínimo de doença cardíaca. Quando esse nível ultrapassa os 200 mg/dl, as chances de uma doença coronária aumentam. As pessoas com taxa igual ou superior a 240 mg/dl estão na faixa considerada de alto risco para esse tipo de doença.

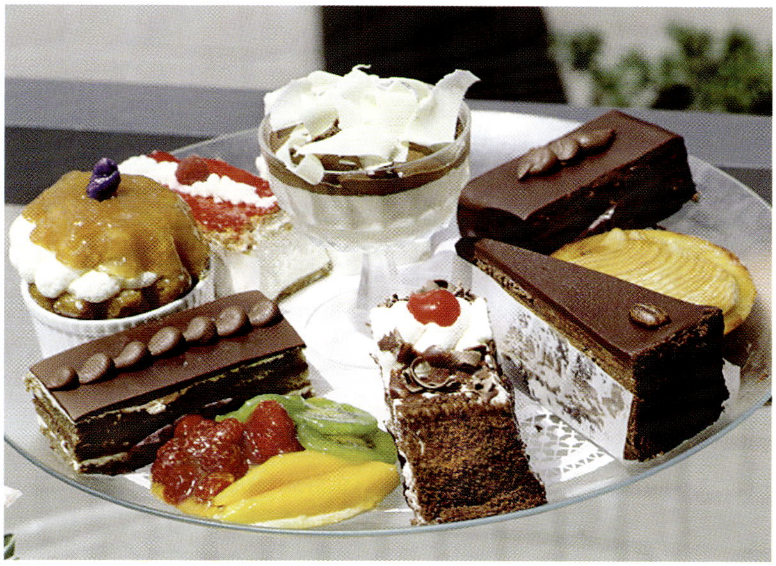

É preciso diminuir o consumo de doces, pois eles geralmente contêm grande quantidade de gorduras saturadas.

Tratamento

Pelo risco que ele acarreta, sempre se deve tratar um aumento da taxa de colesterol no sangue.

Tratamento com dieta

A modificação da dieta é o passo inicial no tratamento da maioria dos pacientes com elevação moderada da taxa de colesterol. O grau de restrição na dieta é proporcional ao excesso de colesterol.

Esse tipo de tratamento é recomendado aos pacientes com taxa alta de LDL ou ainda aos que têm dois fatores a mais de risco, como obesidade, tabagismo, estresse ou hipertensão arterial.

A dieta ideal deve ser pobre em colesterol, gorduras saturadas e gordura total, e rica em carboidratos complexos e fibras. Além disso, deve conter a quantidade adequada de calorias para manter o peso ideal.

O colesterol dos alimentos causa elevação da taxa de LDL no sangue. O efeito da gordura na colesterolemia depende de seu tipo: as gorduras saturadas (de origem animal) aumentam a taxa de LDL, enquanto as gorduras poliinsaturadas (de origem marinha ou vegetal) diminuem a taxa.

Por sua vez, as gorduras monoinsaturadas, presentes no azeite de oliva, podem ter efeito positivo, pois aumentam a taxa de HDL no sangue sem alterar a de LDL. Na prática, deve-se conseguir uma ingestão de gordura abaixo de 30% das calorias totais diárias, uma ingestão de gorduras saturadas abaixo de 10% do total de gorduras, uma ingestão de colesterol inferior a 300 miligramas por dia, a ingestão de gorduras insaturadas e um consumo maior de frutas, cereais e vegetais.

Devem ser seguidas as seguintes recomendações:

- Modere o consumo de bebidas alcoólicas.
- Aumente o consumo de fibras alimentares com saladas, verduras, legumes e frutas frescas.
- Aumente o consumo de leite e derivados desnatados ou semidesnatados.
- Use azeite de oliva, tanto para cozinhar como para temperar.
- Consuma frutas secas e oleaginosas (sobretudo as nozes), mas sempre leve em conta seu alto teor de calorias.

Diminua o consumo dos seguintes produtos:

Taxa adequada de colesterol

	Colesterol total	LDL
Desejável	< 200 mg/dl	< 130 mg/dl
Limítrofe	200 – 239 mg/dl	130 – 159 mg/dl
Alto	≥ 240 mg/dl	≥ 160 mg/dl

- Gema de ovo, por causa do alto teor de colesterol.
- Gordura de carnes frescas, carnes embutidas, patês, miolo, fígado etc.
- Alimentos pré-cozidos.
- Gorduras animais, como a manteiga e a banha de porco, em receitas culinárias ou cruas.
- Café e chá. Podem ser tomados com moderação, se não houver contra-indicação médica.
- Confeitaria em geral (tortas, bolos, pães, biscoitos, salgados, massas folhadas, pastéis etc.).

Tratamento medicamentoso

O tratamento medicamentoso pode e deve ser indicado quando a taxa de colesterol, conforme os critérios já descritos na página anterior, não se normalizou depois de dois meses de tratamento dietético.

Além disso, quando a taxa de colesterol ultrapassa a marca de 300 mg/dl, os medicamentos são combinados com a dieta.

Existem vários tipos de remédios que diminuem o colesterol: estatinas, resinas de intercâmbio iônico, ácido nicotínico e fibratos.

Estatinas

O efeito principal das estatinas é a redução da taxa de colesterol LDL e para isso são mais eficazes que outros tipos de remédios. Na prática, as estatinas inibem uma enzima chamada HMG-CoA redutase, que controla a produção de colesterol no organismo. Esses medicamentos diminuem o colesterol inibindo sua produção e aumentando a capacidade do fígado para filtrar o colesterol do sangue.

Várias pesquisas demonstraram que as reduções no longo prazo do colesterol total e do LDL, graças às estatinas, diminuem sensivelmente os casos de morte por infarto do miocárdio ou outra doença do coração. Por esse motivo, são o tipo de remédio mais comum quando uma pessoa com problemas do coração precisa de um medicamento para reduzir a taxa de colesterol.

O tratamento com estatinas diminui os níveis de LDL de 20 a 60% e aumenta ligeiramente a taxa de HDL. Geralmente, o medicamento é tomado em dose única no jantar ou antes de dormir. É importante tomar a medicação nessa hora do dia, pois o corpo fabrica mais colesterol à noite do que de dia. Os resultados já aparecem depois de algumas semanas. O efeito máximo é obtido entre a quarta e a sexta semanas de tratamento.

As estatinas incluem a lovastatina, a sinvastatina, a pravastatina, a fluvastatina e a atorvastatina.

Resinas de intercâmbio iônico

Esse tipo de medicamento se une aos ácidos biliares que contêm colesterol no intestino, provocando sua eliminação pelas fezes. Assim, as resinas de intercâmbio iônico conseguem reduzir o LDL de 10 a 20%. Às vezes, o médico receita as resinas junto com as estatinas para pacientes com doença cardíaca, a fim de reduzir ainda mais o colesterol. A combinação dos dois medicamentos soma seus efeitos e reduz mais de 40% do LDL.

A colestiramina e o colestipol são duas das principais resinas de intercâmbio iônico disponíveis. Podem ser tomadas em comprimidos ou envelopes. No segundo caso, podem ser misturadas com água ou suco e são tomadas uma ou duas vezes (raramente três vezes) ao dia com as refeições. Os comprimidos devem ser ingeridos

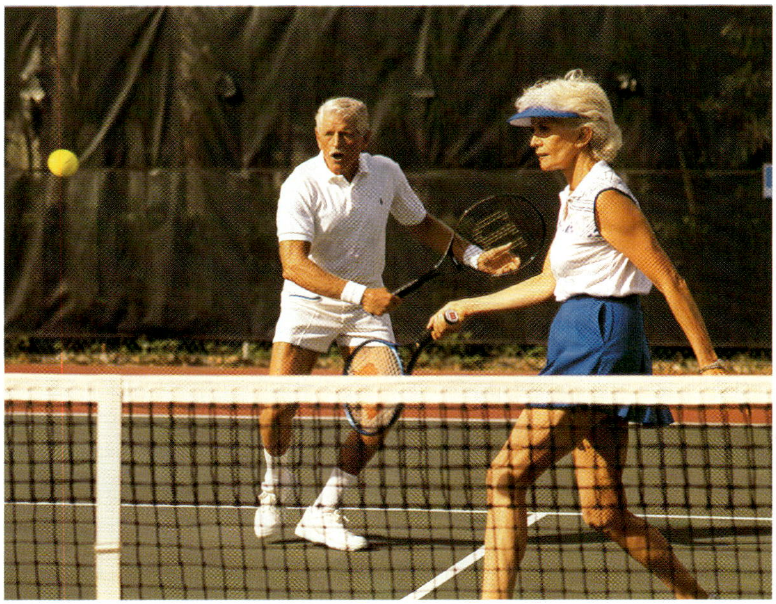

A prática regular de exercícios ajuda a reduzir a taxa de LDL e aumentar a de HDL. Além disso, ajuda a perder peso.

com muito líquido para evitar sintomas gastrintestinais, como prisão de ventre, náuseas ou gases.

Ácido nicotínico

O tratamento com ácido nicotínico ou vitamina B diminui a taxa de colesterol total, LDL (de 10 a 20%) e triglicérides. Por outro lado, aumenta os níveis de HDL (de 15 a 35%). É administrado em três doses diárias, começando com doses baixas que são aumentadas aos poucos. Podem causar vários efeitos colaterais (sufocação, problemas de fígado ou concentração do açúcar no sangue) que limitam seu uso.

Fibratos

Servem para reduzir a taxa de triglicérides (de 20 a 50%) e, em grau muito menor, aumentam a taxa de HDL (de 10 a 15%).

O gemfibrozil, um fibrato de amplo uso, pode ser muito eficaz em pacientes com problemas de coração, nos quais o objetivo principal do tratamento é reduzir os triglicérides ou aumentar o HDL para diminuir o risco de infarto.

Geralmente, esse medicamento é administrado em duas doses diárias, meia hora antes do café na manhã e meia hora antes do jantar. Os fibratos são bem tolerados pela maioria dos pacientes. Seu efeito colateral mais comum são as doenças gastrintestinais e probabilidade aumentada de formação de pedras na vesícula biliar. Existem outros fibratos como ciprofibrato, bezafibrato e fenofibrato.

Prevenção

Entre os fatores que determinam a taxa de colesterol, não é possível modificar a hereditariedade, o sexo e a idade. No entanto, dá para adaptar a dieta, a atividade física e o peso para reduzir a taxa de colesterol.

Recomendações para uma dieta pobre em gorduras

- Limite o consumo de carne, frango e peixe para 200 gramas ao dia. A carne vermelha é rica em gorduras saturadas, por isso deve-se limitar ou evitar seu consumo.
- Prefira as carnes magras.
- Retire toda a gordura visível antes de cozinhar a carne.
- Consuma frutas ou verduras cinco vezes por dia. Coma carne, frango ou peixe como complemento das frutas, verduras, legumes e cereais.
- Prepare lanches saborosos mas pobres em gorduras, como milho cozido no vapor, verduras cruas, tortas de arroz, sorvete de iogurte desnatado ou sucos de fruta.

Atividade física

Deve-se praticar uma atividade física adequada às preferências e capacidades de cada um. Por exemplo, quando a pessoa não faz exercícios há muito tempo, deve começar com atividades físicas leves, como caminhar, subir escadas em vez de tomar o elevador, cuidar do jardim, fazer as tarefas domésticas ou dançar.

No começo, é preciso praticar exercícios por poucos minutos e, se possível, todo dia. Aos poucos, deve-se aumentar o nível de atividade até meia hora por dia, de três a quatro dias por semana. O ideal é fazer caminhadas, nadar, andar de bicicleta ou jogar tênis. Se a pessoa sentir dores no peito, tontura ou falta de fôlego durante o exercício, deve suspender a atividade e consultar o médico. Para freqüentar uma academia de ginástica, no entanto, é preciso antes se submeter a uma avaliação médica.

Peso ideal

Para verificar se existe excesso de peso, basta calcular o Índice de Massa Corporal (IMC). O IMC é o resultado da divisão do peso (em quilos) pela altura (em metros) ao quadrado. Por exemplo, se a altura for 1m70 e o peso for 75 kg, o IMC será:

1,70 x 1,70 = 2,89

75 / 2,89 = 25,95

Nesse caso, o IMC é 26 em números redondos.

Esse valor serve para definir a classificação do IMC. Ele pode ser dividido em cinco categorias: peso baixo, normal, excesso de peso, obesidade e obesidade mórbida. Quando o IMC se encontra entre 22 e 27 no idoso, ou 20 e 25 no adulto, o peso é considerado normal, ideal ou correto para a pessoa. Quando o IMC se situa entre 25 e 30, há excesso de peso moderado e a perda de peso é recomendável. No adulto, quando o IMC se encontra entre 30 e 40, existe obesidade e recomenda-se uma perda de peso bem maior. Por último, quando o ICM é superior a 40, existe obesidade mórbida e tratamentos suplementares podem ser receitados, além da dieta e dos exercícios.

Depressão

TIPOS	FATORES DE RISCO	SINTOMAS
• Endógena • Exógena • Neurótica • Somática	• Histórico familiar de depressão • Perda de uma pessoa querida • Problemas no trabalho • Separação e divórcio • Doenças próprias ou de uma pessoa querida • Sexo feminino • Velhice • Mudança de trabalho, atividade ou residência • Alguns medicamentos • Personalidade rígida ou perfeccionista	• Estado de ânimo depressivo • Perda do interesse pelas coisas • Perda ou aumento de peso • Insônia • Agitação ou lentidão motora • Cansaço ou perda de energia • Sentimentos de inutilidade e culpa • Pensamentos de morte • Diminuição da capacidade de concentração

Calcula-se que 25% da população em geral é afetada pela depressão pelo menos uma vez na vida. A quantidade de mulheres entre os 15 e os 70 anos de idade que sofrem de depressão é o dobro do número de homens.

O que é depressão?

A palavra depressão vem do latim *deprimere* e significa afundamento ou abatimento. Todas as pessoas já se sentiram tristes alguma vez, mas isso não significa necessariamente depressão. É a doença psiquiátrica mais comum na população em geral. Por causa de fatores biológicos, psíquicos e sociais, afeta as mulheres com mais freqüência do que os homens.

Incidência crescente

A depressão sempre existiu, mas atualmente sua incidência aumentou. As razões são as seguintes:

• **Aumento do estresse nas relações profissionais e pessoais**. Tem relação com a pressa e a angústia para alcançar certas metas socialmente aceitas, e com a ânsia de poder e prestígio. Os problemas emocionais dos desempregados crônicos também são causas de depressão.

• **Falta de comunicação entre as pessoas**, que aumenta a solidão e a marginalização.

• **Rapidez das mudanças na vida**, que exige uma capacidade de adaptação mais rápida, para a qual as pessoas nem sempre estão preparadas.

• **Modificação da estrutura familiar**, com a passagem da família numerosa para a nuclear. Essa mudança causou uma redução do suporte familiar.

• **Aumento do tempo de convalescença**. Muitas doenças que antes eram incuráveis agora têm tratamento. Isso aumentou o número de doentes crônicos, que podem apresentar facilmente sintomas depressivos.

• **Aumento da expectativa de vida**. As situações que produzem depressão são mais freqüentes na velhice.

• **Conhecimento maior das doenças psiquiátricas**, que leva a um diagnóstico mais preciso e abrangente da depressão. O nível de informação da população em geral também faz com que mais pessoas procurem o especialista e sejam diagnosticadas.

• **Abuso de medicamentos**.

Parâmetros

O diagnóstico da depressão segue alguns parâmetros. Segundo o *Manual diagnóstico e estatísticas de transtornos mentais* da Associação Norte-Americana de Psiquiatria, a depressão grave é uma alteração do estado de ânimo e seu diagnóstico depende de cinco ou mais dos seguintes sintomas, que têm de se manifestar no paciente num período de duas semanas (o estado de ânimo depressivo e a perda de interesse têm de estar presentes):

- **Estado de ânimo depressivo** quase todos os dias. É um sentimento de tristeza ou desânimo muito mais intenso do que a tristeza normal.
- **Diminuição acentuada do interesse** e da capacidade de sentir prazer em todas ou quase todas as atividades. É uma incapacidade de desfrutar as coisas que geralmente dão satisfação.
- **Perda ou aumento grande de peso**. A falta de apetite é comum, mas os casos em que a pessoa come compulsivamente para diminuir seu sofrimento também são freqüentes.
- **Insônia**, dificuldade para dormir ou interrupções freqüentes do sono durante a noite. Também pode ocorrer a hipersonia (excesso de sono).
- **Agitação ou lentidão motora**.
- **Cansaço ou falta de energia**. O cansaço é constante, apesar da pouca atividade, e é tão intenso que a tarefa mais simples exige um grande esforço.
- **Sentimentos de inutilidade e culpa**. Às vezes, as pessoas deprimidas sentem sua doença como um castigo.
- **Pensamentos freqüentes de morte**, perigo de suicídio.
- **Indecisão ou diminuição** da capacidade de pensamento ou concentração.

Todos esses sintomas afetam o bem-estar da pessoa em todas as áreas de sua personalidade.

Causas

Os fatores que causam a depressão podem ser hereditários, orgânicos, ambientais ou psicológicos.

Acredita-se que a doença resulte da combinação de vários fatores e se manifeste no nível orgânico por uma alteração da atividade nervosa cerebral.

Existem dois tipos de causas que podem explicar o aparecimento de uma depressão:

- **Externas**. Situações vividas desencadeiam estados depressivos, como a perda de uma pessoa querida, desilusões afetivas, conflitos interpessoais, marginalização, isolamento, falta de adaptação à aposentadoria ou problemas econômicos.
- **Internas**, como fatores hereditários ou abuso de remédios.

Portanto, a depressão pode ter uma causa visível e compreensível, como a vivência de uma dor ou separação, mas também pode ser desencadeada por fatores hereditários latentes.

Tipos

Existem várias maneiras de classificar as depressões. A forma de classificação mais compreensível, baseada nas causas da doença, pode ser: endógena, exógena, neurótica ou somática.

Outra forma de classificação é baseada na gravidade. Pode haver transtornos depressivos mais intensos (depressão maior e bipolar) ou mais leves (ciclotimia e transtornos disfóricos). Ela varia das formas mais suaves às mais graves, que podem incluir sintomas psicóticos.

Depressão endógena

Esse tipo de depressão é uma reação a um processo endógeno, isto é, não é causada por um acontecimento externo. Normalmente, os doentes apresentam ciclos temporais regulares. Essa depressão pode ser de dois tipos:

- **Bipolar**. O doente passa de repente do desespero para um estado de ânimo neutro, e em seguida cai em estados de mania ou euforia sem causa aparente. Os ciclos se sucedem uns aos outros.
- **Unipolar**. O doente oscila do desespero para os estados neutros, sem passar pela mania. A principal causa desse tipo de depressão é a predisposição genética. Por isso,

Sintomas da depressão

- **Somáticos (orgânicos)**. A energia vital diminui, causando falta de vontade, iniciativa e capacidade motora. Ocorrem transtornos do apetite e do sono. O sistema de defesa do organismo pode falhar, aumentando a possibilidade de doenças infecciosas. Geralmente, os sintomas somáticos da depressão são dores de cabeça, mal-estar cardíaco, problemas digestivos, impotência, frigidez ou diminuição da libido e náuseas.
- **Cognitivos (mentais)**. É difícil manter as faculdades mentais despertas. Pode haver perda de lucidez, pessimismo, insegurança, falta de concentração e diminuição da memória.
- **Afetivos**. Os distúrbios afetivos típicos são tristeza, vazio existencial, sentimento de culpa e solidão.

há uma incidência familiar maior. A possibilidade de que os pais, os irmãos ou os filhos de um depressivo endógeno sofram da mesma doença gira em torno de 15 a 20%. Quanto menor for o vínculo familiar, menor é o risco de sofrer da doença. Mas a hereditariedade não explica totalmente sua manifestação, pois os fatores ambientais também têm influência.

Entre as depressões endógenas, a bipolar é a que tem mais incidência de fatores hereditários. Existem provas de que a chave genética na transmissão da doença bipolar está ligada ao cromossomo X.

Depressão exógena

Também chamada reativa ou situacional, é o tipo de depressão mais comum.

Tem uma causa externa, um acontecimento doloroso. A personalidade prévia tem grande importância, pois nem todas as situações causam depressões. Suas formas de apresentação são variadas quanto à intensidade e surgimento de quadros específicos.

Pode aparecer imediatamente depois de um acontecimento doloroso, ou meses mais tarde. Seu tratamento depende das medidas tomadas e da personalidade do doente.

Atualmente, as separações e o divórcio são a causa principal da depressão exógena.

Depressão neurótica

Não existe causa externa que provoque o estado de ânimo depressivo, nem origem hereditária. A causa estaria na própria personalidade do doente.

Ocorre em pessoas com personalidade neurótica, isto é, hipersensíveis aos estímulos que recebem. Isso pode ser agravado por inibição social e falta de segurança interior. São pessoas que se angustiam por qualquer motivo, muito preocupadas com seu estado de saúde, com tendência ao pessimismo e ao medo. Geralmente, essas características de personalidade são constantes. A depressão costuma surgir a partir dos 20 anos.

Depressão somática

Esse tipo de depressão pode ter duas origens:

- Uma doença orgânica.
- O uso de algum medicamento.

Os sintomas mais característicos são anergia (ou seja, apatia), tédio, dificuldade para tomar decisões, obsessões, astenia, distúrbios digestivos e disfunção sexual.

Muitas vezes, essas depressões passam despercebidas ou não são diagnosticadas, pois os sintomas se confundem com os da doença orgânica do paciente. No entanto, existem sinais que ajudam a identificar uma depressão nesses casos, como recusa dos alimentos ou da medicação, conduta infantil e violência.

A depressão nos idosos

A depressão é o transtorno psiquiátrico mais comum na velhice. Afeta de 15 a 20% das pessoas com mais de 75 anos, homens e mulheres na mesma proporção. Na terceira idade, aumentam as situações que podem causar depressão. No entanto, o estado de ânimo depressivo não deve ser considerado normal só porque o pa-

Causas do aumento da depressão na terceira idade

- **Diminuição dos neurotransmissores** responsáveis pelas reações emocionais (noradrenalina, serotonina, dopamina) e comunicação reduzida entre os neurônios.
- **Freqüência maior de situações depressivas ou estressantes**, que facilmente podem causar depressão. É a etapa da vida na qual se sofre a perda de pessoas queridas: o cônjuge, os irmãos e os amigos. Outras situações podem ser aposentadoria, mudanças de residência e internação numa casa de repouso.
- **Incidência maior de doenças crônicas e incapacidade física.** As doenças que causam dores crônicas são mais freqüentes e há um aumento dos transtornos do sono. Muitas pessoas idosas também têm de cuidar de seu cônjuge doente, o que pode ser muito estressante.
- **Diminuição da fonte de renda.** A pobreza entre pessoas idosas é muito maior do que em outras faixas etárias.
- **Diminuição do valor social.** Pode fazer com que as pessoas idosas se sintam inúteis e marginalizadas.
- **Consumo de remédios com efeito depressor**, como os que reduzem a hipertensão arterial, os diuréticos, os cardiotônicos, os betabloqueadores e as benzodiazepinas. Além disso, os idosos são mais sensíveis aos efeitos colaterais desses medicamentos.

ciente é idoso. Depressão não é uma característica da velhice.

Características específicas

A depressão na velhice tem as seguintes características:

- **Geralmente, as queixas dos idosos são mais somáticas do que afetivas**, isto é, uma pessoa idosa identifica seu moral baixo com as dores e a doença, mais do que com uma causa emocional. É um problema cultural ou educacional e de falta de informação. É muito raro um idoso ir ao médico para explicar que se sente deprimido; em vez disso, expressa grande mal-estar por causa de sintomas corporais. Os sintomas hipocondríacos também são mais comuns.
- **Os episódios de depressão são mais longos** e mais resistentes ao tratamento farmacológico do que em outras faixas etárias.
- **A depressão pode causar sintomas graves de ansiedade e preocupação**. O paciente pode parecer confuso e ter alucinações. A agitação psicomotora é freqüente, geralmente acompanhada de grande ansiedade. Também pode haver inibição psicomotora.
- **A falta de apetite e a perda de peso não são tão freqüentes**.
- **São comuns os transtornos do sono**.
- **A quantidade de suicídios é alta**, sobretudo em homens que vivem sozinhos.

Entre os tipos de depressão mencionados, os mais freqüentes nos idosos são as depressões que têm causas externas (aposentadoria, situação financeira precária, morte de uma pessoa querida, mudanças de residência, solidão ou internação numa casa de repouso) ou são causadas por doenças físicas.

Sintomas mais comuns

Geralmente, os sintomas mais comuns na depressão dos idosos são: apatia, falta de energia, lentidão ou agitação psicomotora, transtornos do sono, perda do prazer ou do interesse por atividades que costumavam dar satisfação, sentimentos de inutilidade ou autocrítica, sentimentos de culpa, pensamentos negativos, tendências suicidas e dificuldade para se concentrar, com perda grave da memória.

Identificação

Identificar a depressão em um idoso é bastante difícil, pois tanto o paciente como os profissionais médicos podem atribuir o moral baixo aos processos naturais do envelhecimento.

Além disso, como já foi dito, o estado de ânimo depressivo, sintoma mais visível da doença, pode estar camuflado nos idosos e mostrar-se mais no nível orgânico.

Da mesma forma, os problemas mentais causados pela depressão na velhice podem confundir o especialista e prejudicar o diagnóstico dos sintomas depressivos.

O diagnóstico é ainda mais difícil quando há grande incidência de doenças orgânicas e crônicas (acidente vascular cerebral, insuficiência cardíaca, demência ou doença de Parkinson). O consumo inadequado de remédios também pode causar estados depressivos. Por tudo isso, é normal que o diagnóstico seja complexo.

No entanto, a psicologia e a psiquiatria geriátrica fazem cada vez mais progressos no diagnóstico e

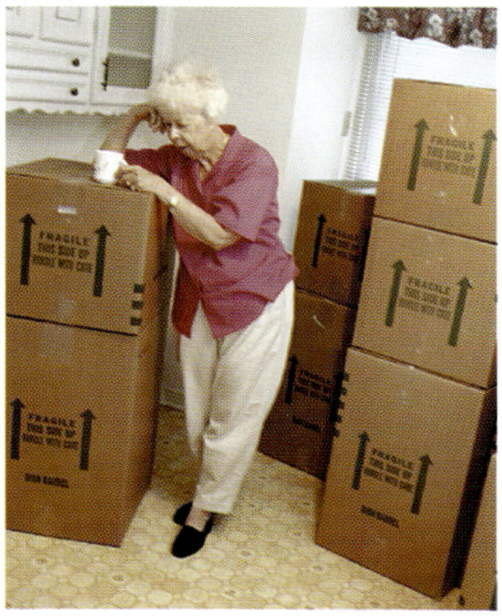

As mudanças forçadas de residência podem ter influência negativa no estado de ânimo dos idosos.

tratamento desses doentes, criando ferramentas diagnósticas (exames) e tratamentos adequados para essa faixa etária.

Suicídio

A depressão é a doença psiquiátrica com maior risco de suicídio (de 10 a 15%). O perigo de suicídio aumenta quando o paciente começa a melhorar ou no início da doença.

As depressões endógenas apresentam mais risco de suicídio do que as exógenas.

Geralmente, os pacientes suicidas querem falar sobre suas intenções. Para eles, a possibilidade de falar com alguém que os leve a sério pode ser terapeuticamente positiva. A internação temporária em uma unidade psiquiátrica pode ser necessária para evitar e atenuar os impulsos suicidas.

A relação entre tentativa e prática real do suicídio é maior na velhice do que em qualquer outro grupo etário. A taxa de suicídios entre os idosos é alta por causa dos seguintes fatores:

- Maior inclinação autodestrutiva.

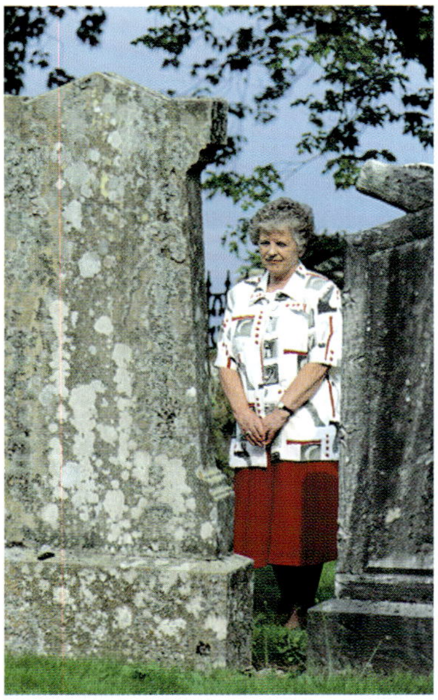

A morte de uma pessoa querida pode causar um sentimento profundo de solidão no idoso.

- Ausência de indícios ou avisos sobre as intenções de suicídio.
- Emprego de métodos mais violentos e letais.
- Condutas passivas, como deixar de usar remédios vitais ou recusar-se a comer.
- Maior vulnerabilidade orgânica.
- Falta de atenção aos transtornos depressivos dos idosos.

As doenças físicas e a perda de pessoas queridas (sobretudo do cônjuge) são os fatores que têm relação mais clara com o suicídio na terceira idade.

Não é verdade, como se costuma acreditar, que a pessoa que fala do suicídio raramente o comete. Aqueles que praticam suicídio geralmente comentam suas intenções com as pessoas próximas.

Assim, é preciso levar a sério as intenções suicidas de qualquer pessoa e comunicá-las rapidamente a um especialista. Nunca devem ser feitos comentários do tipo "Você não tem vergonha de pensar isso?" ou "Matar-se é coisa de covarde". Eles só iriam aumentar os sentimentos de inutilidade e falta de compreensão. Deve-se incentivar a pessoa a falar de seus sentimentos, observar suas mudanças de comportamento e não deixá-la sozinha.

Diagnóstico da depressão

O diagnóstico da depressão se baseia no histórico do paciente, seus recursos, seus problemas e seu estado de saúde. Instrumentos específicos de diagnóstico podem ser usados, como entrevistas estruturadas, observação da conduta, relatos ou escalas que medem o grau de depressão. A entrevista com o paciente é muito importante, mas ele pode dar informações imprecisas ou insuficientes sobre seus sintomas — daí a importância da presença de um parente.

O exame médico e a investigação do estado de saúde ajudam a estabelecer um diagnóstico claro e descartar outras patologias.

Um dos instrumentos diagnósticos mais usados é a escala de depressão para idosos. Essa escala, de aplicação muito fácil, inclui 30 perguntas que ajudam o especialista a determinar se o paciente sofre de depressão.

Diagnóstico diferencial

Esse tipo de diagnóstico é usado pelos especialistas para distinguir uma doença de outra, tomando como base os sintomas e suas características clínicas, assim como as características do paciente e o início e evolução da doença. Por sua importância e freqüência, duas das doenças mais comuns na velhice podem ser confundidas: a depressão e a demência. Além disso, o diagnóstico diferencial também deve ser feito em outras doenças orgânicas, como a de Parkinson ou as doenças coronárias. Da mesma forma, é preciso distinguir a depressão de outros transtornos psiquiátricos, como esquizofrenia, ansiedade, hipocondria, transtornos do sono e alcoolismo.

O sentimento de luto

A maior parte dos casos de depressão em idosos se deve a uma situação de perda. Não existe acontecimento mais doloroso na vida do que a morte de uma pessoa querida. Essas perdas podem causar um desmoronamento da personalidade nos idosos, por causa de sua fragilidade.

O luto é uma situação dolorosa cuja resolução é conflitiva.

A morte de uma pessoa querida provoca o sentimento de luto, que pode ser normal ou patológico. A possibilidade de evoluir até uma depressão depende de fatores da personalidade, dos apoios sociais e profissionais e do tempo transcorrido desde a perda.

Depois aparece um sofrimento muito profundo. Porém, passado algum tempo, a pessoa começa a encontrar motivações em sua vida que a fazem sair desse "buraco sem fundo". Cada indivíduo aprende a encontrar suas próprias armas defensivas para sair das dificuldades, mas nem todos estão preparados para isso.

É difícil prever quanto tempo uma pessoa necessita para superar a dor de uma perda. Algumas pessoas precisam de um ano e outras três ou quatro anos. Algumas nunca conseguem superar.

Algumas pessoas sofrem mais tempo do que outras por causa de fatores como o apego ao defunto, as circunstâncias da morte, o tempo de duração da doença e as características pessoais.

Normalmente, os sentimentos de luto passam por várias eta pas, que às vezes se sucedem de forma desordenada e voltam às fases iniciais. Da comoção e da dor iniciais, pode-se passar para a ira, o sentimento de culpa ou o ressentimento, e daí até a apatia e o desinteresse. Num processo de luto normal, chega-se a um estado de readaptação, esperança e reconciliação.

No luto patológico, a pessoa é incapaz de enfrentar a situação e tem reações inadequadas diante da perda.

No começo, é difícil distinguir o luto normal do patológico. O tempo pode ser um fator essencial. Às vezes, observa-se uma atitude contraditória em relação à pessoa que morreu, com muitas condenações. Mais tarde, surgem a apatia e a tristeza profunda. A pessoa não tem vontade de sair nem de falar com ninguém. As coisas que antes davam prazer agora causam tédio. Os contatos sociais diminuem e a pessoa pode passar muito tempo sem se comunicar. Surgem sintomas somáticos, como insônia, doenças digestivas, mal-estar cardíaco e diminuição da libido.

Diferenças entre depressão e demência

CARACTERÍSTICA CLÍNICA	DEPRESSÃO	DEMÊNCIA
Início da doença	Normalmente, uma data precisa.	Início com data indefinida.
Antecedentes	Pessoais e familiares da doença.	Não há antecedentes pessoais, mas podem ser familiares.
Progressão	Rápida.	Lenta, gradual.
Queixas	Queixas detalhadas de perdas cognitivas.	Queixas pouco freqüentes; a pessoa esconde sua incapacidade.
Afetividade	Tristeza profunda.	Ausência de preocupação.
Apetite	Transtornos do apetite.	Ausência de transtornos.
Perda da memória	Perda da memória remota e recente; lacunas.	Perda grave da memória recente.
Orientação	A pessoa não se perde em lugares conhecidos.	A pessoa se perde em lugares conhecidos.
Reação ao tratamento	Boa reação geral aos antidepressivos.	Quando a pessoa reage bem ao tratamento, os transtornos cognitivos reaparecem.

Depressão e demência

Muitas vezes, a depressão é acompanhada de diversos problemas cognitivos ou mentais que podem ser confundidos com a demência. Esses problemas têm relação com perda da memória, diminuição da capacidade de atenção e desorientação temporal e espacial. Esses sintomas também são comuns na demência, problema que pode ser facilmente atribuído a um idoso que na realidade está sofrendo uma depressão. Esse quadro psiquiátrico é chamado pseudodemência.

Um idoso que se comunica mal, se desorienta com facilidade, comete erros de pensamento, esquece fatos importantes, custa a se concentrar e aprender algo novo parece sofrer de demência. Como consequência, a depressão e a demência são os transtornos psiquiátricos que mais se confundem na velhice: 30% dos casos diagnosticados como demência são errôneos e grande parte deles são na verdade casos de depressão.

Para distinguir os casos entre depressão e demência, é preciso fazer diversos exames diagnósticos. O quadro apresentado ao lado pode dar uma idéia mais clara das diferenças.

Apesar das diferenças existentes, pesquisas recentes sobre a depressão na terceira idade mostram que entre 9 e 25% dos pacientes com diagnóstico inicial de pseudodemência acabam sofrendo de demência depois de um ano.

Por este motivo, a depressão é um grande fator de risco das demências em idade avançada e é importante diagnosticar e tratar a doença a tempo.

Tratamento da depressão

Nos últimos 10 ou 15 anos, houve muitos progressos no tratamento das doenças psiquiátricas. As pesquisas farmacológicas levaram à descoberta de remédios mais eficazes. Também é preciso reconhecer o papel importante da psicoterapia. O tratamento com medicamentos anticonvulsivos continua sendo eficaz em alguns casos.

Apesar das dificuldades para o diagnóstico da depressão na velhice, ela pode evoluir favoravelmente até a cura quando tratada a tempo e da maneira adequada.

Tratamento medicamentoso

Por causa das mudanças biológicas próprias da velhice, das disfunções metabólicas e da tolerância reduzida aos medicamentos, o tratamento deve começar em doses baixas, que vão aumentando aos poucos para evitar complicações. Um dos lemas da geriatria é: "Comece devagar e avance devagar". Geralmente, as doses em geriatria são um terço ou metade das usadas em adultos mais jovens.

Os idosos são muito sensíveis aos efeitos colaterais e às interações dos medicamentos. Indivíduos com ansiedade são sensíveis aos efeitos ativadores dos antidepressivos, por isso a dose tem de ser baixa.

Nas duas primeiras semanas do tratamento, observa-se a tolerância ao remédio. Os efeitos benéficos dos antidepressivos não são imediatos. Geralmente, aparecem depois de duas semanas de tratamento. É importante levar isso em conta, pois muitos pacientes abandonam o tratamento na primeira semana porque não vêem resultados imediatos e sentem os efeitos colaterais.

Normalmente, a reação aos antidepressivos é boa, embora de 30 a 45% dos pacientes não experimentem nenhuma melhora ou apresentem alguma reação inesperada.

Nesses casos, é possível que a dose seja incorreta ou o diagnóstico seja errôneo. O quadro depressivo de base também pode ter piorado, ou uma doença física não-identificada veio complicar a situação.

Existe grande quantidade de medicamentos antidepressivos. Os mais usados em geriatria são os que têm função inibidora seletiva da recaptação de serotonina. Esses remédios são bem tolerados e se mostram eficazes, mas podem causar interações. Os nomes dos antidepressivos mais usados em geriatria são venlafaxina, bupropiona, mitarzapina, nefazodona, fluoxetina, nortriptilina, sertralina, paroxetina e citalopram.

Os antidepressivos podem ter efeitos colaterais, como sedação, abatimento, boca seca, visão embaçada, prisão de ventre, dificuldade para urinar, aumento de peso ou disfunções sexuais.

Os antidepressivos de nova geração têm menos efeitos secundários e são mais bem tolerados do que os anteriores, mas é preciso ficar muito atento à reação do paciente. Um dos problemas mais graves do uso desses remédios nos idosos é o risco de sofrer quedas. Por isso, a dose deve ser minuciosamente estudada e controlada.

Tratamento psicoterápico

O tratamento psicoterápico é uma boa alternativa à farmacoterapia para estados depressivos leves ou moderados, e para pessoas que não reagem ou reagem negativamente aos antidepressivos.

Esse tratamento, realizado por psiquiatras ou psicólogos, busca as origens da depressão nos pensamentos ou comportamentos distorcidos do paciente, em suas crenças ou formas de interpretar o mundo. Por isso, suas terapias ajudam a modificar as crenças, desenvolver o pensamento lógico e racional sobre a situação e as possíveis saídas.

O tratamento psicoterápico é recomendado para cada pessoa conforme suas características individuais.

Também visa o desenvolvimento das habilidades sociais, esclarecendo e procurando soluções para as dificuldades interpessoais no relacionamento com o cônjuge, família ou ocupacional. Por isso, é importante o envolvimento da família ou do cônjuge no tratamento. É preciso encontrar atividades gratificantes para o paciente, que ele pode ter abandonado ou que só pratica raramente.

O paciente aprende a elaborar suas próprias estratégias de controle da ansiedade com técnicas de relaxamento.

Normalmente, a pessoa deprimida tem sentimentos fortes de culpa e desespero. O terapeuta ajuda o idoso a identificar esses sentimentos e pensamentos negativos para encontrar alternativas positivas e reais que superem o pessimismo. O idoso deprimido pode ter aprendido a estabelecer relações interpessoais negativas ao longo da vida e mostra um comportamento no qual sua imagem aparece degradada.

No tratamento da depressão, um dos objetivos mais importantes da psicoterapia é devolver auto-estima ao paciente.

O idoso pode achar que as mudanças do envelhecimento em seu corpo são feridas graves em sua auto-estima. O terapeuta deve examinar os sentimentos e pensamentos do idoso a respeito de sua aparência física. É possível que ele não queira falar desses assuntos dolorosos.

O idoso precisa participar ativamente da terapia e reconhecer seus esforços. Os pequenos êxitos devem ser incentivados para aumentar a auto-estima.

O que o doente pode fazer

- **Peça ajuda.** Nunca ache que é normal ficar deprimido pelo simples fato de ser idoso.
- **Tente sair de casa.** Quando o doente fica sozinho, é vítima de pensamentos depressivos.
- **Siga uma dieta equilibrada.** Muitas vezes, as pessoas deprimidas dão pouca atenção à alimentação.
- **Procure uma pessoa de sua confiança para conversar francamente.** Compartilhar os sentimentos com outras pessoas ajuda o doente a entender melhor o que se passa com ele.
- **Não tome bebidas alcoólicas para afogar as mágoas.** Isso piora ainda mais a situação.
- **Tome os remédios que o médico receitar** e siga suas indicações. Não aumente a dose nem abandone o tratamento.

Como a família pode ajudar

As pessoas que convivem com o doente são as que costumam perceber seu estado. Às vezes, o próprio doente não está consciente dele. É preciso seguir os seguintes conselhos:

- **Convide o doente a pedir ajuda.** Não o force a falar.
- **Explique o que é uma depressão.** Principalmente, que não é um tipo de loucura e que a cura é possível seguindo um tratamento adequado.
- **Evite dizer frases como "não está acontecendo nada"** e "isso não tem importância" para tentar animar o parente deprimido.
- **Programe atividades graduais** conforme as aptidões do doente.
- **Seja paciente.** O doente pode repetir constantemente as mesmas perguntas e mostrar preocupação com coisas insignificantes. Talvez esteja querendo chamar a atenção dessa forma. Diga a ele o quanto é querido e necessário.
- **Ajude o doente a manter bons hábitos de alimentação e higiene**, pois durante a depressão seu interesse em comer e se arrumar diminui muito.

Como evitar a depressão

- **Mantenha-se ativo.** Procure alguma ocupação e faça exercícios físicos regularmente. Diversifique seus interesses e atividades.
- **Integre-se socialmente,** cultivando as relações familiares e sociais. Não deixe de manter contato com seus filhos ou parentes. Tente se relacionar com as pessoas ao redor.
- **Expresse seus sentimentos e desejos.** Se tiver preocupações, conte-as para seus parentes. Às vezes, o idoso se cala sobre seus problemas para não preocupar as outras pessoas. Essa atitude de fechamento pode levar a um aumento dos pensamentos negativos e empobrecer o diálogo com as pessoas mais próximas. Esconder os problemas pode piorar o quadro e levar a uma sensação de grande mal-estar.
- **Aceite seus erros** e aprenda a perdoar a si mesmo. Faça a mesma coisa com as outras pessoas. Tente manter uma visão ampla do que está acontecendo. Assuma os aspectos positivos e negativos, e trate de remediar o que julgar errado.
- **Aprenda a detectar os pensamentos negativos,** como "sou velho demais para fazer isso" ou "ninguém gosta de mim". Concentre-se em pensamentos mais práticos e positivos.
- **Mantenha a curiosidade** e não deixe de fazer as coisas que despertam seu interesse, achando que é velho demais para elas.
- **Tenha consciência de suas limitações** e potencialidades.
- **Procure o repouso necessário.** Aprenda a relaxar.
- **Cuide de si mesmo.** Faça o que lhe dá prazer para se sentir melhor.
- **Siga uma dieta equilibrada** e cuide de sua higiene e aparência física.

Derrame (Acidente Vascular Cerebral)

TIPOS DE DERRAME

- Trombótico
- Embólico
- Hemorrágico

FATORES DE RISCO

- Colesterol alto
- Hipertensão arterial
- Tabaco
- Diabetes
- Doenças cardíacas

TRATAMENTO

- Farmacológico
- Cirúrgico
- Terapias funcionais
- Preventivo

O derrame ou acidente vascular cerebral (AVC) é uma emergência médica, pois o diagnóstico e o tratamento precoces fazem com que a área afetada e as seqüelas sejam menores.

Como se formam os coágulos?

Os coágulos sangüíneos são o resultado da coagulação do sangue e eles podem formar-se num vaso sangüíneo e permanecer nele (nesse caso, são chamados trombos) ou viajar de seu local de formação para outra região do organismo (nesse caso, chamam-se êmbolos).

Tanto os trombos como os êmbolos podem encravar-se num vaso sangüíneo e bloquear o fluxo de sangue na região. Esse bloqueio priva o tecido da chegada normal de sangue e oxigênio, situação conhecida como isquemia. A isquemia pode lesionar, destruir (infarto) e até causar a morte (necrose) do tecido afetado.

Às vezes, uma parte da placa aterosclerótica (placa formada por gordura, colesterol e outras substâncias acumuladas nas paredes das artérias), pequenos fragmentos de um tumor, gordura ou outros materiais podem ter o mesmo efeito de um coágulo sangüíneo.

Os êmbolos nas artérias podem afetar as extremidades (sobretudo pernas e pés), o cérebro (derrame ou acidente vascular cerebral) ou o coração (infarto do miocárdio). Quando afetam as artérias que levam sangue para o pulmão, fala-se em embolia pulmonar. Localizações como os rins e o intestino são menos freqüentes.

O que é derrame?

O derrame ou acidente vascular cerebral (AVC) é a instauração repentina de uma deficiência neurológica de causa vascular que provoca sofrimento numa região do tecido cerebral, seja por falta de fluxo sangüíneo (isquemia), com a obstrução parcial ou completa de uma das artérias cerebrais, seja por causa de uma hemorragia ou sangramento nas artérias.

Em ambos os casos, a conseqüência é a falta de oxigenação numa região do sistema nervoso central. Quanto maior for o calibre da obstrução arterial ou o sangramento, maior é o território cerebral danificado e a gravidade potencial do derrame.

No entanto, outros fatores influem na gravidade do acidente vascular cerebral, como o tempo de duração do derrame e, sobretudo, área do cérebro afetada.

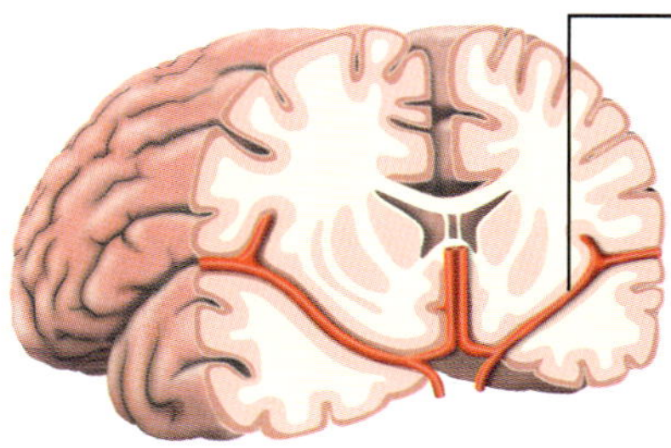

SECÇÃO DO CÉREBRO, MOSTRANDO A ARTÉRIA CEREBRAL MÉDIA

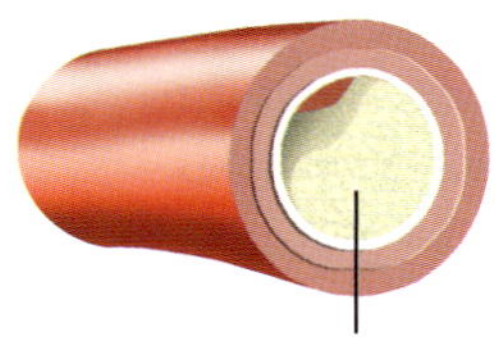

COÁGULO ATEROSCLERÓTICO

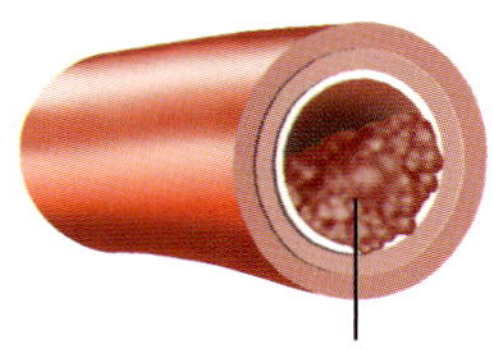

COÁGULO SANGÜÍNEO

Obstrução de uma artéria do cérebro — no caso, a artéria cerebral média — por causa de um coágulo ou trombo. Essa obstrução impede a irrigação sangüínea de uma região do cérebro, provocando o derrame ou infarto cerebral.

Os acidentes vasculares cerebrais são uma patologia grave nos idosos, por vários motivos:

- A maioria dos casos ocorre nessa faixa etária, sobretudo em pessoas com mais de 70 anos de idade, que representam 70% dos casos.
- O derrame causa a morte com mais freqüência em idosos do que em jovens. Em pessoas de mais de 80 anos, a mortalidade chega quase a 70%.
- Uma grande porcentagem dos pacientes em idade geriátrica sofrem seqüelas com incapacidades graves.

Causas

Conforme as causas que provocam a obstrução na artéria afetada (veja quadro), os derrames se dividem em vários tipos.

Tanto as embolias como as tromboses provocam isquemia ou falta de fluxo sangüíneo na região da artéria obstruída, por isso são chamadas de acidentes vasculares cerebrais isquêmicos ou infartos cerebrais.

A aterosclerose é a causa principal de acidente vascular cerebral. No entanto, a formação de uma placa aterosclerótica nem sempre causa um derrame. As artérias cerebrais são bastante amplas para que, mesmo em caso de bloqueio de 75%, o fluxo sangüíneo até aquela região cerebral continue satisfatório.

Além disso, existem pequenas conexões entre as artérias cerebrais. Quando o fluxo sangüíneo é bloqueado gradualmente numa artéria, a conexão aumenta de tamanho para se tornar uma via alternativa para a passagem do sangue.

Causas principais do derrame

- **Acidente vascular cerebral hemorrágico.** Ocorre quando uma artéria intracerebral ou da superfície do cérebro se rompe e o fluxo sangüíneo vaza para dentro do cérebro ou no espaço subaracnóide (espaço compreendido entre o cérebro e a membrana meníngea média que o recobre). As hemorragias intracerebrais são típicas da hipertensão arterial não-controlada ou maligna, ao passo que as hemorragias subaracnóides costumam ser causadas por aneurismas (zonas debilitadas da parede do vaso sangüíneo).
- **Acidente vascular cerebral trombótico.** É um processo de coagulação para restaurar uma lesão numa artéria cerebral. A coagulação provoca uma obstrução arterial. O acidente pode ocorrer sobre uma placa aterosclerótica (arteriosclerose) ulcerada, afetando muitas vezes artérias de calibre grosso, ou por causa de uma arterite ou lesão inflamatória das artérias, geralmente em artérias de calibre pequeno.
- **Acidente vascular cerebral embólico.** Ocorre quando uma fração de um trombo, uma placa aterosclerótica ou outro material se desprende do local onde se formou e, seguindo a corrente sangüínea, se encrava ou emboliza em outra artéria mais distante, quando o diâmetro desta última não permite a passagem do êmbolo. A principal origem do êmbolo é o coração, pois em certas circunstâncias, como uma arritmia (transtorno do ritmo cardíaco) ou um infarto, ali se formam coágulos dos quais podem desprender-se fragmentos. Em outras ocasiões, trata-se de material originado numa artéria, como uma placa aterosclerótica que se rompe, um fragmento de tumor ou gordura que entra numa artéria, por causa de uma cirurgia ou fratura.

Localização

Os sintomas e sinais de um acidente vascular cerebral (AVC) dependem da causa, da quantidade de tecido cerebral afetado e, principalmente, de onde está sua localização.

- O hemisfério cerebral direito controla todos os movimentos do lado esquerdo do corpo. Quando o derrame afeta o hemisfério cerebral direito, pode provocar, conforme sua gravidade, perda funcional ou deficiência na capacidade motora de todo lado esquerdo do corpo. Além disso, pode haver alteração no estado de alerta normal do lado esquerdo do corpo.
- O hemisfério cerebral esquerdo controla os movimentos do lado direito do corpo. Quando o derrame afeta o hemisfério cerebral esquerdo, pode provocar, conforme sua gravidade, perda funcional ou deficiência na capacidade motora do lado direito do corpo. Também pode causar incapacidade de fala.

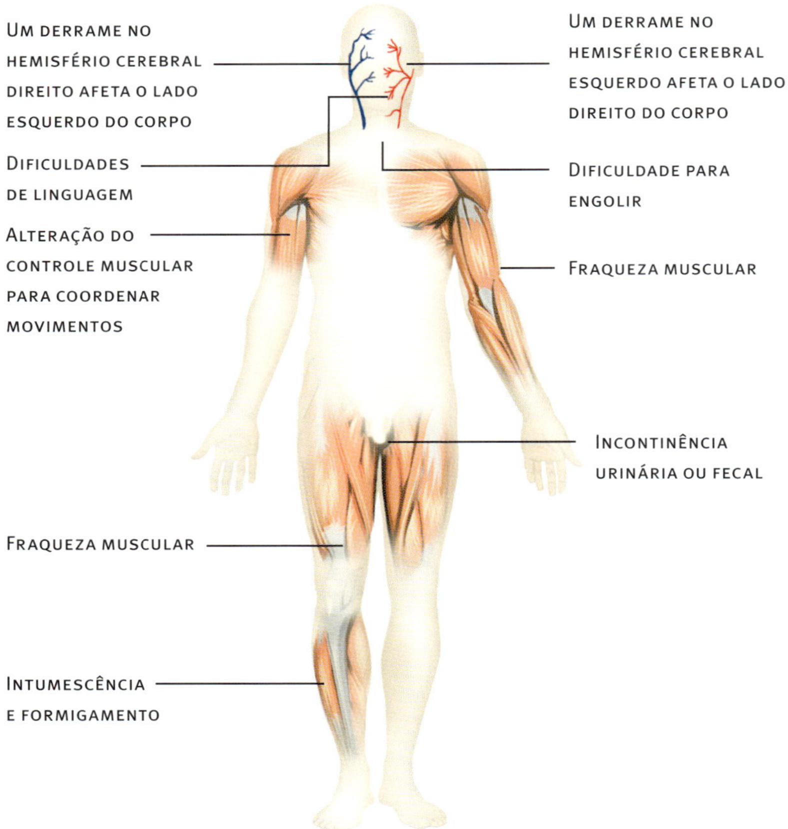

A ilustração acima mostra alguns sintomas do derrame. Dependendo da sua localização (lado direito ou esquerdo) e gravidade, várias regiões do corpo podem ser afetadas.

• Quando o derrame afeta o tronco cerebral, é potencialmente mortal, pois essa região do cérebro controla funções como a respiração e os batimentos cardíacos. Esse tipo de derrame pode causar visão dupla, náuseas e perda de coordenação. O tronco encefálico controla também outras capacidades menos essenciais, como a articulação das palavras.

• O cerebelo se encarrega de processar a informação procedente de outras áreas do cérebro, da medula espinhal e de receptores sensoriais. Também regula de forma precisa os movimentos suaves e coordenados do sistema músculo-esquelético. Quando o derrame afeta o cerebelo, pode causar vertigem, náuseas e problemas de coordenação e equilíbrio.

Geralmente, as alterações específicas nas funções cerebrais (defeitos neurológicos) só atingem um lado do corpo, mas podem afetar funções isoladas num lado do corpo e no lado oposto do rosto, ou unicamente no rosto.

Sintomas

Os sintomas incluem:

• **Perda de movimentos** ou paralisia de alguma parte do corpo.

• **Fraqueza muscular**, que costuma ser localizada.

• **Parestesias**. São sensações anormais, geralmente descritas como intumescência ou adormecimento, sobretudo nas pernas.

• **Visão decrescente**.

• **Problemas de linguagem**: falar com dificuldade ou pronunciar mal as palavras (disartria), incapacidade de expressar ou entender a linguagem falada ou escrita (afasia).

• **Perda da memória**.

• **Agnosia** (incapacidade para reconhecer ou identificar um estímulo sensorial). Essa incapacidade leva o paciente a "ignorar" um lado do corpo.

• **Dificuldade para engolir**.

• **Vertigem** (sensação anormal de movimento).

• **Perda da coordenação motora** (incapacidade ou diminuição do controle muscular para coordenar corretamente os movimentos, causando movimentos espasmódicos e instáveis).

• **Mudanças de personalidade**.

• **Mudanças de humor**, como depressão ou apatia.

• **Alterações no nível de consciência**: estupor (enfraquecimento da consciência ou do estado de alerta), sonolência ou letargia (sensação de falta de energia ou cansaço), até um estado de inconsciência total ou coma.

• **Incontinência urinária e/ou fecal**.

• **Declive cognitivo**: atenção limitada (facilidade de se distrair) e perda do juízo até a demência.

Tratamento

Não se conhece cura para o AVC. O tratamento depende da gravidade dos sintomas e implica a reabilitação e a prevenção de futuros derrames. A recuperação pode ocorrer quando outras áreas do cérebro vão assumindo as funções das áreas lesionadas. O maior objetivo do tratamento é prevenir a disseminação do derrame e maximizar as capacidades funcionais do paciente.

Tratamento imediato

Vários medicamentos podem ser usados:

- Medicamentos trombolíticos.
- Anticoagulantes.
- Analgésicos.
- Anti-hipertensivos.
- Nutrientes e líquidos.

Em alguns casos, a intervenção cirúrgica para extrair os coágulos sangüíneos do cérebro pode ser indicada. Outro tipo de cirurgia é a endarterectomia carotídea, ou seja, a extração das placas ateroscleróticas das artérias carótidas para prevenir novos derrames.

Tratamento de longo prazo

O tratamento com fonoaudiologia e fisioterapia motora podem prevenir as complicações (como as contrações musculares ou a perda permanente da mobilidade ou sensibilidade de uma parte do corpo) e ajudar na recuperação das funções. O paciente deve continuar ativo dentro de suas limitações físicas. A depressão e outros sintomas relacionados a ela também devem ser tratados.

Para o controle da incontinência, o uso de uma sonda pode ser necessário, assim como exercícios de controle da bexiga e do intestino.

Também é preciso levar em conta a desorientação do paciente. Nesse aspecto, a família e os amigos são muito importantes.

Os problemas de comunicação podem exigir desenhos, senhas verbais ou outras estratégias, conforme o tipo e a extensão da deficiência lingüística.

Prevenção

Várias pesquisas demonstraram que as pessoas que têm colesterol baixo, pressão arterial normal e não fumam correm muito menos riscos de morrer de derrame ou ataque cardíaco que as pessoas com colesterol alto, hipertensão arterial e/ou fumantes. A prevenção do acidente vascular cerebral implica o controle de seus fatores de risco:

- Trate a hipertensão, o diabetes, as doenças cardíacas e outros transtornos relacionados com essas doenças.
- Evite fumar ou diminua o número de cigarros.
- Siga uma dieta pobre em colesterol e sal, sobretudo nos casos de aterosclerose e/ou hipertensão.
- Pratique exercícios.

Reabilitação

A reabilitação funcional deve começar o mais depressa possível. Depois de três meses, a situação neurológica se estabiliza e até um limite de seis meses existe possibilidade de grande melhoria funcional.

No entanto, na fase aguda depois de um derrame, o repouso na cama é necessário, com os cuidados indicados nesse contexto.

Quando o paciente está estabilizado, depois de dois ou três dias pode começar uma reabilitação que consiste em recuperar a estabilidade do tronco e a força nas extremidades e, portanto, a bipedestação (postura) e a caminhada.

Depois, é preciso recuperar as funções cotidianas, fundamentais para garantir a independência do paciente (deslocamentos, higiene pessoal, vestuário e alimentação).

Cuidados depois de um derrame

- Faça mudanças posturais a cada três horas, para evitar úlceras de decúbito. A pressão constante sobre uma região da pele causa diminuição do fluxo sangüíneo e ulceração.
- Sempre que possível, tente não apoiar o corpo na metade paralisada para evitar o aparecimento de úlceras, edema (excesso de líquido) e posturas inadequadas nas extremidades afetadas.
- Para evitar contrações, a posição das extremidades durante o repouso é muito importante: os membros superiores devem descansar com o ombro afastado do corpo e projetado para a frente, cotovelo semiflexionado e dedos abertos e elevados; os membros inferiores devem descansar com a coxa um pouco aberta, joelho semiflexionado e evitando que as plantas dos pés fiquem voltadas uma para a outra.
- Evite estiramentos precoces do braço paralisado, por causa da possibilidade de lesionar o ombro.
- Se uma sonda for necessária, deve ser colocada no braço não-paralisado.

Diabetes

SINTOMAS PRINCIPAIS

- Astenia
- Emagrecimento
- Fome intensa
- Sede intensa
- Micção freqüente

TIPOS MAIS COMUNS

- Diabetes tipo I
- Diabetes tipo II

COMPLICAÇÕES DE LONGO PRAZO

- Nefropatia diabética
- Neuropatia diabética
- Retinopatia diabética

Cerca de 10% das pessoas com 65 anos de idade sofrem de diabetes. Essa porcentagem chega a 20% e até a 40% nas pessoas de 80 anos. A maioria dos diabéticos da terceira idade sofre de diabetes do tipo II.

O que é diabetes?

O diabetes é uma alteração do metabolismo caracterizada pelo aumento da taxa de açúcar (glicose) no sangue, por causa de uma deficiência total ou parcial da secreção ou atuação da insulina (hormônio fabricado pelo pâncreas).

Sinais e sintomas

Em condições normais, depois de uma refeição o açúcar dos alimentos é absorvido pelo intestino e passa para a corrente sanguínea, aumentando a taxa de glicose no sangue. Esse aumento da glicose é detectado pelo pâncreas, que reage com uma secreção rápida de insulina. A insulina faz com que esse açúcar entre nos músculos, no tecido gorduroso e no fígado, onde é "queimado" (metabolizado), fabricando a energia necessária para as funções do corpo. Dessa forma, a taxa de glicose no sangue é mantida dentro de limites estreitos, que raramente ultrapassam 130 miligramas por decilitro.

No paciente diabético, o pâncreas não fabrica insulina suficiente quando existe aumento de glicose no sangue, ou então os músculos, a gordura e o fígado não reagem corretamente à insulina. Assim, o açúcar não consegue entrar nos tecidos e sua presença no sangue aumenta. Os tecidos carecem de combustível (açúcar) e com isso não fabricam energia suficiente. Essa falta de energia explica os sinais e sintomas típicos dessa doença:

- **Astenia** (fraqueza).
- **Emagrecimento**. A perda de peso se deve à tentativa de obter energia da gordura armazenada no tecido adiposo, já que é impossível obtê-la da glicose.
- **Polifagia** (fome intensa).
- **Polidipsia** (sede intensa). Deve-se à incapacidade dos rins para filtrar o excesso de açúcar no sangue. Como alternativa, os rins diluem o açúcar usando a água do organismo. Essa situação provoca uma desidratação que aumenta a sensação de sede. Dessa forma, o diabético bebe muita água e, conseqüentemente, urina mais do que o normal.
- **Poliuria** (micção freqüente).

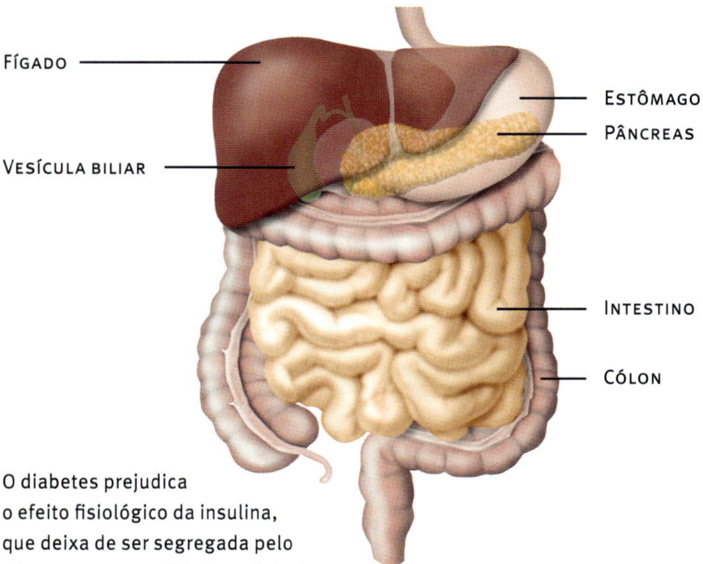

O diabetes prejudica o efeito fisiológico da insulina, que deixa de ser segregada pelo pâncreas em quantidade suficiente.

Tipos

O diabetes se divide em vários tipos, conforme suas causas, sintomas e evolução.

Diabetes tipo I

O diabetes tipo I acontece principalmente em crianças, adolescentes e adultos antes dos 30 anos de idade e é causado pela destruição total ou parcial das células pancreáticas que fabricam insulina. Além da idade do paciente, esse tipo se caracteriza pelo início relativamente repentino, acompanhado de todos ou da maioria dos sintomas do diabetes. O tratamento com insulina é absolutamente necessário, pois o pâncreas fabrica pouca ou nenhuma quantidade desse hormônio.

Diabetes tipo II

O diabetes tipo II é, de longe, o mais freqüente, pois representa mais de 80% do total dos casos. Nesse tipo de diabetes, o pâncreas não segrega insulina suficiente para manter a taxa de glicose no sangue em níveis normais ou o organismo não reage corretamente ao hormônio.

Geralmente, o diabetes tipo II se manifesta em pessoas de mais de 40 anos e sua freqüência aumenta com a idade. Suas causas são uma combinação de fatores genéticos e ambientais. Outras características são:

• Início discreto, com nenhum sintoma ou muito poucos. Na maior parte das vezes, a doença é descoberta por acaso.

• Associação freqüente com excesso de peso, pressão alta e taxas elevadas de colesterol e outras gorduras no sangue.

• Um histórico familiar de diabetes em pais e irmãos.

Complicações mais comuns do diabetes

ÓRGÃO OU SISTEMA AFETADO	COMPLICAÇÃO
Olhos	Retinopatia diabética
Rins	Nefropatia diabética
Sistema nervoso	Neuropatia diabética
Grandes artérias: ▸ das extremidades ▸ do coração ▸ do cérebro	 ▸ Arteriopatia diabética ▸ Infarto do miocárdio ▸ Acidente vascular cerebral (derrame)

Muitas vezes, esse tipo de diabetes não apresenta sintomas. Por isso, é preciso procurar um diagnóstico em pessoas de maior risco, como familiares diretos de diabéticos tipo II, obesos, hipertensos etc. Se a doença for ignorada e não receber tratamento, pode causar complicações graves no médio e longo prazo.

Outras formas de diabetes

O diabetes também pode ser causado por uma infecção ou doença que afete a parte do pâncreas relacionada com a digestão. Além disso, pode ser provocado por medicamentos.

Complicações no longo prazo

Quando a taxa de açúcar no sangue é constantemente alta, ocorre uma alteração das paredes dos vasos sanguíneos em todo o organismo.

As artérias são os vasos que levam o sangue (com seus elementos nutritivos e o oxigênio) a todos os órgãos. Assim, a alteração na parede das artérias provoca oxigenação e nutrição deficiente dos órgãos, danificando sua estrutura.

A nefropatia, a neuropatia e a retinopatia diabéticas são causadas pela alteração das artérias mais finas do organismo, e por isso são geralmente definidas pelo termo genérico de microangiopatia diabética. As alterações nas grandes artérias recebem o nome de macroangiopatia diabética.

Nefropatia diabética

A nefropatia diabética é um transtorno dos rins que surge como complicação do diabetes e se caracteriza pela proteinúria (presença de proteínas na urina) e por diminuição progressiva das funções renais.

Geralmente, a lesão renal causada pelo diabetes consiste no engrossamento e endurecimento (processo conhecido como esclerose) das estruturas internas dos rins, sobretudo os glomérulos. Nos glomérulos, o sangue é filtrado e forma-se a urina. Assim, eles atuam como uma membrana seletiva que elimina algumas substâncias através da urina e deixa outras no corpo.

À medida que a nefropatia diabética se desenvolve, o número de glomérulos destruídos aumenta, provocando a progressiva deterioração da função renal. A filtragem diminui e as proteínas que normalmente seriam retidas no corpo passam para a urina. Às vezes, as proteínas já podem ser constatadas na urina de cinco a dez anos antes do surgimento de outros sintomas. A hipertensão é uma decorrência freqüente da nefropatia diabética.

Conseqüências

A nefropatia diabética pode causar síndrome nefrótica (conjunto de sintomas caracterizados pela eliminação excessiva de proteínas na urina) ou insuficiência renal crônica (perda gradual da capacidade de funcionamento dos rins). O transtorno progride até a doença renal terminal (fracasso total ou quase total dos rins para exercer suas funções), que se manifesta entre dois e seis anos depois do surgimento da insuficiência renal crônica ou hipertensão grave.

Apesar disso, a nefropatia pode estar presente vários anos antes do surgimento da síndrome nefrótica ou de uma insuficiência renal crônica. Geralmente, a nefropatia é diagnosticada num exame rotineiro que revela a presença de proteínas na urina, indicando uma alteração da função renal.

Sintomas

Os sintomas típicos da nefropatia diabética (que podem não ocorrer durante anos) são os seguintes:

- Inchaço (edema) no rosto, nas pernas ou em outra parte do corpo.
- Urina espumosa.
- Aumento de peso por acumulação de líquido.
- Falta de apetite.
- Náuseas e vômitos.
- Mal-estar generalizado.
- Cansaço.
- Dores de cabeça.
- Soluços freqüentes.
- Ardor generalizado.

Prevenção e tratamento

A prevenção inclui o controle da taxa de glicose no sangue e da pressão arterial.

Como se trata de um transtorno progressivo, os objetivos do tratamento são retardar o progresso da doença renal e controlar as complicações decorrentes, como a hipertensão e a insuficiência renal crônica. No segundo caso, pode ser necessário recorrer à diálise e até ao transplante do rim.

Neuropatia diabética

A neuropatia diabética pode ser definida como uma complicação tardia do diabetes que afeta o tecido nervoso.

Os diabéticos podem sofrer uma lesão temporária ou permanente do tecido nervoso. A lesão dos nervos é causada pela diminuição do fluxo de sangue e por uma taxa elevada de açúcar na corrente sanguínea. Por isso, as chances de contrair neuropatia diabética são maiores quando o controle da glicemia é deficiente.

Alguns diabéticos nunca chegam a ter lesões nervosas, enquanto em outros elas surgem relativamente cedo. Em média, o início dos sintomas se situa entre dez e 20 anos depois do diagnóstico do diabetes.

A lesão dos nervos acontece por etapas. No começo, o paciente sente formigamento e uma dor intermitente nas extremidades, sobretudo nos pés. Em fases mais avançadas, a dor é mais intensa e constante. No final, instala-se uma neuropatia indolor, isto é, perde-se a sensação de dor numa zona específica do corpo e com isso o risco de uma lesão grave do tecido aumenta bastante, pois o paciente não sente a progressão da doença. É muito importante a falta de sensibilidade nos pés, pois o aparecimento de um corte ou uma bolha nessa região pode não ser percebida pelo paciente.

Sem tratamento, as lesões podem causar uma infecção e finalmente exigir a amputação do pé ou mesmo da perna.

Recomendações para prevenir a microangiopatia diabética (nefro, neuro e retinopatia)

- A principal forma de prevenção é o controle rigoroso da glicemia (taxa de açúcar no sangue).
- Não fume. As substâncias presentes no cigarro também contribuem para danificar os nervos periféricos.
- Pratique uma atividade física regular. Os exercícios aumentam o fluxo de sangue e conseqüentemente de oxigênio e nutrientes nas extremidades do corpo.
- Controlar a pressão arterial e os níveis de colesterol sanguíneo ajuda a manter a saúde dos pequenos vasos.
- O chamado pé diabético é a manifestação mais comum da neuropatia. Para evitar problemas, que podem resultar até em amputações, é preciso manter a saúde dos pés por meio de cuidados diários e observação constante (*veja quadro da pág. 277*).

Neuropatia autonômica

A neuropatia autonômica afeta nervos que regulam funções vitais involuntárias, como as que controlam o músculo cardíaco ou as glândulas. Os sintomas desse tipo de neuropatia incluem pressão arterial baixa, diarréia, prisão de ventre e impotência sexual.

Os sintomas variam conforme o nervo ou nervos afetados e em geral se manifestam gradualmente ao longo dos anos.

Tratamento

O objetivo do tratamento da neuropatia autonômica é prevenir sua progressão e amenizar os sintomas. O controle rigoroso da glicemia é indispensável para prevenir a evolução da doença. Medicamentos como a gapabentina e a carbamacepina são paliativos para a diminuição dos sintomas. Além disso, os analgésicos geralmente não são suficientes para aliviar as dores da neuropatia.

Retinopatia diabética

Com o tempo, o diabetes vai lesionando a retina (camada interna do olho que recebe e transmite as imagens enfocadas) e pode acabar provocando cegueira. O diagnóstico precoce de problemas visuais pode prevenir a perda da visão. Por esse motivo, um exame oftalmológico uma vez por ano é absolutamente necessário, pois pode haver alterações nos olhos sem que o paciente perceba sintoma algum.

A incidência e a gravidade da lesão da retina aumentam com a duração do diabetes e o controle inadequado da doença. Quase todos os pacientes com histórico de diabetes de mais de 30 anos apresentam sinais de retinopatia.

Causas

A retinopatia diabética é causada pela lesão dos vasos sangüíneos da retina. No início, os vasos se tornam porosos e permitem a passagem de líquido para o interior da retina, causando visão turva. Em fases mais avançadas, novos vasos sangüíneos crescem no interior do olho. Esses vasos são frágeis e podem sangrar, provocando a perda da visão. Por isso, a retinopatia diabética sem tratamento acaba sempre em cegueira.

Medidas preventivas

A adoção das seguintes medidas pode prevenir a cegueira na maioria dos casos:

- Controle a taxa de açúcar no sangue (glicemia).
- Reduza o nível da pressão arterial, se ele for alto.
- Faça um exame de vista todos os anos (exame do fundo do olho).
- Procure o oftalmologista em caso de visão turva, dores num dos olhos ou em ambos, pressão nos olhos ou dificuldade para ler.

Essas medidas não bastam para reverter uma lesão já existente, mas ajudam a retardar a progressão da doença.

Tratamento

A cirurgia a *laser* pode ser indicada para fechar os vasos sangüíneos que se tornaram porosos ou erradicar os vasos anormalmente frágeis. Também é possível optar por uma intervenção cirúrgica em caso de hemorragia interna do olho ou para reparar o desprendimento da retina causado pela hemorragia.

Macroangiopatia diabética

Os diabéticos correm um risco maior de entupimento das grandes artérias, que interrompe a irrigação sangüínea do coração (infarto), do cérebro (derrame) ou das pernas. Além disso, correm um risco duas vezes maior de hipertensão, em comparação com as pessoas não-afetadas pela doença. Para diminuir o risco de doença cardiovascular, siga as seguintes recomendações:

- Faça um controle rigoroso da glicemia.
- Emagreça, se tiver excesso de peso.
- Pratique exercícios físicos regularmente.
- Controle a pressão arterial. Pacientes diabéticos devem manter a pressão abaixo de 130/85 mmHg.
- Não fume.

Complicações de urgência

As complicações mais graves do diabetes são a hipoglicemia e a cetoacidose diabética.

Hipoglicemia

A hipoglicemia é relativamente freqüente nos diabéticos. É a queda anormal da taxa de glicose no sangue. Existem várias situações que causam hipoglicemia: injeção excessiva de insulina ou abuso dos medicamentos antidiabéticos (hipoglicemiantes orais), alimentação insuficiente ou atividade física intensa e repentina, sem ter comido antes.

A hipoglicemia gera mal-estar, cansaço, nervosismo, irritabilidade, tremores, sensação de fome, dores de cabeça, calafrios, aceleração da freqüência cardíaca, visão turva ou dupla, confusão, convulsões e até coma.

Na presença desses sintomas, o diabético deve ingerir alimentos com açúcar de absorção rápida, para aumentar rapidamente a taxa de glicose no sangue.

Cetoacidose diabética

A cetoacidose diabética é uma complicação do diabetes quando o organismo não dispõe de glicose como fonte de energia e precisa usar o tecido gorduroso como fonte alternativa. Dessa forma, surgem corpos cetônicos que vão se acumulando no sangue até este ficar mais ácido do que os outros tecidos do organismo, fenômeno conhecido como cetoacidose. Além disso, a taxa de glicose no sangue é superior a 300 mg/dl. A acidose lesiona as células e pode causar infarto ou insuficiência renal.

Os sintomas são:

- Necessidade freqüente de urinar.
- Sede intensa.
- Cansaço.
- Náuseas e vômitos.
- Dores ou rigidez muscular.
- Estupor mental, que pode progredir até o coma.
- Respiração rápida e profunda.
- Hálito com odor frutado característico.

Geralmente, a cetoacidose diabética ocorre quando as exigências da dieta não são cumpridas ou o tratamento do diabetes é interrompido, ou depois de situações estressantes como uma cirurgia.

O tratamento visa corrigir a taxa alta de glicose com a administração de insulina adicional e com a substituição dos líquidos perdidos por causa da necessidade maior de urinar e dos vômitos. Em caso de cetoacidose grave, a internação hospitalar é necessária.

Insulina

Todo mundo precisa de insulina. Os diabéticos do tipo I não conseguem fabricá-la, por isso precisam de doses diárias desse hormônio para sobreviver.

A insulina é injetada com uma seringa ou, em alguns casos, com uma bomba de infusão que vai liberando o hormônio de forma constante. Por enquanto, é impossível tomá-la por via oral, pois seria destruída pelos sucos gástricos.

O uso da insulina para diabéticos do tipo II se limita aos casos em que a alimentação correta e o uso de hipoglicemiantes orais adequados não são suficientes para o controle correto da glicemia. Com o tempo, muitos diabéticos do tipo II deixam de reagir aos comprimidos e precisam passar para a injeção de insulina, pois já não fabricam o hormônio em quantidade suficiente. Por último, os diabéticos do tipo II também precisam recorrer à insulina em circunstâncias que poderiam agravar o diabetes, como cirurgias, infecções ou acidentes.

Tratamento

O objetivo inicial do tratamento é conseguir um controle adequado da taxa de glicose no sangue. Os objetivos de longo prazo são melhorar a qualidade de vida e prevenir as complicações relacionadas com a doença, como a cegueira, a insuficiência renal e a amputação das extremidades.

Para alcançar esses objetivos, o tratamento se baseia em três princípios: alimentação, exercícios e medicação. Além disso, deve incluir o que se chama de educação diabetológica, ou seja, a informação do paciente sobre sua doença.

A alimentação e os exercícios são sempre necessários, mas a medicação só deve ser usada se os dois primeiros recursos não forem suficientes para o controle correto da glicemia, e sempre sob supervisão médica.

No caso do diabetes tipo I, a insulina tem de complementar obrigatoriamente a dieta e os exercícios.

Alimentação

Para o paciente diabético, o objetivo da dieta é controlar a doença e alcançar ou manter o peso correto. Portanto, a dieta só tem restrições no caso de pessoas com excesso de peso ou obesidade. Os diabéticos com peso normal devem alimentar-se da mesma forma saudável que se recomenda para as demais pessoas, ou seja, comer frutas, verduras, cereais, laticínios desnatados, frutos do mar e carnes magras. Para evitar que a taxa de açúcar no sangue diminua ou aumente demais, é importante seguir as seguintes recomendações:

- Coma aproximadamente a mesma quantidade de alimentos todos os dias.
- Faça as refeições quase sempre nas mesmas horas do dia.
- Não pule nenhuma refeição.

Exercícios

Os exercícios ajudam a baixar a taxa de açúcar no sangue porque os músculos empregam mais glicose. Esse efeito dos exercícios ocorre tanto no diabetes do tipo I como do tipo II. Por isso, é geralmente usado como parte do tratamento para diminuir a glicemia em certos momentos do dia.

Para quem sofre do diabetes tipo II, comprovou-se que a prática de exercícios também melhora a sensibilidade dos tecidos à insulina.

Em todos os casos, a atividade física regular ajuda a controlar a quantidade de açúcar no sangue e a queimar o excesso de calorias e gorduras, para obter um peso ideal.

Medicação

O tratamento farmacológico do diabetes inclui os hipoglicemiantes orais e a insulina.

Os hipoglicemiantes orais, também conhecidos como antidiabéticos orais, são medicamentos usados para melhorar a taxa de açúcar (glicemia) no sangue. Eles podem ser tomados por via oral, em forma de comprimidos.

Educação alimentar

O próprio doente é a pessoa mais importante para o controle do diabetes. Por isso, a educação alimentar é parte crucial do tratamento e implica basicamente aprender a conviver com a doença.

O controle do diabetes é vital para prevenir as complicações de curto prazo, como a hipoglicemia e a hiperglicemia, e para retardar o início das complicações tardias, como a retinopatia, a nefropatia e a neuropatia diabéticas.

Diarréia

CAUSAS DA DIARRÉIA

- Infecções
- Transgressão dietética
- Remédios
- Agentes tóxicos
- Alergia a remédios ou alimentos
- Colite isquêmica
- Impacto fecal ou falsa diarréia

SINTOMAS DA GASTRENTERITE

- Diarréia
- Vômitos
- Dores abdominais

TRATAMENTO DA GASTRENTERITE

- Dieta líquida
- Evitar o consumo de derivados do leite
- Antibióticos

A diarréia é o conteúdo excessivo de água nas fezes. Pode ser aguda ou crônica. A aguda dura menos de duas semanas e é muito mais freqüente do que a crônica.

O que é diarréia?

A diarréia é o aumento anormal da freqüência, fluidez ou volume das evacuações. De modo geral, a freqüência das evacuações varia entre três vezes ao dia e três vezes por semana.

Causas e sintomas

Geralmente, a maioria das diarréias agudas é de origem infecciosa. É a chamada gastrenterite infecciosa. Outras causas são:

- **Transgressão alimentar**: consumo excessivo de alimentos.
- **Ingestão de remédios**: laxantes, diuréticos, antibióticos, antiácidos, hormônio tireoideano ou digitalina.
- **Ingestão de agentes tóxicos**: pesticidas, metais ou fungos.
- **Alergias**: a medicamentos ou alimentos.
- **Colite isquêmica**: ocorre em pacientes idosos por causa da formação de um coágulo sanguíneo nas artérias que irrigam o intestino. Causa dores abdominais e diarréia sanguinolenta.
- **Impactação fecal ou diarréia paradoxal**: às vezes, os pacientes que sofrem de prisão de ventre não conseguem expelir as fezes duras, que ficam impactadas no reto. Assim, o intestino se irrita e segrega água e muco, que são eliminados simulando uma diarréia.

Gastrenterite infecciosa

A atuação direta de um microorganismo ou as toxinas que ele fabrica causam uma inflamação e/ou alteração das funções intestinais. A gastrenterite infecciosa se caracteriza pelo surgimento de diarréia, com diminuição da consistência das fezes. Geralmente, provoca aumento do número de evacuações e pode ser acompanhada de vômitos e dores abdominais. Quando as fezes são eliminadas em grande quantidade, pode haver desidratação, isto é, uma deficiência de água nos tecidos e no sistema circulatório, cujas conseqüências são queda da pressão arterial, taquicardia, urina escassa e ressecamento da pele e das mucosas.

Um tipo especial e grave de diarréia infecciosa é a chamada enterocolite pseudomembranosa, causada por tratamentos antibióticos que estimulam o crescimento no intestino de microorganismos resistentes ao antibiótico em questão. Normalmente, os sintomas aparecem durante o tratamento antibiótico, mas em alguns casos surgem de 15 a 30 dias depois. Geralmente, desaparecem quando o tratamento acaba.

Gastrenterite causada por toxinas

As toxinas podem estar presentes nos alimentos ou podem ser liberadas por um microorganismo no interior do intestino. Esse tipo de gastrenterite provoca fezes aquosas com dores abdominais leves. Geralmente, não há febre nem necessidade constante de evacuar.

As seguintes diarréias se enquadram nesse tipo:

- **Intoxicação alimentar**: é causada por alimentos contaminados. De modo geral, tem um período de incubação curto, ou seja, depois que se consome o alimento em mau estado até o surgimento dos sintomas passam-se poucas horas, geralmente entre uma e 14 horas, dependendo do tipo de microorganismo. Pode ter duração inferior a dois dias e ser autolimitada.

O botulismo, ou alantíase, é um tipo muito grave de intoxicação alimentar. Pode ser causado pelo consumo de conservas caseiras estragadas. Tem período de incubação de 18 a 36 horas e, além dos sintomas típicos da gastrenterite, apresenta sintomas neurológicos, pois a toxina afeta o sistema nervoso. A doença pode durar de várias semanas a vários meses e é mortal em 25% dos casos.

- **Diarréia do viajante**: surge de cinco a 15 dias depois do início de uma viagem. É uma diarréia aquosa, acompanhada de vômitos em 10% a 25% dos casos. Dura entre um e cinco dias.

Gastrenterite causada por um microorganismo

Geralmente, o período de incubação e a duração dos sintomas são maiores que nos casos de gastrenterite por toxinas. A febre é freqüente, às vezes muito alta e acompanhada de calafrios. As dores abdominais são espasmódicas — são cólicas, ou seja, em forma de pontadas. Muitas vezes há tenesmo retal (sensação dolorosa ao defecar). As fezes são em menor volume e podem conter sangue, muco ou pus.

Tratamento

Nas gastrenterites agudas que não são acompanhadas de febre e nas que não há sangue, o tratamento é uma dieta líquida, evitando-se, nos primeiros dias, o consumo de derivados do leite, exceto iogurte.

Nos casos em que existe desidratação ou vômitos incontidos, apesar da administração de um medicamento antiemético, o soro por via endovenosa é necessário para repor os líquidos, os sais e a glicose. Quando ocorrem mais de cinco ou seis evacuações por dia, pode-se recorrer a um medicamento antidiarréico.

Para as gastrenterites que evoluem com febre e/ou nas quais se observam sangue, muco ou pus nas fezes, os medicamentos antidiarréicos são contra-indicados. Além disso, são administrados antibióticos nos seguintes casos:

- Quando as medidas anteriores não dão resultados.
- Quando o paciente é idoso, sofre de uma doença grave que afeta o sistema imunológico ou de uma doença vascular, ou é portador de uma prótese ortopédica.

Quando procurar um médico

A maioria das diarréias agudas tem origem infecciosa e um curso autolimitado, ou seja, geralmente a doença se cura sem necessidade de um tratamento específico. No entanto, os cuidados médicos são necessários quando o paciente é idoso, quando os vômitos impedem a ingestão correta de líquidos, quando o paciente evacua mais de cinco vezes por dia, quando há febre e quando as fezes contêm sangue, muco ou pus.

As diarréias crônicas, isto é, aquelas que duram mais de duas semanas, podem ter várias causas. Nesse caso, deve-se consultar um médico para estabelecer um diagnóstico preciso.

Doença Pulmonar Obstrutiva Crônica

CAUSAS

- Tabaco
- Poluição atmosférica
- Profissão insalubre (silicose)
- Fatores genéticos

SINTOMAS

- Tosse
- Expectoração
- Dificuldade para respirar

TRATAMENTO E PREVENÇÃO

- Parar de fumar
- Remédios
- Reabilitação respiratória
- Vacinas
- Oxigenoterapia
- Transplante pulmonar

A doença pulmonar obstrutiva crônica (DPOC) afeta, em geral, 9,1% da população, mas essa cifra varia em função da idade, do sexo e do hábito de fumar. A doença é 3,5 vezes mais freqüente nos homens do que nas mulheres (80% dos doentes de DPOC são homens).

O que é DPOC?

Doença pulmonar obstrutiva crônica é a evolução progressiva de uma obstrução crônica do fluxo aéreo pulmonar, que pode ser causada por um estreitamento das vias aéreas (boca, nariz e garganta) ou pela perda de elasticidade do pulmão.

O conceito de DPOC abrange a bronquite crônica e o enfisema pulmonar. Os dois transtornos podem coexistir no mesmo paciente e têm causas comuns, sobretudo o hábito de fumar.

Bronquite crônica

Caracteriza-se pela existência de tosse e expectoração no mínimo três meses por ano e durante dois anos consecutivos, contanto que outras causas tenham sido descartadas. A bronquite crônica é uma inflamação crônica dos brônquios que provoca seu estreitamento e a obstrução do fluxo aéreo, além de aumentar a quantidade de secreções bronquiais.

Enfisema pulmonar

Caracteriza-se pela dilatação e destruição das paredes das cavidades aéreas pulmonares, onde desembocam os brônquios menores (bronquíolos terminais). Isso tem duas conseqüências:

- Perda da tração elástica exercida por essas cavidades sobre os bronquíolos, fazendo com que esses se fechem na expiração e o ar fique retido. Dessa forma, o fluxo aéreo é obstruído.
- Perda da superfície de intercâmbio de gases entre ar e sangue, que prejudica a oxigenação do sangue.

Causas

As causas da DPOC incluem o tabaco, a contaminação atmosférica, a insalubridade no trabalho e os fatores genéticos.

Hábito de fumar

É a causa principal da DPOC, embora de 10 a 15% dos pacientes dessa doença não sejam fumantes. Existem fatores ambientais e fatores próprios de cada indivíduo que influem de forma variável no surgimento da doença.

De 15 a 20% dos fumantes podem sofrer de DPOC com sintomas significativos. O fato de que nem todos os fumantes adquirem a doença indica que existe uma propensão individual, mas sua causa é desconhecida. Deixar de fumar melhora o prognóstico da doença em qualquer idade.

O tabagismo passivo, isto é, a inalação da fumaça do tabaco no ambiente, também tem efeitos nocivos.

Poluição atmosférica

O papel dos poluentes atmosféricos no surgimento da DPOC ainda não está totalmente claro, mas sabe-se que, em geral, os portadores da doença são mais sensíveis aos efeitos da poluição do que as pessoas sadias.

A poluição atmosférica agrava os sintomas respiratórios e, às vezes, torna necessária a hospitalização.

Além disso, a poluição potencializa o efeito do tabaco, e por isso os fumantes que vivem em ambientes poluídos têm mais chances de contrair a DPOC.

Profissão insalubre

Alguns fatores profissionais podem favorecer o surgimento da DPOC, mas sua influência é muito menor que a do tabaco.

As pessoas expostas ao pó de sílica ou as que sofrem de silicose têm maior incidência de bronquite crônica e enfisema do que a população em geral.

A exposição ao pó de origem mineral (carvão, ouro, metais fundidos) ou vegetal (cereais, algodão) aumenta a probabilidade de bronquite crônica. O efeito nocivo dessa exposição é agravado pelo hábito de fumar.

Fatores genéticos

A deficiência de uma proteína chamada α-1 antitripsina é o único fator de risco genético conhecido para o surgimento da DPOC. Essa proteína é fabricada no fígado e costuma ser encontrada nos pulmões. Sua deficiência provoca enfisema e geralmente é acompanhada de bronquite crônica e bronquectasias.

O surgimento da doença é antecipado quando o paciente também é fumante. O início da doença em não-fumantes se dá aos 53 anos em média e em fumantes aos 40 anos em média.

Recaída da DPOC

A recaída da DPOC é uma piora mais ou menos repentina da situação de estabilidade da doença.

Causas

Em 50% dos casos, o agravamento é causado por infecção respiratória: um terço dos casos é de origem virótica; dois terços, de origem bacteriana.

Outras causas de recaída são:

- Inalação de substâncias irritantes.
- Pneumotórax (entrada de ar na cavidade pleural).
- Exposição a medicamentos ou substâncias que deprimem a respiração.
- Insuficiência cardíaca.
- Cardiopatia isquêmica.

Sintomas da DPOC

Geralmente, os pacientes que sofrem de DPOC fumaram 20 cigarros por dia durante 20 anos ou mais. A DPOC evolui de forma lenta e progressiva. Costuma ter início entre os 40 e os 50 anos de idade e pode apresentar gradualmente os seguintes sintomas:

- **Tosse e expectoração**, mais intensas pela manhã. Muitas vezes, a pessoa afetada não dá importância a esses sintomas, pois está acostumada com eles e acredita que sejam normais.
- **Infecções dos brônquios**. São mais freqüentes nos pacientes com tosse e expectoração habituais. Quando existe infecção, o catarro aumenta e se torna amarelo-esverdeado. Raramente há febre. Durante os episódios de infecção bronquial, o catarro pode conter sangue.
- **Dispnéia**, ou seja, dificuldade para respirar, com sensação de falta de ar. Geralmente, surge de dez a 20 anos depois do início da tosse e da expectoração. A dispnéia é progressiva, ou seja, no começo aparece quando se realizam grandes esforços, mas mais tarde pode ocorrer em repouso e provocar incapacidade total. Às vezes, é acompanhada por zumbidos ao respirar.
- **Hérnias inguinais**, devidas ao esforço que o paciente faz para respirar e tossir.
- **Insuficiência respiratória**, quer dizer, oxigenação insuficiente do sangue. É causada pela dificuldade respiratória.
- **Insuficiência cardíaca** por falha do ventrículo direito, devida ao esforço realizado por causa dos transtornos da dificuldade respiratória, que por sua vez diminui a oxigenação do sangue. Esse tipo de insuficiência cardíaca é chamado *cor pulmonale*.
- **Dores de cabeça**, quase sempre de manhã. Surgem nos estágios mais avançados da doença.
- **Falta de apetite e perda de peso**.
- **Aumento da freqüência respiratória em repouso**, isto é, do número de respirações realizadas por minuto. Esse aumento é proporcional à gravidade da doença. Alguns pacientes que sentem muita dificuldade para respirar expiram com os lábios franzidos.
- **Aumento do diâmetro anteroposterior do tórax**, pois a DPOC provoca retenção do ar dentro dos pulmões, com obstrução do fluxo aéreo.
- **Necessidade de se sentar com o torso inclinado para frente** e segurando um objeto com os braços. Os pacientes com obstrução intensa do fluxo aéreo conseguem respirar melhor nessa posição.

• Arritmias.
• Infecções não-respiratórias.
• Traumatismos torácicos.
• Intervenções cirúrgicas no abdome.
• Doenças que provocam enfraquecimento da musculatura respiratória.
• Desnutrição.

Conseqüências

Durante os episódios de recaída, a tosse e a expectoração aumentam, a dispnéia se agrava (pode surgir depois de esforços mínimos ou em repouso) e há insuficiência respiratória. Nas recaídas causadas por infecção respiratória, o escarro é mais abundante, pode tornar-se purulento e adquirir uma cor amarelo-esverdeada.

A DPOC é uma doença crônica e progressiva, que apresenta vários momentos de recaída durante sua evolução.

A gravidade desses episódios varia muito, embora geralmente sejam de caráter leve e o paciente possa ser tratado em ambulatório.

No entanto, sobretudo quando a DPOC está em fase avançada, as intensificações podem ser muito graves. Acompanhadas de insuficiência respiratória intensa, são uma emergência médica que exige internação hospitalar, inclusive em unidade de terapia intensiva.

Com o avanço da doença, o intervalo entre as recaídas é cada vez mais curto e as internações hospitalares são cada vez mais freqüentes.

Diagnóstico

Para o diagnóstico da DPOC, além do histórico clínico e do exame físico do paciente, vários exames são necessários:

• **Espirometria com teste de broncodilatação.** É um exame simples que permite identificar a obstrução do fluxo aéreo. O paciente deve realizar uma inspiração máxima e a seguir uma expiração forçada, soprando em um aparelho chamado espirômetro.

Em seguida, é feito o teste de broncodilatação. O paciente inala um medicamento que dilata os brônquios, e depois disso repete-se a espirometria.

O teste de broncodilatação serve para verificar a eficácia de um eventual tratamento com medicamentos que dilatam os brônquios e melhoram o fluxo aéreo.

• **Gasometria arterial.** Permite estudar a composição dos gases no sangue para verificar se ele está sendo oxigenado corretamente. É realizada extraindo sangue por punção da artéria radial, situada no punho.
• **Radiografia do tórax.**
• **Eletrocardiograma** para comprovar se a alteração respiratória repercute na função cardíaca.
• **Exame de sangue.**

Tratamento

O tratamento da DPOC tem três grandes objetivos:

• Frear a progressão da doença parando de fumar.
• Amenizar os sintomas com remédios e reabilitação respiratória.
• Prevenir e tratar as complicações que podem ocorrer com a administração de antibióticos, vacinas e oxigênio.

Medicamentos

Para o tratamento da doença pulmonar obstrutiva crônica, usam-se vários tipos de medicamentos.

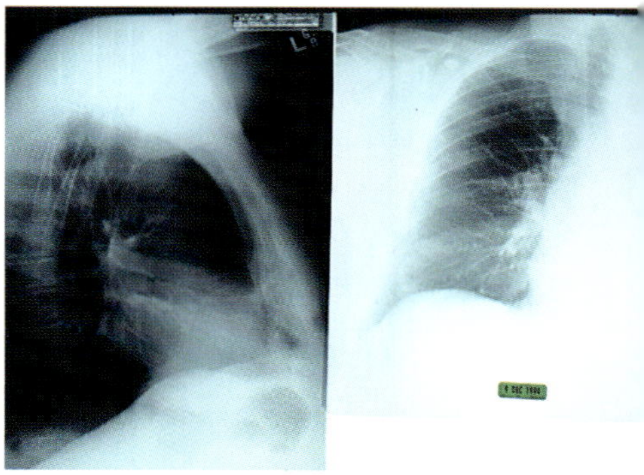

A radiografia do tórax é um dos exames realizados para o diagnóstico da DPOC.

Broncodilatadores

O efeito principal dos broncodilatadores é reduzir a obstrução dos brônquios e relaxar a musculatura bronquial. São medicamentos usados habitualmente para aliviar os sintomas da DPOC.

Existem três tipos de broncodilatadores: os simpaticomiméticos, os anticolinérgicos e as teofilinas.

Os dois primeiros são administrados por via inalatória, enquanto as teofilinas são administradas por via oral. Os mais usados são os simpaticomiméticos. Se necessário, todos podem ser usados em combinação.

No entanto, as teofilinas são reservadas para os casos em que a sintomatologia persiste mesmo com o uso de broncodilatadores inalados, pois podem causar efeitos colaterais.

É preciso fazer análises cuidadosas para controlar a concentração do medicamento no sangue e ajustar a quantidade consumida pelo paciente.

Outros tipos de broncodilatadores são reservados para casos mais graves, ou para quando o paciente, por algum motivo, não consegue usar os inaladores de maneira correta.

Antiinflamatórios corticosteróides
São usados para diminuir a inflamação dos brônquios nos casos em que o tratamento broncodilatador não é suficiente ou nas fases de recaída da doença.
Mucolíticos
Fluidificam o escarro e facilitam sua eliminação. Devem ser complementados com a ingestão adequada de líquidos.

Parar de fumar

Abandonar o hábito de fumar é a única medida que pode impedir a progressão da doença. Por isso é uma prioridade no tratamento da DPOC. O fator mais importante para deixar de fumar é a vontade do paciente. Além disso, existem vários tratamentos de reforço:

- Psicoterapia.
- Terapia substitutiva com nicotina (administra-se nicotina em forma de goma de mascar, adesivos que aderem à pele, vaporizadores ou inaladores).
- Terapia com um medicamento chamado bupropiona.

A opção por um dos tratamentos depende do grau de dependência do paciente.

Reabilitação respiratória

Quando a DPOC está em fase avançada, pequenos esforços causam dispnéia. A dispnéia limita a capacidade de exercício do paciente, que permanece sedentário.

Essa falta de exercício diminui a adaptação do sistema cardiovascular e debilita a musculatura, dificultando cada vez mais as atividades físicas.

Dessa forma, o círculo vicioso se fecha, e a qualidade de vida do paciente se deteriora, o que, por sua vez, provoca ansiedade, depressão e isolamento.

O objetivo da reabilitação respiratória é melhorar a qualidade de vida, ou seja, restaurar a função respiratória e a tolerância ao exercício, alem de diminuir o número de internações hospitalares.

Para isso, é preciso praticar exercícios simples diariamente, tais como caminhar, subir escadas, nadar ou pedalar numa bicicleta ergométrica.

Além disso, são indicados exercícios com as extremidades superiores para aliviar a dificuldade respiratória. O paciente também aprende técnicas específicas para facilitar a expulsão das secreções bronquiais.

A reabilitação inclui uma alimentação adequada e apoio psicológico em caso de depressão e ansiedade.

Prevenção e tratamento das complicações

Para prevenir e tratar possíveis recaídas, existem varios métodos:

- **Antibióticos**, sobretudo nas fases de recaída, já que a maioria delas é causada por infecções respiratórias.
- **Vacinas**. Os pacientes de DPOC devem vacinar-se no outono contra a gripe.
- **Oxigenoterapia**. Existem vários dispositivos que permitem a administração de oxigênio na própria residência do paciente.

Parar de fumar e oxigenoterapia são as duas únicas medidas que estendem a sobrevivência dos pacientes afetados pela DPOC.

Transplante pulmonar

É possível realizar um transplante pulmonar nos pacientes em fase avançada, que não tenham outra possibilidade de tratamento e cujo falecimento esteja previsto num prazo de dois ou três anos. O paciente não deve ter mais de 65 anos de idade quando se pretende transplantar um único pulmão, ou mais de 60 anos quando ambos os pulmões têm de ser transplantados.

Importância da alimentação

Muitos pacientes com DPOC e insuficiência respiratória sofrem de desnutrição e têm peso abaixo do normal. Essa deficiência se deve à combinação de vários fatores:

- A dificuldade para respirar faz com que o doente realize um trabalho respiratório maior, com aumento do consumo de energia.
- O consumo de medicamentos altera as funções intestinais.
- A descida do diafragma nesses pacientes comprime o estômago e provoca sensação de saciedade.
- A mastigação e a deglutição alteram o ritmo respiratório. O paciente é obrigado a mastigar de maneira rápida e insuficiente, o que provoca digestões pesadas e inchaço abdominal.

A deficiência alimentar deve ser evitada, pois enfraquece os músculos respiratórios e torna a respiração ainda mais difícil. Além disso, diminui a imunidade, favorecendo as infecções respiratórias.

Os pacientes de DPOC devem fazer refeições mais leves e mais freqüentes do que as pessoas sadias. Recomendam-se seis refeições por dia. Os alimentos devem ser de mastigação fácil e devem-se evitar alimentos que causem flatulência e digestão pesada.

Bronquectasias

As bronquectasias podem ser definidas como dilatações anormais dos brônquios, de caráter irreversível, causadas pela destruição dos componentes musculares e elásticos das paredes bronquiais.

Podem localizar-se nos brônquios de um segmento ou de um lóbulo pulmonar ou, em casos mais agudos, afetar todos os brônquios de forma generalizada.

Causas

A maioria das bronquectasias se deve a lesões da parede bronquial, causadas por infecções ou por inalação de agentes irritantes, que prejudicam os mecanismos de defesa dos brônquios e provocam uma inflamação que destrói as estruturas musculares e elásticas da parede.

A alteração dos mecanismos de defesa facilita a persistência da infecção, criando-se assim um círculo vicioso.

Atualmente, as causas mais freqüentes de bronquectasias em pessoas adultas são:

• **Infecções pulmonares que não foram tratadas** ou causadas por microorganismos que destroem os tecidos, como os da tuberculose.

• **Obstrução total ou parcial dos brônquios**, provocando o acúmulo de secreções bronquiais que infeccionam, pois não são eliminadas com rapidez. A infecção provoca inflamação e enfraquecimento das paredes bronquiais, que conduzem finalmente à dilatação dos brônquios.

A obstrução bronquial pode ser causada por um corpo estranho alojado no brônquio, por um tumor benigno bronquial ou por uma compressão externa do brônquio (conseqüência de gânglios que aumentaram de tamanho ou anomalias vasculares).

• Bronquite crônica, que aumenta a produção de secreções bronquiais e torna relativamente freqüentes as infecções bronquiais.

Sintomas

Os pacientes que sofrem de bronquectasias apresentam tosse com expectoração abundante e episódios infecciosos freqüentes, geralmente acompanhados de hemoptise, ou seja, de expulsão de sangue ao tossir.

Os episódios infecciosos podem ser leves, causando febre e mudança de coloração do escarro (para amarelo-esverdeado), ou graves, com o surgimento de pneumonias e infecções da pleura (membrana que reveste o pulmão).

Alguns pacientes com bronquectasias muito extensas, que afetam os dois pulmões de maneira difusa, podem sentir dificuldade para respirar e, com o passar do tempo, apresentar sintomas de insuficiência cardíaca.

Diagnóstico

O exame indicado para o diagnóstico das bronquectasias é a tomografia computadorizada de alta resolução.

Tratamento

As opções de tratamento incluem:

• **Drenagem postural**. Nas sessões de drenagem, o paciente adota posições que, por efeito da gravidade, fazem com que as secreções acumuladas sejam expelidas ao tossir.

Uma vez que as secreções do paciente são muito viscosas, também é preciso dar pequenas palmadas no tórax, para facilitar seu fluxo.

A freqüência das sessões de drenagem postural depende da gravidade da doença, mas devem ocorrer pelo menos de manhã ao levantar e antes de dormir. A drenagem postural deve ser dirigida por um fisioterapeuta.

• **Antibióticos**. São receitados em casos de mudanças nas características do escarro (quando seu volume é maior, ele se torna amarelo-esverdeado ou existe hemoptise), ou quando aparecem outros sintomas, como febre ou dificuldade para respirar.

Os pacientes com episódios infecciosos freqüentes devem tomar antibióticos continuamente.

• **Medicamentos broncodilatadores**. Normalmente, o tratamento com antibióticos e fisioterapia é suficiente.

No entanto, quando eles não funcionam, pode-se pensar em tratamento cirúrgico das bronquectasias nos seguintes casos:

• Pacientes com bronquectasias localizadas num único lóbulo pulmonar, com episódios infecciosos freqüentes que não melhoraram pelo tratamento com antibióticos e fisioterapia.

• Pacientes com bronquectasias localizadas num único lóbulo pulmonar que sofrem de hemoptises graves e repetidas.

Espondilite Deformante

ARTICULAÇÕES AFETADAS

- Coluna vertebral
- Articulação sacroilíaca

CAUSAS

- Gene HLA-B27
- Predisposição familiar
- *Klebsiella pneumoniae*

SINTOMAS

- Dores nas nádegas e nas coxas
- Rigidez nas costas
- Inflamação de várias articulações
- Inflamação de vários órgãos

A freqüência da espondilite deformante nos países industrializados é de dois casos para cada 1.000 habitantes. Afeta mais os homens, numa relação de seis homens para cada mulher.

O que é espondilite?

A espondilite deformante, ou espondilite anquilosante, é uma doença inflamatória crônica que afeta as articulações da coluna vertebral e a articulação sacroilíaca. Esta última se localiza na parte inferior das costas, onde o sacro se une aos ossos ilíacos (ossos situados nos dois lados da bacia).

A inflamação crônica nessas áreas causa dores e rigidez. Com o tempo, a inflamação crônica da coluna vertebral (processo chamado espondilite) pode levar à fusão completa das vértebras (ancilose). A ancilose provoca a perda total da mobilidade da coluna.

A espondilite deformante também é uma doença reumática sistêmica. Por isso, pode causar inflamação em outras articulações distantes da coluna, assim como em outros órgãos, como os olhos, o coração, os pulmões e os rins (*veja quadro da pág. 183*).

Causas

As causas da espondilite deformante são desconhecidas, mas sabe-se que existe forte influência genética. A maioria dos que sofrem dessa doença (cerca de 90%) nasce com o gene HLA-B27. O HLA-B27 é um gene normal, presente em 8% da população. Apenas 2% das pessoas que nascem com esse gene sofrem mais tarde de espondilite.

Por si mesmo, o gene não causa a doença, mas as pessoas com o gene têm mais chances de desenvolvê-la.

Existe um teste sangüíneo que detecta um marcador do gene HLA-B27 (antígeno HLA-B27), usado para o diagnóstico da doença.

Parece que o gene HLA-B27 só aumenta a tendência a adquirir espondilite anquilosante, pois outros fatores, provavelmente ambientais, são necessários para o surgimento da doença.

O risco de adquirir a espondilite anquilosante é maior para quem tem um parente de primeiro grau afetado pela doença. Outro fator encarado como causa possível é um microrganismo chamado *Klesiella pneumoniae*.

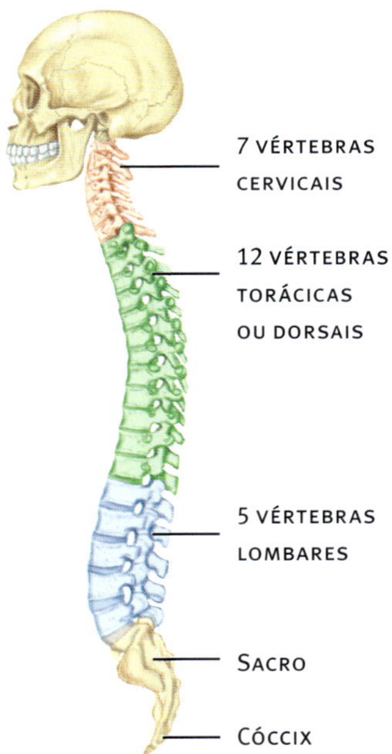

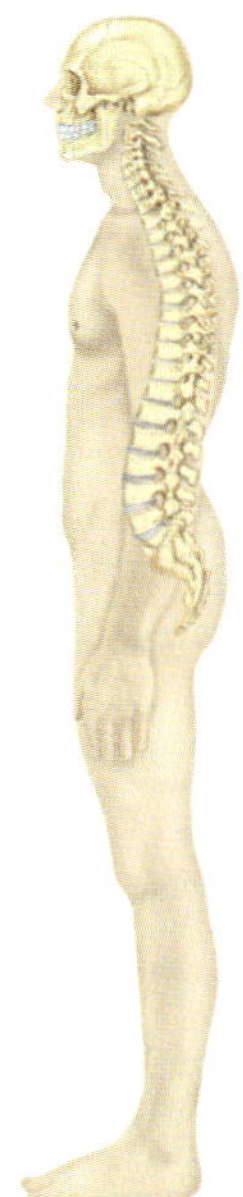

A espondilite crônica e a ancilose acentuam a curvatura da coluna torácica e limitam a capacidade de respirar. A espondilite também pode afetar os locais em que as costelas se unem à coluna, limitando ainda mais a capacidade do pulmão para se expandir durante o processo da respiração.

Diferenças entre dores nas costas e espondilite

FATORES COMPARATIVOS	DORES NAS COSTAS	ESPONDILITE
Início	Repentino. Qualquer idade.	Gradual. Entre 20 e 40 anos de idade.
Histórico	Dores causadas por lesão ou distensão muscular.	Dores causadas por inflamação, não por traumatismo.
Localização	Na parte inferior das costas.	Dores difusas na parte inferior das costas até as nádegas.
Rigidez pela manhã	Não costuma ocorrer.	Costuma predominar ao longo da coluna.
Repouso prolongado (mais de 1 ou 2 horas)	Tende a aliviar as dores.	Agrava as dores.
Exercícios	Geralmente, pioram as dores.	Geralmente, aliviam as dores.

Sintomas

Geralmente, os primeiros sintomas da doença surgem entre a segunda e a terceira décadas de vida e têm relação com a inflamação da coluna, as articulações e outros órgãos. No início, os sintomas são pouco intensos e vão piorando gradativamente.

Os sintomas incluem:

- **Dores nas nádegas e na face posterior das coxas**. Normalmente, as dores são mais fortes à noite; fazem o paciente acordar e o obrigam a mudar constantemente de posição para aliviar as dores.
- **Rigidez das vértebras lombares** da coluna vertebral. Melhora com o movimento e volta a surgir com o repouso.
- **Inflamação em outras articulações**, sobretudo das extremidades inferiores. É um sintoma menos freqüente.
- **Sintomas extra-articulares**. Surgem às vezes, sobretudo a uveíte anterior aguda (inflamação da íris do olho que provoca dores, intolerância à luz e lacrimejamento).

A doença evolui por surtos: os períodos de inflamação das articulações se alternam com períodos de remissão dos sintomas, de duração variada.

Conseqüências

Os pacientes com inflamação crônica e grave da coluna podem sofrer uma fusão total do osso entre as vértebras, conhecida como ancilose. Quando a fusão é completa, as dores de coluna desaparecem, mas o doente perde completamente a mobilidade da coluna vertebral. As vértebras fundidas têm mais facilidade para fratura depois de um traumatismo, como um acidente de trânsito. Nesses pacientes, o início repentino de dores e mobilidade da coluna pode indicar a existência de uma fratura. A coluna cervical (pescoço) é a região do corpo mais propensa a sofrer fraturas desse tipo.

Por outro lado, a espondilite pode causar inflamação e fibrose (formação de cicatrizes) nos pulmões, com tosse e problemas respiratórios que se agravam com o exercício e as infecções. Portanto, a dificuldade para respirar pode ser uma complicação grave da espondilite deformante.

Os pacientes com espondilite anquilosante também podem sofrer de artrite em diferentes articulações da coluna vertebral. Podem sentir dores, rigidez, inflamação, vermelhidão e calor nos quadris, nos joelhos e nos tornozelos. Geralmente, a inflamação dessas articulações desaparece sem deixar seqüelas.

Tratamento

Geralmente, a espondilite anquilosante evolui de forma lenta, sem provocar ancilose grave. O grau de ancilose depende da intensidade e da duração dos períodos de inflamação articular.

Não existe uma terapia específica para a espondilite deformante. O tratamento implica o uso de medicamentos para reduzir a inflamação ou suprimir o sistema imunológico. Além disso, evitar a imobilização previne a deformação e ancilose das articulações.

A prática habitual de exercícios de reabilitação pode ser muito útil para manter as funções das articulações, conservar a mobilidade e melhorar a capacidade pulmonar. Em caso de doença leve, basta realizar uma série de exercícios simples alguns minutos por dia e praticar regularmente um esporte, como a natação. Em caso de doença grave, é preciso seguir um programa de fisioterapia específico para cada paciente.

Fisioterapia

A fisioterapia para a espondilite anquilosante inclui conselhos e exercícios para manter uma postura adequada.

Recomenda-se respiração profunda para expandir os pulmões e exercícios de alongamento para melhorar a mobilidade das juntas.

A ancilose da coluna vertebral tende a causar uma curvatura para frente. Por isso, os pacientes têm de manter uma postura o mais ereta possível e fazer exercícios de extensão para trás. Outro conselho é dormir em colchão firme e evitar o uso de travesseiro, para prevenir a intensificação da curvatura das costas. É importante ainda expandir o peito ao máximo várias vezes por dia, para minimizar a limitação da capacidade pulmonar.

O programa de exercícios deve ser individualizado para cada paciente. Quando a doença está inativa, é possível praticar até mesmo algumas atividades aeróbicas. O exercício aeróbico promove a expansão completa dos músculos que tomam parte na respiração a abre as vias aéreas pulmonares.

Tabela de exercícios respiratórios

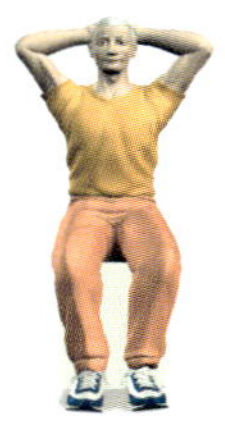

1 ▸ Inspire pelo nariz, com a boca fechada, movendo lentamente os cotovelos para trás. Ao atingir o recuo máximo, leve os cotovelos para frente, expirando lentamente pela boca. Repita esses movimentos dez vezes.

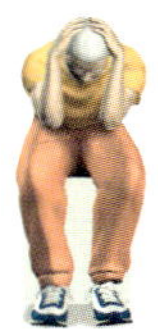

2 ▸ Flexione o corpo para frente e aproxime os cotovelos dos joelhos, expirando profundamente. Em seguida, leve os cotovelos para trás e inspire profundamente. Repita esses movimentos dez vezes.

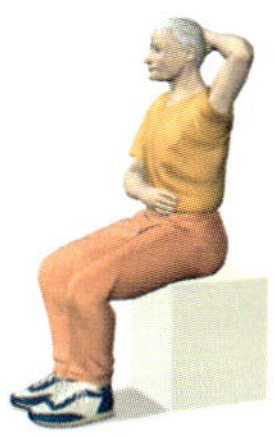

3 ▸ Ponha uma mão por trás da nuca e outra na cintura. Inspire profundamente. Leve o cotovelo para frente e expire. Em seguida, troque de braço e repita a operação. Repita esses movimentos dez vezes para cada braço.

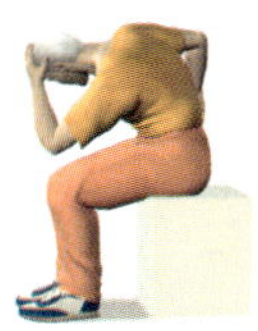

4 ▸ Flexione o corpo para frente e toque o joelho com o cotovelo oposto, expirando ao mesmo tempo. Afaste o cotovelo para trás e inspire lentamente. Em seguida, troque de braço e repita a operação. Repita esses movimentos dez vezes para cada braço.

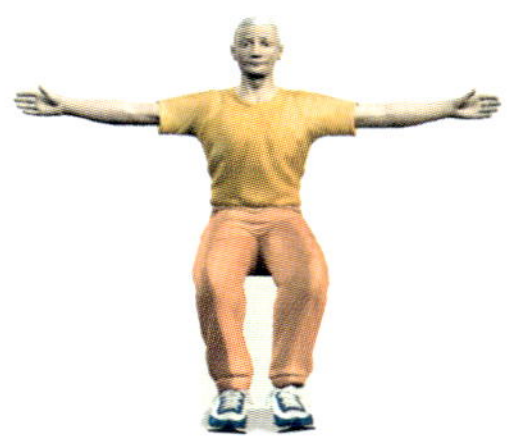

5 ▸ Com os braços estendidos na altura dos ombros, inspire profunda e lentamente e expire enquanto baixa os braços. Repita esses movimentos dez vezes.

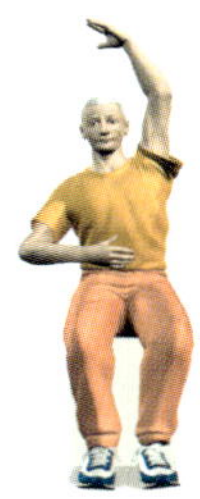

6 ▸ Coloque uma mão na cintura e estenda o outro braço, levando a mão acima da cabeça. Inspire profundamente. Baixe a mão devagar e expire. Troque de braço e repita a operação. Repita esses movimentos dez vezes para cada braço.

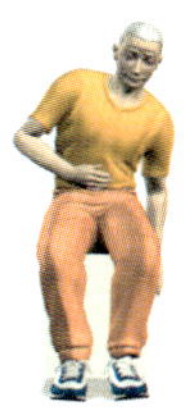

7 ▸ Coloque uma mão na cintura e estenda o outro braço ao lado do corpo, em direção ao chão, expirando profundamente. Suba a mão até os quadris e repita a operação. Repita esses movimentos dez vezes para cada braço.

Outras regiões do corpo que podem ser afetadas pela espondilite

- **Olhos**. Podem desenvolver irite, ou inflamação da íris, caracterizada por vermelhidão e dores no olho, sobretudo quando ele se expõe a luzes brilhantes. Os ataques recorrentes de irite podem afetar os dois olhos. Além da íris, o corpo ciliar e a coróide do olho também podem inflamar, processo conhecido como uveíte. A irite e a uveíte são complicações graves da espondilite anquilosante, que podem lesionar o olho e afetar a visão.
- **Coração**. Uma complicação rara é a fibrose do sistema elétrico do coração, que provoca uma diminuição anormal da freqüência cardíaca. Nesse caso, a implantação de um marcapasso pode ser necessária para manter a freqüência cardíaca adequada. Além disso, o segmento da artéria aorta próximo do coração pode inflamar, causando uma falha na função da válvula aórtica. Nessa situação, o doente pode sentir dificuldade para respirar, enjôo e insuficiência cardíaca (o coração não bombeia sangue em quantidade suficiente).
- **Rins**. Em fases avançadas, a espondilite deformante pode causar depósitos dentro dos rins de um tipo de proteína chamada amilóide, causando insuficiência renal (os rins não filtram o sangue normalmente). A doença renal progressiva se manifesta por meio de fadiga crônica e náuseas e pode requerer tratamento por diálise.

Glaucoma

TIPOS

- Glaucoma crônico ou de ângulo aberto
- Glaucoma agudo ou de ângulo fechado
- Glaucoma congênito

SINTOMAS

- Dores
- Olho vermelho
- Dilatação da pupila
- Visão de halos coloridos
- Visão turva
- Deficiência visual
- Dores de cabeça
- Náuseas e vômitos

TRATAMENTO

- Medicamentos: colírios hipotensores, diuréticos
- Cirurgia a laser: trabeculoplastia, iridotomia
- Trabeculotomia

O aumento da tensão ocular, quando não tem relação com a hipertensão arterial, pode causar uma lesão no nervo ótico. Essa lesão deve ser detectada a tempo, para impedir que se transforme em cegueira total.

O que é glaucoma?

Dá-se o nome de glaucoma ao conjunto de transtornos oculares caracterizados pelo aumento da pressão interna do olho, ou pressão intra-ocular (PIO), que pode lesionar o nervo ótico. A taxa normal de PIO se situa entre 15 e 20 mmHg.

Quando a PIO se mantém elevada por muito tempo ou atinge um nível alto demais pode danificar o nervo ótico de maneira irreversível. Nessas circunstâncias, o nervo ótico perde sua capacidade de transmitir imagens ao cérebro e isso resulta em cegueira.

Como surge o glaucoma?

No interior do olho circula um líquido transparente, chamado humor aquoso, cuja função é nutrir suas estruturas internas. Esse líquido tem um sistema de produção e outro de evacuação. O equilíbrio perfeito entre os dois sistemas permite manter a pressão intra-ocular praticamente constante. Quando ocorre uma falha e entra mais líquido no olho do que pode sair, a pressão se eleva e o nervo ótico começa a sofrer lesão.

Tipos

Os tipos principais de glaucoma são o crônico ou de ângulo aberto, o agudo ou de ângulo fechado, e o congênito.

Glaucoma crônico

É o glaucoma mais freqüente (representa cerca de 75% dos casos). É causado pela deterioração progressiva do sistema de eliminação do humor aquoso, que acontece naturalmente com a idade, mas nesse caso aumenta até alterar a taxa normal de pressão intra-ocular. Geralmente, afeta os dois olhos e ocorre em pacientes com mais de 40 anos.

O glaucoma de ângulo aberto se manifesta lentamente. Por isso as pessoas afetadas não sentem dores ou sintomas específicos. Só alguns pacientes se queixam de dores de cabeça, visão turva ou visão de halos coloridos, quando olham diretamente para a luz.

Glaucoma agudo

Essa forma de glaucoma é mais conhecida porque se apresenta de repente, com muitas dores, enfraquecimento da visão, visão de halos coloridos ao redor das luzes e até sensação de náuseas, vômitos e dores de cabeça.

O glaucoma agudo é causado pelo fechamento repentino das vias de eliminação do humor aquoso. Por causa do formato especial do olho desses pacientes, o canal através do qual o líquido tem de ser eliminado é estreito demais.

Em determinadas circunstâncias, as paredes desse canal entram em contato e obstruem completamente a passagem. Essas circunstâncias incluem as seguintes:

- Catarata (opacidade do cristalino do olho) de grandes proporções.
- Uso regular de medicamentos que provocam a dilatação das pupilas ou um aumento da pressão intra-ocular como efeito colateral (um exemplo da segunda possibilidade é a cortisona).

Glaucoma congênito

Deve-se a uma malformação das vias de saída do humor aquoso.

Tratamento

O tratamento do glaucoma visa conservar a visão e o campo visual tal como estão no momento do diagnóstico, já que pelo conhecimento atual é impossível regenerar o nervo ótico danificado.

As chances de sucesso do tratamento são maiores quando o diagnóstico é precoce. Nas pessoas de mais de 40 anos, recomenda-se o controle oftalmológico anual da pressão intra-ocular.

Tratamento farmacológico

Nos casos mais leves, é provável que a doença se mantenha sob controle com o uso de colírios hipotensores oculares. O normal é aplicar uma gota a cada 12 horas, e o tratamento deve ser mantido indefinidamente.

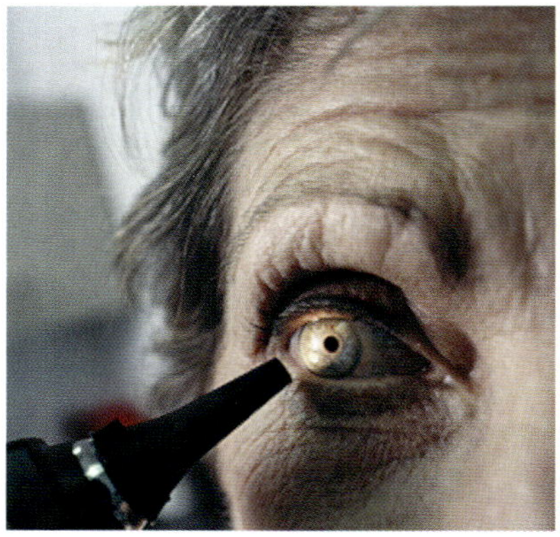

É importante fazer exames de vista regularmente, pois em geral o glaucoma, assim como a hipertensão, é um transtorno assintomático.

Os colírios podem causar algumas reações adversas, de natureza local ou geral. Essas reações devem ser comunicadas imediatamente ao médico para que ele modifique o tratamento.

Se necessário, podem ser usados também medicamentos que reduzem a produção de líquido intra-ocular, como os diuréticos.

Tratamento cirúrgico

Existem duas modalidades de cirurgia:

- **Cirurgia a laser.** No glaucoma crônico, a aplicação de laser na zona obstruída (isto é, que impede a passagem do humor aquoso) pode melhorar a saída do líquido e

Fatores de risco do glaucoma

Como o glaucoma não tem sintomas aparentes, é recomendável fazer exame de vista pelo menos uma vez por ano, quando existem um ou vários dos fatores de risco listados a seguir:

- Antecedentes familiares de glaucoma.
- Idade (a doença é mais freqüente nos idosos).
- Miopia.
- Diabetes.
- Tratamentos prolongados com corticóides.
- Doença cardiovascular.
- Traumatismos ou intervenções cirúrgicas oculares.

diminuir a pressão intra-ocular. Essa técnica é chamada de trabeculoplastia. As possibilidades do tratamento a laser são limitadas, pois seu efeito costuma ser insuficiente nos casos graves.

No glaucoma agudo, a aplicação de laser para realizar um orifício na íris, que comunica as câmaras anterior e posterior do olho, é muito eficaz. Esse procedimento, também chamado de iridotomia, deve ser feito nos dois olhos, caso aconteça um ataque de glaucoma agudo num deles.

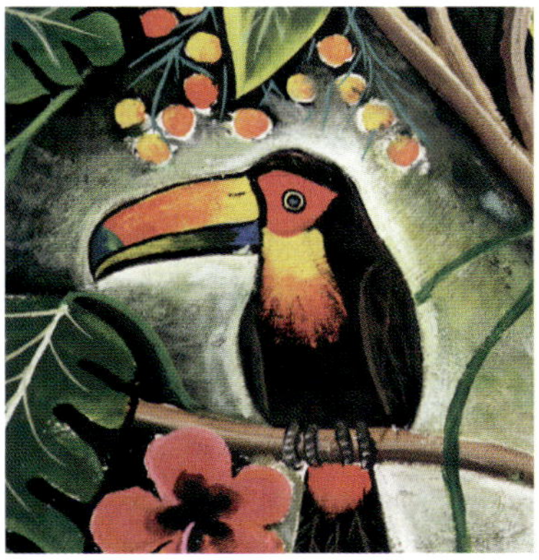
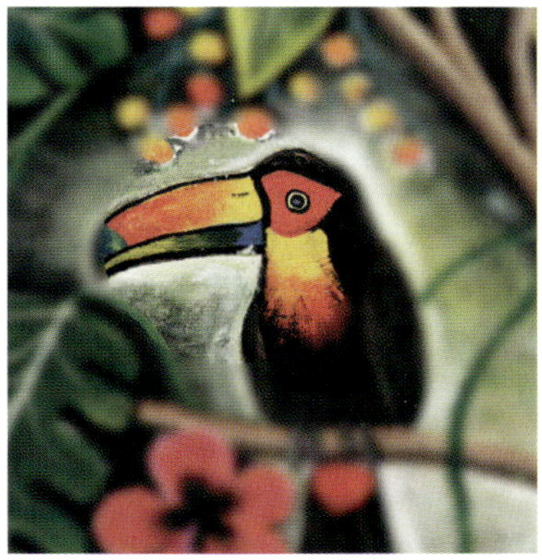

As imagens acima ilustram o efeito causado pelo glaucoma: à esquerda, modelo de visão correta; à direita, modelo de visão afetada pela doença.

- **Cirurgia completa**. É a técnica cirúrgica indicada para os casos que foram diagnosticados em fases muito avançadas ou em que o tratamento médico e a cirurgia a laser não deram bons resultados. A operação consiste na criação de uma nova via de saída, para que o humor aquoso deixe o globo ocular e a pressão se mantenha em limites normais.

Gripe e Resfriado

SINTOMAS DO RESFRIADO

- Obstrução nasal
- Rinorréia
- Espirros
- Dores de cabeça
- Tosse
- Dores de garganta
- Afonia
- Lacrimejamento
- Irritação conjuntival

SINTOMAS DA GRIPE

- Sintomas catarrais
- Febre
- Dores musculares

TRATAMENTO E PREVENÇÃO

- Analgésicos e antitérmicos
- Antitussígenos
- Anti-histamínicos
- Vasoconstritores
- Vacina da gripe

Os resfriados e a gripe são mais comuns nos meses frios. Apesar da evidência desse fato, não se conseguiu demonstrar em estudos clínicos e experimentais qual dos fatores relacionados com a queda de temperatura favorece a infecção.

O que é resfriado?

Resfriado e gripe não são sinônimos. O resfriado comum é uma infecção das vias aéreas superiores (nariz e boca) causada por um vírus. É uma doença muito freqüente, benigna, epidêmica e sazonal. Cura-se em poucos dias, sem necessidade de nenhum tratamento específico. Sua origem é sempre virótica: existem mais de 200 vírus que podem infectar o aparelho respiratório superior e causar resfriado.

Os rinovírus são responsáveis por 30 a 40% dos resfriados. Multiplicam-se com rapidez nas células da mucosa nasal, onde as condições de temperatura (33 °C) são ideais para seu crescimento.

No entanto, não sobrevivem em uma temperatura mais elevada, como no interior do corpo humano

(37 °C), e por isso nunca causam doenças generalizadas.

Um fator que pode influir no predomínio sazonal da doença é o fato de que, nos meses frios, o contágio é mais fácil, pois há concentração maior de pessoas em espaços fechados e mais proximidade física entre elas.

A transmissão ocorre por contato direto entre as pessoas, por meio das secreções nasais e conjuntivais. É uma doença muito contagiosa e com grande poder de difusão.

O resfriado comum é uma doença muito freqüente devido ao grande número de agentes que podem causá-lo e da facilidade de contágio. Nos países europeus, calcula-se que as crianças tenham em média de dois a oito resfriados por ano; e os adultos, de dois a quatro. No Brasil, as estimativas são semelhantes. Por esses motivos, apesar do caráter benigno da doença, ela é uma das causas principais de ausência na escola e no trabalho.

O que é gripe?

A gripe é uma doença infecciosa aguda das vias respiratórias, causada por um vírus.

Em geral, é benigna, mas em pessoas idosas ou já enfermas pode ter conseqüências graves.

Pode haver casos esporádicos, mas normalmente a gripe se apresenta em forma de epidemias. Às vezes, acontecem até pandemias (epidemias de distribuição mundial), que afetam grande parte da população e causam mortalidade considerável em pessoas mais suscetíveis, sobretudo em regiões cujas condições sociais e sanitárias ainda são precárias.

O vírus causador da gripe é da família *Orthmyxoviridae*. Existem três tipos: A, B e C. Eles não causam imunidade cruzada entre si, ou seja, ser infectado por um dos tipos não dá imunidade com relação aos outros dois. Cada um dos três grupos, por sua vez, também sofre mutações com o tempo, fazendo com que as pessoas infectadas pelo vírus da gripe em anos anteriores sejam mais propensas a contrair a doença.

A doença é transmitida de um indivíduo para outro, por inalação de secreções infectadas das vias respiratórias.

Sintomas do resfriado

A sintomatologia do resfriado é a mesma para os vários tipos de vírus. O período de incubação é de dois ou três dias, depois dos quais aparecem os primeiros sintomas, como obstrução nasal, rinorréia (exsudação aquosa ou mucosa pelo nariz), espirros, dores de cabeça, tosse, às vezes dores de garganta e afonia, mal-estar generalizado. Pode haver também lacrimejamento e irritação conjuntival (vermelhidão e ardor nos olhos). Normalmente, não existe febre, mas em alguns casos pode haver febrícula (febre de menos de 37 °C). Num período de dois a quatro dias, os sintomas desaparecem espontaneamente.

Embora o resfriado comum seja uma doença banal e autolimitada, às vezes pode haver complicações, principalmente em crianças, idosos e pessoas que sofrem de alguma doença imunodepressiva (que enfraquece o sistema imunológico).

A complicação mais freqüente é a infecção secundária por um agente bacteriano. Nesse caso, os sintomas iniciais do resfriado comum persistem mais tempo do que o previsto e até se agravam. Além disso, surgem outras manifestações, co-

Sintomas da gripe

Os sintomas da gripe começam de maneira repentina, depois de um período breve de incubação, que oscila entre menos de 24 horas e três dias. Podem surgir febre alta, mialgias (dores musculares), dores de cabeça e sintomas de resfriado. Pode haver obstrução nasal, rinorréia moderada, afonia, tosse e lacrimejamento ou irritação conjuntival, embora em geral os sintomas catarrais não sejam tão intensos quanto no resfriado comum. A febre e as dores musculares predominam. Geralmente, os sintomas persistem de três a seis dias e desaparecem espontaneamente. A doença é benigna e se cura sem complicações. No entanto, em idosos ou em pessoas já enfermas ou imunodeprimidas, as complicações são relativamente freqüentes, sobretudo as infecções bacterianas (bronquites, pneumonias, sinusites, otites etc.). A freqüência das complicações respiratórias varia muito de uma epidemia para outra, mas durante as epidemias de gripe o número de doentes que falecem por causa respiratória é geralmente maior.

mo febre, dores e exsudações purulentas. As complicações mais freqüentes são sinusite, bronquite aguda, laringite e (com menos freqüência) pneumonia.

Tratamento

O tratamento, tanto do resfriado comum como da gripe sem complicações, é sempre sintomático, pois não existe um tratamento específico para combater os vírus. Atualmente estão sendo pesquisados alguns medicamentos antivíróticos que podem ter utilidade no futuro, mas ainda não se chegou a resultados concretos.

O tratamento sintomático, embora não encurte a evolução da doença, pode ser muito útil para reduzir o mal-estar do paciente.

As principais opções disponíveis são as seguintes:

- **Analgésicos**. Aliviam as dores, sejam de cabeça ou de garganta, e o mal-estar generalizado. Nos casos de gripe e resfriado, o analgésico mais indicado é o paracetamol, de eficácia comprovada e sem efeitos colaterais. Também é antitérmico, quer dizer, reduz a temperatura em caso de febre.
- **Antitussígenos**. Esses medicamentos aliviam a tosse irritativa.
- **Anti-histamínicos**. Atuam sobre os espirros, a rinorréia e os sintomas conjuntivais (vermelhidão ou ardor nos olhos).
- **Vasoconstritores**. Os vasoconstritores em forma de gotas nasais podem causar alívio momentâneo da rinorréia, mas seu uso prolongado é prejudicial, pois provocam atrofia da mucosa nasal. Além disso, são contra-indicados para pessoas que sofrem de alguma doença cardiovascular.
- **Vitamina C**. Sua utilidade não foi demonstrada nem para aliviar os sintomas, nem para prevenir o surgimento da doença.

As medidas sintomáticas descritas são mais do que suficientes para tratar um resfriado numa pessoa que não tenha outras doenças.

Na maioria dos casos, bastam um analgésico leve e soluções caseiras (como gargarejos, chás etc.) que aliviam as dores de garganta, além de aumentar a ingestão de líquidos para conseguir a melhor hidratação possível.

Não é preciso ficar de cama. Conforme a intensidade dos sintomas, o paciente pode manter suas atividades cotidianas. A evolução da doença não muda com o repouso.

O isolamento não é aconselhável, por causa da brevidade dos sintomas e da freqüência da doença.

Evite a automedicação

Existem alguns produtos farmacêuticos no mercado, de livre acesso (sem receita médica), que alegam combater os sintomas do resfriado. Em geral, eles consistem de uma mistura de vários medicamentos em doses fixas.

O problema desses preparados é a mistura das substâncias em doses fixas, que não permite individualizar o tratamento conforme os sintomas de cada paciente. Eles contêm uma dose de antitussígeno, mas muitas vezes a pessoa resfriada não tem tosse, e assim o medicamento não tem utilidade e poderia ser evitado.

Além disso, o analgésico incluído costuma ser uma combinação de várias substâncias em doses baixas. No entanto, é sempre melhor recorrer ao produto ativo que seja necessário em cada caso, conforme os sintomas, e tomar sempre a dosagem adequada.

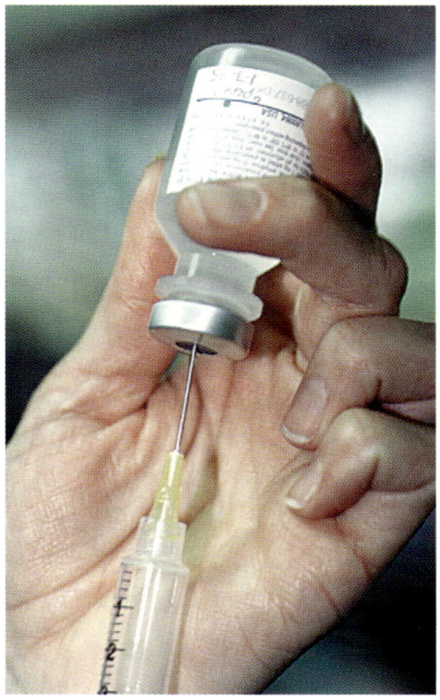

A vacinação antigripal uma vez por ano melhora as defesas imunológicas do organismo e reduz a taxa de complicações e a mortalidade durante as epidemias de gripe.

Antibióticos

Em um resfriado comum, é importante evitar os antibióticos. Trata-se de um costume muito comum nos países industrializados, quase sempre sem consultar um médico. Isso é um erro, não apenas porque o curso da doença não muda em nada (os antibióticos servem para combater as bactérias, mas não têm nenhum efeito contra os vírus), como também porque os sintomas causados pelos efeitos colaterais dos antibióticos podem se somar aos sintomas da gripe.

Vacinação

A melhor maneira de combater a gripe é a vacinação anual. A vacina prepara o organismo para enfrentar o vírus da gripe que vai causar a epidemia do ano em curso, quando ele chegar a nossa zona geográfica na temporada de inverno.

A composição da vacina antigripal de cada temporada segue as recomendações da Organização Mundial de Saúde (OMS). A vacina contém três variedades distintas do vírus, detectadas com mais freqüência nas epidemias de gripe da temporada anterior e que têm mais chances de provocar a epidemia da temporada atual.

É preciso se vacinar todos os anos, pois o vírus da gripe sofre mutações, isto é, ele substitui ou modifica algumas de suas estruturas externas. Isso faz com que pareça um vírus diferente para o sistema imunológico. Por essa razão, a gripe pode afetar a mesma pessoa todos os anos. Além disso, quando a gripe se apresenta todos os anos em forma de epidemia, o sistema imunológico não tem tempo para se defender com rapidez e eficácia.

Por causa das mutações do vírus da gripe, em algumas temporadas pode surgir um tipo de vírus especialmente agressivo, que provoca mais casos de gripe, mais complicações e mortalidade maior.

Além das pessoas que correm um risco maior de contrair a doença, qualquer indivíduo que esteja mais exposto ao contágio pode vacinar-se contra a gripe — por exemplo, se conviver com grupos de alto risco por razões de trabalho, ou para evitar a possibilidade de transmitir a doença.

Nos países do hemisfério norte, a melhor época para se vacinar é o outono (de setembro a novembro) — no Brasil, no período de março a maio, pois a gripe costuma chegar ao país no final de maio ou início de junho.

Mesmo as pessoas vacinadas podem contrair gripe, pois a vacina não é 100% eficaz. Geralmente, a eficácia é de 70 a 90% nas pessoas sadias de menos de 65 anos. Nas pessoas idosas ou que sofrem de doenças crônicas, a eficácia da vacina é um pouco menor.

No entanto, quando uma pessoa vacinada contrai gripe, os sintomas são mais leves do que naquelas que não se vacinaram. A possibilidade de complicações também é menor.

Pessoas que devem se vacinar contra a gripe

- Idade superior a 50 anos. Na terceira idade, a vacina dá maior proteção contra as complicações graves, que são 80% menos freqüentes em pessoas vacinadas.
- Idosos que vivem em instituições geriátricas.
- Pessoas com doenças respiratórias, como asma, enfisema ou bronquite crônica.
- Pessoas cujo sistema imunológico foi afetado por uma doença (como a Aids) ou por tratamentos (como corticóides, radioterapia ou quimioterapia).
- Portadores de doença renal.
- Portadores de diabetes, doenças do coração, anemia ou outras doenças crônicas.
- Profissionais da área de saúde. Crianças entre seis meses e 18 anos em tratamento crônico à base de aspirina.

Riscos

A vacina da gripe, como qualquer outro medicamento, pode causar efeitos indesejáveis. Eles não são freqüentes, mas o mais comum é uma reação no local da injeção (vermelhidão, inflamação, ardor, dores ou endurecimento da região), que não costuma durar mais de um ou dois dias.

Com menos freqüência, pode haver reações gerais do organismo, como febre, mal-estar, calafrios e dores de cabeça. Essas reações são leves e transitórias e só duram um ou dois dias. Se surgirem reações menos habituais ou raras, é preciso consultar um médico.

Contra-indicações

As pessoas com alergia a ovos, proteínas de frango ou outros componentes da vacina não devem se vacinar. O ideal é sempre consultar um médico. Pessoas que estejam sofrendo de uma doença infecciosa ou que tenham febre devem adiar a vacinação.

Quando procurar um médico

De maneira geral, um resfriado comum, em uma pessoa sem outras doenças, é curado pelo tratamento sintomático (*veja página anterior*), especialmente quando os sintomas não são graves o suficiente para justificar o uso de remédios. Não é necessário consultar um médico.

Caso surja alguma suspeita de complicação, deve-se então procurar um clínico geral, para que ele indique o tratamento adequado para cada caso.

Hemorróidas

FATORES DE RISCO

- Prisão de ventre
- Idade avançada
- Ficar de pé por muito tempo
- Obesidade
- Sedentarismo

SINTOMAS

- Hemorragia (retorragia)
- Prolapso
- Dores

PREVENÇÃO

- Evite a prisão de ventre
- Siga uma dieta rica em fibras
- Tome muitos líquidos
- Controle o peso
- Pratique uma atividade física regularmente

As hemorróidas são uma patologia muito freqüente nos países ocidentais. De 50 a 75% da população sofre desse transtorno em algum momento de sua vida. Ele predomina nos homens, e sua freqüência aumenta com a idade.

O que são hemorróidas?

As hemorróidas são dilatações varicosas dos chamados plexos vasculares hemorroidais.

Esses plexos são formados por ampla rede de artérias e veias de calibre pequeno. Existem dois plexos hemorroidais:

- **Interno**: fica na região retal.
- **Externo**: fica na região anal.

Tipos

Conforme o plexo afetado, as hemorróidas se dividem nos seguintes tipos:

- **Internas**: o plexo hemorroidal interno se dilata.
- **Externas**: o plexo hemorroidal externo se dilata.
- **Mistas**: os dois plexos se dilatam.

As hemorróidas internas podem sofrer prolapso, ou seja, ao se dilatar, podem exteriorizar-se através do canal anal.

Conforme o grau de prolapso, as hemorróidas podem ser:

- **De primeiro grau**: só se introduzem ligeiramente no canal anal.
- **De segundo grau**: sofrem prolapso durante a evacuação, mas têm redução espontânea.
- **De terceiro grau**: o prolapso torna necessária a redução manual.
- **De quarto grau**: o prolapso é irredutível.

Causas

O crescimento progressivo das hemorróidas e seu prolapso se devem a dois tipos de fatores:

- Os que enfraquecem os mecanismos de sustentação que mantêm os vasos hemorroidais na posição correta.
- Os que aumentam a pressão no interior dos vasos hemorroidais.

Os principais fatores que contribuem para seu surgimento são os seguintes:

- Prisão de ventre. Geralmente, afeta pessoas que seguem dietas pobres em fibras e que precisam fazer esforço para evacuar.
- Idade avançada.
- Ficar de pé ou sentado por muito tempo.
- Obesidade.
- Sedentarismo.

Sintomas das hemorróidas internas

Os sintomas principais são:

- **Retorragia**. É o nome dado à expulsão de sangue vermelho e brilhante pelo ânus. Geralmente, acontece durante as evacuações. Às vezes, acaba acarretando conseqüências sérias, como anemia (por conta da deficiência de ferro causada pelo sangramento).
- **Prolapso**. Em geral, o prolapso é acompanhado por transtornos como mal-estar na região anal, ardor anal ou secreção mucosa que mancha as roupas de baixo. Muitas vezes, esses sintomas são o que leva o paciente a procurar um médico.
- **Dores**. Não são freqüentes. São causadas por uma trombose nas hemorróidas, quer dizer, quando se forma um coágulo sangüíneo dentro da hemorróida, o que atrapalha o fluxo de sangue.

Sintomas das hemorróidas externas

Geralmente, elas mostram sintomas quando sofrem uma trombose, com o surgimento repentino de dores anais que são constantes e pioram nas evacuações.

As dores são mais fortes dois ou três dias depois de seu início, mas geralmente desaparecem no prazo de até uma semana.

Tratamento

Na maioria dos casos, as hemorróidas sintomáticas podem ser tratadas apenas com cuidados de higiene e alimentação.

O tratamento cirúrgico costuma ser reservado apenas para três tipos de caso: quando as hemorróidas sofrem prolapso permanente, quando as complicações são freqüentes, ou quando há hemorragias de repetição que podem causar anemia.

Cuidados de higiene e alimentação

A redução da consistência das fezes é parte essencial do tratamento das hemorróidas, pois isso ajuda a evitar o esforço para evacuar, que aumenta a pressão hemorroidal. Para diminuir a consistência das fezes, podem ser usados farelo de trigo, sementes de plantago (*Ispaghula*) ou laxantes compostos de lactulose.

As pessoas que sofrem de hemorróidas devem evitar o uso de papel higiênico. É preferível usar lenços umedecidos descartáveis ou lavar-se com água e sabão. Recomendam-se banhos de assento com água morna depois das evacuações.

Às vezes, a aplicação de uma pomada antiinflamatória com glucocorticóides e anestésicos pode ser útil, mas o uso prolongado não é aconselhável.

Esse hábito pode acarretar efeitos colaterais graves, como a atrofia cutânea e o surgimento de infecções causadas por fungos.

Tratamento cirúrgico das hemorróidas internas

A intervenção cirúrgica nas hemorróidas internas pode ter as seguintes finalidades:

• **Reforçar os mecanismos de sustentação das hemorróidas**. Para isso, usam-se técnicas que causam uma inflamação artificial das hemorróidas.

O processo de cura dessa inflamação envolve um endurecimento (ou fibrose) dos tecidos das hemorróidas, fazendo com que elas se fixem no tecido muscular situado abaixo delas.

As principais técnicas usadas são a escleroterapia, que causa inflamação e cicatrização das hemorróidas pela injeção de líquidos irritantes, e a ligadura das hemorróidas com faixa elástica.

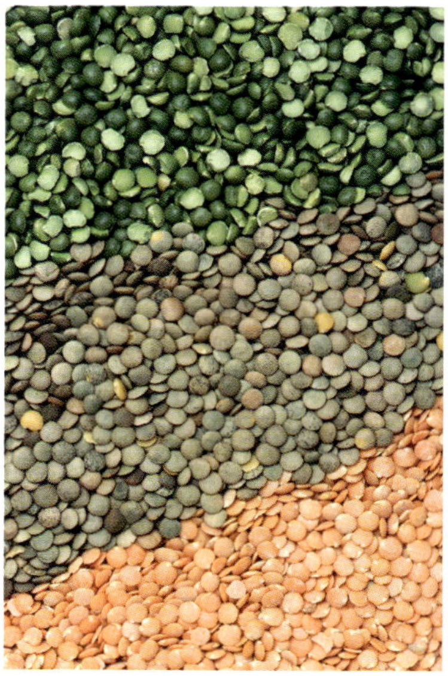

Leguminosas como lentilhas, ervilha seca e feijões de todos os tipos atuam na prevenção das hemorróidas porque contêm hemicelulose — um tipo de fibra insolúvel que ajuda na regulação do trânsito intestinal.

Outros métodos mais recentes, e por isso mesmo ainda menos experimentados clinicamente, são a fotocoagulação com raios infravermelhos ou laser, a eletrocoagulação e a criocirurgia.

• **Extração das hemorróidas.** Essa intervenção é chamada hemorroidectomia, e é reservada somente para os casos mais graves (com grau maior de prolapso e nos quais há retorragias intensas).

Tratamento da trombose hemorroidal externa

Quando é diagnosticada nas primeiras 72 horas de evolução, pode ser tratada cirurgicamente pela extração do trombo (ou coágulo) com anestesia local.

Quando o diagnóstico ocorre depois das primeiras 72 horas, o tratamento consiste em cuidados com a higiene e a alimentação e na administração de analgésicos.

Medidas para prevenir o surgimento das hemorróidas

• Evite a prisão de ventre com uma dieta rica em fibras insolúveis e consumo adequado de líquidos.
• As pessoas que, por causa de sua ocupação, precisam ficar muito tempo de pé ou sentadas devem procurar fazer pequenos intervalos no trabalho para caminhar. Está comprovado que permanecer sentado durante muito tempo favorece a aparição do transtorno.
• Evite a obesidade e o sedentarismo.

Hipertensão

FATORES QUE INTERFEREM NA PRESSÃO ARTERIAL

- Grau de tensão nervosa
- Café, álcool e tabaco
- Exercícios físicos
- Postura corporal

TRATAMENTO FARMACOLÓGICO

- Diuréticos
- Betabloqueadores
- Antagonistas do cálcio
- Inibidores da enzima conversora da angiotensina
- Alfabloqueadores
- Antagonistas dos receptores da angiotensina II

RECOMENDAÇÕES

- Emagreça
- Limite o consumo de álcool
- Pare de fumar
- Reduza a ingestão de sal
- Consuma alimentos com potássio, magnésio e cálcio
- Reduza o consumo de gorduras saturadas
- Aumente a atividade física

A hipertensão é um dos fatores de risco mais importantes do ataque cardíaco, do derrame cerebral e da insuficiência renal. Afeta pessoas de todas as idades, embora seja mais comum naquelas que têm mais de 40 anos.

Pressão normal

Quando o coração se contrai ("bate"), bombeia sangue para o interior das artérias, criando pressão nelas. Essa pressão é chamada arterial e faz com que o sangue possa fluir para todo o organismo. As grandes artérias que saem do coração se ramificam até que se tornam arteríolas, que por sua vez se ramificam até virarem capilares. Estes últimos levam o oxigênio e os nutrientes aos vários órgãos. O sangue volta para o coração através das veias.

As arteríolas se dilatam (se alargam) ou se contraem (se estreitam) sob a influência de alguns impulsos nervosos. Quando os vasos sangüíneos se alargam, o sangue flui sem dificuldade e o coração não precisa aumentar o esforço de bombeamento.

Por outro lado, quando os vasos sangüíneos se estreitam, o coração tem de fazer mais esforço de contração para que o sangue possa fluir através das arteríolas e é isso o que causa hipertensão. Ou seja, a pressão alta submete o coração a um esforço excessivo e os vasos sangüíneos podem sofrer lesão.

Com o tempo, a deterioração nos vasos que levam sangue aos rins e ao cérebro pode afetar também esses órgãos. Como o coração, o cérebro e os rins conseguem controlar o aumento da pressão por muito tempo, algumas pessoas vivem anos sem nenhum sintoma da doença. No entanto, a hipertensão continua seguindo seu curso.

Como medir a pressão

A medição da pressão arterial é um dos exames de rotina ambulatorial, mas como a taxa de pressão arterial define a hipertensão, independentemente de outros critérios, esse exame passa a ter grande importância. A pressão arterial sofre grandes variações conforme a atividade física, a posição do corpo, o momento do dia, o estresse, as condições ambientais e as características próprias do aparelho de medição.

EQUIPAMENTO DE MEDIÇÃO

O equipamento necessário para determinar a pressão arterial consiste nos seguintes elementos:

Estetoscópio

Deve ser colocado corretamente na dobra do cotovelo para poder escutar os sons da artéria umeral.

Esfigmomanômetro

Pode ser de três tipos:

- **Com manômetro de mercúrio.**

É formado por um recipiente que contém mercúrio, conectado a um tubo vertical de vidro, calibrado e aberto na extremidade superior para que a coluna possa deslocar-se contra a pressão da gravidade.

Esse conjunto se une, por um tubo de borracha flexível, a um mecanismo de bombeamento, formado por uma pêra e uma válvula que regulam a passagem do ar.

Mas atenção: para medir corretamente a pressão arterial, o manômetro de mercúrio deve ficar sempre em posição vertical.

- **Com manômetro aneróide**. É menor e de transporte mais fácil. Consiste em um mecanismo semelhante a uma mola mecânica que se move sob determinado nível de pressão, conforme a intensidade desta última, deslocando-se sobre um círculo com graduação em mmHg. Sua desvantagem é que precisa ser calibrado a cada seis meses. Além disso, pode ser afetado por condições extremas de calor ou frio.
- **Com manômetro eletrônico**. Determina a pressão arterial pela análise da onda da pulsação. Por causa de sua exatidão e facilidade de manuseio, é muito útil para que o próprio paciente controle sua pressão em casa.

Um exemplo de manômetro eletrônico é um dispositivo manual que permite medir os valores da tensão e freqüência cardíaca no dedo indicador da mão esquerda do paciente. O manguito é ajustado ao tamanho do dedo com um adaptador manual e a medição começa quando se aperta um botão.

Braçadeira ou manguito

É formada por uma câmara inflável de borracha situada dentro de uma bolsa de tecido não-flexível. Existem várias medidas de braçadeira, conforme o perímetro do braço do paciente.

A razão disso é que uma braçadeira larga demais dá uma medida de pressão abaixo do valor real de pressão arterial, ao passo que uma braçadeira estreita demais determina uma pressão superior à verdadeira.

O comprimento do manguito também deve ser suficiente para envolver o braço totalmente.

TÉCNICA DE MEDIÇÃO

A técnica de medição da pressão arterial se baseia na interrupção do fluxo de sangue pela aplicação de pressão na pele e no tecido subcutâneo sobre a artéria braquial que passa pelo braço.

Quando a pressão aplicada é superior à do interior da artéria, esta entra em colapso e o fluxose detém. Por isso, não se ouve nenhum ruído no estetoscópio. A redução progressiva da pressão aplicada faz com que, em certo momento, a artéria saia do colapso e libere de novo a passagem do sangue. Isso causa o surgimento de ruídos que permitem o cálculo indireto da pressão arterial sistólica e diastólica.

Geralmente, a pressão arterial sistólica é definida como "máxima" e a pressão arterial diastólica é chamada de "mínima". A pressão arterial sistólica é gerada quando o coração bate e bombeia sangue (na fase da sístole), ao passo que a pressão arterial diastólica é a pressão dos vasos no momento em que o coração não bombeia sangue (fase da diástole).

Causas da hipertensão

A hipertensão arterial é definida pela medição de um valor de pressão arterial sistólica maior ou igual a 140 mmHg, e/ou pressão arterial diastólica maior ou igual a 90 mmHg, pelo menos em duas ocasiões. A pressão arterial é definida como normal com valores inferiores a 130/85 mmHg, e como ótima com valores iguais ou menores a 120/80 mmHg.

A hipertensão, ou pressão arterial alta, é um perigo para a saúde, pois é um dos fatores de risco de doenças cardiovasculares.

Em 95% dos casos, a causa da hipertensão é desconhecida. Trata-se da hipertensão essencial ou primária. Nos 5% restantes, a causa está numa série de transtornos de outros sistemas do organismo. Fala-se então em hipertensão secundária.

Os homens e mulheres de raça negra e os homens de raça branca

Fatores que interferem na medição

Existe uma série de fatores que podem alterar o valor real da pressão arterial. Por isso, é recomendável medir a pressão em condições que tornem a medição o mais exata possível, para que possa ser reproduzida com valores sempre iguais.

É preciso levar em conta os seguintes fatores:

- **Ambiente**. A pressão deve ser medida em ambiente tranqüilo, num aposento sem ruídos e sob temperatura adequada.
- **Paciente**. Antes de medir a pressão, o paciente deve ficar pelo menos cinco minutos em repouso, confortavelmente sentado. O braço onde é colocado o manguito do esfigmomanômetro deve estar relaxado e apoiado. Uma hora antes de medir a pressão, o paciente deve urinar e evitar alimentos pesados, consumo de café e bebidas alcoólicas, cigarro e exercícios.
- **Examinador**. O profissional que faz a leitura da pressão arterial, quer seja um médico quer seja um enfermeiro, deve ser perfeitamente treinado.

apresentam incidência maior de hipertensão. Acredita-se que existem fatores genéticos e outros relacionados com a dieta (como ingestão de sal) que interferem na origem da hipertensão.

Hipertensão secundária

Geralmente, a hipertensão secundária tem início mais rápido e causa um aumento maior da pressão do que a hipertensão essencial, que se desenvolve gradualmente ao longo de anos.

Causas principais

As causas mais freqüentes de hipertensão secundária são:

Doenças renais

Os rins cumprem um papel muito importante na regulação da pressão arterial. Os seguintes transtornos podem causar hipertensão:

- **Lesão dos vasos ou estruturas renais**. Obriga o coração a bater com mais força e aumentar a pressão arterial. Além disso, os rins doentes podem liberar hormônios e outras substâncias químicas que elevam a pressão arterial.
- **Glomerulonefrite**. É um conjunto de doenças causadas pela inflamação e destruição gradual e progressiva das estruturas internas dos rins (os glomérulos), o que provoca hipertensão.
- **Obstrução da artéria renal**, o vaso principal que leva sangue aos rins. Geralmente, deve-se ao acúmulo de depósitos de gordura na parede arterial (aterosclerose).
- **Insuficiência renal** ou incapacidade dos rins para eliminar os resíduos, concentrar a urina e conservar os eletrólitos.

Feocromocitoma

É um tumor das glândulas supra-renais que segrega hormônios e outras substâncias químicas que aumentam a pressão arterial.

Disfunção da glândula tireóide

A produção excessiva de hormônios tireoideanos pela glândula tireóide (hipertireoidismo) causa elevação da pressão arterial e da freqüência cardíaca. A produção deficiente desses hormônios (hipotireoidismo) também causa hipertensão, tanto sistólica como diastólica.

Síndrome de Cushing e aldosteronismo

A quantidade excessiva de cortisona e substâncias semelhantes, tomadas como medicação ou fabricadas pelas glândulas supra-renais, pode causar o aumento da pressão arterial.

Apnéia obstrutiva do sono

Essa síndrome é caracterizada pelo surgimento de várias pausas na respiração durante o sono e a longo prazo pode causar hipertensão arterial.

Causas menos freqüentes

Outras causas de hipertensão arterial secundária são:

- **Síndrome hemolítica-urêmica**. É um transtorno caracterizado por insuficiência renal, anemia, deficiência de plaquetas, problemas de coagulação e vários sinais neurológicos.
- **Púrpura de Schonlein-Henoch**. É um conjunto de transtornos que incluem pontos de cor púrpura na pele, dores articulares, sintomas gastrintestinais e glomerulonefrite.
- **Periarterite nodosa**. É uma doença dos vasos sangüíneos, de causa desconhecida.
- **Enterite por radiação**. É a inflamação do intestino causada pelo tratamento com radioterapia.
- **Fibrose retroperitoneal**. É a formação, na parte posterior do abdome, de massas fibrosas que podem causar o fechamento do ureter (tubo que leva a urina dos rins até a bexiga).

A hipertensão também pode ser causada por álcool, drogas (como a anfetamina e a cocaína) e medicamentos tais como corticosteróides e outros hormônios, antibióticos como a ciclosporina, descongestionantes nasais e remédios simpaticomiméticos, como os usados para o resfriado e a asma.

A interrupção do tratamento com remédios anti-hipertensivos, como a clonidina, pode causar o recrudescimento da hipertensão.

Por que a hipertensão deve ser tratada?

Geralmente, o simples aumento da pressão arterial não gera sintomas, a não ser o surgimento, às vezes, de dores de cabeça e enjôo, quase sempre de manhã. No entanto, a manu-

Fatores de risco cardiovascular

A existência de um ou vários destes fatores aumenta a probabilidade de doenças relacionadas com o coração e os vasos sangüíneos:

- Hipertensão.
- Tabagismo.
- Colesterol alto.
- Diabetes.
- Idade superior a 60 anos.
- Sexo masculino.
- Mulheres na pós-menopausa.
- Antecedentes pessoais ou familiares de doença cardiovascular.

tenção da pressão alta repercute em vários órgãos, que no longo prazo manifestam sinais e sintomas. Na prática, a hipertensão afeta as artérias que irrigam esses órgãos. Vários sistemas do organismo são afetados, como explicado a seguir.

Coração

O aumento da pressão arterial representa sobrecarga de trabalho para o coração, que reage aumentando sua massa muscular (hiperplasia).

Esse aumento da massa muscular torna necessário um consumo maior de oxigênio.

Além disso, a hipertensão contribui para o processo de aterosclerose coronária (acúmulo de depósitos de gordura nas paredes das artérias coronárias, que atrapalha a passagem do sangue).

A falta de irrigação sangüínea do músculo cardíaco, por causa da aterosclerose coronária (que se agrava pela necessidade de mais oxigênio), pode levar ao surgimento de uma angina do peito ou de um infarto do miocárdio.

O coração hipertrofiado acaba cumprindo sua função de maneira ineficaz, o que se traduz em insuficiência cardíaca.

Sistema vascular

A hipertensão arterial vai lesionando os vasos sangüíneos, que podem formar dilatações ou aneurismas. Quando os aneurismas se rompem, causam hemorragias graves e até a morte.

Como já foi dito, a elevação prolongada da pressão arterial acelera o processo de aterosclerose das artérias de todo o organismo. Também contribui para a formação de trombos (coágulos), que podem acabar obstruindo o vaso sangüíneo e impedindo o fluxo de sangue.

Os trombos podem se desprender de sua localização original e se converter em êmbolos, que circulam pela corrente sangüínea e podem acabar se encravando em outro vaso e causando uma embolia.

Sistema renal

Os rins podem causar hipertensão arterial ou sofrer suas conseqüências. O aumento prolongado da pressão arterial sobre os rins prejudica a função de filtragem do sangue, o que se traduz em insuficiência renal.

Sistema ocular

A hipertensão afeta principalmente os vasos da retina e pode causar perda da acuidade visual.

Sistema nervoso

A trombose, ou hemorragia dos vasos cerebrais, que tem como uma de suas causas o aumento

Conselhos para seguir o tratamento da hipertensão

- Não tenha medo da hipertensão. Ela tem cura.
- Siga as recomendações do médico. Medidas simples como reduzir o consumo de sal ou perder peso podem dar bons resultados.
- Use ervas, especiarias ou substitutos do sal para aumentar o sabor dos alimentos e facilitar o hábito de uma dieta hipossódica.
- Nem todos os pacientes com hipertensão precisam tomar remédios. Alguns precisam de medicamentos que não são anti-hipertensivos.
- Não mude de um médico para outro procurando um remédio "milagroso", rápido e fácil. Consulte seu médico periodicamente e siga o plano de tratamento.
- Não peça determinado remédio a seu médico só porque ouviu ou leu que outras pessoas se dão bem com ele. Alguns desses "remédios maravilhosos" podem ter efeitos negativos em você. Deixe que seu médico decida qual medicamento lhe convém e colabore com ele nessa decisão.
- Se estiver tomando remédios, tenha paciência e não interrompa o tratamento. Se surgirem efeitos colaterais, consulte o médico.
- Espere até o medicamento fazer efeito. Isso pode levar várias semanas, mas os resultados finais justificam a paciência.
- Não desanime se tiver de seguir um tratamento por tempo indeterminado. Alguns pacientes reduzem a dose da medicação depois da normalização da pressão arterial durante um ano ou mais, embora raramente o tratamento seja suspenso. O tratamento da hipertensão é muito mais simples que o de suas complicações e a maioria dos pacientes bem tratados tem uma vida longa e normal.
- Muitos remédios estão sendo pesquisados atualmente e poderão ser de grande utilidade já nos próximos anos.

prolongado da pressão arterial, provoca uma redução do fluxo sangüíneo no cérebro e pode gerar derrame (acidente vascular cerebral) ou apoplexia.

Fala-se em encefalopatia hipertensiva quando a pressão arterial aumenta acima de um patamar que a circulação cerebral é incapaz de compensar. Os sintomas da encefalopatia hipertensiva são cefaléia (dores de cabeça) e alterações da consciência.

Tratamento farmacológico

O tipo de tratamento anti-hipertensivo depende do grau de aumento da pressão arterial, da existência de lesão nos órgãos-alvo normalmente afetados pela hipertensão, como o coração e os rins, e da presença de outros fatores de risco.

O tratamento farmacológico da hipertensão visa proteger o paciente das doenças cardiovasculares pela redução progressiva da pressão arterial. Os remédios usados atualmente se dividem nos seguintes grupos:

- Diuréticos.
- Betabloqueadores.
- Antagonistas do cálcio.
- Inibidores da enzima conversora da angiotensina.
- Alfabloqueadores.
- Antagonistas dos receptores da angiotensina II.

Mudanças no estilo de vida

As pessoas hipertensas devem modificar alguns aspectos de seu estilo de vida, pois está provado que essas mudanças reduzem a pressão arterial e outros fatores de risco cardiovascular. As modificações mais importantes são explicadas a seguir.

Emagrecer

É preciso evitar o excesso de peso. O tecido gorduroso tem mais necessidade de sangue e o coração faz um esforço maior para atender a essa demanda. A perda de peso, além de diminuir o risco de morte por hipertensão, reduz o risco de morte por colesterol alto, diabetes ou doenças do coração.

Limitar o consumo de álcool

Um pouco de vinho ou cerveja nas refeições não é prejudicial, mas seu excesso mantém a pressão alta e causa resistência aos remédios que servem para diminuir a pressão.

Parar de fumar

O tabaco é um dos fatores de risco de doenças cardiovasculares. Além disso, interfere no efeito dos medicamentos e aumenta a incidência de hipertensão maligna. Ela se caracteriza pela elevação grave da pressão arterial, acompanhada de hemorragia e morte dos tecidos (infartos) ou inchaço do nervo ótico (papiledema).

Reduzir a ingestão de sal

O sal retém líquidos no organismo, e isso pode causar sobrecarga para o coração. Além disso, a retenção de líquidos pode "inundar" os vasos sangüíneos e fazer com que se estreitem mais facilmente. Por esses motivos, recomenda-se uma dieta pobre em sódio ou sal para tratar a hipertensão. Em algumas pessoas, essa dieta é suficiente para controlar o problema. No entanto, pessoas com hipertensão grave devem eliminar o sal em alimentos cozidos ou crus, se a dieta não for suficiente.

Os alimentos que devem ser evitados, por serem ricos em sódio, são: enlatados, embutidos, salgadinhos, queijos amarelos e temperos prontos (principalmente caldo de carne, frango e legumes).

Consumir alimentos com potássio, magnésio e cálcio

Esses elementos são encontrados nas frutas, nos vegetais frescos e nos derivados do leite, respectivamente.

Os alimentos ricos em potássio e pobres em sódio são:

- **Frutas**: maçã, damasco, abacate, banana, melão, tâmaras, uvas, melancia, nectarina, ameixa, uvas-passas e laranja.
- **Vegetais**: aspargos, feijão, brócolis, couve-de-bruxelas, ervilhas, pimentão, batata, abóbora, couve-flor, milho, berinjela e rabanete.

Reduzir o consumo de gorduras saturadas

Essas gorduras contribuem para o aumento do colesterol, outro fator de risco das doenças cardiovasculares.

Aumentar a atividade física

Os exercícios moderados podem ajudar a manter a forma física, trazer bem-estar e queimar calorias.

No entanto, é preciso evitar esforço excessivo, fazendo pausas se houver cansaço. Pode-se aumentar a atividade física simplesmente caminhando de forma contínua (sem parar para olhar vitrines) e enérgica, de 30 a 45 minutos quase todos os dias. Antes de iniciar uma atividade física, no entanto, é preciso consultar um médico.

Impotência

CAUSAS	TRATAMENTO	MÉTODOS NATURAIS
• Psicológicas • Endócrinas • Vasculares • Farmacológicas • Neurológicas • Doenças do pênis	• Suspender o medicamento causador • Tratamento psicológico • Bromocriptina • Bomba de vácuo • Autoinjeção intracavernosa de agentes vasoativos • Sildenafil (Viagra), Tadalafila (Cialis), Vardenafil (Levitra) • Apomorfina (Uprima) • Tratamento cirúrgico	• Hábitos saudáveis • Banhos de água fria • Massagem estimulante

A impotência é uma patologia muito comum nos idosos. Calcula-se que cerca de 30% dos homens entre 65 e 75 anos de idade e cerca de 45% dos homens de mais de 75 anos sofrem de impotência. As causas incluem saúde precária e doenças crônicas, mas alguns fatores psicológicos, como a falta de alegria de viver, podem gerar grande ansiedade.

O que é impotência?

A impotência ou disfunção erétil é a incapacidade de conseguir ou manter uma ereção pelo tempo suficiente para uma relação sexual coital satisfatória.

Por si mesma, a terceira idade não é motivo para interromper as relações sexuais, mas todas as pesquisas epidemiológicas realizadas até hoje mostram um aumento da disfunção erétil à medida que se envelhece.

Fases da relação sexual

Nos homens, os componentes de uma relação sexual normal são: desejo, ereção, ejaculação, orgasmo e detumescência.

No desejo, interferem estímulos táteis (que, através dos nervos pudendos, confluem para o centro medular na região sacra), impulsos psicológicos (que viajam do cérebro até esse mesmo centro) e os hormônios masculinos.

A ereção se deve ao estímulo dos nervos eretores a partir do centro sacro até as arteríolas do pênis, o que aumenta o fluxo sangüíneo em seus corpos cavernosos, ao mesmo tempo em que impede o retorno do fluxo extra, causando o preenchimento do pênis e a ereção.

A ejaculação e o orgasmo que se segue a ela consistem na contração da próstata e das vesículas se-

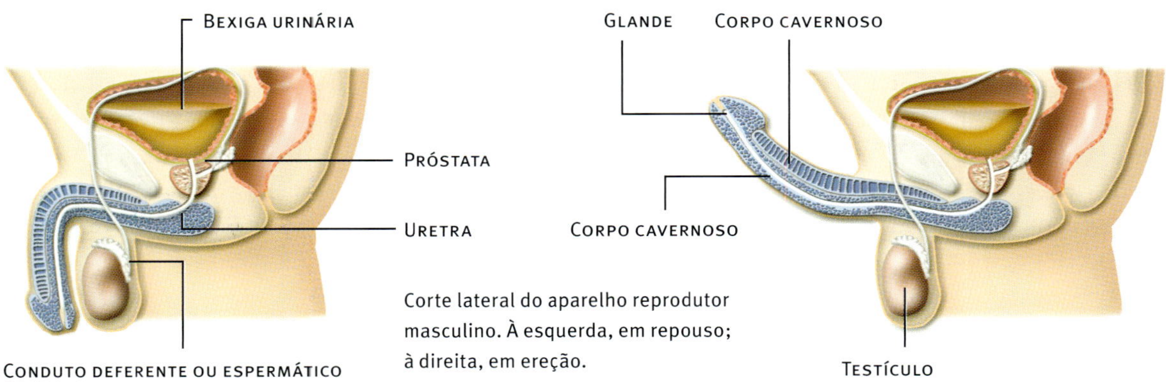

Corte lateral do aparelho reprodutor masculino. À esquerda, em repouso; à direita, em ereção.

minais, que expelem seus fluidos. Finalmente, as arteríolas se fecham, interrompendo o fluxo extra, e as veias de saída relaxam. Assim a ereção acaba.

Em qualquer dessas fases podem ocorrer disfunções sexuais, mas a impotência é a mais comum. Embora o desejo sexual diminua lentamente com o passar dos anos, existem pequenas diferenças entre os idosos mais jovens (de 65 a 75 anos) e os mais velhos (com mais de 75 anos de idade).

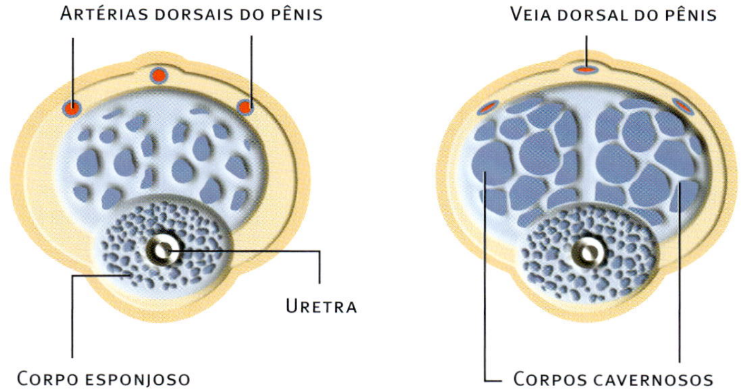

Corte secional do pênis, à esquerda em estado de repouso e à direita em ereção. O processo de ereção ocorre quando os corpos cavernosos se enchem de sangue.

Mudanças na sexualidade

O envelhecimento acarreta as seguintes mudanças:

- O tempo para conseguir a ereção é maior.
- O volume de sêmen diminui.
- Os atos sexuais sem ejaculação e orgasmo são mais freqüentes.
- A detumescência é mais rápida.
- O tempo necessário para um segundo ato sexual é maior.
- Há freqüência menor de ereções noturnas e matutinas.

Causas da impotência

De maneira geral, as causas da impotência podem ser enquadradas em duas categorias:

- **Funcionais** (psicológicas ou devidas à alteração do estado vital).
- **Orgânicas** (conseqüências de doenças físicas). Entre elas, há causas hormonais, vasculares (arteriosclerose), farmacológicas, neurológicas, doenças do pênis e outras menos comuns.

Nos idosos, as causas orgânicas são muito mais freqüentes, embora geralmente também exista um componente emocional. Nos jovens, por outro lado, a maioria das causas se deve à alteração do estado de ânimo, à ansiedade ou ao estresse.

Causas psicológicas

O início repentino da impotência, associado a uma queda do desejo sexual, sugere a possibilidade de causas psicológicas.

Muitas vezes, a impotência coincide com algum acontecimento que causa forte ansiedade, o início de um quadro depressivo, dificuldades de relacionamento com a companheira ou uma doença grave que causa ansiedade. Esse conjunto de fatores é de diagnóstico fácil, e na maioria dos casos seu tratamento é possível.

Causas endócrinas

São pouco comuns, exceto o diabetes, que causa impotência por razões neurológicas (deterioração dos nervos eretores) ou por um mecanismo vascular (arteriosclerose das arteríolas do pênis).

A diminuição da testosterona pode causar impotência, embora existam casos que não apresentam disfunção erétil e outros quenão melhoram quando ela é administrada por tratamento hormonal.

Outras causas são as alterações da função da tireóide, por excesso (hipertireoidismo) ou por deficiência (hipotireoidismo), e a doença de Cushing, que provoca aumento de cortisona no sangue.

A elevação do hormônio prolactina no sangue também causa impotência. Muitas dessas causas podem ser tratadas facilmente por meio de medicação.

Causas vasculares

Tanto a arteriosclerose das grandes artérias quanto a da artéria aorta (na região ilíaca) e a das pequenas arteríolas do pênis diminuem a capacidade de preenchimento e manutenção do fluxo extra de sangue, tornando a ereção mais difícil.

A disfunção erétil por causas vasculares tem origem nos fatores que levam à formação de placas de ateroma (acúmulo de gordura) nos grandes vasos e à arteriosclerose nas artérias pequenas: hipertensão arterial, aumento da taxa de colesterol, hábito de fumar e, sobretudo, diabetes, doença endócrina que, como já foi dito, causa impotência por uma série de motivos.

Esse conjunto de causas é o mais comum e, infelizmente, seu tratamento é difícil.

Causas farmacológicas

Vários medicamentos podem causar diminuição da libido e da capacidade de conseguir uma ereção. Devem ser investigados com cuidado, e sempre que possível é preciso que sejam suspensos ou substituídos.

Os mais comuns são os tranqüilizantes e os sedativos, alguns antidepressivos, alguns remédios para controlar a pressão arterial e os anti-histamínicos, usados para controlar certas doenças alérgicas, enjôo ou pruridos na pele.

Este grupo de fatores também inclui o abuso do álcool, que pode causar impotência por seu próprio efeito tóxico ou devido a uma deterioração dos nervos implicados na ereção.

Causas neurológicas

Existem muitas patologias que provocam deterioração ou lesão das vias neurológicas envolvidas com a ereção, desde lesões no lóbulo temporal do cérebro (traumatismos e tumores) até a deterioração dos nervos pudendos e eretores (diabetes, álcool e intervenções da próstata), passando por lesões da medula espinhal (paraplegia e tumores medulares) e doenças degenerativas como a esclerose múltipla, juntamente com as causas vasculares. Todos esses fatores são responsáveis pela maioria dos casos de disfunção erétil de causa orgânica.

Muitas vezes, várias dessas causas coincidem nos pacientes idosos, e por isso exigem uma avaliação mais ampla. Geralmente, quando há patologias crônicas que deterioram gravemente o estado geral de saúde, os tratamentos têm eficácia reduzida ou nula.

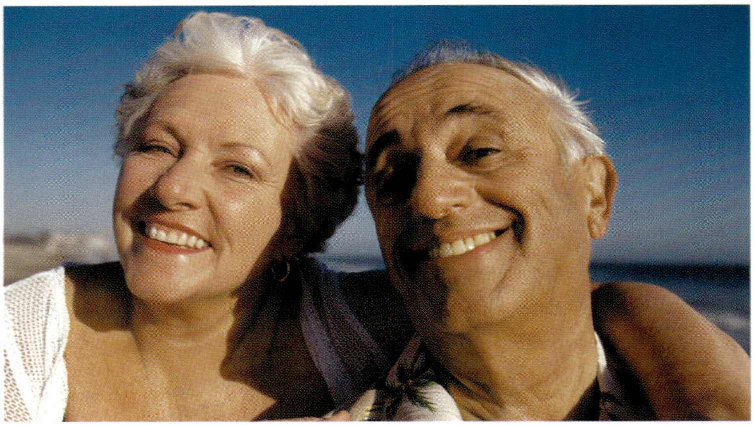

Muitas vezes, problemas familiares, econômicos e de saúde impedem o desejo sexual. Em geral, esses problemas são passageiros e podem ser resolvidos facilmente quando existe boa comunicação entre o casal.

Doenças do pênis

As causas mais importantes de impotência entre os indivíduos deste grupo são a doença de Peyronie, que afeta a curvatura do pênis, e os traumatismos do próprio órgão.

Outras causas

Além do diabetes, quase todas as doenças genéricas que envolvem deterioração da saúde podem causar impotência. As mais comuns são a cirrose hepática, a insuficiência renal e a doença pulmonar crônica.

Diagnóstico

O primeiro passo para avaliar corretamente a impotência é obter um histórico detalhado sobre seu início, as doenças concomitantes, os remédios habituais e recentes e a cirurgia da região perineal ou prostática.

Duas perguntas fundamentais ajudam a determinar as possíveis causas da impotência:

- **Existem ereções matutinas?** Se a resposta for afirmativa, o mais provável é que se trate de causa psicológica.

É difícil haver uma causa vascular ou neurológica, pois a ereção ocorre efetivamente.

- **O desejo sexual persiste?** Se o desejo não diminuiu, o mais provável é que se trate de uma causa vascular ou neurológica.

Caso o desejo sexual tenha diminuído, é preciso investigar a possibilidade de uma causa hormonal ou de fundo psicológico.

Exame físico

O exame físico serve para verificar as características sexuais mantidas pelo nível hormonal correto (pêlos púbicos e genitais), sinais de neuropatia (sensibilidade perianal, reflexos cremastéricos, tônus do esfíncter anal no toque retal), avaliação dos pulsos das extremidades (que diminuem em artérias com arteriosclerose) e anomalias dos genitais.

A integridade das vias neurológicas medulares pode ser comprovada pelo exame dos reflexos dos tendões e da sensibilidade nas extremidades.

Os exames de laboratório devem incluir obrigatoriamente glicemia, funcionamento da tireóide e hormônios sexuais (testosterona, prolactina, FSH e LH), além da bioquímica geral.

Com essas informações, é provável que o médico já tenha uma orientação correta, talvez até um diagnóstico seguro da causa da disfunção erétil.

Quando o diagnóstico permanece incerto, é preciso solicitar exames complementares mais especializados.

Tratamento

O tratamento visa corrigir as causas sempre que possível.

Teoricamente, as causas que podem ser tratadas decorrem da presença de tóxicos, tanto os remédios como o álcool. No entanto, sua eliminação nem sempre muda o quadro. Isso significa que existem outros fatores responsáveis. De qualquer forma, sua eliminação facilita o objetivo de outros tratamentos.

Tratamento psicológico

Basicamente, o objetivo da terapia psicológica nos problemas de ereção é reduzir a ansiedade que eles costumam acarretar.

Medo do fracasso

Muitos homens, quando vivem pela primeira vez a experiência de não conseguir uma ereção, se sentem feridos em sua masculinidade. Enchem-se de medo e acham que vão falhar na próxima ocasião.

É possível que, depois de tentar a penetração com o pênis semiereto, descubram que sua companheira não está suficientemente lubrificada e que a penetração lhe causa dores.

Dessa forma, perdem a ereção e têm muita dificuldade para recuperá-la. Os homens podem reagir sentindo-se impotentes e desistindo de tentar novas relações por medo do fracasso.

Para os homens, é importante ter em mente que o coito é uma das muitas formas de levar sua companheira ao orgasmo. Um homem impotente, mas que saiba acariciar, pode ser um amante perfeito. A mulher de um homem impotente não se sentirá frustrada se seu companheiro se sentir seguro de si mesmo e tiver imaginação para substituir o coito por uma variedade de recursos que satisfaçam seus desejos.

Problemas com a companheira

A impotência sexual pode ser causada ou condicionada por problemas com a companheira. O homem deve dialogar com sua parceira, compartilhando seus pensamentos e temores e tentando descobrir como ela se sente. Talvez o homem esteja equivocado e a mulher entenda perfeitamente o que se passa.

Pode ser que o homem acredite que já não atrai sua companheira, já não consegue satisfazê-la e que o relacionamento pode estar seriamente prejudicado por esse motivo. Muitas vezes, o homem dá mais importância ao coito do que à mulher. Se houver diálogo, é provável que ela entenda o problema. O êxito de um casamento em idade avançada não pode ser julgado pela capacidade sexual do homem.

Preconceitos e tabus

Os preconceitos e tabus relacionados com a impotência masculina têm enorme peso social. Para um homem, ser impotente é uma vergonha que ele tentará esconder, por medo do ridículo. É preciso vencer esses temores dialogando com a companheira e, se necessário, procurando um especialista.

O fato de não conseguir a ereção por uma vez não significa impotência definitiva. Se o homem pen-

Como a mulher pode ajudar seu parceiro

- Estimule seu parceiro com carícias. Os jogos preliminares podem excitar muito. Não o apresse nem espere que o ato sexual acabe sempre em coito.
- Tente começar com uma massagem nas zonas erógenas do parceiro: peito, interior das coxas, pescoço e baixo-ventre. Excite-o de maneira lenta e suave, para que seu desejo aumente.
- Se o parceiro conseguir a penetração com o pênis semiereto, mostre aprovação e peça-lhe para continuar.
- Acaricie o pênis com a ponta dos dedos, desde a base até a extremidade.
- Belisque suavemente o freio do prepúcio com os dedos. Isso pode ser um pouco dolorido, mas geralmente ajuda na ereção do pênis.
- Forme um anel com o dedo polegar e o indicador e aperte sem medo a parte superior do pênis, logo abaixo do freio.

sar assim, o medo do fracasso, a ansiedade por "não cumprir seu papel" podem impedir um relacionamento satisfatório e é provável que a impotência chegue mesmo com o tempo.

O homem não deve hesitar em procurar tratamento para a impotência. Achar que já é velho demais para sentir prazer sexual pode bloquear uma parte importante do bem-estar.

Bromocriptina

Exceto nos casos de hipogonadismo, com perda das características sexuais e diminuição da libido, os hormônios masculinos (testosterona) não curam a doença. Além disso, podem ter efeito tóxico para o fígado e causar um aumento da próstata. Em casos de câncer de próstata, os hormônios não podem ser usados, pois aceleram o crescimento do tumor. O aumento da prolactina decorrente de um adenoma da hipófise pode se normalizar com a bromocriptina.

Bomba de vácuo

O uso de bomba de vácuo soluciona alguns casos. Expondo o pênis ao vácuo, consegue-se a ereção por aumento do fluxo sangüíneo. Depois, coloca-se um elástico na base do pênis para manter a ereção. Às vezes, esse procedimento é doloroso e exige certa habilidade que alguns idosos não têm. Outros se queixam de que o ato sexual perde a espontaneidade.

Auto-injeção

A auto-injeção de um agente vasoativo nos corpos cavernosos do pênis é um dos métodos mais usados. Exige habilidade manual e tem efeitos colaterais como a ereção duradoura que, se for muito prolongada, pode causar lesões internas no pênis. Às vezes, provoca a formação de placas endurecidas no local da injeção.

Uma variante é a aplicação de um gel no conduto urinário. Dá bons resultados, mas pode provocar irritação e ereções prolongadas.

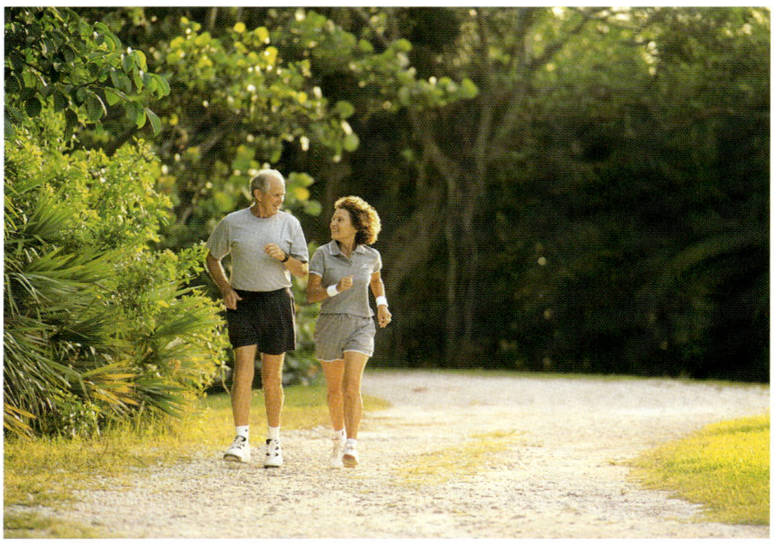

Manter uma atividade física regular ajuda a levar uma vida plena e sexualmente ativa. A passividade, o retraimento, a solidão e o tédio são grandes inimigos dos idosos, tanto para a qualidade de vida como para a atividade sexual.

Sildenafil e apomorfina

Recentemente, surgiram novos remédios por via oral com resultados promissores. O sildenafil (Viagra), a tadafila (Cialis) e o vardenafil (Levitra) são relaxantes da musculatura das arteríolas, que causa a dilatação dos vasos e o aumento do fluxo sangüíneo no pênis. Tomado uma hora antes da relação sexual, melhora a maioria das impotências parciais. A única precaução é não usá-lo quando se está seguindo um tratamento com nitratos.

A apomorfina (Uprima) facilita a atuação da dopamina, implicada nas vias neurológicas nas regiões cerebral e medular. É usada por via sublingual e tem de ser acompanhada de estimulação física para que a ereção aconteça.

Tratamento cirúrgico

Os tratamentos cirúrgicos são reservados para a impotência de causa neurológica ou que não é solucionada por outros tratamentos. As próteses semi-rígidas permitem as relações sexuais, mas a semi-ereção pode ser mal tolerada por alguns pacientes. As próteses infláveis e intracavernosas de silicone têm um mecanismo mais parecido com o natural, mas sua complexidade pode causar complicações cirúrgicas ou o mau funcionamento do sistema de enchimento.

Prevenção

Examinando as causas da disfunção erétil, chega-se à conclusão de que a prevenção da impotência é a adoção de hábitos saudáveis. Assim, os mesmos fatores que fazem com que o idoso tenha boas condições de saúde e qualidade de vida também permitem a manutenção da atividade sexual, sempre levando em conta as mudanças normais do envelhecimento.

Prevenir a arteriosclerose, controlar a hipertensão arterial, evitar a obesidade e o aumento da taxa de colesterol, controlar o diabetes, parar de fumar e consumir bebidas alcoólicas com moderação são medidas que ajudam na prevenção das causas vasculares da impotência.

Prevenção dos fatores psicológicos

Para os idosos, prevenir os fatores psicológicos e conservar a alegria de viver podem ser metas difíceis. A perda da companheira, os estados de luto emocional (muitas vezes com sintomas depressivos) e o isolamento social são fatores que atormentam os idosos. Além disso, a atual estrutura social e familiar tende a ignorar os idosos e a ressaltar apenas os valores da juventude.

Já foram mostradas as mudanças que a velhice acarreta na atividade sexual. É importante lembrar mais uma vez que o idoso tem de aceitar suas limitações, pois as perdas normais podem ser compensadas pelas vantagens em outros aspectos da vida.

A comunicação, a ternura e o contato corporal podem representar um estímulo e uma nova forma de relacionamento, mesmo com a perda da genitalidade e da capacidade física próprias da juventude.

Métodos naturais

Hábitos de vida saudáveis, banhos de água fria e massagem estimulante podem ajudar no tratamento da impotência.

Hábitos de vida saudáveis

Cuide da alimentação e controle o peso. Aumente a ingestão de frutas e verduras frescas, sobretudo saladas com cenoura, aipo e alface. Brotos de soja e alfafa também são recomendáveis. Podem ser temperados com limão, azeite de oliva, salsinha, segurelha e sálvia. Consuma alimentos que contenham vitaminas A, E, C e do complexo B. Não se esqueça de consumir cereais, frutas oleaginosas, legumes, ovos e derivados do leite. Convém beber muita água.

Embora muita gente acredite que o álcool facilite as relações sexuais, na verdade ele é um perigo, pois no longo prazo pode causar impotência.

O contato com a natureza ajuda a relaxar as tensões. Um jantar leve, boa música, um ambiente agradável e um passeio podem ser um preâmbulo maravilhoso para a relação sexual.

Principalmente, não se deve esquecer o bom humor.

Banhos de água fria

O uso externo de água, de preferência fria, pode aumentar a vitalidade e eliminar algumas causas da impotência.

Fricções frias no peito e nas costas são aconselháveis em caso de abatimento e esgotamento nervoso ou físico.

Para estimular ainda mais a circulação sanguínea, experimente jatos de água fria no baixo-ventre, assim como banhos de assento nos genitais.

Massagem estimulante

- O homem se deita de barriga para baixo e a mulher massageia a região do sacro com os polegares. As fricções, de cerca de 5 cm, devem ser alternadas, primeiro com o polegar esquerdo e depois com o direito. A velocidade deve ser constante; e a pressão, suave.
- Coloque a mão esquerda sobre o sacro, com os dedos voltados para a frente, sem fazer muita pressão. Ponha a mão direita diante da esquerda, sobre a coluna, com os dedos em direção à cabeça. Faça um pressão suave com a mão direita ao longo da coluna, vértebra por vértebra. A mão deve estar espalmada. Os movimentos devem ser rápidos e a pressão tem de aumentar aos poucos.
- O homem se deita de barriga para cima, com o pênis relaxado, e a mulher libera o escroto com os dedos polegar e indicador da mão esquerda. Em seguida, levanta o pênis com suavidade, segurando-o inteiro na mão. Recolhe a bolsa do escroto com a mão direita e mantém essa posição alguns minutos. Com a mão direita fechada, sem pressionar, passa o dedo polegar por cima até que ele se encontre com a outra mão. Segura o pênis com as duas mãos e desce com uma mão pelo escroto até o períneo.

Incontinência Urinária

TIPOS

- Incontinência do tipo urgência miccional
- Incontinência por estresse
- Incontinência mista
- Incontinência por transbordamento (ou paradoxal)
- Incontinência noturna

CAUSAS PRINCIPAIS

- Instabilidade do músculo detrusor
- Dificuldade de esvaziamento da bexiga
- Incontinência neurogênica
- Infecção urinária
- Incapacidade física

ALIMENTOS PREJUDICIAIS

- Refrigerantes com cafeína
- Bebidas alcoólicas e carbonatadas
- Chá
- Café
- Frutas e sucos ácidos
- Alimentos ricos em sal
- Produtos feitos com tomate
- Açúcar e edulcorantes artificiais

Uma em cada quatro mulheres e um em cada nove homens sofrem de incontinência urinária em algum momento da vida. Geralmente, quase 70% das pessoas afetadas escondem o problema, talvez acreditando erroneamente que tem relação com a velhice. No entanto, existem várias medidas para evitar a perda involuntária de urina.

O que é incontinência urinária?

Os rins fabricam urina constantemente, que chega à bexiga através dos ureteres. A urina fica armazenada na bexiga, e o músculo que cerca esse órgão (o esfíncter urinário) permanece contraído, fechando a uretra (o conduto que transporta a urina para fora do corpo).

Quando a bexiga está cheia, manda uma informação ao cérebro e o esfíncter interno relaxa, permitindo o fluxo da urina pela uretra. Ao mesmo tempo, a musculatura da bexiga (o músculo detrusor) empurra a urina para fora.

Quando uma pessoa perde o controle desse mecanismo, ocorre a perda involuntária da urina, fenômeno conhecido como incontinência urinária.

A micção é um processo que permite o esvaziamento da bexiga quando ela está cheia. Geralmente, a vontade de urinar se manifesta quando a bexiga está quase pela metade, mas o cérebro inibe o desejo até que a pessoa encontre o momento e o lugar apropriados. O ato voluntário de urinar tem início

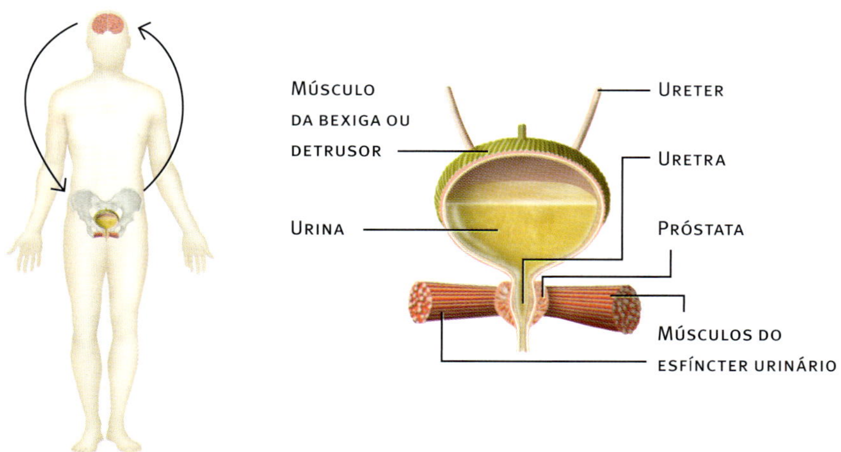

A bexiga envia sinais ao cérebro, indicando se está cheia ou vazia. Por sua vez, o cérebro manda sinais nervosos aos músculos, para que retenham a urina ou a deixem sair. A instabilidade do músculo detrusor e o enfraquecimento do esfíncter urinário são algumas das causas mais comuns de incontinência urinária na terceira idade.

Exames mais comuns para o diagnóstico da incontinência urinária

EXAME	OBJETIVO
Exame de sangue	Analisa a presença de algumas substâncias químicas no sangue.
Cistoscopia	Procedimento que consiste em introduzir um pequeno tubo na uretra para visualizar a bexiga, procurando anormalidades na bexiga e na uretra.
Medição do volume de urina residual	Por meio de um pequeno tubo introduzido na bexiga, mede-se a quantidade de urina que resta depois que o paciente urinou.
Exame de pressão	Observa-se a perda de urina sob a pressão dos músculos da bexiga, normalmente quando o paciente tosse, levanta um peso ou faz exercício.
Exame de urina	Tira-se uma amostra de urina para analisar a possível presença de bactérias ou vírus (que indica infecção urinária), sangue ou outros elementos anômalos.
Estudo urodinâmico	Examina-se o funcionamento da bexiga e do esfíncter urinário por meio de um tubo introduzido na bexiga.

quando o cérebro ordena o relaxamento do esfíncter interno e a contração do músculo detrusor.

Tipos

Existem vários tipos de incontinência urinária:

- **Urgência miccional**. É a necessidade súbita, forte e urgente de urinar, que leva à perda involuntária da urina.
- **Incontinência por estresse**. A perda involuntária de urina é causada pelo aumento da pressão no interior do abdome, situação que pode acontecer quando a pessoa ri, tosse ou pratica exercícios.
- **Incontinência mista**. Esse termo é usado para definir os casos em que existem micção imperiosa e incontinência por estresse.
- **Incontinência por transbordamento**. Chama-se assim à perda constante de pequenas quantidades de urina.
- **Incontinência noturna**. Também chamada enurese noturna, é a perda descontrolada de urina durante o sono.

Causas da incontinência

As causas da incontinência urinária podem ser permanentes ou temporárias.

Causas permanentes

São as seguintes:

- **Instabilidade do detrusor**. O músculo detrusor se contrai durante o enchimento da bexiga.
- **Disfunção do esvaziamento**. Várias doenças que afetam o sistema nervoso, como a neuropatia diabética (complicação tardia do diabetes), podem reduzir a atividade do músculo detrusor, causando assim a perda das contrações que são eficazes para o esvaziamento da bexiga.
- **Incontinência por estresse**. É a perda involuntária de urina causada pelo enfraquecimento do esfíncter urinário.
- **Incontinência neurogênica**. A lesão das vias nervosas, em qualquer localização entre o centro cerebral que controla a micção e a própria bexiga, pode afetar a continência.
- **Fístula urinária**. É a comunicação anormal entre o ureter, a bexiga ou a uretra e a vagina. Geralmente, deve-se a uma lesão causada por cirurgia.

Causas temporárias

- **Infecção urinária**. Sua freqüência aumenta com a idade.
- **Mobilidade restrita**, por causa de um dos fatores que podem diminuir a independência física na terceira idade.
- **Fecaloma**. A presença de fezes retidas no reto pode pressionar a bexiga, a uretra ou os nervos vizinhos, obstruindo o fluxo de urina.
- **Menopausa**. A deficiência de estrógenos pode causar infecções urinárias repetidas.

Diagnóstico

O médico, com base no histórico clínico e numa série de exames diagnósticos, determina o tipo e a causa da incontinência urinária e o tratamento mais indicado.

Tratamento

O tratamento da incontinência urinária inclui técnicas de controle, medicamentos e cirurgia. A eficácia desses tratamentos depende da causa da incontinência e, em al-

Exercícios Kegel (ou do assoalho pélvico)

- Para exercitar os músculos do assoalho pélvico, imagine que você está retendo a passagem das fezes pelo ânus. Contraia os músculos que usaria normalmente para isso e conte até três. Relaxe os músculos, conte até três e repita o exercício.
- Tente fazer esse exercício durante cinco minutos, três vezes por dia. Se notar uma sensação de encolhimento quando contrai os músculos, é porque está fazendo o exercício corretamente. Não contraia o estômago, as pernas ou as nádegas.
- Os exercícios podem ser praticados quando você está dirigindo, vendo televisão ou cozinhando. Evite-os quando estiver urinando, pois isso causaria o efeito contrário, isto é, o enfraquecimento da musculatura.
- Como acontece com a maioria dos exercícios, estes devem converter-se em um hábito para o resto da vida.

guns casos, da vontade do paciente. O sucesso do tratamento também está relacionado às características pessoais, o que significa que um tratamento que dá bons resultados em um paciente pode não funcionar em outro.

Técnicas de controle

Essas técnicas ensinam a controlar a bexiga e o esfíncter urinário. São simples e eficazes para o tratamento de alguns tipos de incontinência urinária.

Existem dois tipos mais comuns de técnicas de controle:

- **Treinamento de controle da bexiga**. É usado para o tratamento da incontinência de urgência ou micção imperiosa, mas também pode ser empregado na incontinência por estresse.

As pessoas afetadas aprendem várias maneiras de controlar sua urgência de urinar, reduzindo gradualmente o número de micções. Isso se consegue evitando urinar a todo momento, agüentando a vontade de urinar sentado sobre uma superfície dura ou distraindo-se com outra coisa.

Dessa forma, a micção é adiada até que a urgência desapareça. Essa técnica comprovou sua eficácia em casas de repouso para a terceira idade.

- **Exercícios do assoalho pélvico**. Também conhecidos como exercícios Kegel (*veja quadro nesta página*), ajudam o paciente a fortalecer os músculos ao redor da bexiga (músculos do assoalho pélvico), cujo enfraquecimento contribui para a incontinência.

Com esses exercícios, consegue-se o controle da incontinência, além de sua prevenção em pessoas especialmente predispostas.

Outra forma de controle é modificar a quantidade de líquidos ingeridos, bebendo mais ou menos água, conforme o tipo de problema.

Para amenizar os efeitos da incontinência, o uso de compressas higiênicas costuma ser eficaz.

Medicamentos

Algumas pessoas precisam tomar remédios para o tratamento das doenças que causam incontinência urinária.

Os mais utilizados são os medicamentos para tratamento das infecções, os que evitam que o músculo da bexiga tenha contrações anormais, os que fortalecem o esfíncter urinário e a terapia de substituição hormonal própria da menopausa.

Cirurgia

Às vezes, a cirurgia é necessária para tratar as causas da incontinência urinária.

Recompor os músculos enfraquecidos do assoalho pélvico, aumentar o tamanho da bexiga para que possa conter mais urina, extrair o tecido que bloqueia o fluxo urinário ou colocar a bexiga novamente na posição correta são alguns dos objetivos da intervenção cirúrgica.

Recomendações

É preciso seguir uma série de recomendações que têm a ver com a alimentação, a ingestão de líquidos, cafeína e álcool, os hábitos higiênicos e a roupa.

Alimentação

As pessoas que sofrem de instabilidade do músculo detrusor devem tomar cuidado com a alimentação e evitar tomates e frutas cítricas. É aconselhável comer frutas sem acidez, como pêra e melão.

As pessoas incontinentes e com excesso de peso devem emagrecer, pois existe uma relação direta entre a obesidade e a incontinência urinária.

Ingestão de líquidos

Toda pessoa incontinente pensa em diminuir o consumo de líquidos, na esperança de reduzir os episódios de incontinência. Infelizmente, isso nem sempre funciona, e a restrição dos líquidos pode ser até contraproducente.

Ao fabricar menos urina, a bexiga rapidamente se dilata até sua capacidade total e se torna mais sensível a pequenos volumes. Além disso, a restrição do consumo de líquidos aumenta a tendência à prisão de ventre.

Por outro lado, é verdade que, quanto maior a entrada de líquidos, maior a saída. Em função disso, o consumo de líquidos pelos portadores de incontinência urinária deve ser moderado, devendo aumentar apenas em caso de infecção urinária.

Recomenda-se, assim, o consumo de 1 até 1,5 litro de líquido por dia, o que representa o equilíbrio entre beber demais e beber pouco.

Outra dica é ingerir líquidos majoritariamente pela manhã e no início da tarde, a fim de diminuir a necessidade de micção noturna.

Cafeína

A cafeína tem um efeito semelhante ao dos medicamentos diuréticos e, por sua vez, causa o excesso de atividade do músculo detrusor.

A cafeína é encontrada em altas concentrações no café, no chá, nos refrigerantes tipo cola, no chocolate e em várias fórmulas emagrecedoras.

Os idosos são mais sensíveis aos efeitos colaterais da cafeína. Isso explica por que as pessoas que beberam café a vida inteira podem ser afetadas de repente pela incontinência urinária. No entanto, basta evitar bebidas ricas em cafeína para reverter a situação.

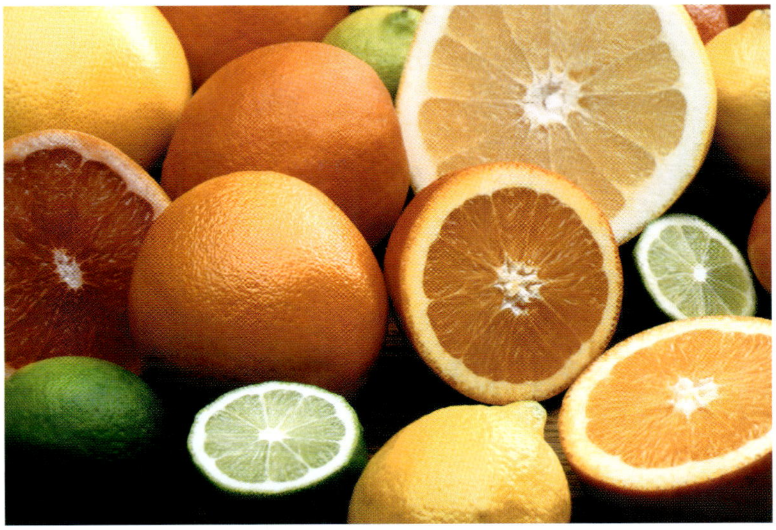

As pessoas que sofrem de incontinência urinária devido à instabilidade da musculatura da bexiga (isto é, do músculo detrusor) devem evitar o consumo de tomates e frutas cítricas, como limão, laranja e tangerina. É aconselhável preferir frutas sem acidez, como pêra e melão.

Álcool

Pode deteriorar a capacidade de contração e a percepção do enchimento da bexiga e aumentar a freqüência da micção.

Hábitos higiênicos

É preciso evitar a prisão de ventre, pois a retenção de fezes no reto pode provocar irritação na bexiga, além de prejudicar a eficácia das contrações da musculatura da base pélvica.

As pessoas que não gostam de se sentar em vasos sanitários públicos e que preferem ficar suspensas acima do vaso devem pôr papel no assento, pois sentar-se corretamente facilita o esvaziamento completo da bexiga.

Também é aconselhável a micção dupla, quer dizer, ficar primeiro de pé e depois sentar-se para urinar de novo e esvaziar completamente a bexiga.

Muitas vezes, os idosos se queixam de vontade de urinar logo que se deitam para dormir.

Para reduzir esse efeito, a pessoa deve erguer os pés a uma altura ligeiramente superior à do coração durante uma hora pela tarde e uma hora pela noite.

Roupas

As pessoas que usam calças e roupa de baixo especiais para casos de incontinência devem vestir roupas folgadas.

Para os casos de incontinência por estresse, o uso de calças estreitas ou de um corpete pode dar ótimos resultados, pois esse tipo de peça oferece maior sustentação para a musculatura do assoalho pélvico.

Insônia

TIPOS

- Transitória
- Intermitente
- Crônica

FATORES RELEVANTES

- Idade superior a 60 anos
- Sexo feminino
- Depressão

SINTOMAS

- Sono pouco restaurador
- Cansaço e sonolência diurna
- Irritabilidade e dificuldade de concentração
- Dificuldade para adormecer
- Despertar à noite com freqüência
- Despertar cedo pela manhã

A insônia é o transtorno do sono diagnosticado com mais freqüência. Um em cada três adultos sofre de insônia em algum momento da vida e até 10% dos casos são crônicos.

Quando a mesma pessoa sofre de outras doenças, como estresse ou ansiedade, ou toma certos medicamentos, a probabilidade de insônia é ainda mais elevada.

O que é insônia?

De vez em quando, todas as pessoas passam uma noite ruim e dormem pouco ou mal, mas a insônia é a ausência mais ou menos freqüente de um sono restaurador e de boa qualidade.

A insônia não depende do número de horas que se dormem à noite. A média fica entre sete e oito horas, mas existem pessoas que só precisam de cinco ou seis, enquanto outras precisam de nove ou dez horas para que se sintam descansadas e relaxadas.

Com o passar dos anos, os hábitos do sono e o ritmo de vida vão mudando. Os dois fatores se combinam para reduzir o número de noites nas quais a pessoa dorme bem e se levanta bem-disposta e descansada. Essas mudanças afetam o nível de atividade durante o dia e a saúde de modo geral. O sono restaurador e de boa qualidade conserva as energias, melhora o funcionamento do organismo e ajuda o sistema imunológico a enfrentar as agressões externas que chegam na forma de microrganismos e germes.

Tipos

A insônia pode ser dos seguintes tipos:

- **Transitória ou temporária**: dura alguns dias ou algumas semanas.
- **Intermitente**: os episódios de insônia ocorrem de vez em quando.
- **Crônica**: a insônia ocorre em muitas noites mais ou menos seguidas e tem duração de um mês ou mais.

Fatores relevantes

Existem alguns fatores que predispõem à insônia. Os mais importantes são:

- **Idade avançada** (a insônia é mais comum a partir dos 60 anos de idade).
- **Sexo feminino** (sobretudo depois da menopausa).
- **Antecedentes de depressão**.

Causas

A insônia pode ter várias causas, algumas relacionadas com a insônia transitória e outras com a crônica. Assim, a insônia transitória e a intermitente surgem muitas vezes em pessoas sujeitas por algum tempo ao estresse, ruído ambiental, temperaturas extremas, modificações no meio ambiente ou no ciclo sono/vigília, em decorrência, por exemplo, de mudanças de turno de trabalho.

A insônia crônica é mais complexa e geralmente se deve a uma combinação de fatores, como doenças físicas ou transtornos mentais subjacentes. Uma das causas mais comuns é a depressão. Outras causas são artrite, doenças renais, insuficiência cardíaca, asma, apnéias do sono, narcolepsia, síndrome das pernas inquietas, doença de Parkinson e hipertireoidismo.

Além disso, os seguintes hábitos de comportamento podem contribuir para a insônia:

• **Tomar bebida alcoólica antes de ir para a cama.**
• **Comer muito à noite ou jantar muito tarde.** O mal-estar físico de uma pessoa que se deita depois de comer demais ou muito tarde pode atrapalhar o sono, geralmente por causa de acidez estomacal, com o refluxo para o esôfago dos ácidos gástricos da digestão.
• **Ingerir quantidade excessiva de cafeína.**
• **Insônia de comportamento.** A pessoa se preocupa demais com sua dificuldade para dormir bem e tenta dormir a qualquer custo. A maioria dos que sofrem desse transtorno dorme melhor quando não estão em seu ambiente habitual ou não estão tentando dormir — por exemplo, quando estão sentadas no sofá vendo televisão.
• **Fumar antes de dormir.**
• **Horários irregulares** ou interrupção constante do ritmo sono/vigília.
• **Sestas muito longas** à tarde.

A insônia no idoso

À medida que se envelhece, a insônia se torna mais freqüente. Nos idosos, existem três alterações que podem afetar substancialmente o sono: mudança nos padrões do sono, mudança de atividades e alterações no estado de saúde.

Mudança nos padrões do sono

Entre 50 e 70 anos de idade, o sono se torna menos restaurador. Há mais horas de sono leve e menos horas de sono profundo. O sono leve facilita o despertar. Além disso, com a idade, o relógio biológico interno se acelera: a pessoa se sente mais cansada no fim da tarde, geralmente vai dormir mais cedo e, portanto, acorda mais cedo pela manhã.

Mudança de atividades

Com o passar dos anos, a atividade física e social se reduz e muitas vezes a pessoa não se sente cansada à noite. Também tem mais tempo livre e pode dormir a sesta. Tudo isso torna o sono da noite mais difícil.

Alterações no estado de saúde

A dor crônica causada pela artrite e outras doenças reumáticas, como a depressão, a ansiedade e o estresse, podem atrapalhar o sono.

Muitas vezes, os homens idosos sofrem de hiperplasia prostática benigna, que causa necessidade de urinar com freqüência, inclusive durante a noite, interrompendo o repouso.

Nas mulheres, as sufocações típicas da menopausa também podem interromper o sono e a fibromialgia, mais comum nas mulheres, inclui entre seus sintomas a dificuldade para dormir.

Existem outros dois transtornos do sono que também são mais comuns nas pessoas idosas:

• **Apnéias do sono.** Causam interrupção periódica da respiração durante a noite e fazem a pessoa despertar.
• **Síndrome das pernas inquietas.** Provoca uma sensação desagradável nas pernas e um desejo de mexê-las, que podem prejudicar o sono.

Quando se deve procurar um médico

A insônia é um transtorno comum e geralmente transitório, que afeta o estado de saúde.

Vale a pena consultar um médico nos seguintes casos:
• Quando a pessoa se sente mais cansada do que o normal.
• Quando já se passou mais de um mês desde o início dos transtornos do sono.
• Quando o sono não é restaurador e a pessoa se levanta cansada de manhã.

Nesses casos, pode haver um quadro de insônia crônica, que requer um diagnóstico concreto, a identificação de sua causa ou causas e um tratamento adequado, que devem ser feitos por um médico especialista.

Diagnóstico

Pode ser difícil diagnosticar a insônia, por causa de sua natureza parcialmente subjetiva. O padrão de sono e o grau de cansaço diurno são indicações de insônia só para algumas pessoas.

A insônia pode ser diagnosticada em homens e mulheres de todas as idades, sobretudo depois da menopausa e nos idosos.

Com o passar dos anos, a capacidade de dormir diminui mais do que a necessidade de sono.

Sintomas da insônia

• Dificuldade para dormir à noite.
• Despertar com freqüência.
• Dificuldade para dormir.
• Despertar cedo pela manhã.
• Sono pouco restaurador.
• Cansaço ou sonolência diurna.
• Falta de energia.
• Dificuldade de concentração.
• Irritabilidade durante o dia.

Diário do sono

	SEG	TER	QUA	QUI	SEX	SÁB	DOM
Fez a sesta ontem? Por quanto tempo?							
Tomou remédios para dormir?							
A que horas apagou a luz para dormir?							
Quanto tempo levou para adormecer?							
Quantas vezes acordou durante a noite?							
Por quanto tempo ficou desperto?							
O que fez para voltar a dormir?							
A que horas acordou de manhã?							
Quantas horas dormiu ao todo?							
Sentiu-se descansado pela manhã?							

Perguntas do médico

O histórico clínico da insônia é complexo e as perguntas do médico têm de ser exaustivas. Ele deve perguntar ao paciente há quanto tempo tem dificuldade para dormir, qual a freqüência dos transtornos, se ronca à noite, qual o nível de atividade diurna, que remédios está tomando, se sofre de doenças etc.

O histórico do sono pode ser levantado mais facilmente com base em um "diário do sono", que o paciente tem de preencher em casa por cerca de duas semanas. A entrevista com o cônjuge do paciente também pode ser útil. Além disso, o médico pode pedir que o paciente preencha um questionário sobre o nível de sonolência diurna em momentos como a sobremesa, sentado ou lendo, vendo a televisão ou dirigindo um veículo.

Diário do sono

No diário, o paciente deve anotar todos os dias, meia hora depois de acordar, informações como as da tabela acima ou outras semelhantes que ele achar relevantes.

Antes de dormir, deve anotar também as atividades que realizou durante o dia, sobretudo as que, em sua opinião, podem afetar o sono: atividade física, problemas familiares, jantar, visitas ou cigarros.

Dessa forma, o paciente encontra uma associação entre as noites que dormiu melhor e as coisas que fez durante o dia. Talvez ache que todas as noites são igualmente ruins, mas, quando começar o diário, vai perceber que nenhuma noite é totalmente igual à anterior.

Os transtornos do sono, particularmente a insônia, quase sempre têm um motivo. Portanto, é preciso encontrar sua origem. Às vezes, pode haver mais de uma causa. É importante manter um registro do sono e do dia anterior para procurar alguma associação.

Depois de preencher os dois diários por cerca de duas semanas, leia-os de novo. Verifique se as noites piores ou melhores têm relação com o dia anterior. Dessa forma, você pode descobrir que fatores afetam o sono.

Exames especializados

Os exames especializados do sono só são necessários quando existe suspeita de um transtorno como apnéia do sono ou narcolepsia. Esses exames são realizados durante uma noite de sono em laboratórios especializados em transtornos do sono, onde uma equipe monitora e registra, durante o sono noturno do paciente, uma série de atividades corporais, como as ondas cerebrais, a freqüência respiratória, a freqüência cardíaca, os movimentos oculares e os movimentos corporais.

Tratamento

Em geral, a insônia transitória e a intermitente não requerem tratamento, pois os episódios só duram alguns dias. Quando a insônia se deve, por exemplo, a uma mudança temporária do ciclo sono/vigília, o relógio biológico interno volta à normalidade em poucos dias. No entanto, as pessoas que experimentam sonolência diurna e deterioração de sua atividade física e mental por causa de uma insônia transitória podem precisar de medicamentos para dormir, que melhoram o sono e o estado de alerta diurno. O tratamento deve ser indicado pelo médico.

O uso de comprimidos para dormir pode ser útil por algumas semanas, no máximo um mês, até que passe a fase aguda de estresse ou até que as recomendações para dormir melhor comecem a funcionar. Esses medicamentos, como todos os demais, têm efeitos colaterais. Seu uso de longo prazo não é recomendável: podem criar dependência e se tornar cada vez menos eficazes.

Medicinas alternativas

Os benefícios da melatonina para combater a insônia, prevenir o câncer e retardar o envelhecimento não foram demonstrados cientificamente.

Ela pode ser útil para uma pequena proporção de pessoas com insônia e deficiência desse hormônio, que é fabricado normalmente pelo organismo. Mas sabe-se muito pouco sobre seus possíveis efeitos colaterais e seus riscos para a saúde.

Geralmente, são usados também medicamentos vendidos sem receita para combater a insônia, assim como vários extratos vegetais (tília, verbena, valeriana, menta etc.). No entanto, é preciso seguir as seguintes recomendações:

- A eficácia dessas substâncias não foi comprovada cientificamente, mas elas podem ser usadas caso mostrem alguma utilidade.
- Não são eficazes nem úteis para todas as pessoas.
- Não devem ser usadas por longos períodos.
- Diante da suspeita de qualquer efeito colateral, é preciso abandonar seu uso e consultar um médico.

Terapias de relaxamento

Existem técnicas específicas e eficazes que podem reduzir ou eliminar a ansiedade e a tensão corporal. Dessa forma, a mente da pessoa é capaz de se "desconectar", os músculos relaxam e o sono se torna restaurador.

De modo geral, é preciso bastante prática para aprender essas técnicas e obter um relaxamento efetivo.

Restrição do sono

As pessoas que passam muitas horas na cama tentando dormir sem sucesso podem experimentar um programa de restrição do sono, que a princípio só permite algumas horas de sono durante a noite. Aos poucos, o tempo de sono vai aumentando até se conseguir uma noite de sono normal.

Condicionamento

Outra técnica que pode ajudar algumas pessoas que sofrem de insônia é condicioná-las para que associem a cama com o sono. O paciente deve ir para a cama só quando tiver sono. Durante esse processo, deve evitar as sestas e levantar-se e ir dormir todos os dias no mesmo horário.

Insônia por dormir acompanhado

Quando o paciente dorme com outra pessoa, uma série de circunstâncias pode causar dificuldade para adormecer ou manter o sono, como ruídos, horários diferentes de ir para a cama, movimentos constantes do outro, roncos e desconforto da cama. Explique a seu companheiro ou companheira os problemas causados pela insônia. Compre um livro sobre o assunto e sublinhe os itens mais importantes para facilitar a leitura. Explique o que poderia ser feito para melhorar o sono dos dois e peça-lhe que colabore no tratamento.

O que você pode fazer quando acorda e não consegue adormecer novamente

- Escolha um livro monótono, que tenha pouco interesse ou que você já tenha lido muitas vezes. Não leia na cama. Levante-se e leia na sala de estar, sentado confortavelmente no sofá.
- Ouça música suave e relaxante.
- Tome um banho quente, com sais de banho relaxantes. Não esfregue demais o corpo, para não ativar demais a circulação sangüínea.
- Escolha fitas de vídeo monótonas e lentas ou que você já tenha visto muitas vezes.
- Passe o tempo costurando, tecendo, fazendo crochê ou remendando uma peça de roupa.
- Tente resolver um jogo de quebra-cabeça.

Horários diferentes e ruídos

Quando a pessoa que dorme com você não tem condições de ir para a cama no mesmo horário, deve manter a regularidade de seus próprios horários, sempre que possível. Se você for para a cama bem antes, quando o cônjuge entrar no quarto você estará dormindo profundamente. Para que o sono não se perca, quando o cônjuge se levanta antes ou vai para a cama mais tarde, peça-lhe que deixe tudo preparado, não faça barulho e acenda somente um abajur pequeno.

Quando o cônjuge ronca e isso lhe parece insuportável, ponha em prática alguns dos conselhos explicados a seguir ou consulte um médico. Tampões de cera ou silicone para os ouvidos podem parecer incômodos no início, mas é possível se acostumar com eles.

Se você conseguir, terá mais chances de um sono restaurador. Se nenhuma providência funcionar, pense na possibilidade de dormir em quartos separados. Mas como essa atitude pode interferir no relacionamento, só deve ser tomada quando a insônia prejudica seriamente a vida diurna.

Cama incômoda

Talvez você esteja dormindo no mesmo colchão há muitos anos. Ele pode estar deformado pelo uso e pode ter cedido na parte central, o que faz com que os corpos escorreguem, prejudicando o sono.

As "disputas" pelo travesseiro ou pelas cobertas também podem despertar o casal. Talvez seja melhor trocar o colchão, usar roupa de cama individual ou colocar duas camas lado a lado.

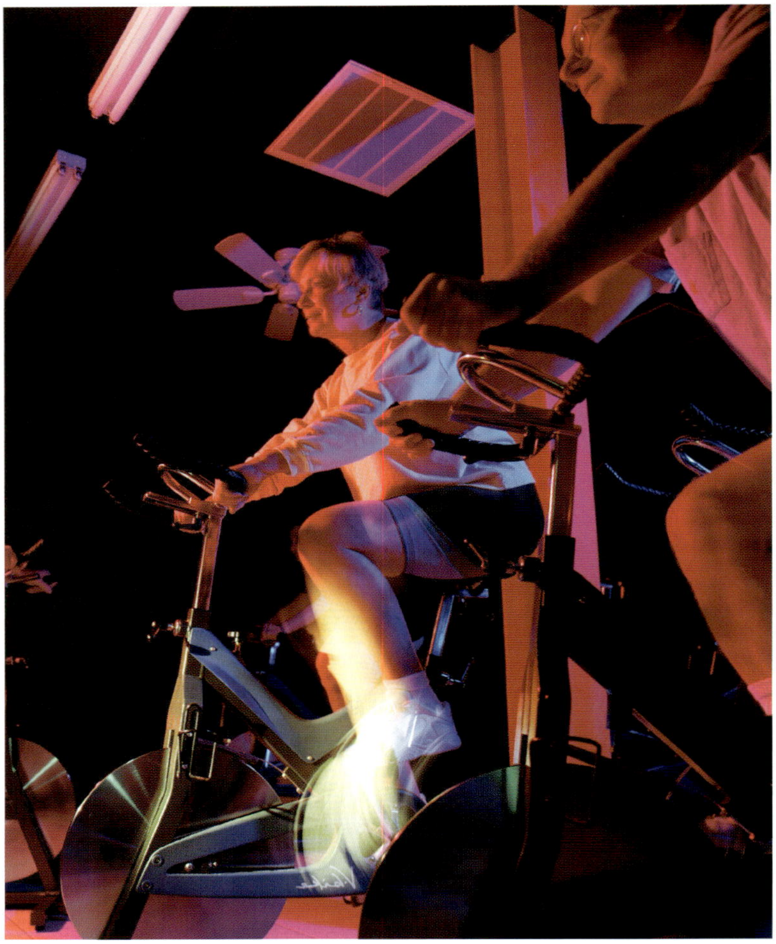

Praticar exercícios regularmente auxilia o sono noturno.

Hábitos de vida

Em geral, a insônia pode ser tratada, independentemente da idade e da causa. Muitas vezes, a melhor solução é modificar a rotina diária e o horário de ir para a cama. Tente seguir as recomendações explicadas a seguir. A insônia deve melhorar, mas não espere resultados imediatos. Não desanime, tenha paciência e saiba esperar. Se depois de algumas noites boas houver uma recaída, tente de novo.

Pratique exercícios físicos

Geralmente, uma das principais causas de insônia nos idosos é a falta de atividade física.

O exercício físico, praticado de forma regular e moderada, ajuda a adormecer e a conservar um sono profundo. Seus efeitos se devem à redução do estresse, tanto físico quanto mental.

O exercício físico habitual, feito de preferência à tarde (por volta das 17h ou 18h e durante 20 ou 30 minutos), ajuda o sono noturno. Da mesma forma, um passeio descontraído e tranqüilo depois do jantar faz com que os músculos cansados se predisponham para um sono tranqüilo.

Mas atenção: exercícios intensos antes de dormir podem atrapalhar o adormecimento.

Mantenha horários regulares

Quando existem problemas de insônia, a rotina nos horários de ir para a cama pode ser muito útil. Deve-se estabelecer um horário fixo entre o momento de ir para a cama e o do despertar.

Essa rotina pode ter sido quebrada se você não dorme bem à noite e tenta compensar esse fato com uma sesta diurna que atrapalha os hábitos de sono. Se a sesta for inevitável, não deve durar mais de 45 minutos.

Talvez você esteja indo muito tarde para a cama e acordando tarde também. Esse círculo vicioso tem de ser desfeito lentamente. Para isso, deite-se um pouco mais cedo a cada dia.

Elimine os estimulantes

O café contém cafeína, substância que interfere no sono. A cafeína leva de 15 a 45 minutos para causar no organismo um efeito estimulante, que tem relação com o aumento da adrenalina. O tempo de eliminação oscila entre três e sete horas depois da ingestão. Por isso, quando uma pessoa toma café antes de dormir, tem dificuldade para conciliar o sono e mantê-lo depois. Outros estimulantes são o cacau, o chocolate, o chá e os refrigerantes tipo cola, que portanto não devem ser bebidos antes de dormir. O abuso de doces também deve ser evitado.

A nicotina do cigarro também é excitante e pode causar insônia, sobretudo nas pessoas que fumam bastante.

O álcool, ao contrário da nicotina e da cafeína, pode ter efeito relaxante, mas afeta a qualidade do sono. Se a pessoa consumir álcool antes de ir para a cama, pode adormecer antes, mas com o passar das horas os efeitos se notam de maneira negativa, interrompendo o sono. Quando o álcool se metaboliza, surge a síndrome da abstinência, que causa o despertar. Além disso, tomar bebida alcoólica à noite favorece o ronco, a vontade de urinar e a apnéia do sono. Seus efeitos variam de uma pessoa para outra, assim como no caso do café e da nicotina.

Evite os ruídos

Barulhos podem prejudicar gravemente o sono, por isso devem ser evitados ao máximo. Uma vez que os idosos despertam com facilidade e têm dificuldade para tornar a dormir, os ambientes ruidosos os incomodam. Se for impossível eliminar o ruído, é pre-

Conselhos para dormir melhor

- **Limite o tempo que você passa na cama.** Ficar muitas horas na cama não favorece um sono profundo e restaurador. Tente levantar-se todos os dias no mesmo horário, independentemente da hora em que foi dormir.
- **Não deixe o despertador ao alcance da mão.** Regule o despertador no horário em que você deseja acordar, mas não o deixe em lugar visível. Se durante a noite você não souber que horas são, vai dormir melhor.
- **Atrase seu "relógio biológico" interno.** Se você sentir sono muito cedo, ainda na parte da tarde, saia para caminhar à luz do dia ou acenda uma luz intensa em casa.
- **Cuidado com os remédios.** Consulte o médico caso algum de seus medicamentos habituais possa interferir na insônia. Certos remédios vendidos sem receita contêm cafeína e outros estimulantes.
- **Não vá dormir sentindo dores.** Se você sofre de alguma doença que cause dor, tome um analgésico que faça efeito a noite inteira.
- **Relaxe antes de dormir.** Um banho de 30 ou 35°C e um jantar leve contribuem para uma boa noite de sono. Direcione o jato de água da ducha para a nuca, ombros, costas e dobras dos cotovelos. Uma massagem de seu cônjuge também pode ajudar no relaxamento.
- **Jante pelo menos duas horas antes de ir para a cama.** Quando você for dormir, a digestão já estará terminada. Coma alimentos ricos em vitaminas e carboidratos e evite as gorduras e as frituras.
- **Antes de dormir, tome um copo de leite morno.** O leite tira a sensação de peso no estômago que pode causar insônia.
- **Cuide dos detalhes:** a cor das paredes do quarto (branco, creme e verde são as cores mais relaxantes), o colchão (firme, sem desníveis e de preferência com uma tábua de madeira por baixo), o travesseiro (nenhum, ou no máximo de três dedos de espessura) e as cobertas (não devem ser pesadas).

ciso vedar as janelas e portas do quarto ou instalar outro tipo de proteção acústica. Também podem ser usados tampões para os ouvidos, à venda nas farmácias e em lojas de material esportivo.

Roupas e posições confortáveis para dormir

Os trajes para dormir e a roupa de cama têm de ser confortáveis e em tecido natural. Os edredons aquecem e são leves, os travesseiros de plumas cedem melhor ao peso da cabeça. Já os colchões de látex são bastante recomendáveis.

Cada pessoa tem uma posição especial para dormir, mas a que mais favorece o sono é a posição com o lado esquerdo para baixo, a cabeça de lado no travesseiro, a perna direita e os braços flexionados. Evite dormir de barriga para baixo.

Adapte o quarto para o sono

O quarto deve ser bem-ventilado e mantido a uma temperatura agradável. A corrente de ar não deve chegar diretamente à pessoa deitada. Pode-se usar um ventilador em marcha lenta, que não faça muito barulho.

Geralmente, os idosos são mais sensíveis às mudanças ambientais. Sua capacidade de regular as mudanças de temperatura é menor, por isso eles sofrem mais sob temperaturas extremas.

Calor demais pode atrapalhar o sono. Se você sofre de transtornos respiratórios, experimente colocar um aparelho umidificador no quarto de dormir.

A iluminação é muito importante. Algumas pessoas preferem dormir na escuridão, outras deixam um foco de luz que possa servir de orientação. Evite que a luz solar entre no quarto de manhã.

O quarto de dormir não deve ser usado para atividades que normalmente são feitas de dia (comer, ver televisão ou falar ao telefone). Dessa forma, não há perigo de criar uma associação que possa prejudicar o sono.

Controle o estresse

Muitas pessoas que sofrem de insônia têm um problema a mais na hora de dormir, que é o medo de não adormecer. Quando uma pessoa tem dificuldade para dormir, provavelmente vai tentar consegui-lo a qualquer custo.

Mas geralmente esse esforço tem um efeito contraproducente: a única coisa que se obtém é o aumento da ansiedade e da agitação. Às vezes, é mais sensato levantar da cama, fazer uma atividade tranqüila (como ler ou ver televisão) e depois tentar de novo. Se quiser, acenda uma luz suave no quarto.

O aprendizado de técnicas de relaxamento também pode ser útil. Deitado na cama, tente fazer várias respirações profundas, concentrando-se na entrada e saída de ar. Manter as pernas erguidas sobre uma almofada também pode ajudar a relaxar o corpo.

Lembre-se de que ficar na cama sem sono aumenta a ansiedade e a frustração. Não vá dormir antes de sentir sono.

É uma boa idéia fazer uma lista de todos os pensamentos negativos que você costuma ter nos momentos de insônia, para verificar até que ponto são reais.

Alimente-se corretamente

A obesidade pode aumentar os transtornos do sono.

Alguns alimentos ajudam a dormir melhor. Pesquisas científicas comprovam que uma substância chamada triptofano é indutora do sono. Trata-se de um aminoácido encontrado em alimentos como leite, tâmaras, figos, arroz, atum e carne de peru.

O triptofano tem a propriedade de estimular um neurotransmissor (substância química transmitida de um neurônio para outro) chamado serotonina, cuja função é relaxar o sistema nervoso e, portanto, favorecer o sono.

O triptofano também estimula a secreção de melatonina, hormônio que interfere nos estados de sono e vigília. Os efeitos do triptofano só começam depois de uma hora.

Também é recomendável uma dieta pobre em sal. O excesso de sal pode causar aumento da pressão arterial e estados de nervosismo, que não ajudam a conciliar o sono.

É preciso controlar o consumo de líquidos nas últimas horas da tarde ou nas primeiras horas da noite e ir ao banheiro antes de dormir. Os idosos costumam ter problemas na bexiga e muitas vezes tomam diuréticos, por isso os líquidos têm de ser reduzidos antes de dormir.

Quem sofre de insônia tem de manter uma rotina nos horários das refeições, para que o organismo possa programar-se. Se você se levantar à noite, evite comer ou beber, pois dessa forma estará acostumando seu corpo a ter essa necessidade e poderá acordar à noite para satisfazê-la.

Memória, Transtornos de

TIPOS DE MEMÓRIA

- Memória imediata
- Memória secundária
- Memória recente
- Memória remota

TRANSTORNOS

- Alteração da memória relacionada com a idade
- Deterioração cognitiva relacionada com a idade

PREVENÇÃO

- Estimular novas associações neurais
- Manter a curiosidade ativa
- Fazer exercícios mentais
- Dormir pelo tempo suficiente e descansar

A memória é a capacidade de armazenar e posteriormente evocar ou reproduzir informação. É uma função básica dos seres vivos, imprescindível para a sobrevivência e a adaptação ao meio ambiente.

Tipos de memória

Existem vários tipos de memória:

- **Memória imediata** ou de trabalho. Mantém a recordação consciente das informações necessárias, quando se realiza um trabalho ou uma atividade intelectual. Pode armazenar até sete dígitos e dura segundos ou alguns minutos.
- **Memória secundária** ou sistema de armazenamento de longo prazo. Encarrega-se de armazenar recordações ocorridas vários minutos antes, por meio de aprendizado ou repetição, e em função da importância que têm para a pessoa. Sua capacidade é praticamente ilimitada e é ela que alimenta a memória recente e a remota.
- **Memória recente** ou de curto prazo. Permite armazenar novas recordações e evocar as coisas ocorridas minutos ou horas antes.
- **Memória remota**. É a capacidade de evocar acontecimentos e informações memorizados no passado, dias, meses ou anos antes.

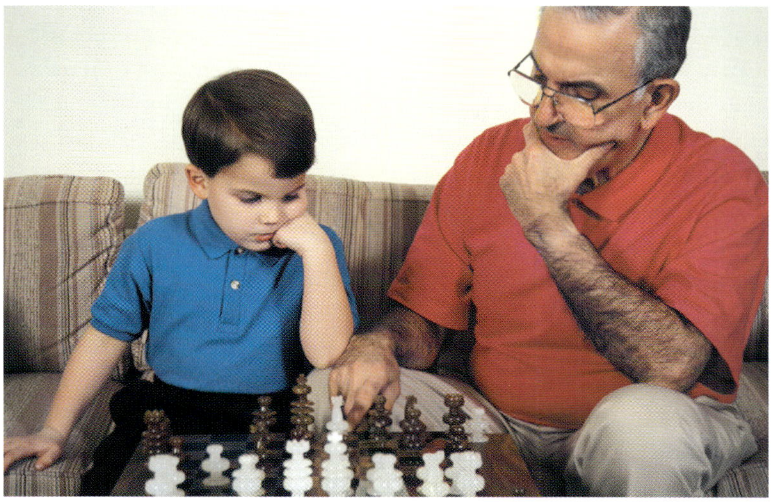

O jogo de xadrez estimula a capacidade mental.

Os transtornos da memória ou amnésias afetam basicamente a memória recente, pois é ela que se encarrega de armazenar as novas recordações.

Perda da memória

Nos idosos, existem dois quadros típicos relacionados com a perda da memória. São bastante comuns e devem ser diferenciados da demência, que envolve também deterioração das funções intelectuais superiores e, sem tratamento, é progressiva.

Popularmente, os transtornos da memória nos idosos são considerados "distrações próprias da idade", embora apresentem diferenças entre si. Eles são os seguintes:

- **Alteração da memória relacionada com a idade**. Afeta sobretudo a memória remota. O paciente não perde as recordações, mas apenas parte delas. Ele tem consciência desse fato e não apresenta outro sinal de deterioração intelectual.
- **Declínio cognitivo relacionado com a idade**. Afeta a memória recente e, com isso, a capacidade de adquirir novas lembranças. Além

disso, o paciente tem dificuldade para resolver problemas complexos. Nenhuma das duas patologias apresenta deterioração das funções superiores e ambas obtêm boa pontuação nos testes mentais.

Nos idosos, é normal haver alteração da memória, com distrações, esquecimentos ou dificuldade para recordar pessoas ou detalhes de um fato do passado, embora se conserve a sua lembrança.

Situações que afetam a memória

Quando, por sua importância e suas características, a perda de memória num idoso pode ser considerada partológica, o mais pro-

Conselhos para estimular a memória

- **Use os sentidos**: trate de realizar com mais atenção as atividades da vida cotidiana. Em cada atividade, tente se conscientizar de seus sentidos (visão, audição, olfato, paladar e tato). Uma vez que a visão e a audição são os sentidos mais usados, tente estimular os demais.
- **Estimule novas associações neurais**: realize as atividades cotidianas sem cair na rotina. Se você for destro, tente usar a mão esquerda por um dia. Mantenha a atenção aguçada, fazendo atividades que despertem seu interesse.
- **Mantenha a curiosidade ativa**: em qualquer idade, sempre existe alguma coisa nova para aprender.
- **Memorize o nome de uma pessoa** identificando suas características físicas ou de personalidade. Escreva o nome numa agenda e tente estabelecer uma relação com algumas das características da pessoa. Tente se lembrar de pessoas parecidas. Quando estiver com essa pessoa, trate-a várias vezes pelo nome.
- **Estimule sua memória remota** contando histórias do passado e situando-as no espaço e no tempo.
- **Faça exercícios mentais à noite**, antes de ir para a cama, recordando o que fez naquele dia: os alimentos que comeu, as pessoas que viu ou os lugares onde esteve.
- **Para recordar a lista de compras**, escreva-a no papel, mas não a leve quando sair. Represente em sua mente tudo o que precisa comprar. Imagine o itinerário que vai fazer no supermercado e as gôndolas que vai percorrer para comprar o que necessita. Você também pode representar em sua mente todos os objetos que vai comprar e estabelecer relações entre eles. Essas relações não precisam ser lógicas. Ao contrário, se forem menos habituais, podem ser lembradas mais facilmente. Esses exercícios ajudam a recordar qualquer lista. Relacione uma palavra com a seguinte ou invente uma história com todos os elementos que deseja lembrar.
- **Para não se esquecer de onde deixou um objeto** (como os óculos ou as chaves), tente se conscientizar do lugar exato onde o colocou. Imagine que está tirando uma "fotografia mental" do local onde deixou o objeto e diga a si mesmo alguma coisa do tipo: "deixei os óculos na gaveta da mesinha-de-cabeceira, perto do abajur". Se não conseguir se lembrar de onde deixou alguma coisa, faça um trajeto mental dos lugares por onde passou antes de guardar o objeto. Deixar as coisas sempre nos mesmos locais pode ser útil em caso de perda da memória.
- **Exercite sua mente** resolvendo palavras cruzadas, quebra-cabeças e adivinhações. Leia, conte histórias ou realize atividades manuais. Jogue xadrez, cartas ou dominó.
- **Durma o suficiente e descanse.** O sono ajuda a consolidar os processos de aprendizado. Quando o sono não alcança as etapas profundas, a memória pode ser afetada.
- **Mantenha-se fisicamente ativo.** Faça algum exercício diário, como passear. Esse hábito melhora a circulação de sangue pelo corpo inteiro e favorece a irrigação sangüínea do cérebro.
- **Uma boa alimentação é indispensável para preservar a memória.** Tente seguir uma dieta equilibrada. Suplementos como ginkgo biloba, eleuterococo, cravagem (*centella*) e lecitina ajudam a estimular a memória.
- **Estresse e ansiedade não ajudam em nada.** Se você sente dificuldade para recordar alguma coisa, não se preocupe. Isso só iria piorar sua angústia e diminuir a capacidade de concentração.
- **Se constatar uma perda grave da memória, procure um médico.**

vável é que se trate de um início de demência. O primeiro sintoma é a perda grave de memória, acompanhada de outros sintomas de deterioração cognitiva.

Com menos freqüência, o paciente apresenta perda de memória acentuada, com resultados em diversos testes inferiores aos que seriam normais em sua idade, sem que haja deterioração suficiente de outras funções intelectuais para justificar o diagnóstico de demência. Nesse caso, pode tratar-se de um sintoma precoce de demência ou, se não houver outros sintomas, uma simples perda de memória.

Alguns medicamentos, como os anticolinérgicos e os psicofármacos, podem causar perda da memória, e até episódios de amnésia, sobretudo as benzodiazepinas, administradas às vezes em idosos que se queixam de insônia. Nessas situações, é aconselhável consultar um médico para considerar uma mudança de tratamento.

Outras situações que também podem causar perda da memória são o alcoolismo crônico e a carência alimentar, assim como algumas doenças endócrinas. Nesses casos, o paciente recupera a memória tratando a doença de base.

Diagnóstico

Às vezes, a perda de memória, considerada normal num idoso, pode ser muito acentuada, a ponto de levantar dúvidas sobre o início de uma alteração patológica da memória ou a manifestação de alguma doença.

Existem testes muito simples, cujos resultados têm grande utilidade diagnóstica nessas situações.

A memória recente pode ser avaliada com facilidade pedindo-se ao idoso que repita quatro dígitos ou quatro palavras, que deve aprender e recordar depois de um breve intervalo de dois a cinco minutos. Outro teste simples é pedir-lhe que leia e recorde um parágrafo curto, dez minutos depois da leitura.

Também é possível avaliar a memória do idoso pedindo-lhe que

Mini-exame do estado mental

ORIENTAÇÃO	**PONTOS**
Em que ano estamos?	1
Em que estação?	1
Em que data?	1
Em que mês?	1
Em que dia?	1
Onde estamos?	
Estado	1
País	1
Cidade	1
Hospital	1
Pavimento	1
MEMÓRIA DE FIXAÇÃO	
Nomeie três objetos em intervalos de um segundo e peça ao paciente para repetir (um ponto para cada resposta).	3
Progressão numérica com diferença de sete algarismos (100, 93, 86 etc.). Um ponto para cada resposta, até o máximo de cinco. Como alternativa, pode-se soletrar "mundo" ao contrário.	5
MEMÓRIA	
Pergunte o nome de três objetos aprendidos antes.	3
LINGUAGEM	
Mostre um lápis e um relógio e peça ao paciente que os nomeie.	2
Peça-lhe para repetir "Nem sim, nem não, nem nada".	1
Peça-lhe para ler e obedecer a uma ordem escrita num papel (por exemplo, "feche os olhos").	1
Peça-lhe para escrever uma frase que tenha sentido.	1
Peça-lhe para cumprir uma ordem. Por exemplo, "pegue o papel com a mão direita, dobre-o no meio e coloque-o no chão" (um ponto para cada ação realizada corretamente).	3
Peça-lhe para copiar o desenho ao lado e anote um ponto se todos os ângulos forem mantidos. 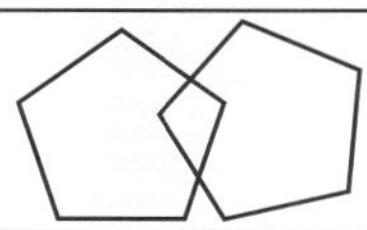	1

conte acontecimentos recentes de sua vida diária, por exemplo o que comeu na última refeição, quando foi visitado por um parente etc.

A memória remota pode ser examinada com perguntas sobre personagens ou acontecimentos famosos do passado. Muitas vezes, é útil contar com a presença de outra pessoa que possa confirmar a veracidade das lembranças.

Caso os parentes ou pessoas que cuidam do idoso tenham dúvidas sobre sua perda de memória, que poderia ser superior à considerada normal nessa idade, é aconselhável consultar um médico.

O próprio médico de família também pode realizar (na casa do paciente, se necessário) alguns testes um pouco mais complexos, mas igualmente fáceis de fazer e avaliar.

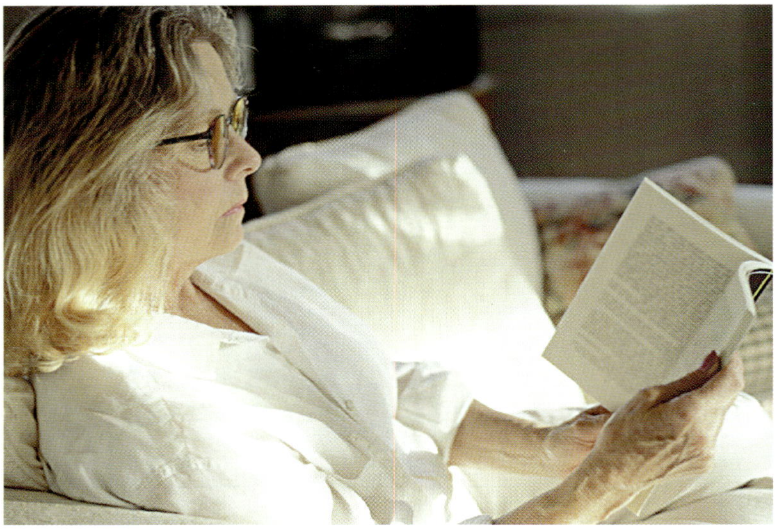

A leitura exercita a memória, pois obriga a prestar atenção e a recordar.

O mais conhecido é o chamado "mini-exame do estado mental" (*veja quadro na página anterior*). Consiste em fazer uma série de perguntas ao paciente. Para cada resposta se dá determinada pontuação. A soma fornece a pontuação final, que é de no máximo 30 pontos. Uma pontuação abaixo de 24 pontos sugere deterioração cognitiva anormal. Esse teste é o mais usado atualmente pela medicina de família e dos cuidados geriátricos. Tem a vantagem da simplicidade, aplicação rápida e alta sensibilidade, mas seus resultados podem ser influenciados pelo nível cultural do paciente.

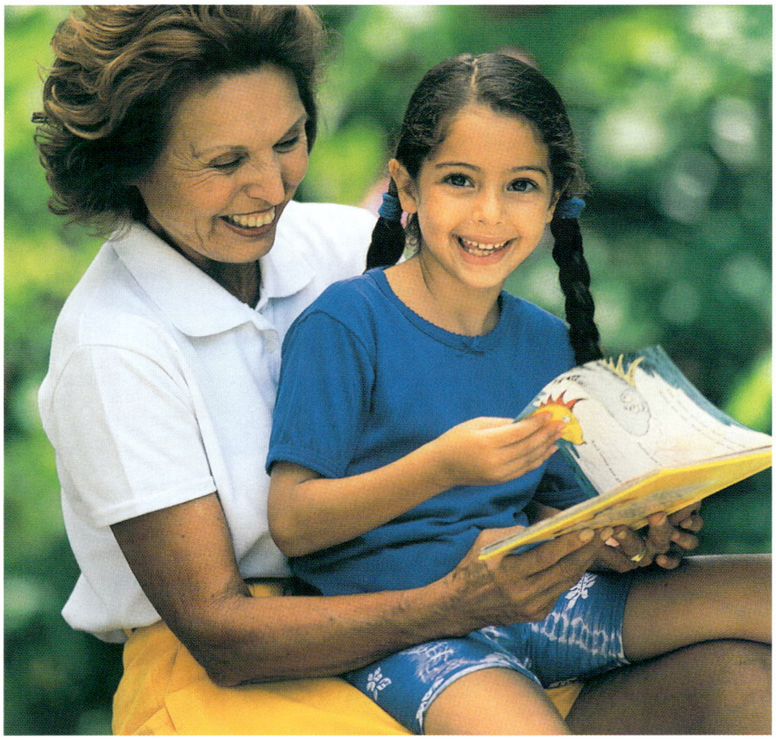

Para manter as faculdades intelectuais, é importante que os idosos continuem a fazer o que lhes dá prazer, como se relacionar com os netos.

Tratamento

Nenhum tratamento é eficaz para ajudar o paciente a recuperar a memória perdida. A única providência médica se baseia no acompanhamento periódico do idoso, ajudando-o a exercitar a memória para que tenha mais chances de conservá-la.

Para manter as faculdades intelectuais, é importante que os idosos levem uma vida tão ativa quanto possível. Devem ser estimulados a continuar fazendo as atividades que lhes dão prazer, como ler, relacionar-se com os amigos, escutar música, ouvir rádio etc.

Osteoporose

FATORES DE RISCO

- Dieta pobre em cálcio
- Alimentos com muito sal
- Consumo elevado de álcool e/ou cafeína
- Tabaco
- Menopausa
- Sedentarismo
- Sexo feminino
- Altura e peso baixos
- Raça branca e amarela
- Antecedentes familiares

LOCALIZAÇÃO DAS FRATURAS

- Coluna vertebral
- Quadris
- Punhos

ATUAÇÃO

- Prevenção: exercícios físicos, dieta
- Tratamento: remédios
- Acompanhamento: densitometria óssea

A osteoporose, junto com os transtornos cardiovasculares e o câncer, é uma das doenças mais comuns nos países ocidentais. É um problema importante do ponto de vista sanitário, social e econômico, agravado pelo fato de que sua incidência aumenta com o envelhecimento crescente da população.

O que é osteoporose?

A osteoporose pode ser definida como perda de massa óssea que torna o osso poroso e frágil, propenso a se romper facilmente diante do menor traumatismo ou atividade física.

A preocupação com a osteoporose cresce em função de suas conseqüências e de sua grande incidência entre os idosos: estima-se que de 30 a 40% das mulheres depois da menopausa e 50% das pessoas de ambos os sexos com mais de 75 anos de idade sofrem de osteoporose.

Devido ao crescente envelhecimento da população, isso exige grande esforço sanitário em termos de cuidados médicos e tratamentos específicos.

Como crescem os ossos?

Os ossos são constituídos principalmente de cálcio, e neles é possível distinguir:

- **O osso compacto ou cortical** (uma camada externa de tecido ósseo muito duro).
- **O osso esponjoso** (uma camada interna cheia de espaços ocos).

Quando surge a osteoporose, a camada cortical se torna mais fina e os espaços ocos do osso esponjoso ficam mais evidentes.

O osso é um tecido vivo e, portanto, sujeito a uma atividade constante e mudanças progressivas. Em todos os momentos, existe um processo de formação óssea, seguida de destruição do osso. Dessa forma, o equilíbrio se mantém: é o que se chama de remodelação óssea. Ao longo de toda a vida, o osso vai se renovando constantemente.

Existem épocas em que a formação predomina (como na idade infantil) e períodos com predomínio da destruição (como na

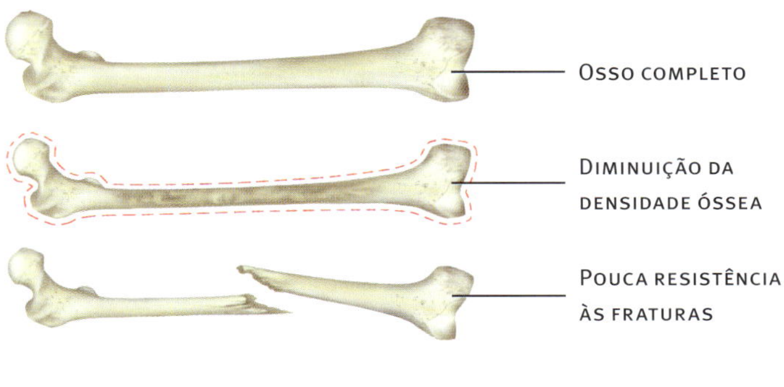

Evolução da densidade e da resistência ósseas no quadro da osteoporose.

terceira idade). Na infância, os ossos crescem em tamanho e consistência. A princípio, possuem muita matéria elástica e menos cálcio. Por isso, os ossos das crianças são muito flexíveis e não se partem facilmente, apesar das quedas constantes.

Posteriormente, alguns minerais vão se depositando no tecido ósseo, sobretudo o cálcio, que proporciona dureza e consistência. Até os 18 ou 20 anos de idade, os ossos crescem em termos de densidade e comprimento. Depois, continuam se desenvolvendo internamente até os 30 ou 35 anos. Nessa fase, existe mais formação do que destruição óssea, e os ossos atingem o pico de massa óssea, isto é, adquirem a maior quantidade de osso e a máxima resistência óssea. Esse pico é maior nos homens do que nas mulheres.

A partir dos 40 anos, o processo de destruição óssea é superior ao de formação, ou seja, começa a perda progressiva de massa óssea. Quanto mais anos se passam, mais os ossos perdem cálcio.

Por que ocorre a osteoporose?

Como já foi visto, o envelhecimento causa perda de massa óssea, embora essa perda seja diferente para cada pessoa. As pessoas consideradas "perdedoras rápidas" correm risco maior de sofrer de osteoporose. Os seguintes fatores contribuem para surgimento da osteoporose:

- **Idade**. Afeta os dois sexos.
- **Menopausa**. A partir da menopausa (entre 45 e 55 anos de idade) e por causa da queda na produção de estrógenos (hormônios femininos fabricados pelos ovários e com efeito protetor sobre os ossos), as mulheres perdem osso em quantidade maior do que os homens.
- **Alimentação.** Dietas pobres em cálcio tornam o osso menos resistente e mais vulnerável à doença.

Por que a osteoporose é mais comum nas mulheres?

As mulheres têm mais propensão à osteoporose por vários motivos:

- Os ossos das mulheres são mais frágeis e menos resistentes durante toda a vida (têm menor pico de massa óssea). Quando chegam à idade adulta, as mulheres têm de 10 a 25% menos massa óssea do que os homens.
- Depois da menopausa, as mulheres perdem osso mais depressa do que os homens. Ao longo de sua vida, a mulher perde de 45 a 50% de sua massa óssea. Nos homens, a redução fisiológica de testosterona (hormônio sexual masculino), que ocorre em certas etapas, é muito mais discreta e gradual, e tem menos conseqüências sobre os ossos.
- Estatisticamente, as mulheres vivem mais que os homens e, portanto, têm mais tempo para perder massa óssea. O resultado disso é que existem dez mulheres com osteoporose para cada homem afetado pela doença.

Fatores de risco

Há uma série de fatores de risco que interferem no surgimento da osteoporose. São os seguintes:

- **Dieta pobre em cálcio**. O cálcio é um elemento essencial para a

Tipos de osteoporose

- **Osteoporose da pós-menopausa**. Os estrógenos têm papel muito importante na preservação dos ossos. O surgimento da menopausa causa declive na taxa de estrógenos, que leva a uma perda óssea, sobretudo do osso esponjoso ou trabecular. Geralmente, a osteoporose da pós-menopausa tem início entre 50 e 70 anos de idade, e as fraturas mais comuns são o esmagamento das vértebras e a fratura do punho.
- **Osteoporose senil**. Na terceira idade, a osteoporose afeta os dois sexos, mas é mais comum nas mulheres (duas mulheres afetadas para cada homem). A perda óssea é mais evidente no osso cortical ou duro, por isso as fraturas ocorrem geralmente no fêmur e na coluna vertebral. Além da idade, outros fatores de risco importantes da osteoporose senil são a falta de atividade física, dieta pobre em derivados do leite (ricos em cálcio) e pouca exposição ao sol (que causa deficiência de vitamina D, essencial para o metabolismo do cálcio).
- **Osteoporose por corticóide**. É conseqüência de um tratamento com remédios que contêm corticóides. Isso não significa que todas as pessoas que seguem tratamento desse tipo acabem sofrendo de osteoporose, mas as chances aumentam quando a duração e as doses do tratamento são elevadas ou quando o paciente é idoso ou mulher na pós-menopausa.

formar e manter dos ossos fortes e saudáveis durante toda a vida.

• **Dieta rica em sódio**. Alimentos com muito sal são contraproducentes por vários motivos. No caso da osteoporose, o sódio tem influência negativa sobre o metabolismo do cálcio.

• **Consumo elevado de bebidas alcoólicas e/ou cafeína**. Álcool e cafeína provocam perda de grande quantidade de cálcio pela urina. Além disso, as pessoas que costumam beber muito álcool têm risco maior de perda de massa óssea, de fraturas e quedas por causa da desnutrição.

• **Cigarro**. O tabaco exerce efeito negativo sobre os hormônios femininos. Por isso, as mulheres fumantes estão mais sujeitas à osteoporose. Além disso, o fumo reduz a capacidade do organismo de absorver o cálcio, pois lesiona as células ósseas e impede a formação de osso novo.

• **Menopausa**. O surgimento da menopausa, quer seja natural ou em decorrência de uma intervenção cirúrgica, aumenta o risco de osteoporose, pois o efeito protetor dos estrógenos se perde. Esse risco é ainda maior quando a menopausa ocorre antes dos 40 anos de idade.

• **Sedentarismo**. A prática de exercícios contribui para a mineralização dos ossos. Por isso, a falta de atividade física favorece o surgimento da osteoporose.

• **Remédios**. Medicamentos como os corticóides (para inflamações), os antiepilépticos (para epilepsia) e a heparina (anticoagulante) contribuem para a osteoporose.

• **Doenças**. Transtornos como a artrite reumatóide, o hipertireoidismo (doença caracterizada pela quantidade excessiva de hormônio da tireóide) e as deficiências graves do fígado também contribuem para o surgimento da osteoporose.

Existem outros fatores que, embora não possam ser modificados, devem ser levados em conta, pois aumentam a predisposição para essa doença em algumas pessoas:

• **Sexo feminino**.

• **Altura e peso baixos**. O peso corporal reduzido é importante fator de risco da osteoporose. Ser magro demais significa ter menos massa muscular e gordura para proteger os ossos, que são vulneráveis aos traumatismos. Fazer dieta com freqüência também é fator de risco, pois, ao perder peso, também se perdem gordura, músculo e densidade óssea. O peso, a gordura e o músculo podem ser recuperados, mas a densidade óssea se perde para sempre.

• **Raça branca ou amarela**.

• **Herança genética**. Quando um parente direto (pais, irmãos, tios) sofre de osteoporose, a probabilidade de surgimento da doença é de 60 a 80% mais alta.

Teste para avaliar o risco de osteoporose

Responda "sim" ou "não" às seguintes perguntas:

1. Seu pai ou sua mãe sofreram uma fratura dos quadris depois de um traumatismo mínimo ou uma queda?

2. Você sofreu uma fratura óssea depois de um traumatismo mínimo ou uma queda?

3. Seguiu um tratamento com corticosteróides (cortisona, prednisona etc.) por mais de três meses?

4. Perdeu mais de 3 cm de altura?

5. Toma bebidas alcoólicas em excesso com regularidade (acima dos limites saudáveis)?

6. Fuma mais de 20 cigarros por dia?

7. Sofre de diarréia com freqüência (por causa de doenças que afetam a absorção dos alimentos, como a doença de Crohn)?

Para mulheres:

8. Sua menopausa ocorreu antes dos 45 anos de idade?

9. Não teve menstruação num período de 12 meses ou mais (sem ser por causa de gravidez)?

Para homens:

10. Alguma vez sofreu impotência, diminuição da libido ou outros sintomas relacionados com níveis baixos de testosterona?

Se você respondeu "sim" a alguma dessas perguntas, pode estar em situação de risco de osteoporose, e é recomendável que consulte um médico.

Ele pode dar conselhos e eventualmente pedir outros exames, como uma densitometria óssea.

Conseqüências

Ao contrário do que se imagina, a osteoporose evolui durante anos sem causar sintomas, que só se manifestam quando se fratura um osso. Em muitos casos, chega-se ao diagnóstico de osteoporose depois de várias fraturas e, nesse momento, cerca de 30% do esqueleto já pode estar destruído. Portanto, as principaisl conseqüências da osteoporose são as fraturas ósseas. Essas fraturas podem ocorrer em qualquer osso do corpo, mas as mais importantes são as das vértebras, as do colo do fêmur e as do punho.

Fraturas das vértebras

Os ossos mais afetados pela osteoporose são as vértebras, sobretudo as dorsais e as lombares. Existem três tipos de fraturas vertebrais:

- **Por esmagamento** (todo o corpo da vértebra sofre colapso).
- **Em cunha** (só a parte anterior da vértebra se funde).
- **Por compressão central** (a parte central da vértebra é esmagada).

Essas fraturas ou esmagamentos vertebrais causam deformação da coluna vertebral, diminuem a estatura e aumentam a gibosidade ("corcunda"). A deformação da coluna pode ter conseqüências para os órgãos internos, com sintomas como dores, redução da capacidade respiratória (por falta de expansão da caixa torácica e, portanto, dos pulmões) e flacidez muscular (que causa dificuldade para engolir, sensação de plenitude abdominal e prisão de ventre).

Fratura do colo do fêmur

A osteoporose tem relação com mais de 90% das fraturas do fêmur em pessoas de mais de 45 anos de idade, sobretudo mulheres. A fratura do colo do fêmur equivale ao que se chama normalmente de fratura dos quadris, e é a fratura mais grave por seu alto índice de morbidade e mortalidade. A maioria das fraturas dos quadris exige intervenção cirúrgica, que pode acarretar complicações, como formação de trombos (coágulos sangüíneos) nas veias ou perda da independência física. De 5 a 20% das pessoas que sofreram fratura dos quadris morrem ao longo do primeiro ano. Depois de cinco anos, essa percentagem se eleva para 50%. A metade dos sobreviventes fica total ou parcialmente incapacitada e precisa de algum tipo de ajuda pelo resto da vida.

Fratura do punho

Localiza-se na extremidade do antebraço, articulada com o punho, e chama-se "fratura de Colles". É muito dolorosa, e requer imobilização por seis semanas no mínimo. Pode apresentar complicações, como a rigidez ou deformação da articulação.

Prevenção

A prevenção é essencial para prevenir a osteoporose e significa mudanças no estilo de vida e alimentação, e a prática regular de exercícios físicos.

Estilo de vida

Para prevenir ou ajudar a tratar a osteoporose, não se deve fumar nem beber em excesso (medida útil para prevenir também outras doenças, como a cirrose hepática, o câncer e a arteriosclerose). Além disso, é importante manter posturas corretas:

- Quanto estiver sentado, apóie os pés no chão e mantenha as costas e o pescoço retos. Para isso, a cadeira deve ser reta, dura e não baixa demais. É melhor não se sentar em poltronas muito macias.
- Para dormir, prefira um colchão duro e um travesseiro baixo. Durma de lado ou se possível de barriga para cima.
- Para levantar um objeto do chão, flexione os quadris e os joelhos e mantenha a coluna reta (*veja quadro na pág. 127*).
- Não carregue objetos acima da cabeça. Segure-os sempre na altura do peito.
- Para deslocar objetos pesados, apóie-se de costas no objeto e empurre-o para trás, evitando assim uma sobrecarga da coluna.

Essas medidas são úteis para evitar dores e fraturas.

É importante lembrar que as fraturas causadas pela osteoporose podem ocorrer em razão de traumatismos leves e até na ausência deles.

As quedas são freqüentes na terceira idade, e suas conseqüências mais importantes são fraturas, hospitalização, incapacidade permanente, isolamento social, problemas psicológicos e, em alguns casos mais graves, a morte da pessoa afetada.

Existem fatores de predisposição inevitáveis, como as doenças

Duas vezes no espaço

O astronauta norte-americano John Glenn viajou, em 1998, na Discovery. Sua missão era participar de experimentos para estudar processos relacionados com o envelhecimento humano em condições de ausência de gravidade. Glenn tinha 77 anos e estava na sua segunda missão espacial: já voara em 1962.

crônicas e a deterioração cognitiva, mas há outros cuja prevenção pode diminuir o número de fraturas. Entre esses riscos, estão o uso de sedativos (inclusive bebidas alcoólicas), sapatos pouco adequados, obstáculos que atrapalham o caminhar, como degraus, e viagens sob condições climáticas ruins.

Exercícios preventivos e paliativos

A prática de exercícios é uma terapia complementar ao tratamento ativo da osteoporose.

As estatísticas comprovam que mulheres na pós-menopausa que seguem um programa de exercícios físicos têm perda óssea menor do que as que não se exercitam. Assim, as mulheres sem osteoporose devem animar-se a fazer exercícios que envolvam os ossos que suportam peso, como a coluna vertebral e os quadris, por sua boa influência para a saúde cardiovascular. Por outro lado, mulheres com osteoporose devem evitar exercícios que impliquem esforço e flexões das costas, e praticar os que melhoram a flexibilidade.

Quando a pessoa leva vida sedentária, deve consultar um médico antes de começar um programa de exercícios, principalmente se sofrer de problemas cardíacos ou articulares. O tipo de exercício escolhido vai depender da idade e do estado geral da pessoa. A freqüência e a intensidade da atividade devem adaptar-se a cada caso específico. Os exercícios mais aconselháveis são:

- Caminhada.
- Corrida leve (trote).
- Dança ou ginástica aeróbica.
- Subir e descer escadas.
- Exercícios de manutenção.
- Tênis.

São contra-indicados os exercícios que incluem flexões, saltos ou movimentos bruscos, pois podem aumentar as deformações já existentes ou causar esmagamento das vértebras.

As pessoas muito idosas ou com baixo condicionamento físico estão mais sujeitas às quedas, por isso devem iniciar bem devagar. Nesses casos, é melhor começar só com alongamentos e exercícios para melhorar a força muscular. Os alongamentos desenvolvem a flexibilidade, facilitam os movimentos e reduzem o risco de lesões musculares. Devem ser incluídos no período de aquecimento e pós-exercícios (de cinco a 15 minutos) e têm de ser feitos devagar.

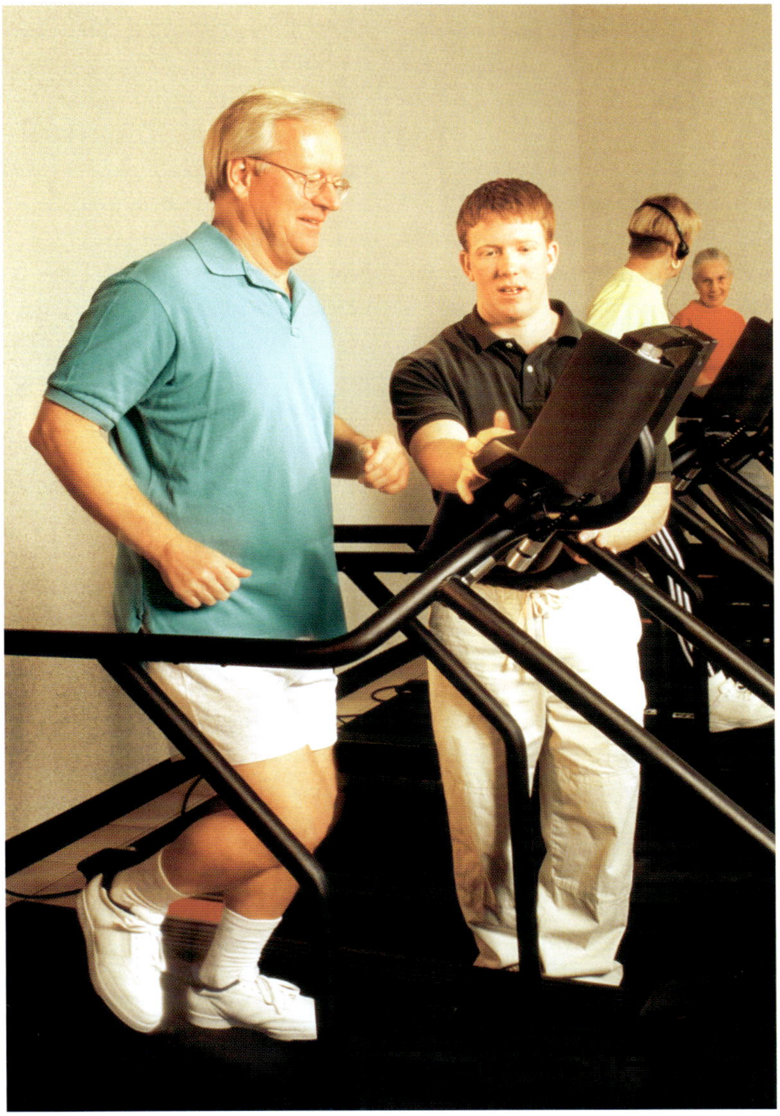

A prática de exercícios é uma terapia complementar ao tratamento e prevenção da osteoporose. Ao iniciar um treinamento, o idoso deve procurar auxílio profissional para melhor adaptar o tipo e a carga de exercício à sua idade e condição física.

Os exercícios aeróbicos são acrescentados mais tarde, quando a pessoa se sentir mais segura.

Importância do cálcio na alimentação

Os órgãos internacionais de saúde pública são unânimes em afirmar que a alimentação é essencial na prevenção da osteoporose.

Várias pesquisas demonstram a importância do cálcio na aquisição e conservação de massa óssea, e a relação entre ingestão de cálcio e a redução do número de fraturas (sobretudo dos quadris). Essa associação se mantém ao longo da vida, e é especialmente importante em certas etapas, como na infância, adolescência e menopausa.

As necessidades de cálcio já começam antes do nascimento, quando tem início a formação dos ossos do feto. Durante a gravidez e o aleitamento materno, o bebê recebe o cálcio de que precisa por meio do leite da mãe. Por isso, mulheres grávidas e mães em fase de aleitamento podem precisar de um suplemento de cálcio.

Na infância, as necessidades de cálcio vão aumentando e chegam ao auge na adolescência. Se a ingestão de cálcio for deficitária nessas etapas, os ossos adultos serão mais frágeis.

Para as mulheres no climatério e na pós-menopausa, a ingestão maior de cálcio também é recomendável, pois a perda de estrogênio prejudica o equilíbrio de cálcio no corpo. É necessário ir aumentando o consumo de cálcio com a idade, pois os idosos absorvem esse mineral com menos eficácia.

A quantidade adequada de cálcio para prevenir a osteoporose varia ao longo da vida: é necessária não apenas para conseguir um pico máximo de massa óssea, como também para mantê-la ao longo da idade adulta e perder o menos possível na terceira idade.

Principais fontes de cálcio

Os alimentos mais ricos em cálcio são o leite e seus derivados, sobretudo o leite de cabra, o iogurte e os queijos magros, como a ricota, o Gruyère e o Emmental.

As verduras de folha verde-escura (espinafre, couve e salsinha) contêm bastante cálcio, mas o organismo só consegue absorver uma pequena parte do mineral.

Alguns peixes e frutos do mar, como o salmão, a enguia de água doce, as lulas, a sardinha e os camarões, também são ricos em cálcio.

Ingestão diária recomendável de cálcio

	IDADE	CÁLCIO (MG/DIA)
Crianças	▸ menos de 6 meses ▸ 6 a 12 meses ▸ 1 a 5 anos ▸ 6 a 10 anos	▸ 400 ▸ 400 – 700 ▸ 800 ▸ 800 – 1.200
Adolescentes e adultos jovens	▸ 11 a 24 anos	▸ 1.200 – 1.500
Mulheres adultas	▸ 25 a 50 anos	▸ 1.000
Mulheres grávidas	—	▸ 1.200 – 1.300
Mulheres em fase de aleitamento	—	▸ 1.200 – 1.300
Mulheres na pós-menopausa	▸ com terapia de reposição hormonal (TRH) ▸ sem terapia de reposição hormonal (TRH)	▸ 1.000 ▸ 1.500
Homens adultos	▸ 25 a 65 anos	▸ 1.000
Homens idosos	▸ mais de 65 anos	▸ 1.500

Tratamento

O tratamento da osteoporose visa, sobretudo, a prevenção das complicações.

Em primeiro lugar, é preciso adotar medidas preventivas, não-farmacológicas, que consistem basicamente em evitar os fatores de risco. Em segundo lugar, existem vários medicamentos para prevenir e tratar a osteoporose. Veja a seguir.

Reposição hormonal

A terapia de reposição hormonal (TRH) é útil na prevenção e no tratamento da osteoporose, pois aumenta a densidade dos ossos, tanto da coluna como dos quadris, além de reduzir a perda óssea e o risco de fraturas da coluna e dos quadris em mulheres que já estão na pós-menopausa.

Freqüentemente, a reposição hormonal é administrada em forma de pílulas ou adesivos cutâneos, e é eficaz mesmo quando o tratamento tem início depois dos 70 anos de idade.

Quando são prescritos apenas os estrógenos, a mulher corre maior risco de câncer do endométrio (a camada interior que recobre o útero). Para eliminar esse risco, atualmente se administram

Quantidade de cálcio em vários alimentos

GRUPO ALIMENTAR	PORÇÃO	ALIMENTO	TEOR DE CÁLCIO (MG/PORÇÃO)
Leites e derivados	200 ml	Leite	250
	1 unidade	Iogurte	150
	50 g	Requeijão	45
	30 g	Queijo-de-minas	190
	50 g	Queijo esférico e Emmental	450
	50 g	Queijo mussarela	360
	50 g	Queijo fundido, Roquefort e Gruyère	350
	50 g	Queijo de cabra	150
	100 ml	Pudim de leite e ambrosia	125
	1 tablete	Chocolate em barra	25
Cereais e derivados	100 g	Pão branco e integral	40
	1 unidade	Bolos, madalenas e biscoitos	40
	80 g	Grão-de-bico e feijão	105
Verduras e frutas	150 g	Acelga e espinafre	150
	150 g	Alcachofra, escarola, couve e vagem	75
	1 unidade	Laranjas e tangerinas	50
Peixes e frutos do mar	100 g	Arenques e sardinhas frescas	100
	100 g	Anchovas	500
	100 g	Lulas, camarões e lagostins	140
	50 g	Sardinhas em lata	170
	150 g	Peixe branco	30
Carnes	100 g	Coelho, peru, vitela e frango	15
	100 g	Cordeiro, porco, pato e miúdos (rins, fígado e miolos)	10
	50 g	Carnes embutidas	10
Frutas secas	5 unidades	Figos secos, uvas-passas, amêndoas, avelãs e outras frutas secas	110

derivados do hormônio progesterona em combinação com os estrógenos para mulheres que conservam o útero. Porém, existe aumento do risco do câncer de mama.

A reposição hormonal alivia os sintomas da menopausa e demonstrou ter efeito benéfico para a saúde dos ossos, assim como para a saúde cardiovascular.

Os efeitos colaterais, no entanto, podem incluir náuseas, inchaço abdominal, dores nas mamas, aumento da pressão arterial e trombose (formação de coágulos nos vasos sangüíneos).

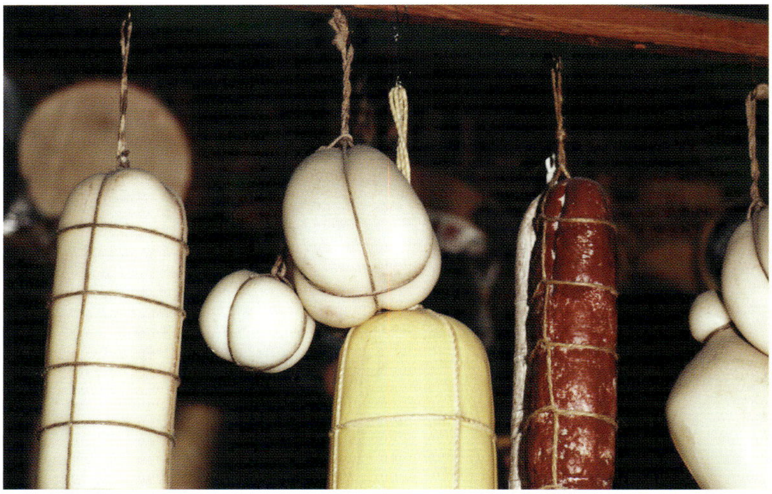

Os derivados do leite, como os queijos, são excelente fonte de cálcio. Para obter uma quantidade adequada desse mineral nas refeições diárias, pode-se comê-los acompanhados de pão, que também são outra fonte importante desse mineral.

Bisfosfonatos

São medicamentos indicados para prevenir e tratar a osteoporose.

Em mulheres na pós-menopausa que sofrem de osteoporose, esses medicamentos reduzem a perda óssea, aumentam a densidade do osso tanto na coluna como nos quadris e diminuem o risco de fraturas, sobretudo nesses locais.

Seus efeitos colaterais (embora pouco freqüentes) incluem dores abdominais ou músculo-esqueléticas, náuseas, acidez estomacal e diarréia.

Raloxifeno

O raloxifeno é o primeiro de uma nova classe de medicamentos chamados "moduladores seletivos dos receptores estrogênicos" (SERM), que parecem prevenir a perda óssea da coluna vertebral, dos quadris e dos demais ossos do corpo.

O raloxifeno provoca pequenos aumentos de massa óssea. Depois de três anos de uso, esse medicamento reduz pela metade o risco de fraturas da coluna.

Assim como os estrógenos, os SERM não parecem estimular o tecido uterino nem o mamário, evitando o conseqüente risco de câncer associado à terapia de reposição hormonal.

Embora seus efeitos colaterais sejam reduzidos, eles não podem ser negligenciados já que incluem sufocação ou trombose venosa profunda.

Calcitonina

A calcitonina é um hormônio natural do organismo, o qual está envolvido com a regulação do cálcio e no metabolismo ósseo.

Nas mulheres que entraram na menopausa há pelo menos cinco anos, a calcitonina retarda a perda óssea, aumenta a densidade óssea da coluna e, em alguns casos, alivia as dores causadas pelas fraturas dos ossos.

Administrada por via intranasal, diminui o risco de fraturas da coluna, mas não parece ter efeito significativo sobre os demais ossos.

Cálcio

O uso diário de suplementos de cálcio retarda a perda de osso em mulheres na pós-menopausa, com fraturas ou sem elas.

Vitamina D

Os suplementos de vitamina D são eficazes em pacientes que apresentam esse tipo de deficiência.

Densitometria óssea

É a principal ferramenta à disposição dos médicos para o diagnóstico da osteoporose.

Essa técnica permite calcular o conteúdo mineral ósseo de qualquer ponto do esqueleto, mas, em caso de suspeita ou prevenção de osteoporose, medem-se somente o conteúdo da segunda, terceira e quarta vértebras lombares (L2, L3 e L4), e do colo do fêmur.

Trata-se de um exame indolor, que não exige preparação especial, é realizado por reumatologistas ou radiologistas, mas a radiação que provoca é mínima.

Parkinson, Doença de

SINTOMAS	TRATAMENTO	FUTUROS TRATAMENTOS
Sintomas clássicos • Tremor • Rigidez • Bradicinesia **Outros sintomas** • Instabilidade postural • Alterações da fala • Depressão • Transtornos emocionais • Alterações no controle do aparelho urinário • Prisão de ventre • Transtornos do sono • Alterações da pele • Dificuldade de engolir e mastigar	**Farmacológico** • Levodopa • Selegilina • Remédios anticolinérgicos • Amantadina **Cirúrgico** • Talamotomia • Palidotomia • Estimulação cerebral profunda	• Implantes de tecido cerebral fetal • Novos medicamentos • Novas técnicas cirúrgicas

Na Europa, a doença de Parkinson afeta 1,6% da população com idade acima de 65 anos de idade. Geralmente, a doença tem início por volta dos 60 anos, mas pode começar já a partir dos 40. É mais comum nos homens.

O que é doença de Parkinson?

A doença de Parkinson é uma afecção degenerativa e progressiva do sistema nervoso. Afeta o controle dos movimentos, inclusive a fala e a linguagem corporal. Existem doenças que podem imitar a de Parkinson, por isso recebem o nome de "parkinsonismos".

Existem poucos dados confiáveis sobre a presença da doença de Parkinson no mundo, mas sabe-se que ela afeta todas as raças.

Até agora, não foi identificado nenhum fator genético ou infeccioso que pudesse ter relação com o início da doença. Só foi possível comprovar que ela é mais freqüente em pessoas não-fumantes, embora ainda não se saiba ao certo por qual motivo.

Sintomas

A doença de Parkinson não afeta todas as pessoas da mesma maneira. Seus sintomas são sutis e surgem aos poucos, por isso os primeiros sinais nem sempre são evidentes. Os sintomas iniciais podem incluir:

• Cansaço ou mal-estar generalizado.

• Tremor leve e dificuldade para se levantar.

• Falar em voz muito baixa e escrever em letra pequena e irregular.

• Não recordar uma palavra ou pensamento, ou sentir-se irritado e deprimido sem razão aparente.

Os familiares e amigos podem ser os primeiros a perceber essas mudanças — por exemplo ao observar que o rosto do idoso carece de expressão e animação (comumente chamado "rosto de máscara") ou que a pessoa permanece na mesma posição por longos períodos, não mexe normalmente um braço ou uma perna, ou está rígida.

Esse período inicial da doença pode prolongar-se por muito tempo, antes que apareçam sintomas mais evidentes.

Os três sintomas principais usados para o diagnóstico da doença de Parkinson são o tremor, a rigidez e a bradicinesia (lentidão dos movimentos).

Rigidez

A rigidez se deve a um aumento prolongado da contração muscular e pode causar lentidão de movimentos e dores. Essa resistência ao movimento afeta a maior parte dos pacientes.

Um princípio básico do movimento é que todos os músculos têm um antagonista oposto. O movimento é possível não só porque o músculo se contrai, mas também porque o músculo oposto relaxa.

Na doença de Parkinson, a rigidez ocorre quando, reagindo aos sinais transmitidos pelo cérebro, o equilíbrio delicado dos músculos opostos se desfaz. Os músculos permanecem constantemente tensos ou contraídos, e assim a pessoa sente dores, rigidez e/ou fraqueza.

A rigidez é muito mais evidente quando outra pessoa tenta mover o braço do doente. O braço se mexe devagar, em movimentos curtos e abruptos, conhecidos como rigidez da "roda denteada".

Bradicinesia

Em condições normais, os movimentos automáticos ocorrem de forma involuntária e subconsciente. As pessoas com doença de Parkinson sofrem uma diminuição crescente da atividade espontânea. Isso se traduz em sintomas como postura imóvel, gotejamento de saliva pela boca ou uma maneira de caminhar arrastando os pés, sem balançar os braços.

A bradicinesia, ou lentidão e perda de movimento voluntário, é especialmente frustrante porque seu diagnóstico não é fácil. Em certo momento, o paciente se mexe com facilidade e no instante seguinte pode precisar de ajuda.

Talvez seja o sintoma que causa mais incapacidade e perturbação, pois o doente não consegue fazer depressa os movimentos habituais. Atividades antes realizadas com rapidez e facilidade, como tomar banho ou vestir-se, podem exigir várias horas.

Tremor

Muitas vezes, o tremor é o primeiro sinal visível da doença, embora cerca de 25% dos pacientes não apresentem esse sintoma. O tremor da doença de Parkinson tem um aspecto característico. Tipicamente, adota a forma de um movimento rítmico, para trás e para a frente, dos dedos polegar e indicador, como se a pessoa estivesse "contando moedas".

Geralmente, o tremor começa nas mãos, mas às vezes afeta primeiro um pé ou a mandíbula, e é mais evidente quando a mão está relaxada (por exemplo, quando a mão repousa sobre a mesa por alguns segundos) ou quando o paciente está tenso.

Três em cada quatro pacientes apresentam tremor num único lado do corpo, sobretudo nas fases iniciais da doença. Depois, o problema pode generalizar-se. O paciente dificilmente se torna inválido, pois o tremor desaparece durante o sono e melhora com o movimento intencional.

À medida que a doença progride, o tremor pode prejudicar as atividades cotidianas. Muitas vezes, os doentes não conseguem segurar os utensílios com firmeza ou têm dificuldade para ler jornal.

Normalmente, o tremor é o sintoma que leva o paciente a consultar um médico.

Instabilidade postural

A instabilidade de postura ou equilíbrio e a falta de coordenação fazem com que o paciente se incline para a frente ou para trás e caia com facilidade. Quando começa a caminhar, o paciente inclinado para trás tem tendência a dar vários passos atrás, fenômeno conhecido como "retropulsão".

A instabilidade postural pode fazer com que o doente tenha postura inclinada, na qual o pescoço fica flexionado para baixo e os ombros ficam caídos.

À medida que a doença de Parkinson progride, a maneira de caminhar pode ser afetada. O doente costuma deter-se na metade do caminho, ficar paralisado e até cair de frente. Geralmente, anda a passos rápidos e curtos, como se estivesse se adiantando para a frente, a fim de manter o equilíbrio. Essa forma de caminhar é conhecida como "festinação".

Alterações da fala

A fala se torna lenta, muito baixa, monótona e com repetição de palavras. Os problemas de comunicação podem afetar a vida social e emocional, tanto do doente como de sua família.

Pesquisas demonstram que a perda das técnicas de comunicação não-verbais tem impacto negativo na percepção das capacidades do paciente. Por causa da redução da linguagem corporal, os portadores de Parkinson são por vezes tachados de "pouco inteligentes, não-cooperativos e difíceis".

Problemas de saúde

A doença de Parkinson pode acarretar vários problemas para a saúde, como os descritos a seguir.

Transtornos emocionais

Diante da perspectiva de não conseguir enfrentar situações novas, algumas pessoas com doença de Parkinson se tornam inseguras e temerosas. Essa insegurança se mostra, por exemplo, na recusa em viajar, tomar parte em reuniões ou sair com os amigos. Em alguns casos, os doentes de Parkinson se tornam pessimistas e irritáveis.

Às vezes, também podem ocorrer perda de memória e raciocínio lento, embora, como já dito, a capacidade intelectual continue intacta.

Alterações urinárias e prisão de ventre

Prisão de ventre e alterações urinárias são causadas pelo mau funcionamento do sistema nervoso autônomo, que regula a atividade involuntária dos músculos.

As alterações no controle do aparelho urinário vão desde problemas para urinar até a perda involuntária de urina (incontinência urinária).

A prisão de ventre pode ter várias causas: movimentos intestinais mais lentos (sintoma de alteração do sistema autônomo), falta de atividade física, dieta inadequada ou baixo consumo de líquidos.

Transtornos do sono

Eles incluem insônia, pesadelos ou sonolência durante o dia. Não se sabe ao certo se esses sintomas têm relação com a doença de Parkinson ou com os medicamentos usados em seu tratamento.

Depressão

Algumas pessoas podem sofrer de confusão mental ou demência nas fases mais avançadas da doença de Parkinson, mas a maioria conserva sua capacidade intelectual em um corpo cada vez mais inválido.

Por si só, esse fato pode contribuir para o desânimo, o isolamento social e a depressão encontrados com freqüência nesses pacientes. A depressão pode surgir no início da doença, às vezes até antes dos demais sintomas. Alguns remédios usados para tratar outras manifestações da doença podem agravar a depressão, que pode ser tratada de maneira eficaz com medicamentos antidepressivos.

Alterações da pele

Também se devem à disfunção do sistema nervoso autônomo. A pele do rosto se torna-se oleosa, sobretudo na testa e nos lados do nariz. O couro cabeludo fica mais gorduroso, o que leva à produção de caspa. Em outros casos, a pele se resseca em excesso. Outro sintoma é a sudoração (transpiração excessiva), que geralmente pode ser resolvida com os medicamentos usados para a doença de Parkinson.

Dificuldade para mastigar e engolir

Deve-se ao fato de que os músculos usados para essas funções se tornam menos eficazes à medida que a doença progride.

Por causa desse transtorno, os alimentos e a saliva podem acumular-se na boca e na parte posterior da garganta, causando engasgos ou baba.

Geralmente, esses problemas podem ser amenizados pelo uso de medicamentos.

Causas

A causa da doença de Parkinson é desconhecida. Sabe-se que o distúrbio resulta da degeneração de um grupo de neurônios localizados numa região do cérebro chamada "substância negra". Para se comunicarem, esses neurônios utilizam um "mensageiro químico" chamado dopamina.

A dopamina é um neurotransmissor que influi no início, na planificação e na execução dos movimentos. Os sintomas da doença surgem quando falta cerca de 80% da dopamina e a capacidade de realizar movimentos controlados fica afetada.

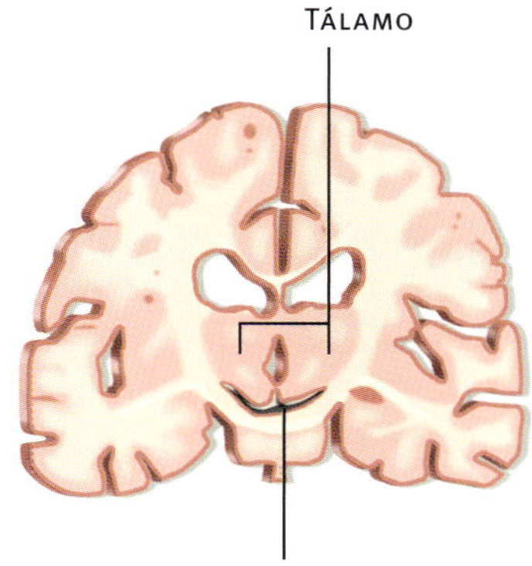

As lesões da doença de Parkinson ocorrem na "substância negra" do cérebro. Essa região está conectada com o tálamo, que influi na atividade motora originada no córtex cerebral.

Tratamento

Em suas etapas iniciais, o diagnóstico da doença de Parkinson pode ser difícil, inclusive por parte de um neurologista experiente. Atualmente, não existem exames de laboratório capazes de diagnosticar a doença. Portanto, o diagnóstico é clínico, isto é, realizado a partir da observação dos sintomas característicos num indivíduo. O problema é que existem outras doenças que imitam a de Parkinson (parkinsonismos). Por isso, é muito importante estabelecer o diagnóstico exato o quanto antes, para iniciar o tratamento adequado.

A doença de Parkinson é progressiva: lentamente, a rigidez e a bradicinesia aumentam, os problemas da fala e a disfalgia (dificuldade para engolir) pioram e surgem contraturas musculares. Por fim, o doente sofre um estado de imobilização total que requer assistência constante.

Sem tratamento, a sobrevida do doente de Parkinson desde a aparição dos primeiros sintomas é de nove anos, em média, o que equivale a uma mortalidade muito superior à da população em geral.

Apesar disso, o grau de deterioração varia muito, e inúmeros pacientes sobrevivem até 20 ou 30 anos. Assim como muitas outras doenças neurológicas, a de Parkinson ainda é incurável. Seu tratamento principal é farmacológico, mas algumas técnicas cirúrgicas já começam a ser empregadas.

Tratamento farmacológico

O principal objetivo do tratamento com remédios é repor a dopamina. Como já foi dito, a degeneração dos neurônios da substância negra que ocorre na doença de Parkinson causa redução do neurotransmissor dopamina e, em conseqüência, a aparição dos sintomas característicos da doença.

Não existe um tratamento farmacológico único e perfeito para a doença de Parkinson. Cada paciente deve receber uma orientação específica em função de suas necessidades, tanto em termos de doses como dos horários de administração. Na prática, isso significa tomar um "coquetel" de medicamentos que garantam o melhor benefício possível para o paciente.

É importante ressaltar que a medicação não cura o doente. A doença continua sua progressão, apesar do tratamento. Por isso, ele deve ser revisto periodicamente e modificado sempre que necessário.

Levodopa

A levodopa (L-dopa) é um produto químico encontrado de forma natural nas plantas e nos animais. Os neurônios podem usá-la para fabricar dopamina e suprir o fornecimento decrescente dessa substância no cérebro.

A levodopa atravessa facilmente a barreira hematoencefálica (trama complexa de vasos sangüíneos finos e células que filtram o sangue que chega ao cérebro) e, pela atuação da enzima dopadecarboxilase, se converte em dopamina. Portanto, sua administração em pacientes com doença de Parkinson corrige a deficiência de dopamina.

A dopamina não pode ser administrada diretamente, pois não consegue passar pela barreira hematoencefálica. Geralmente, a levodopa é administrada em combinação com a carbidopa ou com a benserazida, que retarda a conversão de levodopa em dopamina até que chegue ao cérebro, evitando ou diminuindo alguns dos efeitos colaterais que em geral acompanham o tratamento. Além disso, a carbidopa reduz a dose necessária de levodopa, o que também ajuda a diminuir os efeitos colaterais.

Eficácia

O tratamento com levodopa é especialmente eficaz para melhorar a rigidez e a bradicinesia, e, em menor grau, reduz o tremor. É o remédio mais importante no tratamento de Parkinson, mas não está isento de complicações. Geralmente, os efeitos colaterais surgem com o uso prolongado da medicação antiparkinsoniana. Esses efeitos indesejáveis podem ser tão problemáticos quanto a própria doença.

À medida que a doença avança, o tratamento com levodopa pode exigir um equilíbrio cuidadoso entre o controle dos sintomas e a redução dos efeitos indesejáveis.

O tratamento com levodopa não modifica a evolução progressiva da doença. Embora possa reduzir os sintomas, não substitui as células nervosas perdidas. Por causa dos efeitos colaterais incômodos, a levodopa é indicada para doentes com sintomas de invalidez que não melhoram com medidas mais simples. Além disso, sempre que possível, deve ser administrada em doses pequenas.

Considera-se que a dose diária ideal é suficiente para uma melhora funcional modesta, sem pretender eliminar todos os sintomas da doença de Parkinson. Quanto menor é a dose diária total de levodopa, mais remotas são as complicações relacionadas com seu uso (síndro-

Efeitos colaterais da levodopa

- Síndrome *on-off*. É um dos seus efeitos mais negativos. O doente alterna períodos de relativo bem-estar, durante os quais os sintomas estão bem controlados (períodos *on*), com outros em que os sintomas ressurgem com intensidade variável (períodos *off*).
- Flutuações na mobilidade.
- Perda progressiva de reação ao remédio.
- Movimentos anormais.
- Transtornos psíquicos.
- Náuseas e vômitos.
- Confusão.
- Alucinações.
- Movimentos involuntários.

me *on-off*, movimentos anormais, transtornos psíquicos) e menor é sua intensidade. Os medicamentos tolcapone e entacapone agem inibindo a substância que metaboliza a levodopa antes de chegar ao cérebro e são úteis para diminuir as complicações causadas pelo uso prolongado da mesma.

Remédios que ajudam a transmitir a dopamina

Os remédios que promovem a transmissão de dopamina atravessam com facilidade a barreira hematoencefálica e estimulam os receptores de dopamina do cérebro (imitam o papel da dopamina no cérebro, fazendo com que os neurônios reajam do mesmo modo).

A enzima dopadecarboxilase não é necessária para que a medicação faça seu efeito, como acontece com a levodopa. Por isso, esses medicamentos são especialmente úteis em casos avançados da doença de Parkinson, nos quais a concentração dessa enzima se reduziu muito.

Esse grupo inclui a bromocriptina, a lisuride e a pergolida. Geralmente, esses medicamentos são menos eficazes que a levodopa para controlar a rigidez e a bradicinesia. Quase sempre têm efeitos colaterais semelhantes aos da levodopa, exceto a síndrome *on-off*. Por esse motivo, podem ser usados nas etapas iniciais ou posteriores da doença, para prolongar a reação à levodopa em pacientes que apresentam síndrome *on-off*.

Esses remédios podem ser administrados isoladamente ou em combinação com levodopa. No segundo caso, pode ser necessário diminuir a dose de levodo para evitar sintomas de superdosagem, já que os remédios potencializam os efeitos da levodopa. Outros medicamentos dessa classe (estimuladores dos receptores da dopamina) são o piribedil e o pramipexol, já disponíveis no Brasil.

Selegilina

Bloqueia a degradação metabólica da levodopa. Esse remédio, também conhecido pelo nome de deprenil (L-deprenil), passou a ser de uso freqüente na doença de Parkinson.

A selegilina retarda a necessidade do tratamento com levodopa por um ano ou mais. Quando a selegilina é administrada com a levodopa, parece potencializar e prolongar a reação a esta última e, portanto, pode reduzir as flutuações da perda de efeito. No entanto, também pode agravar os efeitos indesejáveis da levodopa e às vezes provoca insônia.

Remédios anticolinérgicos

Até a introdução da levodopa, esses medicamentos eram o tratamento principal da doença de Parkinson.

Os agentes anticolinérgicos bloqueiam a atuação de outro mensageiro químico do cérebro, a acetilcolina, cujos efeitos são mais pronunciados quando cai a taxa de dopamina. Seu benefício é limitado, mas pode ajudar a controlar o tremor e a rigidez.

Embora não sejam tão eficazes quanto a levodopa ou a bromocriptina, os remédios anticolinérgicos podem ter efeito terapêutico em qualquer etapa da doença, administrados com qualquer uma das outras substâncias. No Brasil, estão disponíveis o biperideno e a triexifenidila.

A maior limitação no uso dos anticolinérgicos são os efeitos colaterais, que incluem prisão de ventre, retenção da urina, secura na boca, alucinações, perda da memória, visão turva, alterações da atividade mental e confusão.

Amantadina

É um remédio contra os vírus que ajuda a diminuir os sintomas da doença de Parkinson. Geralmente, é receitado somente nas etapas iniciais da doença, em combinação com os agentes anticolinérgicos ou com a levodopa.

A eficácia da amantadina desaparece depois de alguns meses em quase metade dos pacientes, mas pode voltar depois de uma breve interrupção do medicamento. Ela tem vários efeitos colaterais, inclusive manchas na pele, confusão, visão turva e depressão.

Outros remédios

Outros remédios que podem complementar o tratamento são os agentes antioxidantes, como a vitamina C e a vitamina E, que parecem retardar o curso da doença.

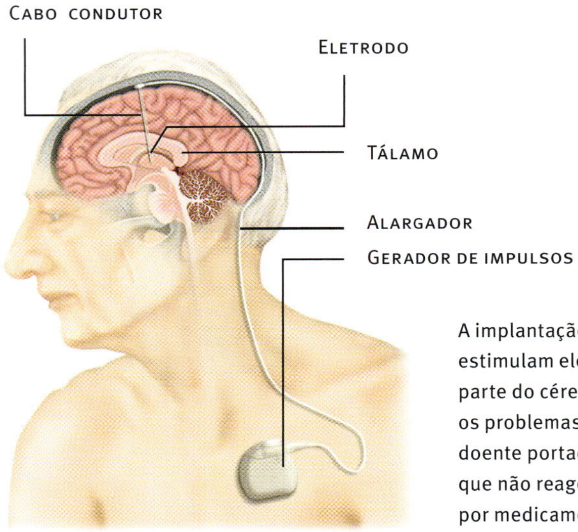

A implantação de eletrodos que estimulam eletricamente uma parte do cérebro pode melhorar os problemas de movimento do doente portador de Parkinson que não reage ao tratamento por medicamentos.

Tratamento cirúrgico

Há grande interesse pelo emprego de técnicas cirúrgicas no tratamento da doença de Parkinson. É o caso da cirurgia estereotáctica, em que instrumentos delicados, inseridos através de um orifício no crânio, atuam sobre partes do cérebro relacionadas com o controle do movimento.

Técnicas cirúrgicas

As principais técnicas são:

- **Talamotomia**. É uma intervenção cirúrgica no núcleo de uma estrutura cerebral chamada "tálamo", a fim de destruir a área do cérebro que causa os tremores. Melhora o tremor e a rigidez do lado oposto à lesão, mas não alivia a bradicinesia nem altera o curso progressivo da doença.
- **Palidotomia**. É uma intervenção cirúrgica em uma região do cérebro chamada núcleo pálido (*globus pallidus*), para interromper a via nervosa entre essa estrutura e o tálamo. Alguns estudos indicam que a palidotomia pode melhorar o tremor, a rigidez e os problemas de movimento.
- **Estimulação cerebral profunda**. Os eletrodos são pequenos dispositivos, semelhantes a um marca-passo, que são implantados sob a pele e liberam impulsos nervosos em regiões do cérebro relacionadas com a doença de Parkinson. Várias pesquisas demonstraram que a eletroestimulação de duas regiões cerebrais concretas, o núcleo subtalâmico e a *pars interna* do núcleo pálido, alivia ampla gama dos sintomas de Parkinson. O efeito da estimulação cerebral profunda varia conforme a localização do eletrodo implantado. Em comparação com a palidotomia e a talamotomia, a estimulação cerebral profunda é um procedimento potencialmente reversível.

Eficácia

As investigações realizadas até agora demonstram que a melhora depois da intervenção cirúrgica se mantém durante vários anos na maioria dos doentes. No entanto, é preciso lembrar que alguns sintomas podem voltar e outros podem surgir depois da cirurgia, em conseqüência da progressão da doença.

Por esse motivo, o tratamento cirúrgico não substitui o farmacológico, isto é, depois da cirurgia é preciso continuar tomando remédios em função dos sintomas existentes. No entanto, em alguns casos a cirurgia permite reduzir a dose.

A intervenção pode ser repetida se os sintomas reaparecerem, embora a decisão final seja do paciente, conforme a localização e o tamanho da lesão anterior, a natureza dos sintomas que reapareceram e o estado geral do doente.

Indicações

Deve-se optar pelo tratamento cirúrgico quando a medicação deixa de controlar os sintomas por causa de flutuações graves na reação aos medicamentos, ineficácia ou surgimento de efeitos graves. No entanto, nem todos os doentes de Parkinson podem ser submetidos a esses procedimentos e a avaliação do paciente é a chave para o máximo de eficácia e o mínimo de riscos nesse tipo de intervenção.

Quando o tremor é o problema principal, a talamotomia ou a estimulação cerebral profunda são indicadas. Para o tratamento da rigidez ou da bradicinesia, geralmente a indicação é praticar uma palidotomia ou uma estimulação cerebral profunda.

Efeitos colaterais

Toda cirurgia do cérebro tem perigos potenciais, e a cirurgia da doença de Parkinson não é exceção. Geralmente, o risco de complicações graves é inferior a 1%.

A talamotomia e a palidotomia podem ser praticadas nos dois lados do cérebro, mas isso comporta um risco maior.

A estimulação cerebral profunda acarreta risco um pouco maior de infecção e o inconveniente da interferência com outros campos magnéticos e de alta freqüência.

Por esses e outros motivos, os pacientes devem discutir com o médico que tipo de cirurgia é melhor para suas necessidades específicas.

Contra-indicações

Essas intervenções cirúrgicas têm algumas contra-indicações:

- Depressão grave.
- Demência avançada.
- Estado geral instável.
- Pacientes com sintomas semelhantes aos da doença de Parkinson, mas que na verdade sofrem de outros transtornos do movimento (parkinsonismos).

Novas linhas de pesquisa

As pesquisas para o tratamento da doença de Parkinson se concentram atualmente em três campos:

- **Uso de implantes de tecido cerebral fetal.** Várias pesquisas demonstraram em animais que a implantação de tecido fetal da substância negra num cérebro com doença de Parkinson provoca regeneração dos neurônios lesionados. Assim, esse tratamento visa substituir os neurônios produtores de dopamina destruídos ou danificados por neurônios fetais sadios, a fim de melhorar o movimento e a reação aos medicamentos nos doentes de Parkinson.
- **Medicamentos mais eficazes.** É provável que esse tipo de pesquisa seja impulsionado pelo isolamento recente de pelo menos cinco receptores cerebrais de dopamina. Os novos dados sobre os efeitos singulares de cada receptor em regiões diferentes do cérebro levaram a novas teorias de tratamento e experiências clínicas.
- **Cirurgia.** Essa técnica não emprega o laser, e sim a radiação focalizada e dirigida para uma estrutura cerebral específica. A desvantagem desse procedimento é o fato de se basear na localização anatômica, sem que haja confirmação fisiológica. O resultado do tratamento com essa radiação é estimulante e suscita esperanças, mas ele ainda está em fase experimental.

Tratamento fisioterapêutico

Com o tempo, as dificuldades de movimento e a falta de iniciativa do doente de Parkinson podem levar a uma deterioração progressiva e a um estado de dependência. Para evitar esse problema, o doente de Parkinson deve seguir um programa de fisioterapia.

A fisioterapia desempenha papel muito importante no tratamento do doente de Parkinson, pois o exercício pode ajudar o paciente a melhorar sua mobilidade. Com um programa de exercícios concebidos especialmente para esses pacientes e que vá se adaptando às suas mudanças com a evolução da doença, pode-se conseguir uma melhora dos sintomas, prevenir deformidades decorrentes das contraturas musculares prolongadas e retardar o desenvolvimento do processo patológico.

Os exercícios não detêm a progressão da doença, mas fortalecem a musculatura. Com isso, a pessoa fica menos incapacitada.

O programa de exercícios também melhora o equilíbrio, ajudando a superar dificuldades para caminhar, e pode fortalecer músculos usados na fala e na deglutição. Os exercícios ainda trazem maior bem-estar emocional, fazendo com que o paciente tenha um sentimento de realização pessoal.

A ginástica concebida especialmente para os doentes de Parkinson inclui exercícios de flexibilidade, musculação e relaxamento. Os mais indicados são os que melhoram o equilíbrio, os que trabalham a coordenação dos movimentos e os respiratórios. As técnicas de relaxamento também são adequadas, pois auxiliam na respiração e acalmam o paciente.

Cinesioterapia

Tem duas modalidades:

- **Cinesioterapia ativa.** É muito eficaz. Os movimentos são orientados para um objetivo concreto. Essa técnica ajuda a conservar um bom tônus muscular para que o paciente realize as atividades diárias sem esforço. Os exercícios são concebidos para não cansar.
- **Cinesioterapia passiva.** É uma técnica manual, não-dolorosa, geralmente aplicada antes de se passar para a cinesioterapia ativa. É eficaz em casos de rigidez pronunciada. Seu objetivo é restaurar a flexibilidade do sistema muscular.

Tratamento com medicina natural

A fitoterapia, a homeopatia, a massagem, a termoterapia e a hidroterapia podem contribuir para aliviar os sintomas da doença.

Fitoterapia

Várias pesquisas científicas parecem indicar que a *cannabis* (maconha) pode retardar os efeitos da doença de Parkinson.

A *cannabis* tem um componente químico chamado D9-THC, com propriedades analgésicas, que ajuda a reduzir as dores crônicas. Também está sendo usada para combater as náuseas e os vômitos nos pacientes de câncer.

Em 1999, pesquisadores de uma universidade de Madri apresentaram avanços na descoberta dos mecanismos que atuam na região do cérebro relacionada com os movimentos involuntários e com o sistema "cannabinóide" endógeno. O tratamento de doenças como Parkinson, Alzheimer, esquizofrenia e transtorno obsessivo-compulsivo poderia ser beneficiado por medicamentos desenvolvidos a partir dessas pesquisas.

Evidentemente, o uso médico dessa droga nada tem a ver com seu abuso para outros fins.

Outras plantas medicinais recomendadas são o ginseng, o astrágalo e a angélica.

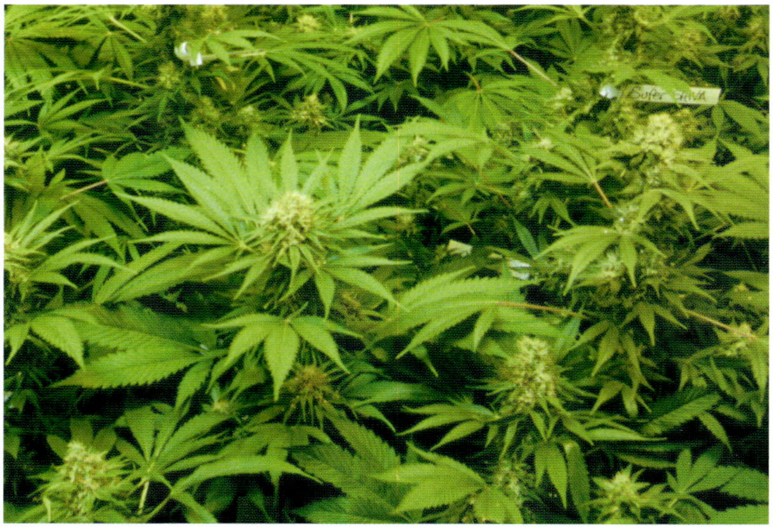

A *cannabis* (maconha) contribui para a liberação de um neurotransmissor chamado acetilcolina, fundamental para os processos de aprendizagem, memória e atenção. Também demonstrou efeitos positivos contra as convulsões causadas pela doença de Parkinson.

Homeopatia

Usam-se os seguintes remédios:

- ***Hyoscyamus niger***: para inquietação e movimentos espasmódicos.
- ***Mercurius solubilis***: para o tremor nas mãos e produção de baba.
- ***Gelsemium sempervirens***: para o tremor e passos cambaleantes.
- ***Rhus toxicodendron***: para a rigidez e as cãibras.

Massagem

Concentra-se nas regiões cervical e lombar da coluna e nos membros inferiores. É suave e relaxante. Os movimentos têm de ser de pressão, fricção, vibração e percussão.

Termoterapia

Usam-se correntes de alta freqüência, sobretudo nas regiões muito doloridas. Os raios infravermelhos podem ser aplicados por cinco até oito minutos sobre uma parte do corpo, que é movimentada ao mesmo tempo.

Hidroterapia

Recomendam-se duchas alternadas (quente e fria), sempre começando pela ducha quente.

Viver com a doença

Graças aos progressos médicos, os sintomas da doença de Parkinson podem ser razoavelmente controlados, mas as repercussões na vida cotidiana e afetiva do paciente requerem tratamento específico.

Quando uma pessoa experimenta fortes sentimentos de perda, as alterações de personalidade e caráter podem ser freqüentes. Geralmente, a auto-estima também é afetada e podem surgir transtornos depressivos.

A rigidez, os tremores, os problemas de fala e as dificuldades nas atividades cotidianas causam sentimentos de inutilidade e desespero, que devem ser tratados para que o paciente sinta mais bem-estar em todos os aspectos de sua vida.

A depressão nos doentes de Parkinson tem relação com as conseqüências sociais e psicológicas da patologia, mas também com a deterioração das capacidades cognitivas que acompanham a doença.

Os sintomas cognitivos, como a perda de memória ou a lentidão mental, podem acontecer na doença de Parkinson, mas nem sempre com freqüência.

Algumas pessoas, porém, acreditam que a capacidade intelectual do doente de Parkinson sempre é afetada. Isso se deve à falta de expressão nos gestos faciais, à lentidão das respostas e à monotonia da linguagem, fazendo crer que o paciente não entende as pessoas a seu redor. Mas é importante lembrar que o doente de Parkinson pode conservar suas faculdades mentais apesar da doença.

Entender as limitações

Os doentes de Parkinson podem sentir-se envergonhados quando outras pessoas percebem sua doença e observam seus tremores. Por esse motivo, podem recusar-se a sair na rua ou entrar em contato com desconhecidos. Também podem sentir-se incompreendidos e frustrados quando tentam se comunicar, mas não conseguem ser entendidos pelo interlocutor.

É preciso, portanto, que os familiares e as pessoas mais próximas estejam bem informados para dar o apoio necessário ao doente de Parkinson. Além disso, os familiares e amigos devem pedir às pessoas que lidam com o doente para que sejam respeitosas e entendam suas limitações. O paciente doente agradece quando seu ambiente de convivência é agradável e compreensivo.

Deve-se prestar atenção nas alterações de humor do doente de Parkinson e observar suas reações, para identificar o quanto antes a necessidade de assistência psicológica. O doente precisa do maior apoio possível para se sentir seguro e amparado.

Estimular a independência

Ao lidar com o doente, deve-se incentivar sua independência ao máximo.

O paciente deve fazer sozinho todas as atividades para as quais não precisa de ajuda, a fim de conservar a auto-estima.

Seus movimentos são lentos. É preciso ter paciência e não apressá-lo, fazendo com que se sinta mal por causa de sua lentidão.

Capacidade de trabalho

O estresse, os horários fixos e a dificuldade para se locomover até o local de trabalho podem agravar os sintomas.

O doente de Parkinson deve tentar trabalhar enquanto for possível, mas tem de avaliar a possibilidade de uma aposentadoria precoce, pois muitos doentes apresentam melhoras depois da aposentadoria.

Seja como for, suas atividades devem ser adequadas às possibilidades atuais. A terapia ocupacional e a fisioterapia podem ser muito úteis.

Centros-dia

Normalmente, esses centros têm uma sala de fisioterapia na qual o doente de Parkinson pode seguir um programa de reabilitação.

Ali também trabalham terapeutas ocupacionais e animadores especializados nos transtornos mais freqüentes da terceira idade, que coordenam projetos de psicoestimulação com técnicas e atividades variadas, como terapias manuais, estimulação para a realização de atividades cotidianas, dinâmica de grupo, musicoterapia e excursões.

Conselhos

As sugestões abaixo ajudam a superar as dificuldades relacionadas com os transtornos mais comuns da doença de Parkinson.

Dificuldade para caminhar

Em primeiro lugar, o paciente deve observer as seguintes recomendações gerais:

- Tente andar ereto.
- Afaste ligeiramente os pés para manter o centro de gravidade.
- Evite a flexão dos joelhos e dos quadris para que o corpo não se incline para a frente.
- Dê passos curtos, para não caminhar arrastando os pés.
- Faça o exercício de caminhar sobre uma linha traçada no chão.

Como superar o bloqueio

O bloqueio ocorre quando os pés parecem cravados no chão e é difícil dar um passo (sobretudo numa passagem estreita ou quando há muita gente ao redor).

O paciente deve deter-se e firmar sua posição, mantendo o peso do corpo sobre os calcanhares sem se inclinar para a frente nem para trás.

Depois de tomar consciência dessa posição, deve balançar ligeiramente o corpo no mesmo local, sem se mover, até sentir que tem condições de seguir em frente.

Como evitar arrastar os pés

Quando o paciente percebe que está arrastando os pés, deve deter-se. Tal como no exercício anterior, deve firmar os calcanhares no chão, conscientizando-se de sua posição e separando os pés cerca de 8 cm para sentir maior estabilidade. Quando der um passo, deve pisar primeiro com o calcanhar e em seguida com os dedos.

Como girar o corpo

Quando o paciente sente dificuldade para girar o corpo, nunca deve girar sobre um pé ou cruzar as pernas. O melhor é descrever um semicírculo no chão, com os pés ligeiramente separados.

Conselhos para reduzir o tremor

Normalmente, a medicação reduz bastante o tremor. Quando o tremor aparece apesar de tudo, é preciso lembrar que ele é mais intenso em repouso, ou seja, é menor quando as mãos seguram um objeto ou se mexem de alguma forma.

Convém observar os seguintes conselhos:

- Aperte o cotovelo da extremidade afetada contra o flanco, para estabilizar a parte superior do braço.
- Faça os movimentos com a mão o mais depressa possível.
- Use um revestimento de borracha para engrossar o cabo de utensílios como canetas, talheres e escovas, a fim de facilitar o uso. Já existem no mercado esses utensílios adaptados.

Dificuldade para se levantar do chão

Se o paciente perder o equilíbrio e sofrer uma queda, os seguintes procedimentos podem ajudá-lo a se levantar:

- Espere alguns minutos para recuperar a calma.
- Procure algum ponto de apoio (uma cadeira, a cama ou qualquer outro móvel).
- Coloque a parte do corpo mais forte voltada para o ponto de apoio.
- Com a ajuda dos braços, ajoelhe-se paralelamente ao apoio. Apóie no chão o pé do lado mais forte e em seguida o joelho da outra perna.
- Firme o pé no chão e erga o corpo, apoiando os braços no objeto.
- Descanse alguns segundos sentado antes de se levantar.

Incontinência

O paciente pode seguir estas recomendações:

- Organize um horário de micção e acostume-se com ele.
- Deixe o trajeto até o banheiro livre de obstáculos, para facilitar a mobilidade.
- Use roupa fácil de tirar e vestir.
- Não beba líquidos pelo menos duas horas antes de se deitar, ou de preferência desde meados da tarde.
- Se precisar de fralda, use a mais adequada e mantenha uma boa higiene, trocando-a sempre que necessário.

Dificuldade para comer

O paciente pode seguir as seguintes sugestões:

- Use sempre copos e pratos inquebráveis.
- Não use cobertas pesadas.
- Se sentir dificuldade para segurar as cobertas, experimente recobrir a borda com um revestimento de borracha.
- Evite alimentos difíceis de comer ou que requerem utensílios especiais.
- Prefira alimentos que você possa segurar com as mãos.
- Verifique se fica melhor comer com a colher ou o garfo.
- De preferência, use pratos fundos, para não derramar o conteúdo.
- Para que o prato não se mexa, use toalhas individuais (jogo americano) antideslizantes, ou pratos com borracha na parte de baixo.
- Sente-se corretamente e conscientize-se de sua postura enquanto estiver comendo.

Dificuldade para engolir

Leve em conta o seguinte:

- Um gole de água fria antes de começar a comer pode ajudar.
- Evite comer demais. É preferível dividir um mesma refeição em várias etapas.

Dicas para se levantar e se deitar

Quando o paciente tem dificuldade para se levantar da cama, deve seguir estes passos:

- Estirado na cama, de barriga para cima, coloque os braços ao lado do corpo.
- Levante a cabeça do travesseiro em direção ao peito, sentando-se na cama com a ajuda dos cotovelos.
- Com os braços por trás do corpo, vá movendo as pernas em direção à borda da cama até conseguir se sentar.

Para se deitar, observe as seguintes orientações:

- Sente-se na borda da cama, perto do travesseiro.
- Deite-se e ponha a cabeça no travesseiro.
- Se sentir dificuldade para girar o corpo na cama e mudar de posição, use meias curtas (elas evitam que os pés deslizem nos lençóis).
- Não use cobertas pesadas (use edredons que sejam ao mesmo tempo leves e quentes).

• Adapte a textura dos alimentos às possibilidades de deglutição.
• Coloque pequenas porções de alimento na boca.
• Não misture sólidos e líquidos.
• Antes de comer, massageie a musculatura da parte anterior do pescoço para facilitar a deglutição.
• Não fale enquanto estiver comendo.
• A secreção excessiva de saliva pode dificultar o ato de comer. Por isso, o paciente deve concentrar-se para engolir a saliva.

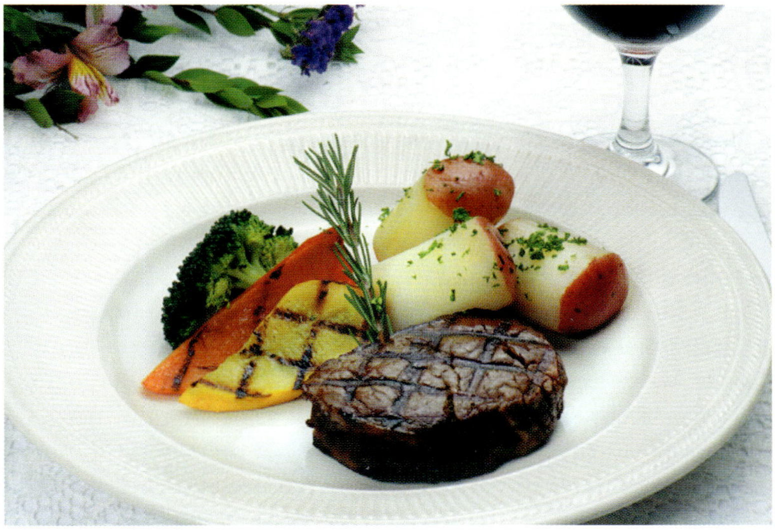

Os alimentos ricos em vitamina B6, como a carne, estimulam as funções nervosas que ficam prejudicadas nos doentes de Parkinson.

Conselhos para a dieta

A prisão de ventre é um problema bastante comum nos doentes de Parkinson e pode agravar-se com a medicação.

Por isso, é importante tentar manter hábitos intestinais corretos e levar em conta o seguinte:
• Beba cerca de dois ou três litros de água por dia. Em caso de problemas de deglutição, misture alimentos nos líquidos para deixá-los mais espessos.
• Mantenha a atividade física.
• Siga uma dieta rica em fibras e acrescente fibras como farelo de trigo nas refeições diárias.
• Evite os laxantes, ou use laxantes suaves.
• Evite o excesso de proteínas, sobretudo à noite, pois tendem a interferir no tratamento por levodopa e a reduzir a absorção desse medicamento.
• Evite comer em excesso e tente seguir uma dieta equilibrada.
• Coma alimentos ricos em vitaminas B6 e C.

Dificuldades para falar

Os doentes de Parkinson podem ter problemas de fala, como diminuição do volume da voz, voz monótona, dificuldades de pronúncia, fala acelerada e problemas para encontrar o termo adequado.

A seguir, veja uma série de recomendações para o paciente e para os parentes e amigos que se comunicam com ele.

É recomendável fazer exercícios periódicos de fonoaudiologia. Esses exercícios melhoram a inteligibilidade da fala, a capacidade de dicção e a caligrafia.

Recomendações para o paciente
• Intensifique a atenção e o esforço para tentar falar com clareza.
• Respire antes de começar a falar, fazendo pausas entre as palavras ou entre cada grupo de palavras.
• Exagere na pronúncia das palavras. Comunique-se com o interlocutor como se ele fosse surdo e precisasse ler os lábios.
• Termine a consoante final da palavra anterior antes de começar a palavra seguinte.
• Use frases curtas e simples.
• Não se apresse e organize os pensamentos antes de falar.
• Olhe para o interlocutor enquanto fala com ele.
• Lembre aos parentes e amigos que devem estimular você a falar em voz alta.
• Faça exercícios complementares para estimular a musculatura facial, como abrir e fechar os olhos, elevar as sobrancelhas, rir ou encher as bochechas de ar.

Recomendações para os parentes e amigos
• Preste muita atenção no paciente quando ele se comunica.
• Peça-lhe para articular frase por frase e palavra por palavra. Repita cada palavra ou cada frase depois dele.
• Peça-lhe para exagerar na pronúncia das palavras.
• Faça sinais afirmativos, como assentir com a cabeça ou dizer “sim”, para que o paciente saiba que está sendo entendido.
• Anime-o a usar frases curtas, ainda que de forma telegráfica.
• Se ele sentir dificuldade para começar a falar, dê-lhe tempo e não o interrompa.

• Coloque-se sempre de frente para o doente.
• Anime-o a falar em voz alta. Ele tem de imaginar que o interlocutor está longe e que ele tem de gritar para ser ouvido.

Dificuldades de respiração

O paciente não tem problemas para respirar nos estágios iniciais da doença, mas a respiração pode ser afetada mais tarde, pois às vezes a rigidez dos músculos intercostais limita a expansão da parede torácica, causando respiração difícil e pouco eficaz. Além disso, os problemas de deglutição podem fazer com que o paciente aspire o ar pela boca.

As seguintes medidas são aconselháveis:
• Faça exercícios de ginástica respiratória que ajudem a ativar a respiração diafragmática.
• Tente tossir com força.
• Durma com o tronco ligeiramente elevado e a cabeça virada de lado.
• Evite posições que aumentem a pressão intra-abdominal.
• Não se deite logo depois de ter comido.

Adaptações no lar

A casa do doente de Parkinson tem de ser adequada às suas necessidades e limitações:
• Não deve haver obstáculos no chão, como porta-revistas, vasos ou enfeites.
• O chão não deve ser escorregadio e os tapetes devem ser fixos.
• As prateleiras ao alcance da mão devem permanecer sempre livres de objetos, para que o paciente, em seus trajetos cotidianos (da cama para o banheiro, para a cozinha etc.), possa se apoiar nelas sem derrubar nada.
• As poltronas e cadeiras devem ser estáveis e com braços, para que o paciente possa se apoiar neles ao se levantar.

Banheiro

O banheiro é um local com risco de quedas. Por isso, siga estas recomendações:
• Coloque barras de apoio ao lado do vaso sanitário e da banheira para o doente se sentar e se levantar mais facilmente.
• Coloque uma superfície antideslizante na banheira.
• Use barbeador elétrico.
• Se sentir dificuldade para segurar a escova de dentes sem tremer, ponha um revestimento de borracha no cabo para manejá-la mais facilmente.
• Compre esponjas e escovas com cabos compridos e largos.

Cozinha

Além de não deixar obstáculos no chão, é preciso levar em conta o seguinte:
• Deixe os utensílios mais comuns ao alcance da mão (se preciso, baixe a altura das estantes dos armários da cozinha).
• Use utensílios de cozinha inquebráveis.

Associações de doentes de Parkinson

Geralmente, nas capitais dos principais estados existem associações de doentes de Parkinson ou grupos de apoio ligados a entidades de saúde.

Eles podem ser de grande utilidade para o paciente e para seus parentes e amigos. No Brasil, destaca-se a Associação Brasil Parkinson (www.parkinson.org.br).

Esses grupos e associações são entidades sem fins lucrativos que trabalham no intuito de aumentar a qualidade de vida do doente e de sua família, provendo informação atualizada, assessoria e tratamento integral.

Seus objetivos fundamentais são os seguintes:
• **Informar** tanto os profissionais da área de saúde quanto o público em geral sobre os diversos aspectos relacionados à doença de Parkinson.
• **Conscientizar toda a sociedade** sobre as necessidades das pessoas que sofrem dessa doença.
• **Incentivar a pesquisa** sobre as características e a natureza da do-

Em caso de dificuldades para se vestir

Siga estas recomendações:
• Reserve o tempo necessário para se vestir e tirar a roupa.
• Deixe a roupa preparada a seu alcance, ao lado da cama.
• Use peças de roupa sem botões (as blusas de colarinho aberto são melhores do que as camisas).
• Se necessário, ponha velcro (fechos adesivos) na roupa para facilitar a tarefa.
• Use sapatos fáceis de calçar e descalçar (os mocassins são os mais adequados). Uma calçadeira de cabo largo pode ser útil.
• Use calças sem cinto ou com cintura elástica, que são mais fáceis de vestir.

Exercícios com bastão

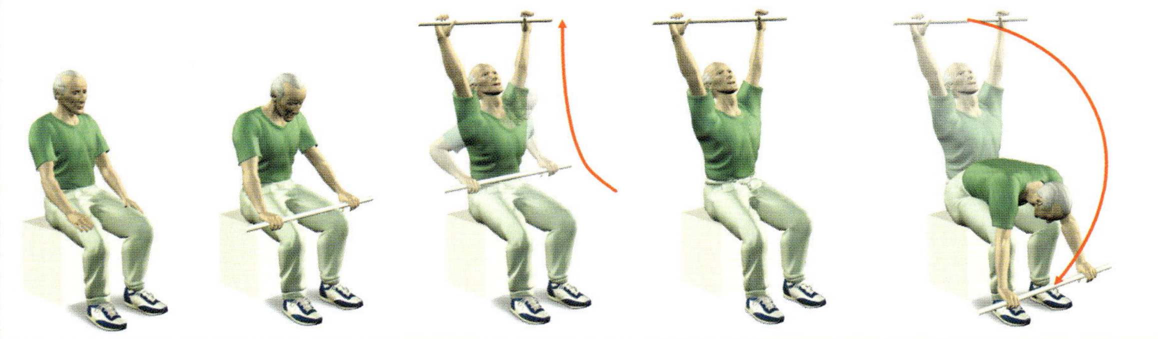

1 ▸ Sente-se ocupando menos da metade do assento, com as costas retas e os pés apoiados no chão.

2 ▸ Coloque o bastão em cima dos joelhos e segure-o com as mãos uma distante da outra.

3 ▸ Levante o bastão acima da cabeça, conduzindo-o bem perto do tronco. Siga o movimento com o olhar.

4 ▸ Mantenha essa posição por alguns segundos.

5 ▸ Incline o corpo para a frente até tocar os pés com o bastão. Deixe-o no chão, endireite o corpo e tente pegá-lo com as duas mãos.

ença de Parkinson, além de sobre novas formas de tratamento.

O objetivo dessa medida é obter diagnósticos corretos e precisos, assim como tratamentos mais eficazes e adequados.

- **Oferecer serviços variados aos doentes e à sua família**, indo desde assistência social, atenção psicológica, fisioterapia, relaxamento, terapia ocupacional e ajuda domiciliar a coisas práticas como clubes de sócios, assessoria jurídica etc.
- **Oferecer serviços especializados para profissionais de saúde.** Tais serviços incluem cursos de formação, conferências, simpósios e prêmios para a investigação científica).
- **Dar apoio e suporte** aos pacientes e a seus familiares através de atividades como reuniões e terapias de grupo.
- **Melhorar a integração social dos pacientes**.

Exercícios de solo

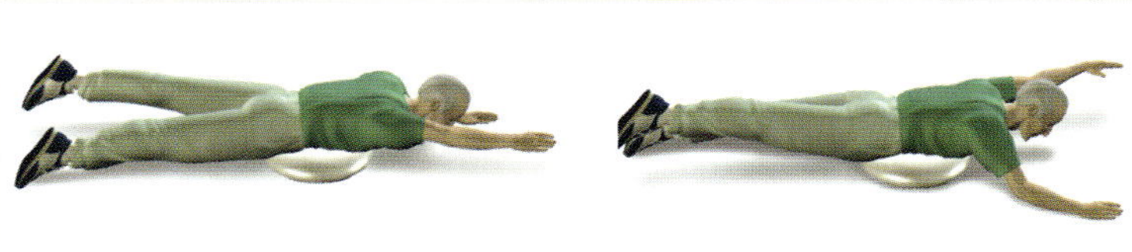

1 ▸ Deitado de barriga para baixo, com uma almofada sob o ventre para proteger a região lombar, estenda os braços para a frente em contato com o chão. Levante a perna esquerda e o braço direito ao mesmo tempo.

2 ▸ Repita o exercício anterior com a perna direita e o braço esquerdo.

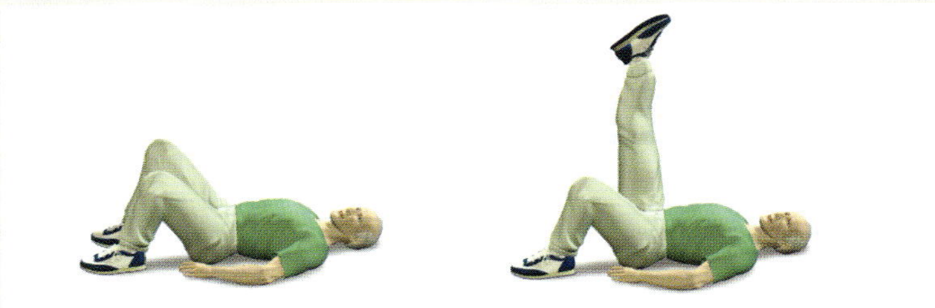

3 ▸ Deite no chão de barriga para cima e flexione os joelhos.

4 ▸ Levante a perna direita até deixá-la em ângulo reto com o resto do corpo. Mantenha essa posição por alguns segundos. Flexione o joelho e volte para a posição inicial. Repita o exercício com a perna esquerda.

Exercícios com bola

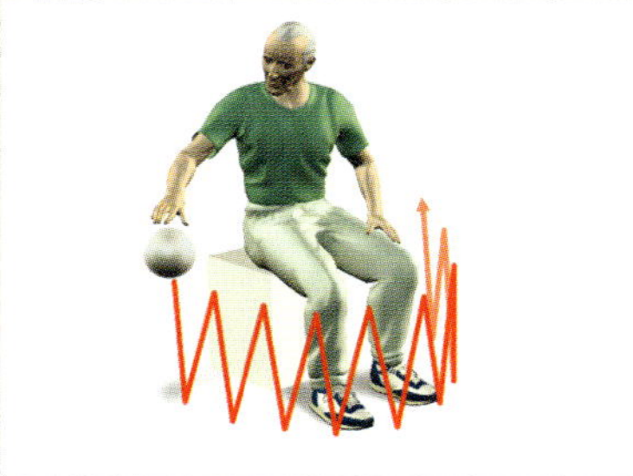

1 ▸ Sente-se e faça a bola quicar da direita para a esquerda, passando-a diante dos pés.

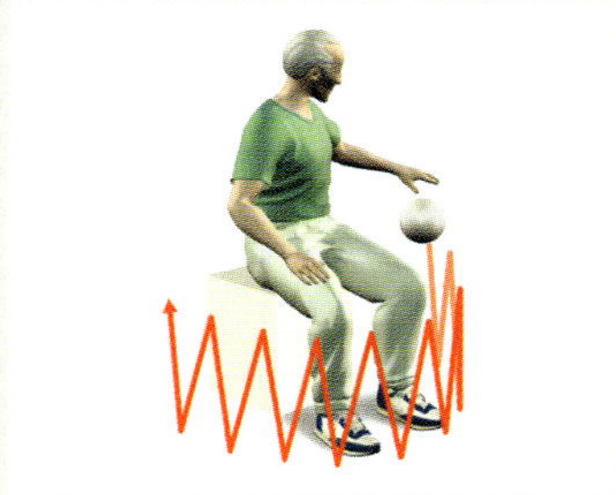

2 ▸ Repita o exercício anterior, trocando a mão e o sentido da rotação.

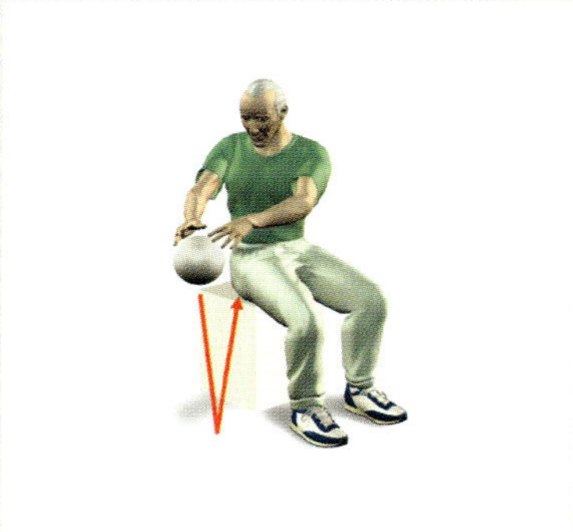

3 ▸ Segure a bola com as duas mãos e faça-a quicar num lado e no outro.

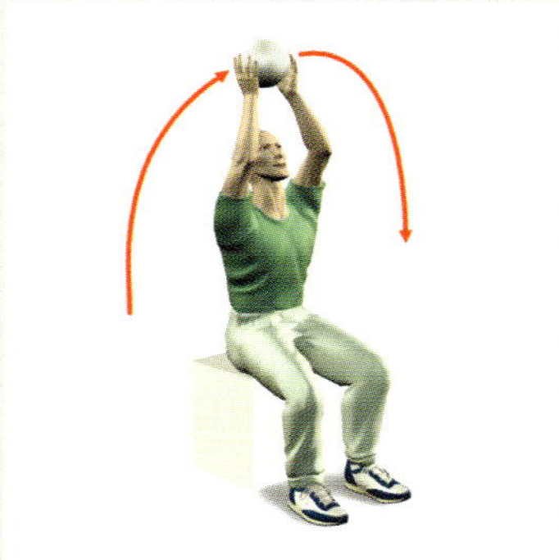

4 ▸ Com as mãos, passe a bola de um lado para o outro por cima da cabeça.

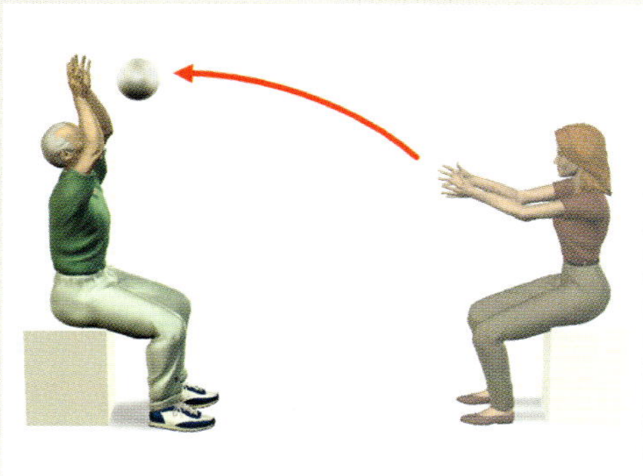

5 ▸ Jogue a bola um pouco acima da cabeça do paciente. Ele deve segurá-la com as duas mãos.

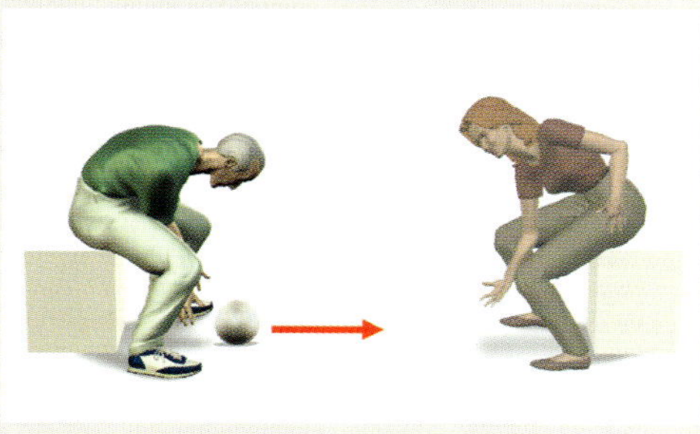

6 ▸ Lance a bola na altura do chão até os pés do paciente. Ele deve segurá-la com as duas mãos e devolvê-la.

Exercícios para facilitar a caminhada

• Marque uma distância de 6 a 10 metros em linha reta, assinalando os pontos de partida e chegada. Conte em voz alta o número de passos do início até o final.

• Repita o exercício anterior, mas com menos passos.

• Caminhe firmando bem os calcanhares.

• Em posição imóvel e de pé, faça o balanço natural dos braços ao caminhar, mas com movimentos mais amplos.

Levante o joelho correspondente a cada movimento. O movimento do braço tem de ser oposto ao da perna, ou seja, levante o braço direito enquanto estiver erguendo o joelho esquerdo.

Exercícios de respiração

• Deitado de costas, com a cabeça e os pés apoiados no chão e os joelhos flexionados, ponha uma mão no peito e a outra no ventre.

Inspire profundamente, inflando o ventre. Repare no movimento da mão, que também se ergue. Expire devagar pela boca, enquanto o ventre "afunda".

• Deitado de costas ou sentado, coloque a mão sobre as costelas na altura da barriga. Inspire profundamente, expandindo a caixa torácica e notando que as costelas se elevam.

Expulse o ar pela boca com a ajuda das mãos, que devem pressionar suavemente as costelas.

Alongamentos

• De pé, ponha a mão direita por baixo do cotovelo esquerdo e segure-o. Empurre o cotovelo para

Posturas de equilíbrio e coordenação espacial

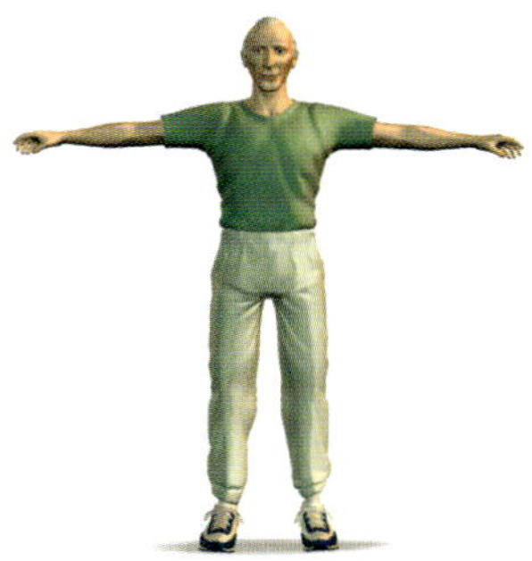

1 ▸ Fique de pé, com os pés afastados e os braços estendidos ao lado do corpo.

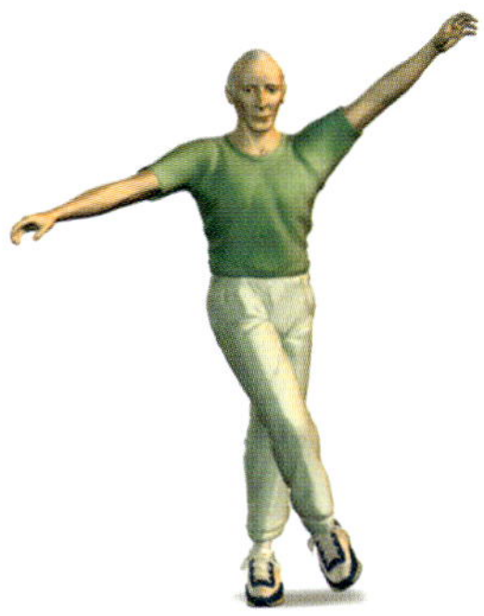

2 ▸ Cruze a perna direita sobre a esquerda e, ao mesmo tempo, levante o braço esquerdo, inspirando. Faça a mesma coisa com a perna e o braço contrários.

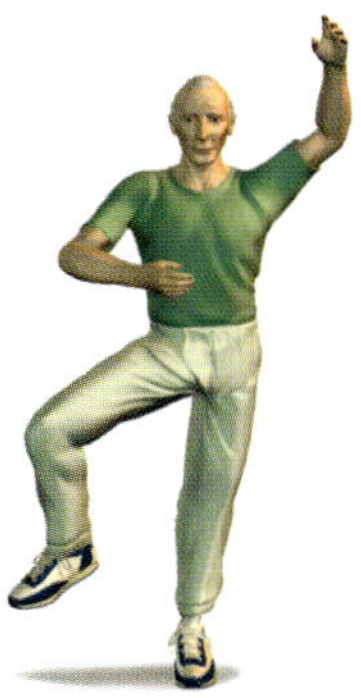

3 ▸ Levante a perna direita e o braço esquerdo, inspirando. Faça a mesma coisa com a perna esquerda e o braço direito.

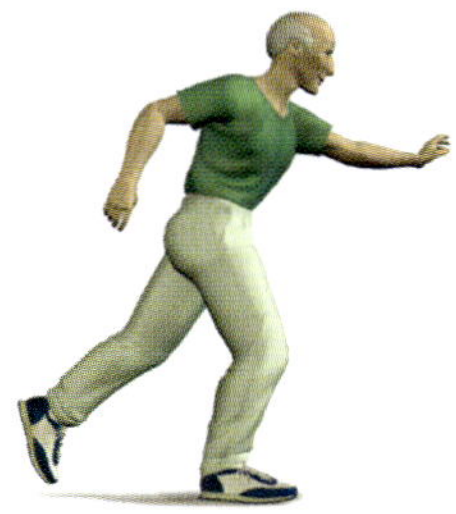

4 ▸ Estenda o braço esquerdo para a frente e flexione a perna direita, inspirando. Faça a mesma coisa com o braço direito e a perna esquerda.

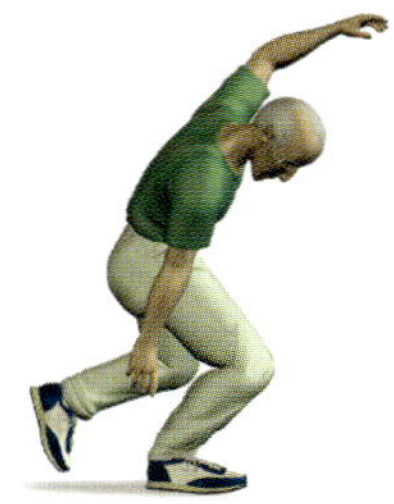

5 ▸ Cruze a perna esquerda por trás da direita, toque a panturrilha esquerda com a mão direita e levante o braço esquerdo. Faça a mesma coisa com a perna e o braço contrários.

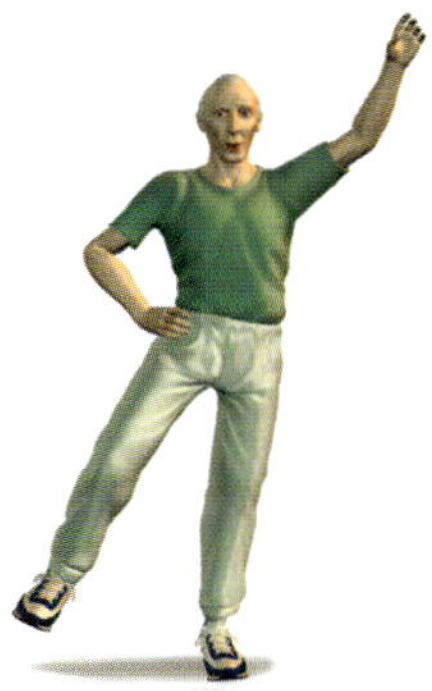

6 ▸ Levante ao mesmo tempo o braço esquerdo e a perna direita. Faça a mesma coisa com o braço direito e a perna esquerda.

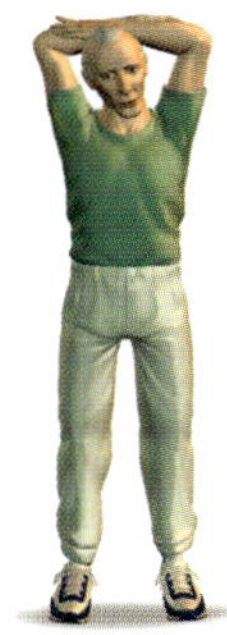

7 ▸ Cruze os braços por trás da cabeça.

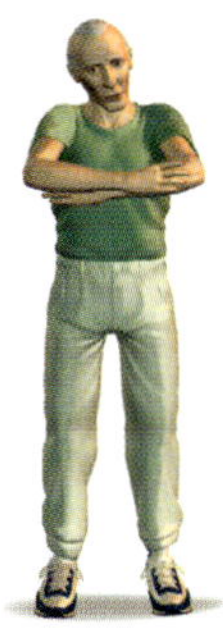

8 ▸ Cruze os braços diante do peito.

cima, aproximando a mão do ombro esquerdo.

Mantenha o braço próximo ao tronco, dobre-o e aproxime a mão do ombro. Repita cinco vezes em cada lado.

• Dobre o braço esquerdo na altura do cotovelo, e segure os dedos com a mão direita. Estenda, estique o braço e pressione suavemente a mão para dentro (em direção ao tronco), sempre com os dedos voltados para o chão.

Mas atenção: a mão e o punho devem formar um ângulo reto entre si.

• Com as mãos entrelaçadas, estenda os braços o máximo possível acima da cabeça e depois projeteos para a frente.

• Sentado com os braços estendidos, bata palmas à frente e depois por baixo das pernas, que devem estar flexionadas.

Prisão de Ventre

TIPOS

- Transitória
- Crônica
- Secundária

CAUSAS

- Dieta pobre em fibras e líquidos
- Falta de exercício
- Medicamentos
- Envelhecimento
- Maus hábitos
- Fatores psicológicos
- Alterações na evacuação
- Transtornos da mobilidade intestinal
- Alterações no tamanho do cólon.
- Outras doenças

MEDIDAS PREVENTIVAS

- Beber mais líquidos
- Praticar exercícios
- Melhorar os hábitos intestinais
- Comer alimentos ricos em fibras

Um terço das pessoas de mais de 65 anos sofre de prisão de ventre crônica, problema que afeta sobretudo as mulheres. A vida sedentária, uma dieta pobre em fibras e a ingestão insuficiente de líquidos são algumas causas do problema.

O que é prisão de ventre?

A prisão de ventre ou constipação é a evacuação de fezes escassa (menos de 50 gramas por dia) ou pouco freqüente (menos de uma evacuação a cada dois dias).

Outros sintomas freqüentes da prisão de ventre são a sensação de esvaziamento incompleto do reto depois da evacuação ou dores e esforço maior para evacuar, por causa da dureza das fezes.

Também pode haver sensação de gases, flatulência e mal-estar abdominal.

Tipos

A prisão de ventre pode ser classificada em três tipos:

- **Transitória**. É uma forma freqüente de prisão de ventre que ocorre em situações de mudança de hábitos em geral, como viagens, ficar de cama por muito tempo ou regimes alimentares.
- **Crônica**. É o tipo mais freqüente. Trata-se de um hábito intestinal de longa evolução que a pessoa afetada acaba encarando como um problema "por toda a vida". As alterações no mecanismo de evacuação, os transtornos da mobilidade intestinal (inércia colônica) e as alterações no tamanho do cólon (megacólon congênito) podem causar a prisão de ventre crônica.

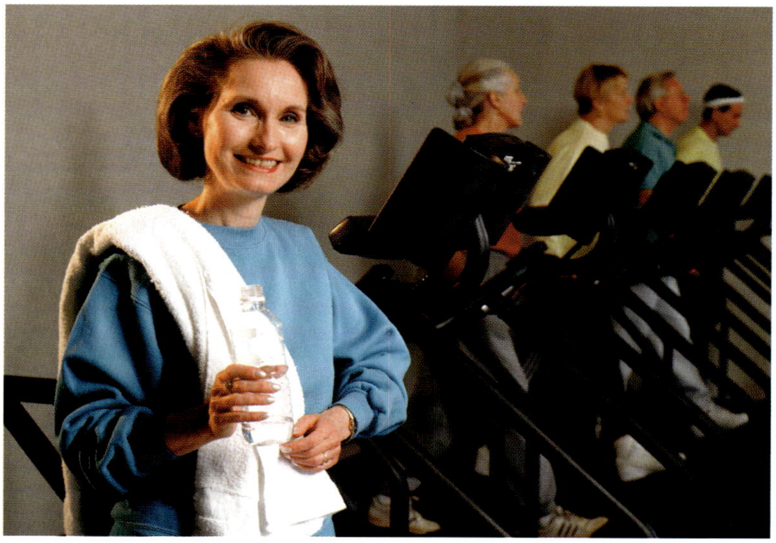

Ingerir líquidos e fazer atividade física são algumas das medidas mais eficazes no combate à prisão de ventre. Elas devem ser seguidas principalmente pelas mulheres, que são as maiores vítimas desse distúrbio.

• **Secundária ou sintomática**. É muito menos freqüente que a crônica, mas sua importância clínica é maior. É a prisão de ventre que surge como sintoma de outra doença. Quando ocorre numa pessoa que tinha um hábito intestinal normal e não há nenhuma causa que a justifique, deve-se pensar na manifestação de uma doença subjacente, como o diabetes, a doença de Parkinson ou a doença de Chagas.

Doenças que podem ter relação com a prisão de ventre

Doenças digestivas
- Hemorróidas.
- Fissura anal.
- Megacólon.
- Doença de Hirschprung.
- Diverticulose.
- Tumores.

Doenças neurológicas
- Esclerose múltipla.
- Doença de Parkinson.
- Derrame cerebral.
- Tumores cerebrais.
- Lesões da medula espinhal.

Doenças metabólicas e endócrinas
- Diabetes.
- Transtornos da glândula tireóide.
- Desnutrição.

Doenças sistêmicas
- Amiloidose.
- Lupo.
- Esclerodermia.

Absorção dos alimentos

Para compreender o fenômeno da prisão de ventre, é preciso saber como ocorre a passagem dos alimentos pelo intestino. O intestino é um órgão largo e oco do sistema digestivo, cujas paredes contêm músculos. Graças a essa musculatura, as paredes do intestino têm capacidade de movimento.

Os movimentos típicos do intestino são chamados movimentos peristálticos ou peristalse. Graças a eles, o intestino impulsiona os alimentos e os líquidos e faz com que eles se misturem. Para usar uma comparação, a peristalse é semelhante às ondas do mar movendo-se através do músculo.

Na fase final da digestão, todos os alimentos digeridos, assim como a água e os minerais provenientes da dieta, são absorvidos através da parede intestinal. Os materiais absorvidos atravessam a parede do intestino e passam para a corrente sangüínea, dirigindo-se para outras regiões do organismo.

Os resíduos da digestão

As partes dos alimentos não-digeridas, como as fibras, são resíduos da digestão. À medida que esses produtos transitam ao longo do intestino, este vai absorvendo quase toda a água que contêm. Esse processo tem como resultado substâncias sólidas conhecidas como fezes ou excrementos. As fezes são impulsionadas para dentro do cólon e do reto, onde geralmente permanecem de um a dois dias.

As fezes provocam a distensão das paredes do reto, estimulando movimentos intestinais capazes de evacuar as fezes para fora do corpo. À medida que a musculatura do esfíncter anal se relaxa (a contração voluntária desse músculo evita a saída das fezes), as paredes do reto se contraem para aumentar a pressão. Às vezes, é preciso usar a musculatura abdominal. A coordenação de todos esses músculos permite a evacuação.

Quando existe prisão de ventre, a musculatura do cólon se contrai devagar ou sem força. Isso faz com que as fezes transitem mais lentamente e permaneçam mais tempo no intestino.

Quando o contato com o intestino se prolonga, este absorve mais água das fezes, o que explica sua secura e dureza na prisão de ventre.

Causas da prisão de ventre

A prisão de ventre pode ter várias causas, entre elas:

Dieta pobre em fibras e líquidos

Pode favorecer a prisão de ventre pelo surgimento de fezes pequenas e duras (por falta de hidratação). As fibras dos alimentos não são digeridas, portanto passam para as fezes, que aumentam de volume. Quando a pessoa ingere alimentos sem fibras, as fezes têm pouco volume. O fator alimentar como causa da prisão de ventre é observado sobretudo em idosos. Muitas vezes, com menor interesse pela alimentação, o idoso opta por comida de preparação rápida (enlatados e semiprontos), em geral pobre em fibras. Além disso, a perda dos dentes pode obrigar essas pessoas a triturar a comida, eliminando as fibras dos alimentos.

Sedentarismo

A prática de exercícios, além de trazer outros benefícios para a saúde, contribui para aliviar o trânsito intestinal e, portanto, para facilitar a saída das fezes. Por isso, o paciente que tem de ficar de cama durante algum tempo costuma sofrer de prisão de ventre.

Medicamentos

Muitos medicamentos podem ter a prisão de ventre como efeito colateral. Exemplos disso são os analgésicos como a morfina e a codeína, os suplementos de cálcio e ferro e os antidepressivos.

Idade

Com a idade, o metabolismo se torna mais lento, reduz a atividade do intestino e afeta os hábitos intestinais (freqüência da evacuação).

Maus hábitos

Reprimir a vontade de evacuar ou não dedicar o tempo necessário para a evacuação são atitudes que favorecem a prisão de ventre.

Fatores psicológicos

Os mais relevantes são o estresse, as mudanças bruscas que a vida atual pressupõe e o fato de não viver num ambiente adequado que estimule o reflexo de ir ao banheiro.

Alterações no mecanismo de evacuação

O fato de evacuar implica a coordenação de vários músculos (abdominais, diafragma, esfíncter anal e que elevam o ânus). Certas pessoas têm dificuldade para realizar essa coordenação de maneira adequada e isso torna a evacuação ou expulsão das fezes mais difícil.

Transtornos da motilidade intestinal

Qualquer circunstância que reduza os movimentos intestinais dificulta a progressão das fezes e a evacuação. A inércia colônica é um transtorno crônico, presente só em mulheres, que torna mais lento o trânsito das fezes pelo intestino grosso.

Alterações no tamanho do cólon

Uma causa freqüente de prisão de ventre crônica é o megacólon congênito. As pessoas que sofrem des-

Quantidade de fibras em alguns alimentos

	ALIMENTO	FIBRAS EM GRAMAS, PARA CADA 100 G DE ALIMENTO
Frutas	Banana	3,0
	Framboesa	4,5
	Laranja	2,0
	Maçã	2,0
	Morango	2,0
	Pêra	3,0
	Pêssego	1,4
	Tangerina	2,0
Verduras e legumes	Acelga	2,2
	Alcachofra	2,0
	Alface	1,5
	Berinjela	1,4
	Cebola	3,1
	Couve-de-bruxelas	4,4
	Couve-flor	2,9
	Vagem	3,0
Oleaginosas	Amêndoas	10,0
	Amendoim	7,1
	Avelã	7,4
	Nozes	4,6
Cereais	Farelo de trigo	5,3
	Farinha branca	2,2
	Farinha integral	11,6
	Pão branco	3,0
	Pão integral	5,0

sa doença têm um cólon maior do que o normal, o que torna mais lento o trânsito intestinal.

Outras doenças

Nesse caso, a prisão de ventre se converte em sintoma de outras doenças mais graves, como diabetes, doença de Parkinson, depressão, demência e doença de Chagas. A presença de um tumor que comprima o intestino ou lesione os nervos que controlam o movimento intestinal pode causar prisão de ventre.

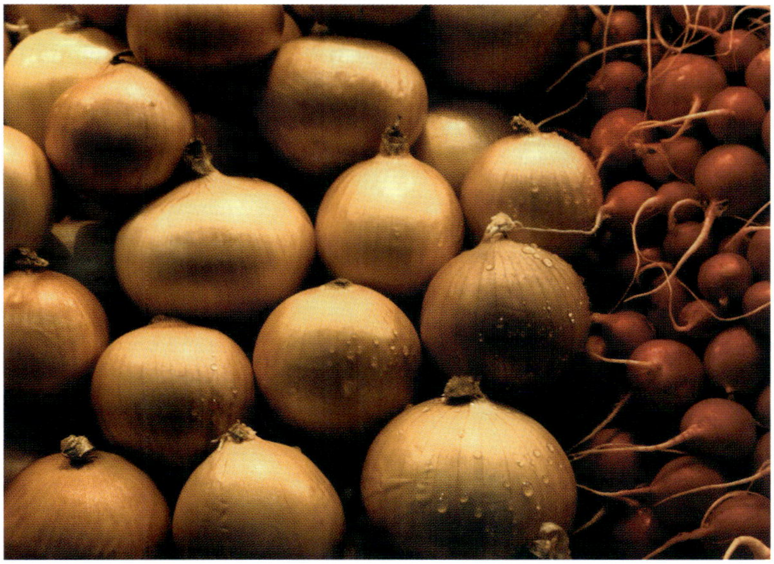

Em caso de prisão de ventre, é preciso aumentar o consumo de alimentos que contêm fibras , como as cebolas (*veja tabela à esquerda*).

Hábitos de vida

Adotar uma série de hábitos na vida cotidiana pode nos ajudar a evitar a prisão de ventre e suas conseqüências. Entre essas atitudes, destacam-se as seguintes:

- **Beba mais líquidos**. O consumo de líquidos é um hábito que favorece não apenas o aparelho digestivo, como também o aparelho urinário. Para evitar a prisão de ventre, recomenda-se ingerir pelo menos um litro e meio de água e sucos de fruta todos os dias.
- **Modifique a dieta**. Deve-se aumentar a ingestão de alimentos ricos em fibras, como frutas, verduras, legumes, frutas secas e cereais, e reduzir o consumo dos alimentos que contribuem para o endurecimento das fezes, como açúcar, arroz e chocolate.
- **Pratique exercícios**. Trate de praticar algum tipo de exercício físico que reforce a musculatura abdominal, pois ela tem papel fundamental no ato de evacuar.

Caminhar cerca de 15 minutos por dia em passo acelerado é muito saudável, pois, como já foi visto, os exercícios facilitam o trânsito dos alimentos pelo intestino.

- **Modifique os maus hábitos intestinais**. É importante manter regularidade no hábito de evacuar e fazê-lo sempre no mesmo horário, se possível depois de uma refeição. Tome o máximo cuidado com as condições ambientais, como a higiene, a altura da privada e a privacidade. Reserve um tempo todos os dias para a evacuação.

Tente não inibir o reflexo quando ele se apresenta, mesmo que para isso tenha de deixar de lado uma atividade importante. Procure o momento mais tranqüilo do dia e sente-se sempre no mesmo horário, não mais de dez minutos, para reeducar o intestino, como se faz com as crianças pequenas.

Transtornos que têm relação com a prisão de ventre

A prisão de ventre pode provocar outros transtornos que trazem mal-estar adicional para o paciente e têm tratamento próprio, independente da melhora da prisão de ventre. Esses transtornos incluem.

- **Hemorróidas**. São dilatações varicosas das veias que cercam o ânus, que ocorrem quando a pessoa tem de fazer muito esforço para defecar.
- **Fissura anal**. Trata-se de uma ferida na pele que circunda o ânus, quando o esforço para evacuar fezes endurecidas força o músculo e a pele até rompê-la.
- **Fecaloma ou impactação fecal**. As fezes se acumulam e se compactam tanto que o reflexo natural para evacuar se torna insuficiente e a debilidade da musculatura abdominal impede a expulsão. Nesse caso, é necessário um tratamento para amolecer as fezes.

Tratamento

Quando se diagnostica uma prisão de ventre sintomática, é preciso tratar a doença causadora.

O tratamento da prisão de ventre crônica se baseia na reeducação do paciente com relação a seus hábitos intestinais e pode incluir medicamentos, quando necessário.

As recomendações gerais servem para estimular a mobilidade do cólon. Por isso é aconselhável o consumo abundante de água e fibras vegetais. Isso é possível aumentando a quantidade de frutas e verduras nas refeições.

Quando essa medida é insuficiente, pode-se acrescentar um suplemento como farelo de trigo. Se possível, também se deve evitar o consumo de medicamentos que causam prisão de ventre.

Quando procurar um médico

Quase todas as pessoas sofrem de prisão de ventre de forma passageira em algum momento da vida. A evacuação não segue uma norma igual para todos. Se fosse preciso definir uma situação de normalidade, seria a de evacuar o intestino num intervalo entre três vezes ao dia e três vezes por semana. Ou seja, um indivíduo que evacua duas vezes ao dia e outro que o faz quatro vezes por semana se enquadrariam na normalidade. No entanto, uma mudança no ritmo intestinal sem causa que a justifique, e que já dura há algum tempo, é motivo para procurar um médico.

Outras circunstâncias que requerem a consulta ao médico são a presença de sangue nas fezes, perda de peso inexplicável, dores abdominais agudas, vômitos ou náuseas.

O sangue presente nas fezes pode ter origem em qualquer ponto do trajeto gastrintestinal (esôfago, estômago, intestino ou reto). A cor resultante das fezes pode sugerir o ponto exato do sangramento. Assim, fezes de cor negra fazer pensar numa úlcera sangrenta, gastrite ou varizes no esôfago; fezes de cor castanha sugerem uma infecção intestinal ou um tumor; e fezes com listas de cor avermelhada podem indicar a existência de hemorróidas ou de uma fissura anal.

Quando a prisão de ventre é repentina, acompanhada de fortes dores abdominais, pode indicar uma obstrução intestinal. Nesse caso, nunca tome laxantes e procure assistência médica com urgência.

Laxantes

O tratamento farmacológico da prisão de ventre é só um complemento das recomendações gerais. Os remédios usados para tratar a prisão de ventre são chamados laxantes. Eles estimulam o movimento (peristalse) de grandes segmentos do intestino, facilitando a evacuação. No entanto, seu uso contínuo cria um hábito que leva ao abuso.

O uso indiscriminado de laxantes pode destruir os nervos do intestino grosso e causar uma doença chamada cólon catártico, na qual o intestino perde sua mobilidade por completo e o paciente é obrigado a usar o laxante novamente para conseguir a evacuação. Desse modo, cria-se um círculo vicioso. Outro perigo do abuso de laxantes é o surgimento de doenças gastrintestinais ou a eliminação de proteínas pelas fezes.

Por todas essas razões, os laxantes são totalmente contra-indicados para tratamentos prolongados. Seu uso deve ser reservado para situações especiais, como as seguintes:

- Doentes que precisam ficar de cama por muito tempo ou que fazem pouco exercício.
- Pacientes que precisam evitar esforços muito fortes para evacuar (como doentes cardíacos) ou para os quais a evacuação aumenta dores que, muitas vezes, se tornam causa da prisão de ventre (fissuras anais ou hemorróidas).
- Preparação de intervenções cirúrgicas e exames do aparelho digestivo, que requerem que o tubo digestivo esteja limpo.
- Doentes idosos, ou com perturbação mental, que descuidam do hábito de evacuar e podem formar massas fecais (fecalomas) de eliminação muito difícil.
- Pessoas tratadas com medicamentos que têm a prisão de ventre como efeito secundário.

Classificação dos laxantes

Conforme seu modo de atuação, os laxantes se classificam nos seguintes tipos:

- **Substâncias que aumentam a massa fecal**. São substâncias que aumentam o volume das fezes, estimulando a atividade do intestino. Muitos são compostos que absorvem a água. Dessa forma, fazem crescer a massa das fezes e estimulam o reflexo da evacuação. Exemplos dessas substâncias são a mucilagem vegetal e a lactulose. São administradas por via oral, mas não atuam imediatamente. O efeito pode ter início depois de 12 a 24 horas e o efeito completo leva vários dias. Também têm o inconveniente de às vezes causar flatulência e dores cólicas.

- **Lubrificantes.** São óleos vegetais e minerais que lubrificam e amolecem as fezes, tornando-as mais úmidas e mudando sua consistência. Um exemplo é o glicerol, administrado em forma de supositórios. Os lubrificantes são indicados para pessoas que têm fissura anal ou hemorróidas e cuja prisão de ventre é causada pelo medo de evacuar.
- **Agentes procinéticos.** Estimulam a mobilidade do aparelho digestivo. O mais usado é a cisaprida, capaz de aumentar a freqüência das evacuações.

Os agentes procinéticos podem ser administrados sozinhos ou juntamente com a mucilagem ou a lactulose. Têm o inconveniente de causar dependência e podem provocar pontadas no intestino, dores, gases ou diarréia. Efeitos colaterais como esses limitam o uso da cisaprida.

Os laxantes mais recomendáveis, sobretudo para idosos, são os osmóticos ou reguladores, como a lactulose, que ajudam a reeducar o trânsito intestinal e mantêm o equilíbrio da flora do cólon.

- **Irritativos ou catárticos.** Têm bom efeito imediato, mas seu uso prolongado pode levar à inércia colônica. Entre eles estão a fenolftaleína, o bisacodyle e a cáscara sagrada.

Cirurgia

Em casos muito raros de prisão de ventre causada por inércia colônica rebelde a qualquer tipo de medida terapêutica, pode-se considerar a possibilidade de uma intervenção cirúrgica.

No entanto, os benefícios da intervenção devem ser comparados às possíveis complicações da cirurgia, como diarréia e dores abdominais.

Exames diagnósticos

A maioria dos pacientes que procuram o médico queixando-se de prisão de ventre não precisa de muitos exames diagnósticos.

As recomendações mais comuns são mudança de hábitos alimentares e prática de exercícios.

O médico pode pedir exames em função da duração e gravidade da prisão de ventre, idade do paciente, presença eventual de sangue nas fezes, mudanças recentes nos movimentos intestinais ou perda de peso.

O exame físico pode incluir o toque retal, no qual o médico, com luvas lubrificadas, avalia com o dedo o tônus da musculatura ao redor do ânus (esfíncter anal) e determina sensibilidade, obstrução ou sangue.

Um tônus muscular anormal pode indicar prisão de ventre causada por alterações do mecanismo de evacuação.

Outros exames só são necessários para pacientes com sintomas graves, mudanças repentinas na freqüência e consistência das fezes ou com presença de sangue, e para idosos com risco maior de câncer colorretal.

Exame de fezes

Serve sobretudo para detectar a presença de sangue. Muitas vezes, o sangue está presente nas fezes em quantidades microscópicas e só pode ser detectado por meio de métodos especiais de análise.

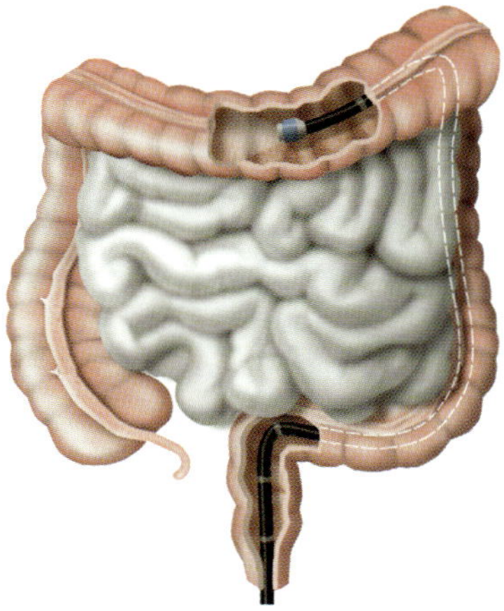

A retocolonoscopia é um exame no qual o médico introduz um tubo (colonoscópio) dentro do cólon, através do ânus e do reto, para examinar seu interior. Se ele encontrar uma anomalia (como um tumor), usará o próprio colonoscópio para extirpar uma pequena amostra de tecido para análise posterior (biópsia).

A causa mais freqüente de resultados positivos são as hemorróidas, mas sempre se deve descartar a existência de um processo tumoral ou inflamatório por meio de uma retocolonoscopia.

Enema opaco

Uma vez que o cólon não pode ser bem observado em radiografias, ele é preenchido com um enema de bário, um líquido espesso que o torna visível.

Quando o líquido enche o cólon, são feitas radiografias que revelam sua forma e aspecto.

Assim, além de evidenciar lesões inflamatórias ou tumorais e eventuais obstruções, o exame do enema opaco fornece o diagnóstico definitivo do megacólon e da doença de Hirschprung (que é uma deficiência dos nervos do cólon).

Próstata

SINTOMAS GENÉRICOS DA DOENÇA

- Esforço maior para começar a urinar
- Jato de urina com menos força
- Necessidade de parar e retomar o jato várias vezes durante a micção
- Perda de gotas de urina depois da micção
- Sensação de não ter esvaziado a bexiga
- Dificuldade para controlar a vontade de urinar
- Micções mais freqüentes

FATORES DE RISCO DO CÂNCER

- Homens com mais de 50 anos de idade
- Raça negra
- Pai ou irmão com câncer de próstata

DIAGNÓSTICO PRECOCE DO CÂNCER

- Consulte um médico diante de qualquer sintoma
- Faça exame de toque retal todos os anos
- Faça medição da taxa de PSA todos os anos

Nada menos do que 80% dos homens de mais de 80 anos de idade sofrem de hiperplasia prostática benigna (HPB). Por isso, acredita-se que essa doença é parte do processo natural de envelhecimento. Sua incidência é cada vez maior, pois ela acompanha o aumento da expectativa de vida.

O que é hiperplasia prostática benigna?

A hiperplasia prostática benigna, ou adenoma prostático, é uma doença caracterizada pelo aumento não-canceroso do tamanho e do peso da próstata, que pode acabar obstruindo a passagem da urina através da uretra. Tipicamente, a estrutura da próstata não é afetada.

A próstata é uma glândula que só existe nos homens. Ela circunda o colo da bexiga urinária e parte da uretra (conduto pelo qual a urina é eliminada para fora do corpo, que começa no colo da bexiga e acaba na ponta do pênis). Consiste em dois lóbulos laterais, separados por um sulco e um lóbulo central.

A próstata fabrica um líquido que é vertido na uretra e se mistura aos espermatozóides durante a ejaculação.

OBSTRUÇÃO DA PASSAGEM DA URINA

O aumento de tamanho da próstata provoca o estreitamento total ou parcial do conduto uretral, obstruindo a saída de urina da bexiga (a bexiga é um órgão do aparelho urinário onde a urina se acumula até ser expelida).

Além disso, a próstata doente estimula substâncias do organismo que favorecem essa obstrução.

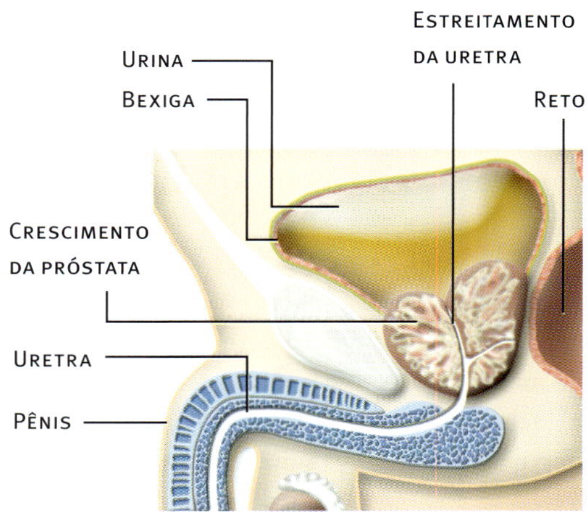

O aumento de tamanho da próstata, característico da hiperplasia benigna, pode causar uma obstrução da passagem da urina através da uretra.

Reação do organismo

A princípio, a musculatura da bexiga aumenta, na tentativa de vencer a obstrução causada pela próstata doente.

No entanto, chega um ponto em que a bexiga, apesar do crescimento de sua musculatura, já não consegue superar o obstáculo e esvaziar-se completamente, conservando resíduos de urina em seu interior.

Numa segunda fase, o homem afetado pela hiperplasia prostática benigna começa a utilizar a musculatura abdominal ao urinar, a fim de suprir parte do trabalho que a bexiga já não consegue fazer. Nessa fase do processo, os sintomas começam a surgir.

Finalmente, quando a obstrução da próstata persiste, a bexiga deixa de funcionar. Ela vai se enchendo até que a urina transborde, momento em que o paciente urina sem poder controlar o fluxo, isto é, de maneira automática. A retenção crônica de urina causa o aumento de tamanho da bexiga.

Causas

A origem e a evolução da hiperplasia prostática benigna ainda não foram esclarecidas, mas sabe-se que ela é causada por dois fatores principais:

- A presença de hormônios masculinos procedentes do testículo.
- A idade.

Sintomas

O homem que sofre de hiperplasia prostática benigna nota os seguintes sintomas:

- Tem de fazer força para começar a urinar.
- O jato de urina tem menos força e calibre.
- Durante a micção, ele sente necessidade de parar e retomar o jato várias vezes.
- Quando acaba de urinar, perde urina em forma de gotas e tem a sensação de não ter esvaziado completamente a bexiga.
- Sente dificuldade para controlar a vontade de urinar.
- As micções são mais freqüentes durante o dia.
- Ele se levanta à noite para urinar, o que antes não acontecia (ou pelo menos não com tanta freqüência).
- Tem uma sensação dolorosa no abdome, por baixo do umbigo.

Às vezes, o paciente pode ficar muitas horas sem urinar, talvez até um dia inteiro.

Nesse caso, ele deve procurar um médico, pois pode precisar de uma sonda para facilitar a saída de urina.

Tratamento farmacológico da hiperplasia prostática benigna

O tratamento com remédios visa melhorar os sintomas e é indicado nos casos em que eles são pouco intensos e não existem complicações, como a retenção de urina com infecção urinária. Os medicamentos utilizados incluem, entre outras:

- **Bloqueadores alfa-adrenérgicos**. Melhoram os sintomas irritativos, isto é, ajudam a controlar a vontade de urinar e diminuem a freqüência das micções durante o dia e a noite. Um exemplo desse tipo de medicamento é a doxazosina.
- **Terapia hormonal com hormônios masculinos**. Baseia-se no efeito de alguns hormônios sobre o desenvolvimento da próstata. Atualmente, o medicamento mais usado é a finasterida, que reduz o volume da próstata após seis meses de uso. Os efeitos colaterais incluem diminuição da libido, problemas de ejaculação e impotência.
- **Fitoterapia**. Consiste no uso de medicamentos de origem vegetal baseados no extrato de *Pygeum africanum*.

Não existem pesquisas científicas que demonstrem a eficácia desses princípios ativos, mas sua vantagem é a ausência de efeitos colaterais.

Tratamento

Uma vez que a hiperplasia prostática benigna é um processo comum na terceira idade, nem sempre é possível evitar seu aparecimento. No entanto, é importante fazer *check-ups* periódicos a partir dos 50 anos e procurar um médico ao menor sintoma, a fim de retardar a progressão da doença.

Tratamento cirúrgico

A cirurgia é a opção mais eficaz. É indicada nos casos em que existem complicações ou que não se reage ao tratamento com remédios.

A técnica mais comum é a prostatectomia transuretral ou ressecção transuretral da próstata (*veja página 252*).

O que é câncer de próstata?

O câncer de próstata é o segundo tipo de câncer diagnosticado com mais freqüência (depois do de pele) e é a terceira causa de morte por câncer (depois dos cânceres de pulmão e de cólon) nos homens de mais de 55 anos de idade.

Raramente ocorre antes dos 50 anos, e sua incidência aumenta com a idade. Geralmente, tem início na parte exterior da glândula. Com o tempo, espalha-se pela próstata e produz metástase (disseminação de tumor maligno) em outras partes do corpo.

A evolução do tumor depende dos seguintes fatores: o tipo de células malignas de que é constituído, se os gânglios linfáticos inguinais foram ou não afetados, e o tamanho do tumor. Cerca de 95% dos cânceres de próstata correspondem aos chamados "adenocarcinomas".

Fatores de risco

As causas desse câncer são desconhecidas, mas parecem ter relação com um desequilíbrio hormonal. Os fatores de risco incluem:

- **Idade**. O risco de câncer de próstata aumenta rapidamente a partir dos 50 anos de idade. Mais de 80% dos casos são diagnosticados a partir dos 65 anos.
- **Raça**. Os homens japoneses e asiáticos têm baixa incidência de câncer de próstata, ao passo que os norte-americanos de raça negra mostram incidência 40 a 50 vezes superior à dos japoneses.

Várias pesquisas epidemiológicas demonstraram que a incidência do câncer de próstata em japoneses que emigraram para os Estados Unidos foi aumentando ao longo de gerações sucessivas. Portanto, parece que o meio ambiente é um fator de risco importante.

- **Histórico familiar**. O fato de ter um pai ou irmão com câncer de próstata aumenta o risco da doença em uma vez e meia.

Se houver dois parentes de primeiro grau com esse problema, o risco sobe para cinco vezes mais.

Sintomas

Os sintomas do câncer de próstata são proporcionais à compressão que o tumor exerce sobre a saída da bexiga urinária (colo da bexiga) ou aos sintomas relacionados com as metástases. Alguns cânceres de próstata crescem lentamente, por muito tempo não causam sintoma algum e são descobertos por acaso. No entanto, existem casos em que o tumor é mais agressivo e produz sintomas evidentes.

Os sintomas precoces do câncer de próstata são:

- Dores ou ardor ao urinar (ou disúria).
- Dificuldade para urinar.
- Aumento da freqüência e/ou urgência das micções, ou necessidade freqüente de urinar à noite.

Os sintomas de câncer de próstata avançado podem incluir:

- Presença de sangue na urina (hematúria).
- Inflamação dos gânglios linfáticos na região da virilha.
- Perda de apetite e de peso.
- Impotência.
- Dores nas costas ou nos quadris (que indica a presença de metástases no osso).

Diagnóstico precoce

Diante de qualquer suspeita de câncer de próstata, deve-se procurar um médico. Como se pode constatar, os sintomas desse tipo de câncer são muito semelhantes aos da hiperplasia prostática benigna. Por isso, vários exames são necessários para saber de que processo se trata.

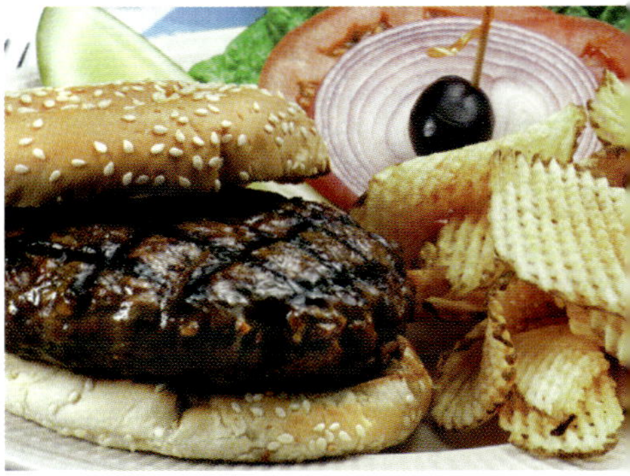

As dietas ricas em gorduras, como as inspiradas no *fast food* norte-americano, aumentam a probabilidade de sofrer de câncer de próstata.

Toque retal

O médico apalpa a próstata introduzindo um dedo no ânus do paciente. Esse exame é de importância vital, pois a apalpação de um tumor duro, com nódulos e irregular significa uma grave suspeita de câncer.

Teste do antígeno prostático específico

Consiste num exame de sangue para medir a taxa de PSA, ou antígeno prostático específico. O PSA é uma proteína fabricada pelas células da glândula prostática.

Quando a próstata aumenta de tamanho, a taxa de PSA no sangue tende a subir. Essa taxa pode aumentar por causa de uma doença benigna (não-cancerosa) ou maligna (cancerosa). Uma vez que o PSA é fabricado pelo corpo e pode ser usado para detectar a doença, também é chamado de marcador biológico.

A taxa de PSA é considerada normal quando oscila entre 0 e 4 nano-

Prevenção do câncer de próstata

As recomendações internacionais para o diagnóstico precoce do câncer de próstata incluem a prática do toque retal e o exame de PSA com periodicidade anual, a partir dos 50 anos de idade.

Nos homens com fatores de risco, recomenda-se começar os exames aos 45 anos. Correm risco maior os que têm dois ou mais parentes de primeiro grau (pai e um irmão ou dois irmãos) afetados pelo câncer de próstata e os homens de raça negra.

Geralmente, os tumores cancerígenos detectados por meio dessas técnicas são menores e menos disseminados que os cânceres descobertos em função de seus sintomas. As chances de cura e sobrevivência aumentam quando o diagnóstico é precoce e o tumor é localizado.

Várias pesquisas demonstram a relação existente entre uma dieta rica em gorduras e um risco maior de sofrer câncer de próstata e de cólon. Por isso, é importante seguir uma dieta saudável, pobre em gorduras e rica em fibras, além de praticar exercícios físicos e não fumar.

gramas por mililitro (ng/ml); é ligeiramente elevada entre 4 e 10 ng/ml; moderadamente elevada, entre 10 e 20 ng/ml; e altamente elevada se acima desse valor.

O resultado desse teste deve ser interpretado no contexto médico do paciente, pois existem várias razões possíveis para a taxa elevada de PSA, como câncer de próstata, hiperplasia prostática benigna, inflamação da próstata (prostatite), infecção prostática, idade e raça. Quando não há outros sintomas de câncer, o médico pode pedir a repetição do teste de PSA e o toque retal de maneira regular para controlar eventuais mudanças.

Se constatar uma taxa elevada de PSA de forma contínua ou uma anomalia do volume da próstata pelo toque retal, o médico pode recomendar outros exames diagnósticos, como a ultra-sonografia ou a biópsia, para determinar se existe câncer ou outro problema na glândula prostática.

Ultra-sonografia prostática transretal

É realizada com um aparelho de ultra-som semelhante ao que se usa para examinar os órgãos reprodutores femininos.

O aparelho serve principalmente para dirigir a biópsia, mas também para verificar se o tumor afetou a bexiga.

Biópsia

Consiste na retirada de uma amostra de tecido prostático para analisar a existência e o tipo das células malignas, a fim de estabelecer o diagnóstico.

Tomografia computadorizada do abdome

Uma vez confirmado o diagnóstico, faz-se um exame chamado tomografia computadorizada do abdome para verificar até que ponto o tumor se estendeu, e se afetou os gânglios linfáticos.

Os gânglios linfáticos são grupos pequenos de células do sistema imunológico, muito importantes para combater as infecções.

Esses gânglios recebem a linfa, um líquido claro que contém resíduos de tecidos, além de células do sistema imunológico. Os vasos linfáticos conduzem esse líquido até os gânglios linfáticos.

A maioria dos vasos linfáticos da próstata desemboca nos gânglios linfáticos pélvicos. As células cancerosas podem entrar nos vasos linfáticos e espalhar-se até os gânglios, onde podem continuar crescendo.

Quando as células cancerosas da próstata se multiplicaram nos gânglios linfáticos pélvicos, existem mais chances de que tenham se espalhado também para outros órgãos do corpo.

Cintilografia óssea

Sua finalidade é detectar a presença de metástase nos ossos.

As metástases ósseas são o tipo de metástase mais comum no câncer de próstata. Os ossos mais afetados são os dos quadris, a coluna vertebral e as costelas.

Classificação

Uma vez diagnosticado o câncer de próstata, é preciso classificá-lo em função de sua semelhança com o tecido prostático normal, seu tamanho, sua extensão a órgãos próximos da próstata, a lesão dos gânglios linfáticos e a existência de metástase.

O "grau" é um termo que descreve até que ponto as células tumorais se assemelham às células do tecido normal. Assim, um câncer é definido como de baixo grau quando as células tumorais se parecem com as células normais, e de médio ou alto grau quando as células tumorais não se parecem com as células normais. Os tumores de alto grau são mais malignos, pois crescem mais depressa e têm mais probabilidade de se disseminar do que os de baixo grau.

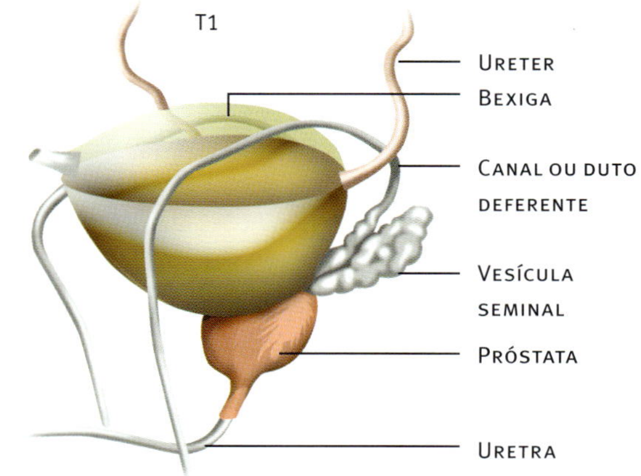

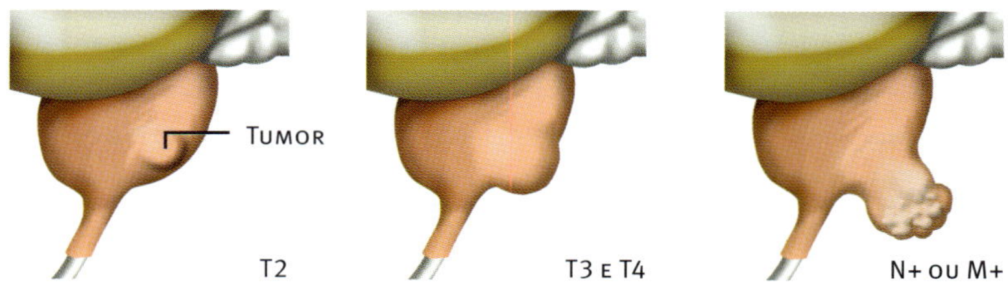

As figuras ao lado e abaixo ilustram os diversos estágios do câncer de próstata, isto é, as fases em que o tumor se encontra em termos de localização e extensão.

Estágios tumorais

Existem vários estágios tumorais:

- **T1**. Nesta fase, o câncer de próstata é microscópico, por isso não provoca sintomas nem pode ser detectado pelo toque retal ou pela ultra-sonografia. Em geral, é encontrado por acaso durante uma intervenção cirúrgica por outros motivos, por exemplo, para corrigir a hiperplasia prostática benigna. O fragmento da próstata extraído durante a intervenção (biópsia) é analisado posteriormente ao microscópio, e então se detecta a presença do tumor. As células cancerígenas se encontram confinadas na próstata.
- **T2**. O tumor é detectado por meio de uma biópsia praticada depois que o toque retal ou o exame de PSA deram resultado positivo. O câncer se localiza unicamente na próstata.
- **T3**. As células cancerígenas se disseminaram para fora da cobertura (cápsula) da próstata, até os tecidos ou órgãos mais próximos. As vesículas seminais (glândulas adjacentes à próstata que fabricam o sêmen) podem ter sido afetadas.
- **T4**. O tumor se espalhou para órgãos próximos da próstata, como a bexiga.
- **N+ ou M+**. O câncer se espalhou até os gânglios linfáticos da pelve (N+) ou até os gânglios linfáticos ou órgãos afastados da próstata (M+), como os ossos (localização principal das metástases do câncer de próstata), fígado ou pulmões.

Fala-se em doença recorrente quando o câncer torna a surgir depois de ter sido tratado. Pode reaparecer na próstata ou em outra parte do organismo.

O tipo de tratamento escolhido depende do estágio do tumor. Nos estágios iniciais (T1 e T2), a opção é um tratamento dirigido à cura ou erradicação total do câncer, ao passo que nos estágios avançados (T3 e T4) se aplicam tratamentos destinados a melhorar os sintomas do tumor, diminuir ou retardar o crescimento ou a progressão do câncer e das metástases.

Tratamento e expectativas

As opções de tratamento do câncer dependem do tempo de evolução, do tamanho e da extensão a outros órgãos próximos ou afastados da próstata, assim como de outros fatores, como a idade do paciente, seu estado de saúde etc. Cada tratamento tem graus variados de eficácia e de efeitos colaterais, por isso deve ser receitado individualmente. O paciente deve tomar uma decisão a esse respeito depois de conversar com o médico.

Nos homens cujo câncer não alcançou o exterior da glândula prostática, a taxa de sobrevida, num prazo de cinco anos, é de praticamente 100%, quer tenham sido tratados quer não.

Depois que os exames para diagnóstico precoce do câncer de próstata se tornaram relativamente comuns (a partir de 1990), o índice de mortalidade da doença vem diminuindo paulatinamente.

Os avanços no tratamento também ajudaram a estender a expectativa de vida dos pacientes com câncer de próstata.

As principais opções terapêuticas são radioterapia, quimiotera-

Tipos principais de radioterapia

- **Radioterapia por raios externos.** Uma fonte situada fora do corpo é enfocada sobre a área afetada pelo câncer. Geralmente, o paciente recebe tratamento numa sessão externa todos os dias por alguns minutos, cinco dias por semana, durante sete a oito semanas. Os efeitos colaterais incluem diarréia, dores abdominais, necessidade de urinar com freqüência, incontinência de urgência, ardor ao urinar e sangue na urina.
- **Terapia de radiação interna (braquiterapia).** Usam-se pequenas cápsulas radioativas, cada uma do tamanho de um grão de arroz, introduzidas na próstata de forma temporária ou permanente. Podem ser colocadas por meio de monitorização radiológica, ressonância magnética ou tomografia computadorizada. As cápsulas permanentes, chamadas "sementes", emitem radiação durante semanas ou meses, e são tão pequenas que sua presença não causa mal-estar. No entanto, a braquiterapia pode ter efeitos colaterais como impotência, incontinência urinária e problemas intestinais.

pia, terapia hormonal, terapia diferida e cirurgia.

Radioterapia

Na radioterapia, usam-se raios e partículas de alta energia para destruir as células cancerosas. Essa radiação é adotada para tratar o câncer que ainda está confinado na glândula prostática ou que só invadiu os tecidos próximos. Quando a doença está mais avançada, pode-se empregar a radioterapia para reduzir o tamanho do tumor.

Terapia hormonal

Este tratamento é usado com freqüência em pacientes com câncer de próstata que se disseminou para outras partes do corpo ou que ressurgiu depois do tratamento. Seu objetivo é reduzir a taxa de andrógenos (hormônios masculinos), sobretudo a testosterona.

Os andrógenos são fabricados principalmente nos testículos e fazem crescer as células cancerosas da próstata.

Quando cai a taxa de andrógenos, os tumores cancerosos da próstata podem diminuir de tamanho ou crescer mais lentamente.

A terapia hormonal não cura o câncer de próstata, e alguns tipos de câncer não reagem a ela. Seus efeitos colaterais mais comuns são a diminuição da libido e a impotência.

Quimioterapia

A quimioterapia é uma opção para os pacientes cujo câncer se espalhou para fora da glândula prostática ou que não reagiram à terapia hormonal.

Sua finalidade não é destruir todas as células cancerosas, mas pode retardar o crescimento do tumor. É administrada em medicamentos injetados numa veia ou num músculo ou tomados por via oral.

A quimioterapia destrói as células cancerosas, mas também lesiona algumas células normais.

Muitas vezes, administram-se dois ou mais medicamentos para reduzir a possibilidade de que as células cancerosas se tornem resistentes à quimioterapia.

Os efeitos colaterais dependem do tipo de medicamento, da quantidade administrada e da duração do tratamento.

Terapia diferida

Em certos casos, sobretudo em homens de idade avançada ou que sofrem de outras doenças graves, pode-se optar por não iniciar tratamento e manter uma atitude de expectativa, se o câncer tiver crescimento lento e não provocar sintomas. Controles médicos são feitos regularmente, e o tratamento tem início se houver mudanças.

Cirurgia

A cirurgia pode ser usada para extrair um câncer que afeta a próstata e os tecidos ao redor. O tratamento cirúrgico é aplicado amplamente nas etapas iniciais da doença (estágios T1 e T2), nas quais o câncer está localizado dentro da glândula.

Prostatectomia radical

A prostatectomia radical consiste em extrair toda a glândula prostática, juntamente com alguns tecidos adjacentes. É praticada quando o câncer de próstata não alcançou o exterior da glândula.

Geralmente, essa cirurgia dura de uma hora e meia a quatro horas e é realizada sob anestesia geral ou peridural, com sedação durante todo o procedimento cirúrgico.

Em média, a internação hospitalar depois dessa intervenção é de três dias e o período de licença no trabalho é de três a cinco semanas.

Durante a convalescença, o paciente recebe uma sonda, isto é, um cateter (tubo delgado e flexível) através do pênis até o interior da bexiga, durante um período de dez a 21 dias, para poder urinar mais facilmente.

A prostatectomia radical só é realizada quando o câncer não se disseminou para fora da próstata. Para comprovar esse fato, o cirurgião extrai primeiro gânglios linfáticos da pelve para determinar a presença de câncer.

Se foram afetados pelo câncer, isso significa que o tumor se espalhou para fora da próstata. Nesse caso, geralmente não se pratica a prostatectomia, optando-se por outro tratamento.

Vantagens. Trata-se de uma intervenção feita de uma só vez. Pode curar o câncer de próstata nos estágios iniciais da doença e, em estágios mais avançados, pode aumentar a sobrevida do paciente. Evita alguns dos problemas observados com a radioterapia, como a diarréia.

Inconvenientes. É uma operação que requer hospitalização e pode ter efeitos colaterais (impotência, incontinência urinária e estreitamento da uretra, que pode dificultar as micções).

A impotência ocorre com mais freqüência nos pacientes de mais de 60 anos de idade, e o risco é ainda maior a partir dos 70 anos. Por outro lado, a incontinência urinária só se apresenta em pequena porcentagem dos casos.

Prostatectomia transuretral

A prostatectomia transuretral ou ressecção transuretral da próstata (RTU) consiste em extrair uma parte da glândula prostática.

Para isso, usa-se um instrumento com um pequeno aro de arame na extremidade, introduzido na próstata através da uretra.

Somente em 5 a 10% dos casos opta-se por realizar a prostatectomia abrindo o abdome para chegar à próstata.

A prostatectomia transuretral é indicada nos casos de hiperplasia prostática benigna que não reagem ao tratamento com remédios ou apresentam complicações.

Tipos de prostatectomia radical

• **Retropúbica**. O cirurgião faz uma incisão na parte inferior do abdome. Além da próstata, pode extrair os gânglios linfáticos da região. Quando os nervos que passam junto à próstata não foram afetados, o cirurgião pode deixá-los, reduzindo a possibilidade de impotência como efeito colateral da intervenção. Os nervos localizados perto da próstata participam da ereção. Os tratamentos que extraem ou lesionam esses nervos podem causar transtornos de ereção, também conhecidos como "impotência".

• **Perineal**. Efetua-se uma incisão no períneo (espaço situado entre o escroto e o ânus). A próstata é extraída com o mesmo objetivo da intervenção anterior, mas por essa via não é possívelse podem extrair os gânglios nem os nervos.

Às vezes, essa intervenção é praticada para aliviar os sintomas do tumor antes de se aplicar outro tratamento.

Outra indicação da RTU são os casos em que o paciente que não pode suportar a prostatectomia radical por causa da idade ou de outra doença que não o câncer.

No entanto, é importante lembrar que a RTU não cura o câncer, pois geralmente não se extrai toda a quantidade de tecido afetado que seria desejável. Seu único objetivo é aliviar os sintomas incômodos causados pelo tumor.

Essa intervenção dura em média uma hora. Terminada a cirurgia, insere-se um cateter pelo pênis até a bexiga, onde fica por dois ou três dias para que o paciente possa urinar.

O paciente fica internado um ou dois dias e não pode voltar a trabalhar por uma ou duas semanas.

Vantagens. A RTU requer menos tempo de recuperação do que a prostatectomia radical, e seus efeitos colaterais são geralmente menores.

Inconvenientes. Os dois principais efeitos colaterais são a possibilidade de impotência e a alta incidência de ejaculação retrógrada (durante a ejaculação, o sêmen retrocede para a bexiga, em vez de ser expelido para o exterior).

Outro inconveniente é que não se trata de um procedimento curativo para o câncer de próstata.

Por isso, outras formas de tratamento, como a radioterapia, podem ser necessárias.

Criocirurgia

É um tipo de cirurgia no qual o tumor é destruído através de congelamento.

Varizes e Flebite

CAUSAS	SINAIS E SINTOMAS	TRATAMENTO
• Defeito congênito das válvulas • Tromboflebite	• Dores, sensação de peso e/ou ardor nas pernas • Cãibras musculares nas pernas • Veias visíveis e inchadas • Tornozelos inflamados • Úlceras cutâneas	• Medidas preventivas • Extração e ligamento venoso • Esclerose venosa

As varizes são um problema comum que afeta uma em cada dez pessoas, sobretudo mulheres entre 30 e 60 anos de idade. As varizes tendem a piorar com o tempo, mas é possível adotar medidas para aliviar os sintomas.

O que são varizes?

Varizes são veias inchadas e retorcidas cujas válvulas têm problemas de funcionamento. Nas veias normais, as válvulas cumprem a função de manter o fluxo do sangue em direção ao coração. As válvulas das veias varicosas não funcionam adequadamente e com isso o sangue fica estagnado dentro delas. O estancamento do sangue na veia causa inchaço. Geralmente, as varizes surgem nas veias das pernas, mas podem ocorrer em qualquer lugar do corpo.

O que é flebite?

Flebite é a inflamação de uma veia. O termo tromboflebite designa a inflamação de uma veia causada por um coágulo sangüíneo (ou trombo).

Causas

As causas das varizes incluem:

• Defeito congênito das válvulas venosas.

• Tromboflebite.

Ficar de pé ou sentado por muito tempo e adotar posturas incorretas são hábitos que aumentam o risco de sofrer de varizes ou agravam as já existentes.

As principais causas de flebite são:

• Irritação local (por exemplo, pela colocação de um tubo intravenoso).

• Infecção na veia ou próxima a ela (trombos).

Sinais e sintomas

As varizes podem causar os seguintes sinais e sintomas:

• Dores, sensação de peso e/ou ardor nas pernas.

• Cãibras musculares nas pernas.

• Veias visíveis e inchadas.

• Tornozelos inflamados.

• Úlceras cutâneas nas pernas.

Para aliviar os sintomas

Algumas medidas para diminuir os sinais são:

• Deixe as pernas elevadas sempre que possível, para facilitar a drenagem do sangue.

• Evite usar roupas muito justas e apertadas e não ande com sapatos de salto alto.

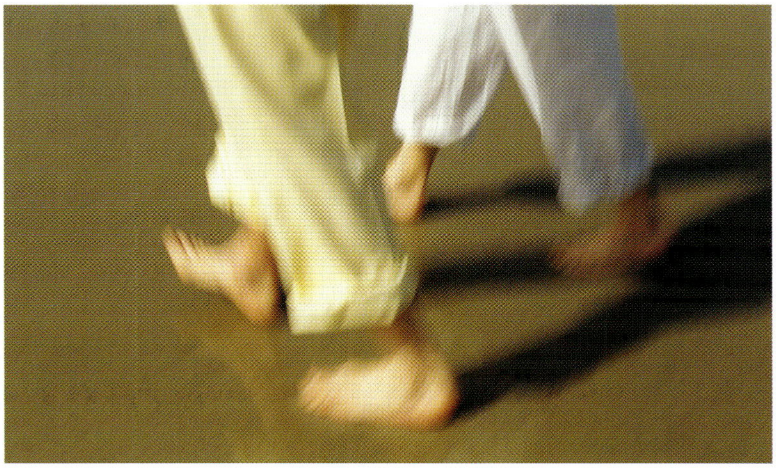

Caminhar descalço na praia é uma das atividades que mais aliviam os sintomas das varizes, além de diminuir sua progressão.

• Evite ficar muito tempo de pé ou sentado, e não cruze as pernas quando se sentar.
• Pratique exercícios de forma regular para estimular a circulação do sangue.
• Com as pernas estendidas, faça movimentos de rotação com os pés e tornozelos, nos dois sentidos, para estimular o fluxo de sangue.
• No verão, caminhe descalço na areia da praia ou sobre a grama úmida, de preferência nas primeiras horas da manhã ou no fim da tarde.
• Não tome ducha de água muito quente nem se exponha diretamente ao sol.
• Siga uma dieta equilibrada, rica em fibras e pobre em gorduras.
• Beba água para favorecer a diurese (o ato de urinar) e prevenir a retenção de líquidos.
• Se já tiver varizes, use ataduras elásticas frias ou meias elásticas de compressão decrescente para melhorar o fluxo sangüíneo e aliviar o incômodo. Evite meias curtas que apertem os pés e dificultem a circulação.

Exercícios para estimular a circulação venosa

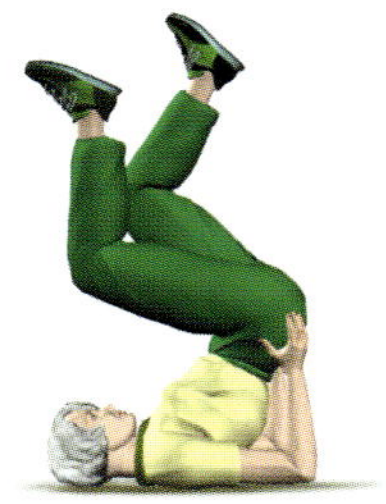

1 ▸ Pedalar com os pés para cima
Deitado de costas para baixo, com as mãos sob os quadris e as pernas erguidas, faça o movimento de pedalar uma bicicleta, girando os tornozelos simultaneamente. Realize o exercício duas vezes ao dia, "pedalando" por dois a três minutos.

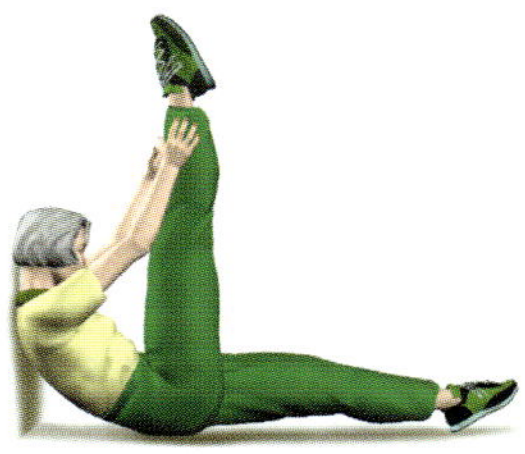

2 ▸ Ginástica matinal
Deitada de costas para baixo, levante as pernas, flexionando ao máximo o quadril, levando as coxas em direção ao abdome e as mãos o mais perto possível da ponta dos pés.
Repita o exercício de dez a 15 vezes.

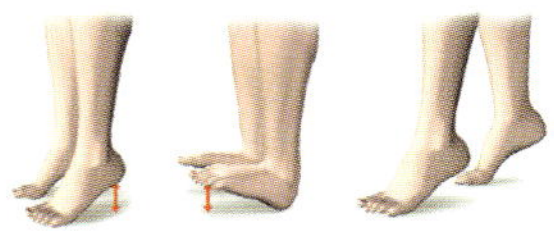

3 ▸ Ponta e calcanhar
Pelo menos duas vezes ao dia, com os pés descalços e num chão bastante duro, ponha-se na ponta dos pés e caminhe assim por um a dois minutos. Depois, repita o mesmo exercício caminhando sobre os calcanhares.

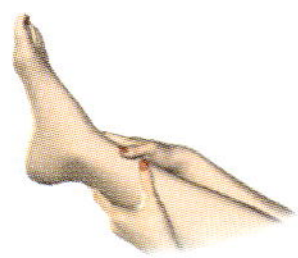

4 ▸ Massagem das pernas
Faça este exercício à noite, antes de se deitar, com as pernas elevadas. Massageando as pernas com ambas as mãos, "leve o sangue para cima", desde o tornozelo até o joelho.

Tratamento cirúrgico

As varizes nem sempre requerem tratamento. Essa possibilidade deve ser cogitada somente quando elas são dolorosas ou causam úlceras cutâneas. Também pode haver tratamento das veias varicosas por motivo estético.

As varizes podem ser tratadas por eliminação (extração e ligamento venoso) ou por injeção de uma substância dentro da veia que provoca sua cicatrização (escleroterapia).

Tanto a extração como a escleroterapia não causam problemas circulatórios, pois o próprio sistema venoso do corpo dispõe de rotas alternativas (circulação colateral) ao redor do bloqueio.

As principais indicações da cirurgia de varizes são para casos de:
• Veias varicosas que estejam causando problemas circulatórios.
• Tromboflebite.
• Úlceras cutâneas.

Riscos da intervenção

Os riscos associados a esse tipo de intervenção são:
• **Sangramento**.
• **Formação de coágulos sangüíneos ou trombos**. Consulte um médico se o pé apresentar mudança de coloração ou estiver frio.
• **Infecção**.
• **Irritação das veias** (em decorrência de aplicação do produto esclerosante).
• **Passagem da solução esclerosante** para fora da veia, o que pode causar lesão no tecido circundante.

Apesar de todos esses fatores, 85% dos pacientes submetidos à cirurgia de varizes obtêm benefícios no longo prazo.

Vertigem

CAUSAS DA VERTIGEM PERIFÉRICA	CAUSAS DA VERTIGEM CENTRAL	MEDIDAS PREVENTIVAS
• Doença de Ménière • Labirintite • Vertigem posicional benigna	• Transtornos das artérias cerebrais • Esclerose múltipla • Tumores cerebrais	• Evite as mudanças rápidas de posição • Evite posturas forçadas ou extremas da cabeça • Limite o consumo de nicotina • Não abuse da cafeína e do sal • Diminua o estresse e a ansiedade

As vertigens são conseqüências de um erro no reconhecimento da informação sobre a posição e o movimento do corpo ou de um defeito em seu processamento pelo sistema nervoso.

O que é vertigem?

Geralmente, a vertigem é definida como uma falsa sensação de giro ou deslocamento. A pessoa sente que os objetos ao redor estão se mexendo.

O labirinto, órgão situado no ouvido interno, é parte essencial do sistema que mantém o equilíbrio do corpo, chamado sistema vestibular. Ele trabalha junto com os sistemas visual (olhos) e esquelético (músculos e articulações) para manter a orientação e o equilíbrio do corpo. Assim, o olho envia sinais ao cérebro a respeito da posição do corpo em relação ao ambiente. O cérebro processa esses sinais e os compara com a informação recebida a partir dos sistemas vestibular e esquelético.

Causas

A maioria das vertigens se deve a processos benignos resolvidos rapidamente, com tratamento ou sem ele. No entanto, às vezes a vertigem pode ser sintoma de uma doença neurológica grave.

As causas da vertigem são classificadas em função da localização anatômica das lesões. Assim, fala-se em vertigem periférica quando a lesão se situa no labirinto, e em vertigem central quando a lesão se encontra no cérebro ou em seus nervos de conexão.

Vertigem periférica

As lesões que afetam o labirinto são as causas mais comuns de vertigem, sobretudo a doença de Ménière. Outras causas possíveis são a labirintite e a vertigem posicional benigna.

Doença de Ménière

A doença de Ménière é uma alteração do ouvido interno caracteri-

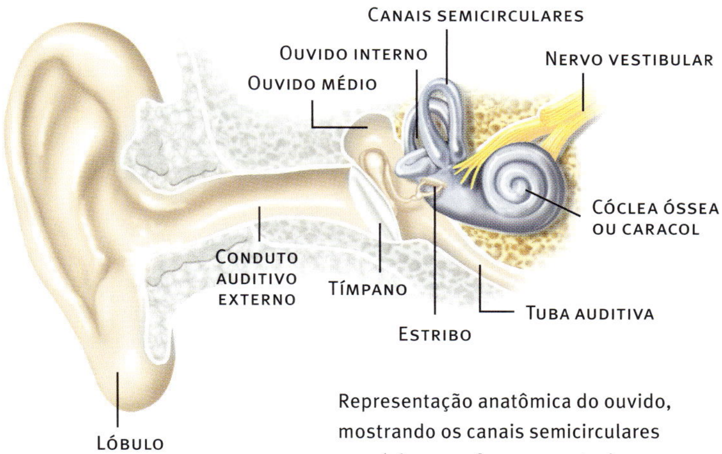

Representação anatômica do ouvido, mostrando os canais semicirculares e a cóclea, que formam parte do labirinto, e o nervo vestibular, que controla o equilíbrio.

zada por crises repetidas de vertigem, surdez e acúfenos (zumbidos, rumores ou outro tipo de ruído nos ouvidos). Geralmente, afeta um único ouvido e se manifesta a partir dos 50 anos de idade.

Sintomas

Os sintomas da doença de Ménière têm relação com uma mudança no volume de líquido dentro do labirinto. O labirinto é composto por duas partes: o labirinto ósseo e o labirinto membranoso. O labirinto membranoso, revestido de osso, é necessário para a audição e o equilíbrio, e está cheio de um líquido chamado endolinfa.

Acredita-se que a doença de Ménière cause um aumento de endolinfa, com dilatação e ruptura do labirinto membranoso.

Algum sintoma da doença de Ménière pode estar ausente no início da doença, mas com o tempo todos se manifestam invariavelmente. Em geral, a vertigem é o sintoma mais debilitante, pois a pessoa afetada precisa se deitar ou se sentar até passar a vertigem. Quase sempre, os ataques têm início repentino, duram de alguns minutos a uma hora e são acompanhados de náuseas, vômitos e sudorese.

Outros sintomas ocasionais da doença de Ménière são dores de cabeça, transtornos abdominais e diarréia. A audição tende a se recuperar entre os ataques, mas com o tempo vai piorando.

Tratamento

Não existe cura para a doença de Ménière. No entanto, várias medidas podem minimizar seus sintomas, como eliminar o consumo de bebidas alcoólicas, as com cafeína, reduzir o uso de sal na alimentação, não fumar e controlar o estresse. Já existem vários tipos de cirurgia para reverter o processo da doença, mas é difícil determinar sua eficácia e, infelizmente, todas as operações do ouvido podem provocar problemas de audição.

O tratamento cirúrgico mais habitual consiste na inserção de um tubo fino de silicone, a fim de drenar o excesso de líquido.

Tratamento da vertigem

Existem várias opções para o tratamento da vertigem. Uma delas é tratar a doença ou transtorno que a provocou, como, por exemplo, uma infecção do ouvido ou a doença de Ménière. Outra opção são os exercícios de treinamento do equilíbrio (reabilitação vestibular).
Esses exercícios consistem em movimentos da cabeça e do corpo, especialmente concebidos para o paciente, visando compensar a alteração existente.

Labirintite

São inflamações do labirinto do ouvido interno que causam vertigem e perda do equilíbrio.

As causas dessa doença são desconhecidas, mas ela ocorre com freqüência depois de uma otite média (inflamação e/ou infecção das estruturas do ouvido médio) ou um resfriado, isto é, depois de uma infecção por vírus ou bactérias.

Também pode se manifestar depois de uma alergia ou do uso de certos medicamentos (como alguns antibióticos ou o ácido acetilsalicílico).

Os sintomas da labirintite incluem a vertigem, que pode ser acompanhada de náuseas e vômitos e chegar a ser grave, com duração de mais de uma semana. Geralmente, a recuperação é espontânea e a capacidade auditiva volta ao normal.

A melhor forma de prevenir a labirintite é tratar rapidamente as infecções, tanto as respiratórias como as do ouvido.

Vertigem posicional benigna

Caracteriza-se pela sensação rápida (isto é, de menos de um minuto) de que o ambiente ao redor está se mexendo.

Aparece com certas posições da cabeça ou quando se muda rápido a posição do corpo.

Geralmente, a vertigem posicional benigna não requer tratamento. Para amenizar o transtorno, basta evitar as posições da cabeça que causam vertigem.

Vertigem central

As causas mais comuns da vertigem de origem central são as doenças neurológicas que afetam a transmissão nervosa (por exemplo, a esclerose múltipla ou os tumores) e os transtornos dos vasos sanguíneos cerebrais, como o derrame (interrupção temporária da circulação sanguínea até uma região do cérebro).

Em geral, a vertigem central é menos intensa e mais duradoura do que a periférica, não é acompanhada por náuseas e vômitos e não afeta a capacidade auditiva.

Cuidados Específicos

Prestar atenção às necessidades do corpo, cuidar dele e oferecer-lhe tudo de bom é a melhor maneira de gozar a vida. Há poucas coisas tão importantes quanto se sentir bem consigo mesmo. Algumas partes do corpo não são apenas órgãos funcionais para ver, tocar, ouvir e cheirar, mas também refletem o bem-estar físico e mental de cada pessoa. Tudo isso se torna evidente na terceira idade, etapa em que os cabelos brancos e as rugas na pele não devem ser motivos para descuidar da aparência e se esquecer dos cuidados com o corpo.

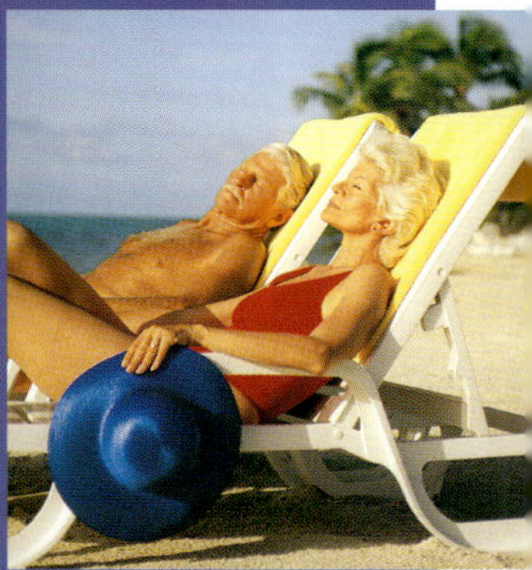

O CORPO merece uma atenção minuciosa. Não dá para deixar de lado nenhum aspecto que ajude a aumentar o bem-estar. Neste capítulo são investigados a fundo regiões do corpo que podem sofrer descaso com os anos.

Quanto mais a pessoa cuida de si mesma e tem consciência de seu próprio corpo, maior é seu bem-estar, tanto do ponto de vista físico quanto mental. Cuidar da pele, procurar um dentista regularmente e, de modo geral, prestar atenção ao aspecto físico são sinais de uma boa relação com o próprio corpo. Isso também repercute na avaliação positiva das pessoas ao nosso redor.

CAPACIDADES SENSORIAIS

A diminuição progressiva das capacidades sensoriais se observa sobretudo na **visão**, no **paladar** e no **olfato**.

Os transtornos visuais mais comuns nessa etapa da vida, como a vista cansada, as alterações nas pupilas, as cataratas e o glaucoma, aqui são explicados em detalhes, incluindo conselhos de alimentação, remédios caseiros e exercícios para conservar uma visão saudável.

O paladar e o olfato também podem ser afetados na terceira idade. Algumas doenças podem diminuir a capacidade das papilas gustativas, e certos medicamentos reduzem a função olfativa. Os conselhos e recomendações oferecidos a seguir ajudam a amenizar essas deficiências e exercitar os sentidos na medida do possível, para que recuperem a sensibilidade.

DENTES E HIGIENE BUCAL

A dentição, depois de muitos anos de funcionamento e desgaste, é uma das partes do corpo que mais se ressentem com a idade.

O estado em que os dentes chegam à terceira idade depende dos cuidados ao longo da vida. Revisões periódicas, tratamento das cáries e outros problemas da boca determinam o estado dos dentes na velhice.

Manter a boa saúde bucal é importante em qualquer idade, mas nessa fase os cuidados devem aumentar, já que a deterioração dos dentes pode afetar o estado nutricional da pessoa idosa.

Assim, neste capítulo se encontram conselhos e recomendações para manter uma dentição forte e saudável, e para cuidar das próteses dentárias de maneira eficaz.

OS PÉS

Caminhar corretamente, usar sapatos bons, confortáveis e adequados às necessidades e características de cada pessoa, e manter uma higiene cuidadosa são aspectos importantes que têm de ser levados em conta, sobretudo na terceira idade, pois nessa fase há maior risco de quedas, infecções e dores articulares.

Consultas periódicas ao podólogo são imprescindíveis para manter os pés saudáveis e em forma, e podem ser complementadas com sessões de massagem, banhos relaxantes e exercícios para desinchar as articulações.

A PELE

A pele é uma camada protetora que recobre o corpo, e de sua saúde depende a eficácia dessa proteção.

Por isso, não basta diminuir ou esconder as rugas — embora a indústria cosmética e a cirurgia estética tenham descoberto tratamentos espetaculares nesse sentido. É preciso cuidar da pele e hidratá-la, para que continue exercendo sua função protetora.

O sol, o vento e a contaminação agridem continuamente a pele. Com a idade, ela tende a perder água e elasticidade e se regenera mais lentamente.

Dedicar-lhe alguns minutos por dia, aplicando cremes hidratantes ou produtos específicos, observar eventuais mudanças nas manchas e sardas para prevenir o câncer de pele, e tomar sol com moderação são algumas das medidas preventivas mais importantes para manter a pele saudável.

OS CABELOS

Mencionados em lendas mitológicas e um dos elementos de sedução mais característicos da juventude, os cabelos também refletem a passagem dos anos. Deles depende grande parte da aparência de uma pessoa.

Por isso, é imprescindível dedicar-lhes cuidados mínimos e manter uma boa higiene periódica, com produtos específicos que ajudem a hidratar e suavizar os fios.

No caso da calvície, também é preciso cuidar do couro cabeludo, para evitar que se resseque ou se torne mais sensível aos problemas da pele. Uma boa medida é controlar a oleosidade e não tomar banhos muito quentes.

Visão, Paladar e Olfato

Na vida adulta podem ocorrer mudanças visuais, gustativas e olfativas que é preciso vigiar. Por exemplo, as pessoas que sofrem uma perda olfativa considerável podem ser incapazes de identificar perigos pelo odor, como no caso de um incêndio, de alimentos deteriorados ou de exposição a determinadas substâncias químicas.

Quando uma pessoa de meia-idade nota perda de visão, paladar ou olfato que esteja afetando sua vida cotidiana, é muito importante procurar um médico.

A VISÃO DE PERTO

As mudanças visuais que ocorrem com a idade se devem ao endurecimento gradual do cristalino (lente natural do olho), que afeta a leitura de letras impressas em tamanho pequeno e outras atividades que impliquem trabalho visual de perto.

Em olhos previamente normais, isso torna necessário o uso de óculos para ver de perto. Em olhos previamente hipermétropes (visão turva de objetos próximos), deve-se corrigir a graduação dos óculos. Em olhos previamente míopes (visão turva de objetos ao longe), não é necessário o uso de óculos para ver de perto.

Esse processo é gradual. Geralmente, tem início aos 40 anos de idade e termina por volta dos 65 anos.

ALTERAÇÕES PUPILARES

Além das mudanças óticas normais, ocorrem mudanças na pupila que podem afetar a visão.

Essas mudanças afetam o tamanho e a agilidade da pupila. Causam uma diminuição de seu diâmetro, reduzindo a quantidade de luz que chega até ela e, portanto, exigindo mais iluminação do que antes para conseguir a mesma qualidade de visão. Geralmente, o idoso descreve esse fato como um enfraquecimento da vista que ocorre no final do dia.

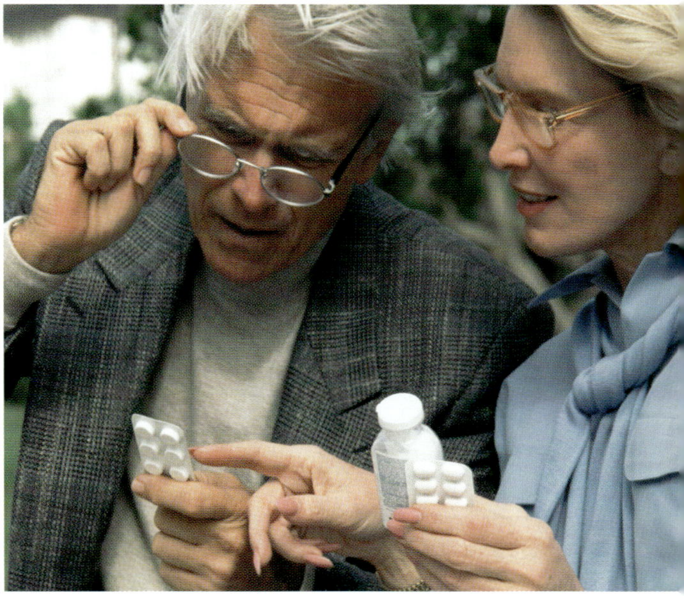

É preciso consertar os óculos quando a visão de letras pequenas fica prejudicada. Se nada ajudar e houver uma piora após o conserto, deve-se procurar um oftalmologista.

Além disso, a pupila se adapta mais lentamente às mudanças de iluminação, de modo que o idoso se ofusca facilmente e se confunde com mudanças repentinas de iluminação.

Da mesma forma, a adaptação da luz à escuridão — e vice-versa — é afetada. Por isso, deve-se manter uma boa iluminação em corredores, escadas etc.

MUDANÇAS NA VISÃO

Normalmente, os idosos não comentam com o médico as mudanças que percebem em sua visão. Limitam-se a procurar uma ótica e não informam seu clínico geral, pois acham que qualquer perda da visão pode ser resolvida corrigindo a graduação dos óculos. Porém, isso não é verdade na maioria dos casos.

Assim, o próprio clínico geral deve interrogar periodicamente o idoso sobre sua visão e realizar exames visuais se achar conveniente, sem esperar que o paciente o consulte por esse motivo. A família ou pessoas que convivem com o idoso também têm um papel importante na identificação precoce dos problemas de acuidade visual.

Certas mudanças de comportamento podem indicar à família e às pessoas que cuidam do idoso que ele sofre algum tipo de deficiência visual (pára de ler porque não enxerga bem as letras, muda seus hábitos alimentares, por exemplo, deixando de comer peixe por não enxergar as espinhas, sente dificuldade para enfiar a linha na agulha etc.).

Exames de vista periódicos

Periodicamente, os idosos devem realizar exames de vista. São simples e podem até ser feitos na própria residência do paciente, se ele tiver dificuldade para se locomover. Num idoso saudável, com boa visão, um exame a cada dois anos é suficiente. Conforme os recursos profissionais e a colaboração da pessoa, realiza-se um exame de campo visual, tonometria (para verificar a pressão intra-ocular) e avaliação da acuidade visual de perto e de longe, corrigindo a graduação dos óculos quando necessário. A graduação pode ser medida pelo uso de alfabetos dobráveis, fáceis de transportar (também existem tabelas com sinais para pacientes analfabetos). Examina-se a retina com um oftalmoscópio, se preciso dilatando-se previamente a pupila com um remédio midriático de atuação rápida, como a fenilefrina em colírio, cujo efeito dura apenas dez minutos.

A possibilidade de realizar um exame básico na própria residência do idoso (em seu próprio ambiente, onde se sente mais confortável e orientado, com as leituras a que está acostumado etc.) facilita a comunicação com a pessoa e torna os resultados mais confiáveis.

Dificuldades

A limitação visual aumenta as dificuldades do idoso, e isso implica uma perda considerável de autonomia. O uso de transporte pode começar a ser problemático, principalmente a partir do período da tarde. A dificuldade para reconhecer cédulas e moedas pode prejudicar a independência do idoso e fazer com que precise de ajuda para realizar as compras.

Normalmente, essas mudanças vão acontecendo de maneira lenta e progressiva, e são percebidas antes pelos familiares do que pelo próprio idoso.

As quedas ou tropeços freqüentes podem ser manifestação de perda da acuidade visual.

CATARATA

É normal que o cristalino ganhe certa opacidade com o passar dos anos, mas na terceira idade a opacidade pode ser acentuada o bastante para causar perda considerável da visão. Nesse caso, o problema se resolve com uma pequena intervenção cirúrgica, isenta de riscos.

Só uma parte dos idosos chega a sofrer opacidade do cristalino suficiente para causar um problema de acuidade visual. Em muitos casos, a opacidade não é incômoda e só exige exames periódicos. A progressão é intermitente: pode se deter em determinado momento ou progredir mais depressa. A evolução é imprevisível e independente nos dois olhos. Não existe um método útil para prevenir o surgimento de catarata, nem para influir em sua velocidade de progressão.

Muitos idosos se sentem angustiados quando descobrem que sofrem de catarata em grau mais ou menos avançado. Há alguns anos, a doença implicava possibilidade de cegueira no futuro, pois as cirurgias não eram comuns.

O idoso vai se sentir mais tranqüilo se lhe explicarem a doença de maneira que ele possa entendê-la, insistindo na simplicidade da cirurgia pelas técnicas modernas (se for necessária) e na impossibilidade de que a doença acabe em cegueira permanente.

Evolução

Não tem sentido impor restrições ao paciente com diagnóstico de catarata — por exemplo, proibir a televisão ou limitar a leitura. Esses conselhos, que eram comuns há alguns anos, não têm base científica.

Quando um idoso, por ocasião de um exame de rotina, descobre que tem início de catarata, deve se limitar aos exames anuais de acuidade visual, a não ser que em determinado momento a perda de visão aumente mais depressa do que o previsto. Só se deve procurar um especialista para discutir a possibilidade de cirurgia quando a evolução da doença for evidente.

De modo geral, quanto mais cedo a catarata tem início, maior é a probabilidade de que seja progressiva. No entanto, existem muitas variações individuais, e isso torna a evolução imprevisível.

Um sintoma incômodo da catarata e que às vezes pode ser motivo para uma intervenção, mesmo quando o cristalino não está muito opacificado, é a ofuscação. Se isso representar um problema para o paciente, pode-se antecipar a cirurgia.

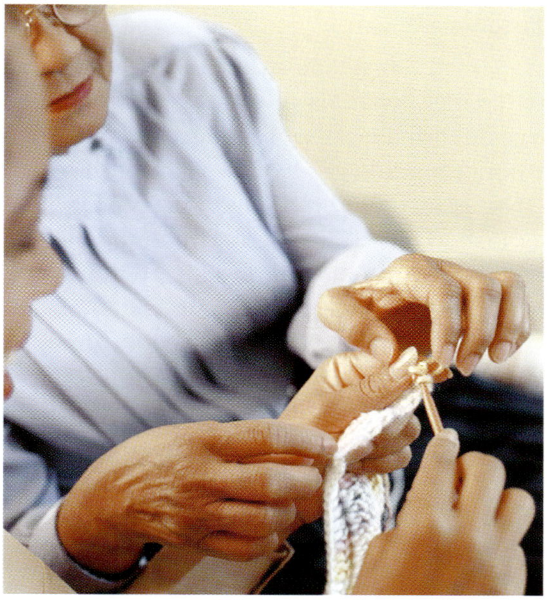

As pessoas com diagnóstico de catarata podem realizar qualquer tipo de atividade visual, pois isso não influi na evolução do processo (*veja mais nas páginas 150 e 151*).

GLAUCOMA

O glaucoma é uma doença da visão que se deve ao aumento anormal da pressão intra-ocular, causado pela obstrução do desaguamento do humor aquoso (*veja mais nas pág. 183 e 184*).

Glaucoma agudo

O glaucoma também pode aparecer de forma aguda (devido a uma dilatação intensa da pupila, fazendo com que a íris aumentada bloqueie a saída do humor aquoso da câmara anterior do olho). Nesse caso, trata-se de uma urgência oftalmológica. O quadro clínico chama a atenção: instaura-se de repente, com dores intensas no globo ocular e ao redor dele, visão turva e dilatação da pupila.

Às vezes, sobretudo em pessoas de idade muito avançada, pode haver sintomas genéricos (mal-estar, náuseas e vômitos, prostração etc.) que mascaram as dores no globo ocular e a perda da visão. Esses sintomas dificultam o diagnóstico, com prejuízos para a saúde do paciente, pois acarretam um atraso no diagnóstico e no início de um tratamento específico.

Tratamento

O tratamento específico para glaucoma agudo consiste na aplicação de uma gota de pilocarpina com concentração de 2 a 4% por minuto, durante cinco minutos, seguida de uma gota a cada cinco minutos durante meia hora, e depois a cada 15 minutos, até haver melhora do quadro. Algumas vezes, um diurético pode ser administrado ao mesmo tempo por via oral ou intravenosa, conforme a gravidade do quadro.

O tratamento deve ser iniciado o quanto antes, já que se for seguido corretamente poderá salvar a visão do olho afetado. Já nos casos graves, é preciso submeter o paciente a uma intervenção cirúrgica de emergência para diminuir a pressão intra-ocular.

A melhora clínica pode ser observada quando a pupila diminui de tamanho, a córnea recupera sua cor brilhante e as dores desaparecem.

Glaucoma crônico

Nas pessoas de idade avançada, o glaucoma crônico é muito mais comum do que o agudo. Surge de forma lenta e progressiva, e seu único sintoma é a perda gradual da visão periférica.

No glaucoma crônico, a prevenção e o diagnóstico precoce são muito importantes. Se o tratamento não começar imediatamente, a perda de acuidade e de campo visual causada pelo glaucoma é irreversível. Em geral, os sintomas surgem tão lentamente que o próprio paciente não se dá conta deles. Por isso, é importante realizar exames periódicos para identificar a doença em suas fases iniciais.

Identificação

A principal referência que ajuda a identificar pessoas com propensão ao glaucoma é a existência da doença em parentes próximos. Os idosos cujos pais ou avós foram afetados pelo glaucoma correm risco muito maior do que o restante da população. Esses idosos, mesmo quando não apresentam sintomas, devem realizar uma tonometria (medição da tensão do globo ocular) pelo menos uma vez a cada dois anos. Também devem ser informados, assim como as pessoas que cuidam deles, sobre os sintomas precoces do glaucoma, como visão turva ou visualização de anéis coloridos ao redor de um foco de luz.

O tratamento do glaucoma crônico deve ser conduzido por um oftalmologista. O tratamento se baseia em colírios, e, ocasionalmente, em remédios de administração oral. É muito importante insistir no prazo de validade dos colírios. Em geral, devem ser descartados um mês após o frasco ter sido aberto, mesmo que não esteja vazio, pois o uso de colírios vencidos envolve um risco considerável de infecção.

OUTRAS ALTERAÇÕES DA VISÃO

Outras alterações da visão comuns nos idosos são as derivadas de doenças crônicas, sobretudo o diabetes, que pode causar retinopatia (doença da retina). Sua gravidade depende do controle e da evolução da doença. Os pacientes que mantêm controle metabólico do diabetes e realizam exames periódicos de fundo do olho raramente sofrem perda grave da visão por causa de doença ocular. Por outro lado, o diabetes é uma das causas mais freqüentes de cegueira nos idosos que não mantêm a glicemia sob controle regular ou em diabéticos que vivem em países cujos recursos sanitários são deficientes.

A ALIMENTAÇÃO E A VISÃO

Com a idade, a visão envelhece e os tecidos perdem flexibilidade, mas a alimentação correta e os bons hábitos podem ajudar a prevenir problemas. Os olhos são muito sensíveis e sofrem fortemente as conseqüências de uma

Hábitos saudáveis para a vista

- Sente-se corretamente para ler ou escrever, e mantenha o papel ou livro a menos de 40 cm dos olhos.
- Quando estiver lendo ou escrevendo, mexa somente os olhos, não o tronco nem a cabeça.
- Ilumine o local onde está focando o olhar. Se trabalhar a uma distância de 40 cm, a potência deve ser de 60 watts. Ilumine também o ambiente. Dessa forma, poderá se concentrar num ponto sem perder a referência dos objetos ao redor. Isso é útil para focar adequadamente objetos próximos e distantes.
- Tente trabalhar em locais arejados, sob temperatura adequada.
- Evite fazer trabalhos que exijam visão de perto durante mais de 30 minutos. É recomendável fazer pausas de cinco minutos a cada meia hora, para olhar ao longe e relaxar a musculatura ocular, que realiza um grande esforço quando se olha de perto. Além disso, as pausas podem ajudar a manter a atenção e melhorar o rendimento.
- Não use óculos de grau sem receita, pois podem causar problemas. Guarde os óculos sempre no mesmo lugar, para evitar esquecimento e perda. Mantenha-os limpos e protegidos.
- Respeite as horas de sono.

Os remédios e o glaucoma

Alguns remédios que os idosos costumam tomar podem precipitar ou agravar um glaucoma já existente. Antes que o médico receite algum remédio, sempre é preciso informá-lo sobre a existência de um glaucoma crônico. Caso os medicamentos que possam favorecer o surgimento do glaucoma sejam inevitáveis, o paciente deve fazer controles periódicos do tônus ocular, sobretudo se tiver antecedentes familiares.

dieta incorreta. A carência de alimentos e nutrientes protéicos e, basicamente, uma dieta pobre em vitamina A podem causar lesões na córnea e na conjuntiva.

VITAMINAS PARA UMA BOA VISÃO

As vitaminas mais benéficas para a visão são a A, a C e a E.

Vitamina A

Também conhecida como "retinol", por causa de sua atuação específica sobre a retina.

Para facilitar o transporte no sangue e o metabolismo dessa vitamina, é aconselhável acompanhar sua ingestão com um consumo adequado de proteínas. Além disso, a vitamina A é mais bem absorvida juntamente com alimentos ricos em gordura e vitamina E.

Um dos principais problemas causados pela deficiência de vitamina A é a cegueira noturna, que consiste na dificuldade para distinguir as formas na escuridão e acostumar-se a ela. Quando a deficiência é muito grave, pode haver úlceras oculares.

Alguns idosos, mesmo seguindo uma dieta adequada, podem ter problemas de absorção, armazenamento ou transporte da vitamina A. Isso pode ser conseqüência de doença celíaca, alterações do pâncreas, obstruções das vias biliares ou cirrose.

As melhores fontes de vitamina A são as seguintes: cenoura, fígado, gema de ovo, manteiga, leite de vaca desnatado, verduras de folha verde-escura, frutas alaranjadas e amarelas (mamão, damasco, manga, pêssego, melão), tomates, azeite-de-dendê, peixes gordos, queijo, margarina e óleo de fígado de peixe.

Vitamina C

Essa vitamina estimula o sistema imunológico, ajuda na regeneração das camadas epiteliais ou mucosas das vias respiratórias e tem efeito antioxidante.

Os alimentos que contêm vitamina C são: kiwi, framboesa, goiaba, cebola, rabanete, tomate, verduras de folha verde (espinafre, acelga), laranja, limão e *grapefruit*.

Vitamina E

Essa vitamina é antioxidante e retarda os efeitos do envelhecimento.

Os alimentos que contêm vitamina E são: germe de trigo, óleos vegetais, frutas secas, legumes, gema de ovo e verduras de folha larga.

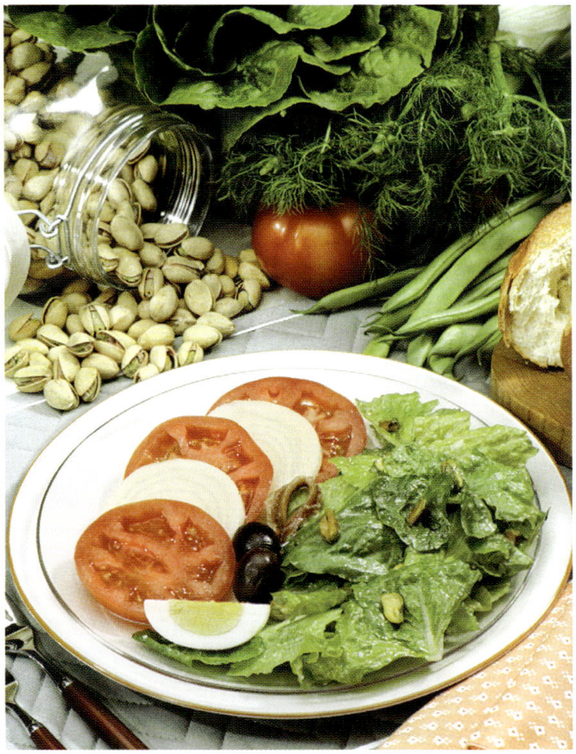

O consumo regular de alimentos ricos em vitamina C, como tomate e alface, ajuda a manter a visão saudável. A vitamina E, por sua vez, pode ser encontrada nas frutas secas e previne o surgimento da catarata.

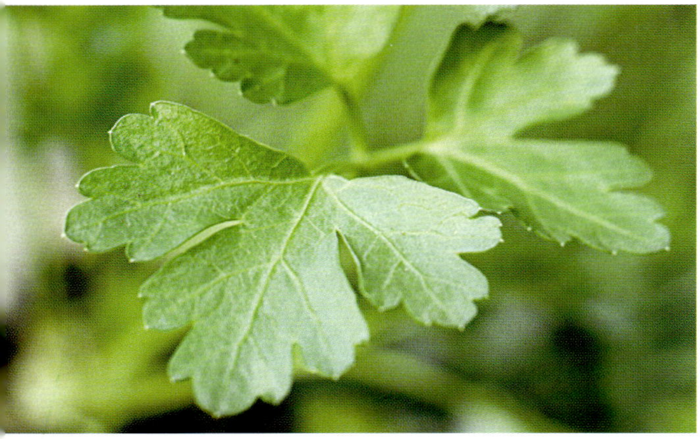

Com uma colherada de folhas de salsinha e uma xícara de água pode-se preparar uma infusão para olhos inflamados. Deve-se coar a infusão morna, empapar a compressa e colocá-la sobre as pálpebras.

COMPRESSAS E BANHOS OCULARES

Confira a seguir alguns tratamentos naturais para vista cansada, olhos inflamados e bolsas sob os olhos.

Vista cansada

Compressas de chá e banhos de camomila podem aliviar a vista cansada.

Compressas de chá

- 2 saquinhos de chá
- 1 xícara de água fria

Coloque os saquinhos de chá na água e espere alguns minutos. Depois de despejar o excesso de água, aplique em forma de compressa diretamente sobre as pálpebras.

Banhos de camomila

- 1 colher (chá) de camomila
- 1 xícara de água

Ferva a água e misture a camomila. Retire a infusão do fogo, cubra, deixe repousar cinco minutos e coe. Quando ainda estiver morna, faça um banho ocular. Para isso, use recipientes especiais para esse fim. É preciso abrir os olhos dentro do líquido (pode ser incômodo no início, mas o olho logo se acostuma). Esse banho é muito benéfico para a vista cansada, pois fortalece e limpa os olhos. O banho pode ser realizado com outras plantas, como a erva-doce, as folhas de borago e as flores de sabugueiro.

Olhos inflamados

As inflamações na região ocular podem ser aliviadas com flores de camomila, rosa-mosqueta e folhas de confrei. Compressas de artemísia e de salsinha também podem ser úteis.

Compressas de artemísia

- 1 colherinha de artemísia
- 1 xícara de água
- 1 copinho de leite quase gelado

Prepare uma infusão de artemísia. Quando estiver morna, coe e aplique em forma de compressa sobre as pálpebras. Uma boa posição para isso é deitar-se e colocar os pés no alto para relaxar. Dessa forma, pode-se permanecer 15 minutos com a compressa sobre os olhos. Depois disso, dê leves toques nos olhos com um algodão empapado em leite.

Bolsas sob os olhos

Um remédio natural para as bolsas sob os olhos é o chá gelado.

Chá gelado

- 1 colher de folhas de chá herbal
- 1 xícara de água fervente

Ponha as folhas num recipiente de vidro, cubra com água fervente, deixe repousar por dez minutos e filtre. Deixe esfriar na geladeira até que o chá esteja gelado. Aplique em forma de compressa.

PERDAS DO PALADAR E DO OLFATO

Grande parte dos prazeres da vida tem relação com o paladar e o olfato. Além disso, ambos nos protegem de situações perigosas, como um vazamento de gás ou alimentos deteriorados.

Esses dois sentidos diminuem com a idade, sobretudo o paladar. O sentido do olfato começa a decair a partir dos 30 anos de idade, mas sua perda é tão lenta e progressiva que a pessoa quase não se dá conta dela.

As emoções e a memória

O olfato é um sentido relacionado com as emoções e a memória. Está ligado ao sistema límbico do cérebro, onde essas funções são processadas. Pode-se recordar uma pessoa por seu cheiro ou, a partir de um cheiro, evocar lembranças de uma situação, uma fase ou um lugar concretos.

A perda do olfato causa insegurança, pois a pessoa já não consegue identificar os odores corporais ou domésticos. Algumas doenças (alergias, rinite, sinusite, tumores nasais, desvio do septo nasal) podem diminuir o sentido do olfato.

A mesma coisa ocorre no início da doença de Alzheimer ou na de Parkinson. A radioterapia nos doentes de câncer enfraquece sua capacidade para distinguir os alimentos pelo paladar e pelo olfato.

Quanto ao sentido do paladar, o número de papilas gustativas diminui (existem cerca de 10 mil) e as que restam se atrofiam, o que causa certa dificuldade para distinguir os sabores, sobretudo os salgados dos doces. A produção de saliva também diminui na terceira idade, afetando o sentido do paladar.

O consumo de bebidas alcoólicas e de drogas e o hábito de fumar afetam em grande parte esses sentidos.

Geralmente, o enfraquecimento do paladar e do olfato nos idosos acarreta uma diminuição do apetite, o que aumenta o risco de desnutrição e perda de peso e pode agravar a propensão para certas doenças.

Além disso, as pessoas que perdem o paladar tentam compensar esse fato aumentando a quantidade de sal e açúcar na alimentação. Essas atitudes podem ser muito prejudiciais para idosos que têm pressão alta, problemas cardíacos, diabetes ou doenças renais.

Os sentidos do olfato, tato, paladar e audição podem ativar lembranças que ajudam pacientes da doença de Alzheimer ou de outras doenças neurovegetativas a evocar passagens de suas vidas.

Por isso, muitos terapeutas desenvolvem programas para esses doentes, que incluem estimulação sensorial, obtendo resultados muito satisfatórios.

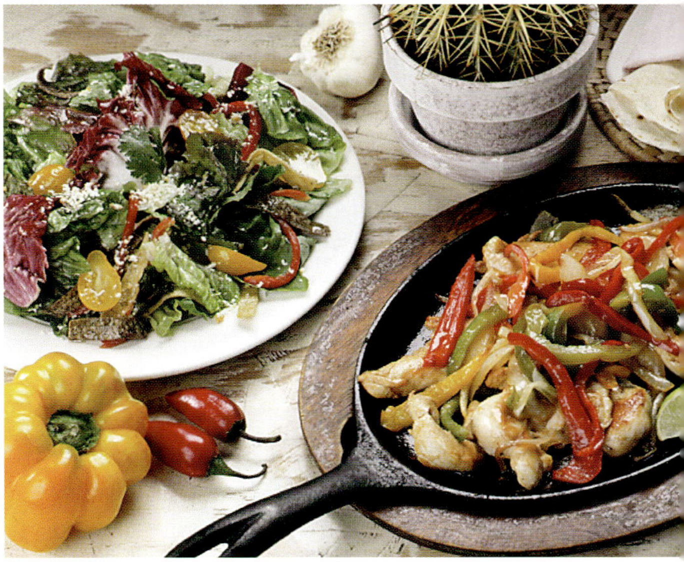

Quando se perde parte do paladar e do olfato, os pratos devem ser agradáveis à visão (com ampla gama de cores e formas) e ao paladar (com várias texturas e temperaturas). Nas refeições, é preciso alternar porções com diferentes sabores, temperaturas e texturas.

Conselhos

Se você perdeu o paladar e o olfato, deve seguir estes conselhos:

- Mantenha úmidas as mucosas nasais e orais. Muitas doenças que envolvem ressecamento da pele e das mucosas causam alterações no olfato e no paladar. Tente fazer inalações de vapor d'água ou lavagens nasais, ou use descongestionantes.
- Evite ambientes contaminados.
- Para estimular o apetite e manter a boa alimentação, realce o sabor dos alimentos com especiarias, ervas ou sumos de fruta como o limão.
- Ponha sobre a mesa alguns objetos aromáticos (flores secas, ervas aromáticas, frutas descascadas ou sabonete). Com os olhos fechados, segure cada um dos objetos e absorva lentamente sua fragrância.
- Prepare refeições em que a maioria dos alimentos não esteja misturada. Comece a comer devagar, saboreando cada porção e desfrutan-

Um perfume para cada idade

As preferências em matéria de perfume variam ao longo dos anos, à medida que mudam os motivos para se perfumar.

Na adolescência, o perfume é usado como símbolo de identidade pessoal e para marcar a masculinidade ou feminilidade. Geralmente, os adolescentes escolhem perfumes inocentes, às vezes com o odor de sua fruta favorita, ou seguindo as preferências da mãe ou do pai. Entre os 20 e os 30 anos de idade, o perfume tem claro propósito provocador, para chamar a atenção de um possível parceiro ou parceira. Nessa etapa, são comuns os perfumes orientais.

Por volta dos 30 anos de idade, a capacidade olfativa começa a diminuir e é cada vez mais difícil escolher um perfume. No entanto, geralmente a pessoa tem sua fragrância favorita. O uso do perfume pode ter um caráter claramente erótico.

A partir dos 50 anos, o sentido do olfato já diminuiu bastante. Por causa dessa deficiência sensorial, é preciso tomar cuidado com a quantidade de perfume que se usa, para não cair em excesso.

Na terceira idade, um dos principais motivos para usar perfumes é levantar o ânimo. Normalmente, os idosos preferem fragrâncias florais intensas.

do o processo de morder, mastigar e engolir. Sinta os movimentos da língua e o exercício realizado pelos dentes e pela mandíbula. Faça uma pausa de vez em quando e observe se o alimento mastigado muda de sabor. Engula devagar.

• Faça exercícios para estimular esses sentidos. Cubra os olhos e, com a ajuda de outra pessoa, trate de adivinhar de que alimento se trata por seu odor ou sabor.

• Se a perda de olfato for considerável, instale detectores de vazamentos de gás na casa.

Conselhos para os doentes de câncer

Quando um doente de câncer perde o paladar e o olfato, deve seguir estas recomendações:

• Substitua as carnes vermelhas, que podem ter sabor amargo, por ovos, derivados do leite, aves e peixes. Os legumes secos e cozidos e as nozes também são boas fontes de proteínas, e talvez tenham sabor mais agradável para os doentes de câncer.

• Procure comer carne e peixe acompanhados de molhos e guarnições para realçar seu sabor.

• Se não tiver úlceras na boca, enriqueça o sabor dos pratos principais com molho de pimenta, molho de soja ou especiarias orientais.

• Uma vez que os alimentos e bebidas doces podem ter sabor metálico, experimente sucos de tomate, consomês e sopas.

• Se você não tiver índices altos de colesterol e pressão arterial, coma alimentos salgados (como presunto, toucinho, lingüiça e carnes condimentadas), que terão sabor mais agradável.

GINÁSTICA OCULAR

Não dá para recuperar sentidos como olfato e paladar com exercícios, mas a visão danificada pode ser melhorada com alguns movimentos simples.

A ginástica ocular serve, portanto, para aguçar a visão. Existem muitos exercícios oculares para vários fins, sobretudo para ajudar no restabelecimento da visão, caso ela tenha sido afetada por alguma doença.

O estilo de vida dos países industrializados requer o uso freqüente da visão de perto, o que produz cansaço dos músculos oculares. Além disso, geralmente se trabalha com luz artificial, circunstância que pode causar a perda progressiva da acuidade visual.

Ginástica ocular para a miopia

A prática desses exercícios pode melhorar a acuidade visual. Devem ser realizados primeiro com um olho, e depois com o outro.

Mudança de foco

Cole um adesivo no vidro da janela. Coloque-se diante dele e observe o que há por trás do vidro (a paisagem, uma árvore ou o edifício em frente). Dirija o olhar alternadamente para o adesivo e para a paisagem atrás do vidro.

Seguir objetos
Segure um objeto pequeno e estenda o braço à frente do corpo, o máximo possível. Siga o movimento enquanto vai deslocando o objeto, à direita e à esquerda, para cima e para baixo.

Visão periférica
Este exercício necessita da ajuda de outra pessoa. Peça-lhe que levante um dos braços. Olhe para o nariz dela e tente tocar um dedo da mão levantada.

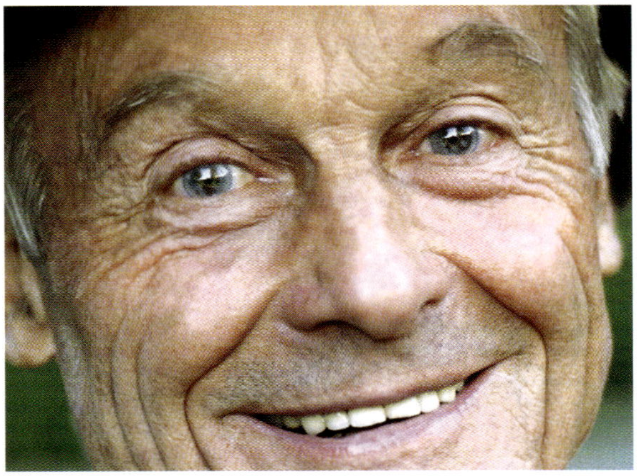

Exercitar os músculos oculares melhora a acuidade visual, ajudando a restabelecer as perdas causadas por doenças.

Exercícios cotidianos

O melhor momento do dia para realizar esses exercícios é de manhã cedo, quando os olhos estão mais relaxados. Devem ser feitos lentamente, sem os óculos ou as lentes de contato.

- Mantenha a cabeça e as costas bem retas. Concentre-se na respiração. Dirija o olhar para o teto e para o chão. Repita o movimento dez vezes.
- Faça movimentos giratórios com os olhos, tentando forçar o ângulo de visão em todos os sentidos.
- Coloque um objeto redondo diante dos olhos. Percorra com o olhar toda a circunferência, primeiro da direita para a esquerda cinco vezes, e depois no sentido contrário mais cinco vezes. Este exercício também pode ser feito com um objeto quadrado, fixando alternadamente todos os seus ângulos.
- Segure uma caneta e estenda o braço para a frente. Tape um olho e leve o braço para um lado, seguindo o movimento da caneta. Quando a visão ficar turva, leve a caneta mais ou menos à altura da orelha. Repita o exercício várias vezes, e em seguida faça-o com o outro olho.
- Repita o exercício anterior, mas com um movimento vertical para cima e para baixo, seguindo o objeto com o olhar. Faça a mesma coisa também em diagonal.
- Estenda um braço para cima e outro para baixo, segurando uma caneta em cada mão. Passe o olhar de uma caneta à outra, mexendo os braços verticalmente.
- Pendure numa parede uma cartolina ou papel com letras ou desenhos. Afaste-se o máximo possível (sem deixar de ver as letras). Desloque os olhos de uma letra para a outra da parte inferior. Pouco a pouco, tente focar com mais nitidez.
- Estenda os braços para a frente, na altura dos olhos, segurando uma caneta em cada mão. Leve o olhar de um objeto para o outro, rapidamente e em sentido horizontal.
- Faça o exercício anterior, mas com a cartolina pendurada na parede. Tape um olho e, com o que está descoberto, leve o olhar de uma letra para a outra. Faça a mesma coisa com o outro olho.
- Para realizar este exercício, não mexa a cabeça nem o tronco. Estenda o braço verticalmente, segurando uma caneta. Aproxime a caneta devagar até 5 cm do nariz, mas sem enxergar em dobro (se isso acontecer, afaste a caneta até enxergá-la bem). Afaste-a de novo. Repita o exercício 20 vezes.
- Pendure um cartaz com letras impressas na parede. Afaste-se ao máximo, até onde a visão permitir (sem deixar de ver as letras). Ao mesmo tempo, segure na mão outro cartaz com letras impressas pequenas, e aproxime-o ao máximo dos olhos, sem perder o foco. Com a mão livre, tape um olho. Nessa posição, vá mudando o campo de visão. Primeiro, olhe fixamente para as letras do cartaz mais próximo, e rapidamente passe a fixar as letras do cartaz na parede. Faça a mesma coisa com o outro olho.

Dentes

Os idosos, especialmente os que usam dentadura postiça (prótese), muitas vezes acreditam que não precisam ir ao dentista. No entanto, além de praticar uma boa higiene oral, é importante procurar um dentista para o controle periódico dos dentes, tanto os naturais quanto os postiços.

Os dentes deveriam durar a vida toda. Não se trata apenas de uma questão estética: eles são imprescindíveis para mastigar e digerir os alimentos corretamente.

CÁRIES

As cáries podem surgir em qualquer momento da vida. São causadas por bactérias que vivem normalmente na boca. As bactérias se fixam nos dentes e formam uma película pegajosa e incolor chamada "placa bacteriana".

As cáries também podem ocorrer sobre as raízes expostas dos dentes, por causa do retraimento das gengivas.

O flúor é importante para os dentes, tanto das crianças como dos adultos. Pesquisas demonstraram que acrescentar flúor à água encanada é a forma melhor e mais barata de prevenir as cáries dentárias. Além disso, usar pasta dentifrícia e enxaguantes bucais com flúor ajuda a proteger os dentes.

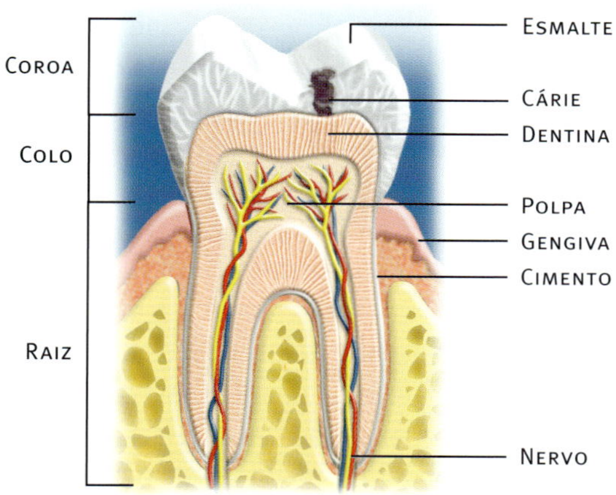

As bactérias da placa bacteriana vivem dos açúcares e produzem cáries ao segregar ácidos, que dissolvem os minerais da superfície dos dentes.

Muitas vezes, quando uma cárie infeccionou o nervo gravemente, não é necessário extraí-lo. Basta fazer um tratamento de canal para curá-lo. O tratamento de canal consiste na extração do nervo e na limpeza das raízes e do foco de infecção. Graças a esse tipo de tratamento, evita-se a perda de vários dentes.

SECURA DA BOCA OU XEROSTOMIA

A secura da boca ou xerostomia surge quando as glândulas salivares deixam de funcionar corretamente em conseqüência de várias doenças e tratamentos médicos, tais como quimioterapia ou radioterapia na região da cabeça e do pescoço. A boca seca também é efeito colateral de mais de 400 medicamentos de uso comum, entre eles os remédios contra hipertensão, os antidepressivos e os anti-histamínicos.

Recentemente, a boca seca começou a ser encarada como parte integrante do envelhecimento. Sabe-se que os idosos normais fabricam menos saliva do que os adultos mais jovens. Para aliviar a secura, é preciso beber mais água e evitar os alimentos açucarados, as bebidas com cafeína, o cigarro e as bebidas alcoólicas.

FERIDAS OU AFTAS

As feridas ou aftas são espécies de úlceras que aparecem em certas regiões da boca, como o palato (céu da boca) ou os lábios. As feridas, que podem surgir repetidamente, se curam de maneira espontânea e desaparecem depois de uma ou duas semanas.

Quando surge uma ferida, não é preciso aplicar agentes cáusticos. Eles reduzem a dor, mas provocam destruição do tecido. Dessa forma, a úlcera se torna mais profunda e infecciona com facilidade. Anestésicos locais como a xilocaína podem ser usados.

Uma vez que as feridas podem ser conseqüência da falta de vitaminas, sais minerais e outros nutrientes, é recomendável seguir uma dieta adequada. As feridas também podem ser causadas pelo uso de uma dentadura mal ajustada. Nesse caso, deve-se consultar um dentista.

TERAPIAS ANTICANCEROSAS

Tanto a radioterapia da cabeça e do pescoço como a quimioterapia podem causar problemas orais, como secura da boca, cáries dentárias, úlceras bucais dolorosas e lábios secos e rachados. A consulta ao dentista é obrigatória para realizar os tratamentos necessários antes, durante e depois do tratamento de câncer, a fim de prevenir ou reduzir eventuais problemas.

CÂNCER DE BOCA

O câncer oral ou de boca surge com maior freqüência em pessoas de cerca de 40 anos. Muitas vezes, a doença não é detectada a tempo, pois não apresenta nenhum sintoma em suas fases iniciais e curáveis.

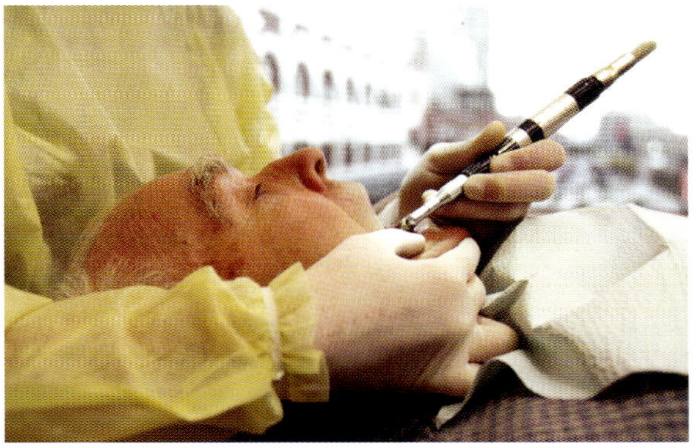

É importante detectar o câncer no início, já que o tratamento é mais eficaz antes que a doença se espalhe. Ao notar manchas vermelhas ou brancas nas gengivas ou na língua, ou feridas que não curam em uma ou duas semanas, e dificuldades para mastigar ou engolir, é preciso consultar o dentista rapidamente.

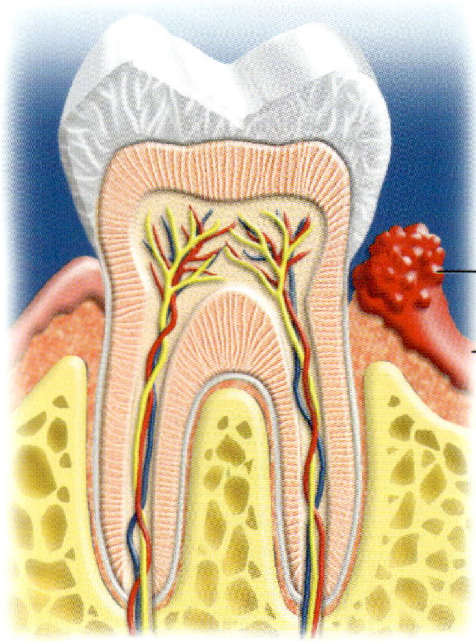

As doenças mais comuns das gengivas são a gengivite e a periodontite. Trata-se de infecções das gengivas e dos ossos que mantêm os dentes no lugar.

Isso ocorre porque muitas pessoas, especialmente as que usam dentadura postiça, não visitam o dentista com a freqüência desejável. Além disso, as dores não são um sintoma precoce da doença.

Pessoas que fumam ou ingerem bebidas alcoólicas em excesso correm risco maior de sofrer de câncer de boca.

O exame da cabeça e do pescoço é uma parte essencial do *check-up* dentário, para que o dentista identifique qualquer sinal precoce de câncer de boca.

PERIODONTITE

A periodontite ou inflamação das gengivas é a principal causa de perdas dentárias a partir dos 35 anos de idade.

Os transtornos mais comuns das gengivas são os seguintes:

- **Gengivite**. Consiste na inflamação da superfície das gengivas por causa da placa bacteriana (substâncias irritantes das bactérias presentes na boca).
- **Periodontite**. Também chamada "piorréia", é a inflamação crônica e destruição do osso que sustenta os dentes. A borda da gengiva se desprende e forma uma bolsa entre a gengiva e

o dente (bolsa periodontal), que geralmente se enche de pus. Com o tempo, a bolsa periodontal se torna maior e os dentes começam a se mexer. Quanto maior a progressão da doença, maior a probabilidade de queda dos dentes.

Causas

A causa principal da periodontite é a placa bacteriana que se acumula na superfície dos dentes. A placa bacteriana resulta dos restos de comida, saliva e vários tipos de bactérias e seus produtos. Pode se calcificar e formar um depósito chamado "tártaro".

A placa bacteriana se acumula nas bordas das gengivas e entre os dentes das pessoas com higiene bucal deficiente. Com o tempo, o acúmulo aumenta e as gengivas inflamam. Isso provoca o retraimento das gengivas e a perda do osso de sustentação. A perda de uma quantidade suficiente de tecido ósseo predispõe à queda do dente.

Doenças como o diabetes também podem prejudicar as gengivas.

Sintomas

O sintoma principal dos transtornos da gengiva é o sangramento freqüente, sobretudo ao escovar os dentes.

Outros sintomas, quando a doença está em fase avançada, são:

- Um ou mais dentes ficam "frouxos".
- Deslocamento ou separação dos dentes.
- Retraimento da gengiva, que expõe a raiz do dente.
- Formação de abscessos dolorosos, pois o pus que se forma na bolsa periodontal não encontra saída.

Prevenção

Para prevenir a periodontite, recomenda-se:

- Elimine a placa bacteriana pela escovação enérgica dos dentes e das gengivas pelo menos duas vezes ao dia.
- Examine a boca cuidadosamente em busca dos primeiros sinais da doença (gengivas avermelhadas, inflamadas ou que sangram facilmente).
- Consulte o dentista a cada seis ou 12 meses, ou assim que descobrir os primeiros sinais da doença.

É vital limpar os dentes com a máxima eficácia, sem prejudicar os dentes nem as gengivas. A limpeza visa principalmente eliminar a placa bacteriana que causa periodontite.

As farmácias vendem pastilhas corantes que tingem a placa, que é transparente. Depois da escovação, essas pastilhas podem ser usadas para ver em que locais ficaram restos de placa bacteriana que precisam ser eliminados.

Para eliminar a placa bacteriana entre os dentes, o mais adequado é o uso de fio ou fita dental. As bolsas periodontais se formam com mais freqüência nessa região.

A escova interdental e os aparelhos com jato de água sob pressão também podem ser eficazes para a higiene dos locais de acesso difícil. Os aparelhos não eliminam a placa, e sim os restos de comida que favorecem sua formação.

A placa bacteriana calcificada só pode ser eliminada por tartarectomia ou limpeza da boca.

Tratamento

Existem os seguintes tratamentos:

- **Raspagem**. Consiste em raspar e alisar a raiz do dente situada sob a borda das gengivas. A raspagem é realizada nas fases iniciais da periodontite.
- **Curetagem**. Com um instrumento chamado "cureta", elimina-se a placa bacteriana do tártaro e dos tecidos inflamados situados dentro

Uso do fio dental

- Retire 60 centímetros de fio e enrole-o no dedo médio das duas mãos, deixando 20 centímetros entre elas.
- Passe o fio pelos dedos polegar e indicador, mantendo esticados cerca de 3 ou 4 centímetros.
- Deslize o fio entre dois dentes de forma suave, através da região de contato.
- Adapte o fio à superfície do dente.
- Repita a operação em todos os dentes.

da bolsa periodontal. Dessa forma, consegue-se reduzir a bolsa periodontal e adaptar de novo a gengiva ao dente.

• **Tratamento cirúrgico**. Quando a curetagem não é eficaz, pode-se optar por uma cirurgia sob anestesia local chamada "implante periodontal".

Depois do tratamento, é imprescindível manter a higiene bucal, caso contrário as anomalias tornam a surgir. O paciente com problemas nas gengivas tem de fazer controles regulares com o periodontista (profissional da odontologia especializado em tratamento de gengivas). Com um bom tratamento e acompanhamento, é possível manter todos os dentes em 90% dos casos.

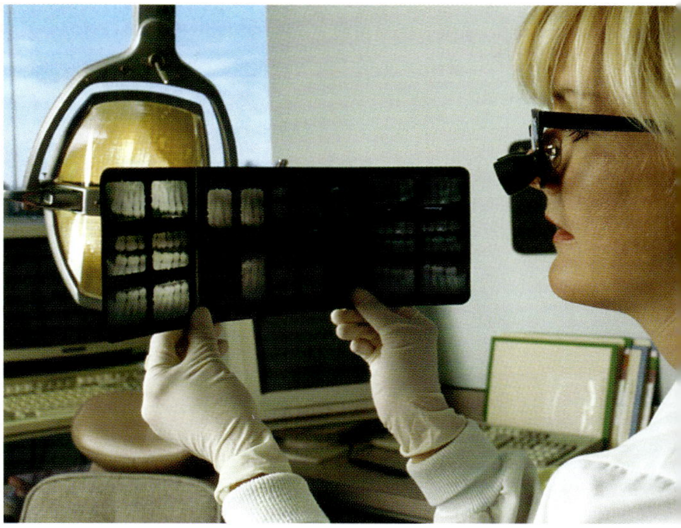

O dentista ou periodontista, ao efetuar o exame odontológico, verifica a cor e a forma das gengivas, a presença de dentes frouxos e a profundidade das bolsas periodontais. Uma radiografia pode ser necessária quando existe suspeita de perda óssea.

DENTADURA OU PRÓTESE ORAL

A dentadura ou prótese oral serve para restabelecer e manter as funções orais depois da perda dos dentes. Esse tipo de tratamento consiste na confecção e reposição dos dentes e estruturas ausentes por meio de elementos artificiais. Assim se consegue uma reabilitação completa (mastigação, deglutição e fonação) da região oral e maxilofacial. Com a colocação de uma prótese, consegue-se também uma melhora na saúde do paciente, pois sua qualidade de vida aumenta (aspectos sociais e psicológicos, conforto, aspecto facial, funcionalidade etc.).

A princípio, a dentadura pode parecer incômoda. Enquanto se aprende a comer com ela, é preferível evitar alimentos muito duros, cortar a comida em pedaços pequenos e mastigar lentamente nos dois lados da boca.

As próteses podem diminuir a sensibilidade da boca aos alimentos e líquidos quentes, assim como a capacidade de identificar objetos perigosos, como os ossos dos alimentos. Se ainda houver problemas com a comida, a fala ou simplesmente com o uso da prótese depois das primeiras semanas, é preciso voltar ao dentista para realizar os ajustes necessários.

Com o tempo, as dentaduras precisam ser substituídas ou reajustadas, por causa das mudanças que ocorrem nos tecidos da boca. Não é recomendável tentar ajustá-las por conta própria, pois elas podem se deteriorar e ocasionar lesões nas gengivas e na boca.

IMPLANTES DENTÁRIOS

Os implantes dentários são peças fixas que substituem os dentes de forma definitiva. O implante não é um dente artificial completo, e sim uma raiz sobre a qual se constrói uma prótese dentária (denominada "coroa"). Portanto, o processo do implante é constituído de duas etapas:

• **Etapa cirúrgica**. Nessa fase, colocam-se implantes aparafusados sobre o osso maxilar ou a mandíbula. Quando não existe osso suficiente, pode ser necessária uma cirurgia adicional para aumentá-lo. Em qualquer caso, precisa-se de um período de quatro a seis meses para que o implante se junte rigidamente ao osso (processo conhecido como "osteointegração"). Durante esse tempo, o implante fica oculto dentro do osso, protegido de sobrecargas e movimentos, e só pode ser usado depois de terminada a osteointegração. Até lá, coloca-se uma prótese provisória que não se apóie nos implantes.

• **Etapa protética**. Realiza-se uma prótese sobre os implantes.

Os implantes são fabricados com materiais que não causam reação ou rejeição por parte do organismo (materiais biocompatíveis).

A maioria dos implantes de última geração é de titânio, material que oferece grande resistência e compatibilidade com o corpo.

Uma vez que o osso se cura lentamente, o tratamento com implantes pode ser demorado (entre quatro meses e um ano ou mais). É importante escolher um dentista experiente e, antes de decidir colocar os implantes, pedirlhe informações sobre o tratamento.

Vantagens

As vantagens do implante com relação à dentadura são:

• A reposição de um dente não obriga a desgastar os dentes vizinhos.

• A reposição da raiz do dente permite manter o osso remanescente do dente perdido e evita a atrofia do maxilar ou da mandíbula.

• Ajuste perfeito.

• Estrutura fixa.

• Efeito estético (o implante não precisa dos ganchos de fixação das dentaduras).

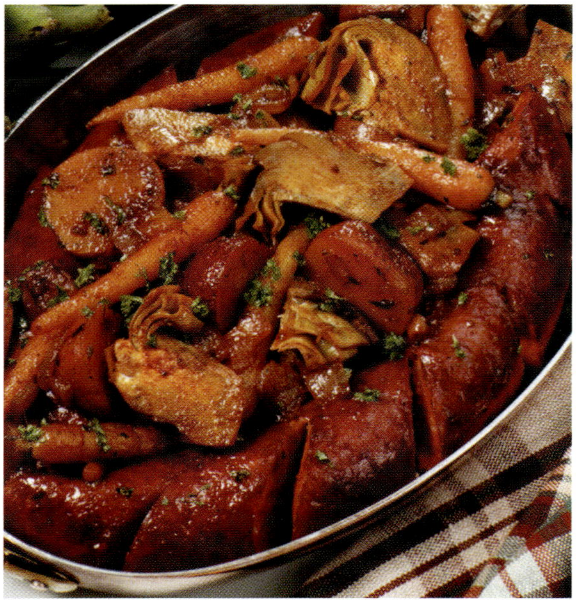

O mau hálito varia com a idade e a hora do dia, mas é possível preveni-lo evitando carnes gordurosas, entre outros alimentos.

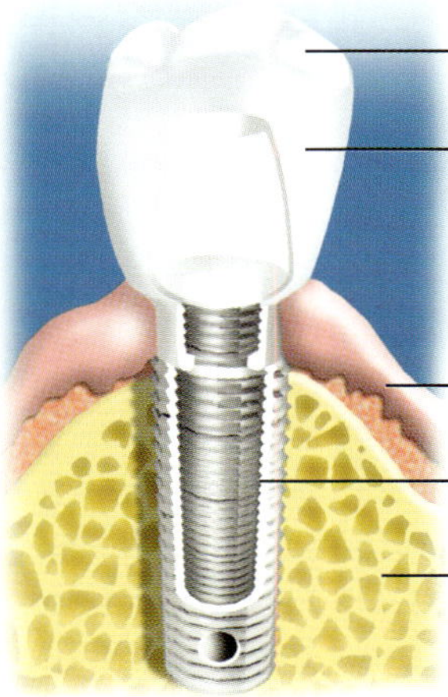

O implante dentário é um sistema instalado no osso maxilar a fim de imitar a função de uma ou mais raízes dentárias que se perderam.

PREVENÇÃO DO MAU HÁLITO

O mau hálito, ou halitose, é o odor fétido do ar que se expira. Suas causas incluem:

• Higiene oral deficiente, que leva à formação de placa bacteriana. É a causa mais comum.

• Cáries.

• Dentaduras ou próteses orais mal-adaptadas.

• Transtornos do sistema digestivo.

• Diabetes. O hálito tem odor frutado ou de acetona.

• Transtornos renais. O hálito cheira a amoníaco devido à concentração de uréia na saliva e sua decomposição pelas bactérias da cavidade oral.

• Tabaco.

A halitose varia com a idade e a hora do dia. Para preveni-la, é preciso evitar:

• Carnes gordurosas.

• Frituras.

• Repolho.

• Brócolis.

• Alho.

• Cebola.

• Bebidas alcoólicas.

Uma vez que a halitose tem muitas causas, é necessário consultar um médico para determinar sua origem.

Higiene Dental

Um hábito importante da saúde oral é limpar os dentes corretamente, pois a escovação diária elimina a placa bacteriana. É preciso escovar suavemente todas as faces dos dentes, com uma escova macia e um creme dental com flúor.

Graças aos cuidados constantes, os dentes, as gengivas e a boca podem se manter saudáveis por muitos anos.

Escovação dos dentes

Uma boa escovação dos dentes tem de cumprir os seguintes requisitos:

- **Deve ser regular**, ao menos duas vezes ao dia, usando uma escova em bom estado, sem cerdas achatadas ou inclinadas. O movimento circular e de cima para baixo é mais eficaz, assim como a escovação cuidadosa da linha da gengiva acima dos dentes. Recomenda-se substituir a escova a cada três meses.
- **Não precisa ser enérgica demais** para não maltratar a gengiva e fazê-la sangrar.
- **Tem de ser completa**, sem esquecer a face interna dos últimos molares. A escovação suave da língua também ajuda a eliminar a placa e os restos de alimentos e provoca uma sensação de frescor na boca. O uso do fio dental e da escova interdental também é muito importante, pois serve para eliminar grande parte da placa bacteriana que se forma entre os dentes.

Enxágües

Os enxágües com produtos antissépticos ou antibacterianos também podem ser úteis em alguns casos, como complemento da escovação e do fio dental.

O uso diário de flúor é uma medida eficaz na luta contra as cáries, pois reforça os dentes contra os ácidos fabricados por algumas bactérias. Além de existir na água tratada de algumas cidades, o flúor pode ser encontrado em cremes dentais ou produtos para gargarejo.

Conselhos

Doenças como a artrite podem dificultar o movimento de escovar os dentes. Para resolver o problema, pode-se fixar o cabo da escova na mão por meio de um elástico, ou torná-lo mais grosso.

Para as pessoas com movimentos limitados do ombro, é mais fácil escovar os dentes encompridando o cabo da escova por meio de uma extensão de madeira ou plástico. As escovas elétricas também são úteis para muitas pessoas.

Quando se usa uma dentadura postiça completa, é preciso mantê-la limpa e sem resíduos de alimentos, que podem causar manchas, mau hálito e irritação das gengivas. Deve-se escovar diariamente todas as superfícies da dentadura com um produto específico.

Durante a noite, é recomendável manter a dentadura em água ou num líquido de limpeza dental. Também é útil fazer enxágües bucais com uma solução de água morna com sal pela manhã, depois das refeições e antes de dormir.

As próteses parciais devem ser limpas da mesma forma.

Técnica de escovação

- Comece pela face exterior dos dentes. Coloque a escova em posição ligeiramente inclinada, em contato com a superfície do dente e a gengiva, num ângulo de 45°. Escove suavemente a superfície de dois ou três dentes, efetuando uma dezena de pequenos movimentos circulares da frente para trás. Leve a escova para o próximo grupo de dois ou três dentes e repita a operação.
- Para limpar a face interior dos molares, coloque a escova em posição inclinada contra as gengivas e o dente, e faça pequenos movimentos circulares.
- Para limpar a face interior dos dentes frontais, incline a escova verticalmente atrás dos dentes e faça vários movimentos de cima para baixo, usando a parte dianteira da escova.
- Escove a face horizontal dos molares efetuando movimentos suaves de frente para trás.
- Escove a língua de frente para trás, para eliminar as bactérias que causam mau hálito.

Pés

Existem mais de trezentos transtornos dos pés, mas nos idosos a maioria se deve à soma dos anos de sobrecarga e à falta de cuidados. Várias pessoas acreditam erroneamente que esses transtornos fazem parte do envelhecimento natural e não têm remédio. No entanto, muitos desses problemas podem ser tratados.

Os transtornos dos pés podem causar problemas nos joelhos, nos quadris e na região lombar da coluna, restringindo a mobilidade e a independência.

CONSTITUIÇÃO DO PÉ

O pé é constituído por 26 ossos e 33 articulações. A altura dos arcos e o tamanho dos dedos variam de uma pessoa para a outra. Os desvios dos arcos e da posição dos dedos são os fatores que causam mais problemas.

O PODÓLOGO

O podólogo é um profissional especializado na prevenção, diagnóstico e tratamento das doenças que afetam o pé. Muitas vezes, o podólogo é o primeiro a encontrar nos pés sintomas de doenças cardiovasculares, artrite ou diabetes. Costuma-se dizer que o pé é o espelho da saúde, pois tem relação estreita com o resto do organismo e, portanto, é afetado pelas doenças sistêmicas.

Podólogo não é sinônimo de "calista". Além dos problemas das unhas, das calosidades e dos fungos, esse profissional é especializado em tratar os problemas de causa biomecânica (como os pés chatos), assim como as alterações circulatórias, neurológicas e traumáticas que afetam os pés.

Nos últimos anos, o número de amputações ou outro tipo de cirurgia por infecção do pé (quase sempre decorrente do diabetes) diminuiu consideravelmente, graças ao diagnóstico e ao tratamento precoces.

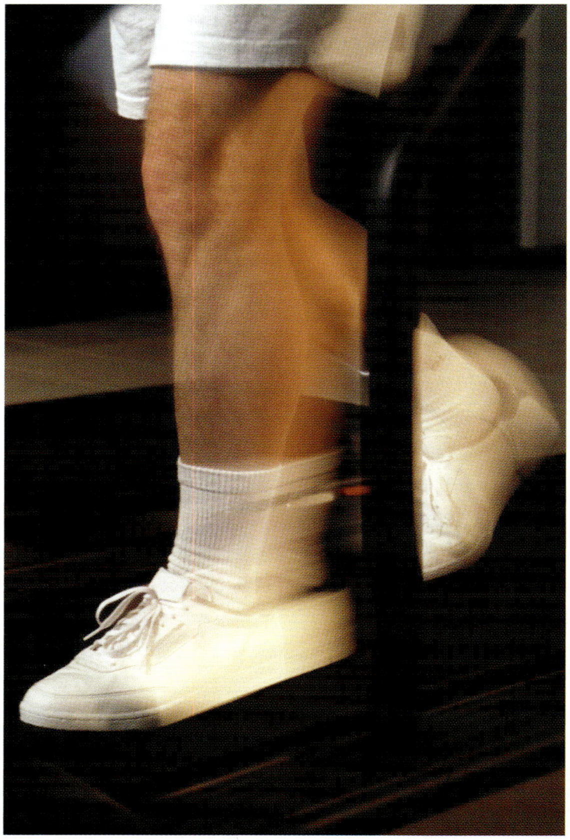

O desgaste dos anos e dos impactos provoca mudanças nos pés. Com o tempo, as pequenas bolsas de gordura que servem de apoio para a planta dos pés vão cedendo e se desgastando.

Funções do podólogo

É importante consultar um podológo uma vez por ano, pelo menos. Durante a consulta, ele faz o seguinte:

- Verifica se o calçado que está sendo utilizado é o mais adequado. Sapatos inadequados podem acarretar diversos problemas. Para as atividades diárias, recomenda-se um calçado flexível, mas com sola firme. Se o pé estiver deformado (por exemplo, por amputação anterior de um dedo, dedo em martelo ou joanete), deve-se usar um calçado especial.

• Examina o pé, procurando a existência de fendas, fissuras, endurecimentos, calos e úlceras. Os endurecimentos e calos sempre devem ser tratados por um podólogo.

• Corta as unhas, quando a pessoa não consegue fazer isso sozinha. As unhas dos pés devem ser cortadas de forma reta, não muito perto da pele.

Critérios para a escolha de sapatos adequados

• Bom encaixe. O pé deve ficar solto e confortável quando se usam meias finas.
• Forma semelhante à do pé. Devem ser largos e espaçosos na parte correspondente aos dedos (os bicos estreitos provocam calosidades e afetam as articulações).
• Sola com amortecimento, forte mas flexível, com boa superfície de contato.
• Os sapatos não devem ser planos, mas é preciso evitar saltos altos (de mais de 3 cm) e finos (tipo agulha).
• Material transpirável. Prefira lona ou couro, mas evite plástico.
• Fáceis de calçar.
• Devem ser experimentados na loja de preferência nas últimas horas da tarde, quando os pés estão mais inchados.

TRANSTORNOS COMUNS DOS PÉS

Os transtornos mais freqüentes dos pés são pele ressecada, verrugas, unha encravada, pé-de-atleta, endurecimentos e calosidades, joanetes, pé diabético, *hallux rigidus* e dedo em martelo.

Pele ressecada

O ressecamento pode causar ardor e sensação de queimação na pele. Nesse caso, deve-se usar sabonete suave em pequenas quantidades e passar creme hidratante todos os dias nas pernas e nos pés.

Verrugas

As verrugas são crescimentos cutâneos causados por vírus. Embora possam ocorrer em qualquer idade, são raras nos idosos. Têm evolução variável. Geralmente, elas desaparecem por completo em meses ou em poucos anos, mas podem persistir por muitos anos e reaparecer no mesmo local ou em outra região. Algumas verrugas inclusive podem tornar-se malignas.

O tratamento das verrugas consiste em sua maceração com uma atadura que contenha ácido acetilsalicílico, em concentração de 40%, mantida durante vários dias. A verruga sofre uma incisão quando ainda está úmida e amolecida. Posteriormente, ela é destruída por meio de congelamento ou com o uso de substâncias cáusticas. Também pode ser eliminada por laser de dióxido de carbono (CO_2). Esse laser emite uma luz infravermelha incolor, absorvida facilmente pelos tecidos que contêm muita água, como a pele.

Unha encravada

Quando as unhas são cortadas demais, principalmente na região lateral, podem crescer para dentro (encravar-se) e até infeccionar. A utilização de sapatos estreitos também favorece as unhas encravadas. Por outro lado, existe determinada predisposição individual para a unha encravada, em função da forma de sua curvatura.

O tratamento consiste em cortar a parte da unha que provoca a lesão, para curar a pele afetada. Para prevenir as unhas encravadas, elas devem ser cortadas de forma reta, sem estreitar-se nas laterais, e não muito curtas (para proteger a pele das margens). As cutículas devem ser empurradas para trás com uma haste de manicure (raramente devem ser cortadas).

Pé-de-atleta

O pé-de-atleta é uma dermatomicose ou infecção fúngica que ocorre quando os fungos entram em contato com a pele dos pés.

Fungos são organismos vegetais encontrados no meio ambiente. Existem mais de 100 mil espécies de fungos, embora somente cerca de uma centena delas sejam patogênicas ou prejudiciais aos seres humanos.

A pele humana tem um manto ácido e gorduroso capaz de formar uma finíssima película que se renova constantemente e serve de barreira contra infecções por fungos. No entanto, existem fatores que podem romper o equilíbrio natural dessa camada protetora, como a higiene pessoal exagerada (com sabonetes alcalinos) ou deficiente (acúmulo de sujeira) ou o uso de sabonetes e cosméticos muito agressivos que enfraquecem a função dos fatores de proteção e facilitam o surgimento de uma infecção.

O pé-de-atleta é contagioso. Uma pessoa saudável, ao caminhar descalça, perde constantemente escamas muito finas da pele e as espalha pelo chão de maneira invisível. Nas pessoas infectadas, essas escamas contêm esporos de fungos que podem contaminar facilmente ao entrar em contato com a pele de outras pessoas, sobretudo na região entre os dedos dos pés, que parece ser o local preferido desse tipo de infecção. Por isso, é muito importante tomar precauções em piscinas, vestiários, duchas, saunas, ginásios e espaços públicos onde se entra em contato direto com a umidade.

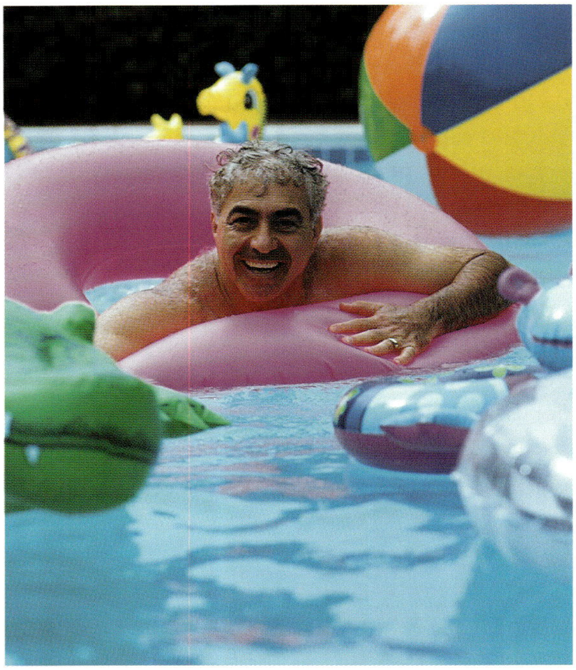

Nos ambientes úmidos como bordas de piscinas, os fungos causadores do pé-de-atleta encontram condições favoráveis para seu desenvolvimento. Para se prevenir, caminhe e tome duchas usando chinelos.

Conselhos para prevenir o pé-de-atleta

- Lave os pés todos os dias com água morna e sabonete e seque-os com cuidado, sobretudo entre os dedos.
- Não deixe os pés em água quente por mais de dez minutos. Em geral, deixar os pés muito tempo "de molho" pode destruir os óleos naturais.
- Evite o acúmulo de suor e umidade retida nos pés.
- Troque as meias e os sapatos diariamente.
- Use meias de materiais naturais (linho ou algodão).
- Use sapatos de couro, tecido ou materiais naturais, que permitem ao pé transpirar. Evite plástico e material sintético.
- Nas piscinas públicas, caminhe e tome duchas de chinelos.
- Se tiver pé-de-atleta, evite caminhar descalço pelos tapetes e carpetes da casa, pois você pode contaminar outros membros da família.

Sintomas e tratamento

Os sintomas característicos do pé-de-atleta são os seguintes:

- Vermelhidão.
- Ardor.
- Sensação de queimação.
- Fissuras ou descamação entre os dedos.
- Pequenas bolhas ou escamas na planta do pé.

Se esses sintomas forem constatados, procure um médico. Sem tratamento, o pé-de-atleta pode sofrer infecção paralela por bactérias ou complicar-se com uma celulite (infecção do tecido subcutâneo) ou com uma linfangite (infecção dos vasos linfáticos).

O pé-de-atleta é tratado com antimicóticos tópicos, como os remédios imidazóis (clotrimazol, por exemplo) e a terbinafina.

Endurecimentos e calosidades

Os endurecimentos e calosidades são uma reação da pele ao atrito ou à pressão das proeminências ósseas dos pés contra os sapatos ou devido à sobrecarga dos ossos metatarsianos. Essa reação consiste na produção de um excesso de queratina. Geralmente, os calos são duros e têm o tamanho semelhante ou um pouco maior ao de uma ervilha. Podem ser doloridos ou sensíveis à pressão.

Para distinguir entre uma verruga e um calo na planta do pé, o podólogo faz uma raspagem da pele da lesão. Quando encontra um tecido macerado e branco ou um pontilhado enegrecido no centro, trata-se de uma verruga. Quando, ao contrário, encontra uma zona central bem delimitada, amarelada ou transparente, que interrompe a arquitetura normal da derme, trata-se de um calo.

Para prevenir o aparecimento de calosidades, é preciso diminuir a pressão sobre a superfície ou redistribuí-la. Com esse objetivo, recomenda-se o uso de sapatos macios que se ajustem bem ao pé. Também podem ser usados almofadinhas ou anéis de forma e tamanho variáveis, emplastros ou ataduras protetoras de espuma, ou arcos, placas ou barras para os ossos metatarsianos, que permitem redistribuir a pressão. Geralmente, o tratamento cirúrgico não é necessário.

Para eliminar os calos, usam-se agentes queratolíticos (compostos ácidos), evitando aplicar o remédio sobre a pele normal. A raspagem com pedra-pomes também pode ser útil quando a pele está amolecida pelo contato com a água. O corte dos calos deve ser feito por um podólogo.

As pessoas com tendência a calosidades podem precisar de consultas regulares com um podólogo, sobretudo as que têm problemas de circulação periférica ou diabetes.

Cuidados com o "pé diabético"

- Controle a taxa de açúcar no sangue (o diabetes é causado pela taxa excessiva de glicose no sangue).
- Faça um exame dos pés com um podólogo, no mínimo uma vez por ano ou quando suspeitar de algum problema.
- Lave os pés todos os dias e seque-os bem, sobretudo entre os dedos.
- Observe os pés diariamente para comprovar se existem cortes, bolhas, inflamações ou vermelhidão. Para examinar a planta do pé, use um espelho ou peça a ajuda de outra pessoa. Se perceber alguma alteração, por menor que seja, consulte o médico.
- Nunca caminhe descalço.
- Use um calçado apropriado.
- Corte as unhas de forma reta e lixe as bordas.
- Antes de calçar os sapatos, sacuda-os bem. Uma simples pedrinha pode causar problemas.

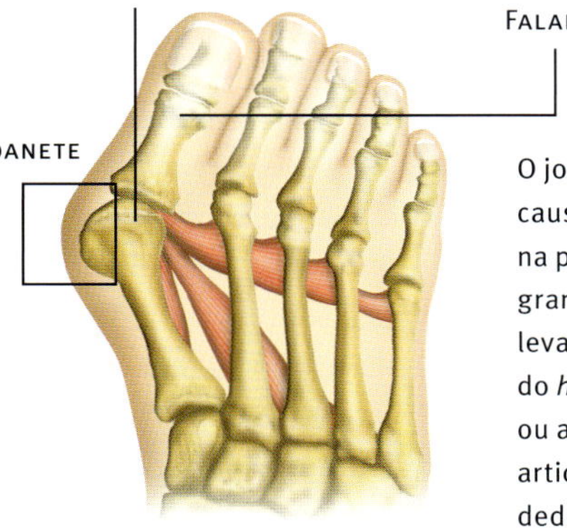

O joanete pode causar variações na posição do dedo grande do pé e levar à formação do *hallux rigidus* ou artrose da articulação do dedo grande.

Joanete

Chama-se joanete ou *hallux valgus* a deformidade que surge quando o dedo grande do pé (hálux) se desvia em direção ao segundo dedo, dando lugar a uma proeminência na parte média do dedo. As causas do joanete incluem propensão genética, pé chato, articulações muito frouxas, artrite reumatóide, obesidade e uso de sapatos estreitos. Curiosamente, não são observados casos de joanete em populações nas quais as pessoas andam descalças.

A presença de um joanete pode gerar endurecimentos em vários locais ao redor do dedo. A pessoa com joanete se queixa de não conseguir calçar os sapatos que provavelmente causaram a deformidade. A artrite, ou inflamação da articulação, pode causar agravamento no desvio do joanete.

O tratamento dos casos leves consiste em aumentar a largura da ponta do calçado e usar dispositivos como emplastros ou espaçadores interdigitais a fim de reduzir os sintomas. Mas o tratamento definitivo é a cirurgia.

"Pé diabético"

Os pés de um portador de diabetes requerem um cuidado especial. Às vezes, o diabetes pode lesionar os nervos. Quando isso acontece, não há percepção da dor e, portanto, o paciente não se dá conta da presença da lesão. Isso ocorre especialmente nos pés.

O paciente diabético tem menor capacidade de defesa contra as infecções. Como o diabetes também danifica os vasos sanguíneos, a situação fica ainda mais complicada.

Devido à menor proteção contra as infecções e problemas circulatórios, o pé do diabético é mais vulnerável às lesões.

Por todos esses motivos, o paciente diabético deve manter uma atitude de extrema precaução.

Hallux rigidus

A artrose da articulação metatarso-falangiana do dedo grande, ou *hallux rigidus*, é um transtorno freqüente, a princípio caracterizado por dores ao mexer o dedo e uma ligeira inflamação da articulação. A articulação fica sensível, e o calçado agrava a situação.

Com o tempo, as dores são mais intensas, a formação de exostose começa a limitar o movimento da articulação e a pessoa não consegue flexioná-la ao caminhar.

O tratamento inicial consiste em exercícios passivos e tração do dedo para aumentar a mobilidade da articulação. Também são feitas

Exercícios para os pés

Faça os exercícios a seguir sentado em uma cadeira ou deitado na cama. Alguns devem ser realizados caminhando ou de pé. São muito fáceis e basta dedicar-lhes dez minutos por dia. Cada exercício deve ser repetido dez vezes.

- Tensão e extensão dos músculos que unem o pé ao tornozelo: é o mesmo exercício que se faz pedalando ou costurando com uma máquina de pedais.
Se você estiver sentado, apóie no chão a ponta do pé e em seguida o calcanhar. Faça isso primeiro com os dois pés no mesmo sentido, depois apoiando a ponta de um pé e o calcanhar do outro. Repita o mesmo exercício de forma menos sincronizada, erguendo as pernas e sacudindo os pés como se estivessem empoeirados e você tentasse afastar o pó.
Isso também ajuda a relaxar as pernas.
- Gire os pés para a direita e a esquerda, depois em direção contrária. A seguir, faça rotações dos pés num sentido e no outro.
- Pressione fortemente os dedos dos pés, fechando-os. Se puder fazer este exercício com a ajuda de um lápis, tente segurá-lo com os dedos dos pés. Não se preocupe se não conseguir agarrar o lápis: é mais importante abrir e fechar os dedos.
- Pressione o chão com a ponta dos dedos e estique o pé, retesando a planta. Pressione e relaxe sucessivamente.
- Sentado em uma cadeira, coloque uma bola pequena por baixo de um pé e tente pressioná-la, fazendo-a girar.
- Pise no chão com um pé e o outro, como se estivesse pisoteando alguma coisa ou esmagando uvas com os pés.
- Caminhe pressionando primeiro com a ponta, depois com o calcanhar. Conscientize-se de sua maneira de andar, de como coloca um pé adiante e em seguida o outro, da pressão que exerce sobre o chão com a ponta e o calcanhar.
- De pé, sem se mexer, conscientize-se de todo o seu corpo. Com as pernas ligeiramente abertas e os joelhos um pouco flexionados, descarregue o peso do corpo sobre um lado e o outro, mas sem levantar o pé oposto do chão. Balance o corpo ligeiramente.
- Na praia, caminhe descalço sobre a areia. É um exercício muito saudável que ativa a planta dos pés. A água do mar também tem efeitos muito benéficos.
- Em casa, dedique alguns minutos para caminhar descalço. Seus pés agradecem.

Massagem nos pés

A massagem nos pés é muito benéfica para combater o cansaço e o estresse. Também é aconselhável quando existe tendência a sentir frio nos pés. O melhor momento do dia para fazê-la é à tarde ou depois do banho. Os óleos essenciais melhoram a circulação sangüínea e suavizam a pele. Os mais adequados são os de gergelim, amêndoa, jojoba e semente de uva.

Para alguns desses exercícios de massagem, há uma referência sobre reflexologia podal, para que a pessoa se conscientize da região do corpo que está estimulando ou relaxando ao pressionar alguns pontos do pé.

- Deslize as mãos pelo pé, dos dedos até o tornozelo. Realize esse movimento até que o pé se esquente e relaxe.
- Levante o pé com uma mão e mexa-o com a outra num movimento de rotação, da esquerda para a direita e vice-versa. Os movimentos têm de ser suaves e lentos. Repita-os duas vezes de cada lado.
- Massageie, com os dedos esticados, os espaços entre os ossos, desde o dedo até o peito do pé. Repita três vezes. Isso vai se refletir no pulmão, no tórax e no peito.
- Pressione com o dedo polegar várias partes da planta do pé. Vá percorrendo todas os locais da planta.
- Massageie com o punho o arco da planta dos pés, cinco vezes em cada direção. Isso vai se refletir na coluna vertebral.
- Com os dedos indicador e médio, pressione o tornozelo em movimentos circulares. Isso vai se refletir nos órgãos sexuais e reprodutores, na tensão das costas e no nervo ciático.
- Aperte firmemente o tendão calcâneo (tendão-de-aquiles). Isso vai se refletir no nervo ciático, no reto e nas disfunções dos órgãos sexuais e reprodutores.
- Massageie com o polegar e o indicador todos os dedos dos pés. Faça-os girar suavemente nas duas direções e estique-os. Repita três vezes e no final estique todos os dedos ao máximo, com cuidado.
- Entrelace os dedos das mãos com os dos pés e aperte três vezes em cada direção.
- Segure todos os dedos com a mão e empurre-os para frente e para trás.
- Massageie todo o pé, pressionando com as duas mãos. Os movimentos têm de seguir no sentido contrário ao da circulação.
- Levante o pé e empurre-o para dentro, em direção à perna.

infiltrações de um anestésico ao redor da articulação e de um corticóide dentro dela, para reduzir as dores e o espasmo da musculatura e aumentar a mobilidade.

Com esses tratamentos, é possível restabelecer a posição e a função do dedo. Se isso não ocorrer, pode-se limitar a mobilidade (com um calçado especial, por exemplo). Outra alternativa é a cirurgia, feita para controlar as dores e aumentar a mobilidade.

Dedo em martelo

O dedo em martelo é uma deformidade óssea, geralmente causada por um desequilíbrio que ocorre entre os músculos do osso afetado, causando a curvatura do dedo. Esse tipo de deformidade pode ser observado em qualquer uma das articulações dos dedos. O uso de calçado inadequado piora a deformidade, pois obriga o dedo a se adaptar ao sapato, provocando a formação de endurecimentos e calosidades.

REMÉDIOS NATURAIS

Alguns produtos naturais podem minimizar os problemas de pés cansados e doloridos, endurecimentos e calosidades.

Pés cansados e doloridos

O banho de eucalipto e o óleo de gergelim e cravo aliviam pés cansados e doloridos.

Banho de eucalipto

- 100 g de folhas de eucalipto
- 3 litros de água
- 50 g de bicarbonato de sódio

Ponha as folhas de eucalipto dentro de uma bolsa de tecido, coloque na água e ferva durante dez minutos. Quando a água estiver numa temperatura que não queime, acrescente o bicarbonato.

Óleo de gergelim e cravo

- 5 colheres de óleo de gergelim
- 6 gotas de óleo de cravo

Misture os dois óleos. Depois do banho, faça uma massagem com esse preparado.

Endurecimentos e calosidades

Os endurecimentos e calosidades são problemas comuns nos idosos. Podem ser aliviados com um banho de aveia ou um creme de iogurte.

Banho de aveia

- 2 copos de flocos de aveia
- 4 litros de água
- 1 copo de bicarbonato de sódio

Ponha a água e a aveia em uma panela e ferva por cinco minutos. Deixe esfriar. Quando for tomar o banho, acrescente o bicarbonato e misture bem.

Creme de iogurte

- 2 colheres (sopa) de iogurte natural
- 1 colher (sopa) de vinagre de maçã

Misture bem os ingredientes e cubra as calosidades com a pasta resultante. Deixe agir por dez minutos.

AUTOMASSAGEM NOS PÉS

Há três tipos de automassagem para os pés:

- **Mobilização das articulações dos dedos**. Esta massagem consiste em esticar com a mão os dedos dos pés, um por um, e em seguida realizar torções suaves em todas as direções. Massageie o pé direito com a mão esquerda e vice-versa. Estique todos os dedos e movimente-os para frente, para trás e para os lados.
- **Automassagem na planta do pé**. Faça na planta do pé uma massagem de rotação no sentido horário. A seguir, massageie a planta desde o início até o calcanhar, mantendo o pé imóvel. Pressione a planta do pé com o punho. Finalmente, percorra toda a região efetuando movimentos giratórios do punho.
- **Automassagem no dorso do pé**. Efetue os mesmos movimentos do exercício anterior. Em primeiro lugar, massageie o dorso do pé fazendo rotações no sentido horário. Em seguida, percorra todo o dorso até o tornozelo.

ZONAS DE REFLEXOLOGIA PODAL

As zonas mais importantes de reflexologia podal são as seguintes:

- Cabeça: ponta do hálux (dedo grande).
- Coluna vertebral: côncavo do pé.
- Peito, tórax e pulmão: parte de cima dos dedos
- Estômago: local onde acaba a polpa do hálux.
- Genitais e ovários: calcanhar.
- Rins: região interior direita do pé.
- Sistema nervoso: região central do pé.
- Garganta: local sob a unha dos dedos grandes.
- Brônquios: interior do dedo grande.
- Ouvido, amígdalas e vias linfáticas: ponto médio dos dedos.

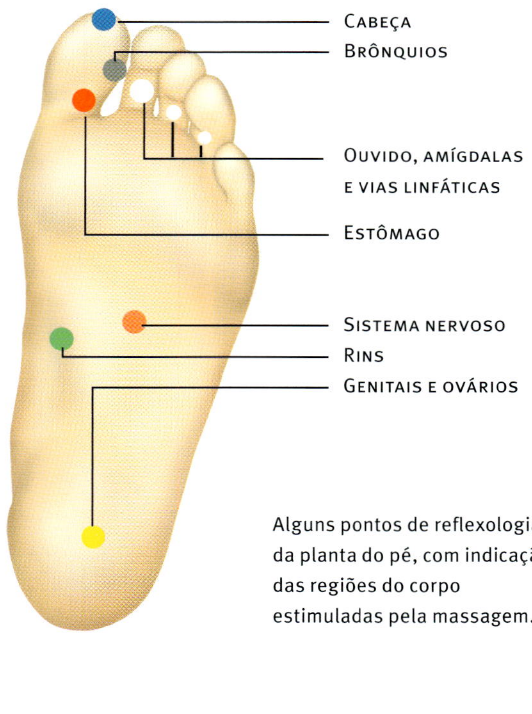

Alguns pontos de reflexologia da planta do pé, com indicação das regiões do corpo estimuladas pela massagem.

Pele

A pele é um órgão que respira por todos os seus poros, acumulando energia constantemente e reagindo ao ambiente. A pele é o limite do corpo, que protege e informa sobre o mundo exterior.

A pele é um órgão em constante renovação e regeneração. Com o passar do tempo, esses processos ocorrem mais lentamente. Por isso, é muito importante hidratar e cuidar da pele.

CAMADAS DA PELE

A pele é o órgão mais extenso do corpo. Tem uma superfície aproximada de 1,6 m^2 e pesa entre 2,5 e 3 kg nos adultos. É mais fina nas mulheres do que nos homens e sua espessura varia de 0,5 a 2 mm, conforme a região do corpo. Consiste em três camadas: a epiderme, a derme e a camada subcutânea (hipoderme ou tecido celular subcutâneo).

Epiderme

Consiste em várias camadas. A mais profunda é composta de células que, quando se modificam, formam as camadas superiores. Quando alcançam a camada mais externa (aquela que é vista) e se expõem ao ar e à água, morrem, formando um manto protetor chamado camada córnea. Desprendem-se em forma de escamas cutâneas e imediatamente são substituídas por células novas. Esse processo de regeneração, que nunca acaba, é muito mais rápido durante a noite.

Derme

É uma camada atravessada por nervos, vasos sangüíneos e um tecido fibroso. Esse tecido é composto por músculos, aos quais se deve a elasticidade da pele, e por fibras de colágeno e elastina, que determinam sua consistência. Com o passar dos anos, ocorre uma diminuição progressiva da elasticidade da pele, que endurece e começa a apresentar rugas.

Na derme, encontram-se também:

- **Glândulas sudoríparas**. São muito numerosas (existem cerca de 2 milhões). Têm como função eliminar os resíduos e sobretudo a água.
- **Glândulas sebáceas**. Existem cerca de 300 mil espalhadas por todo o corpo, sobretudo nos locais onde há pêlos. Proporcionam gordura à superfície da pele e brilho aos cabelos.

As mucosas nasais, bucais, anais e genitais são prolongamentos da pele, além das unhas, dos cabelos e dos pêlos.

Todos esses elementos têm importantes funções protetoras, como a regulação da temperatura corporal, a eliminação de resíduos e a absorção de substâncias benéficas (cremes e pomadas).

Camada subcutânea

Estabelece a comunicação da epiderme e da derme com os tecidos subjacentes. É formada

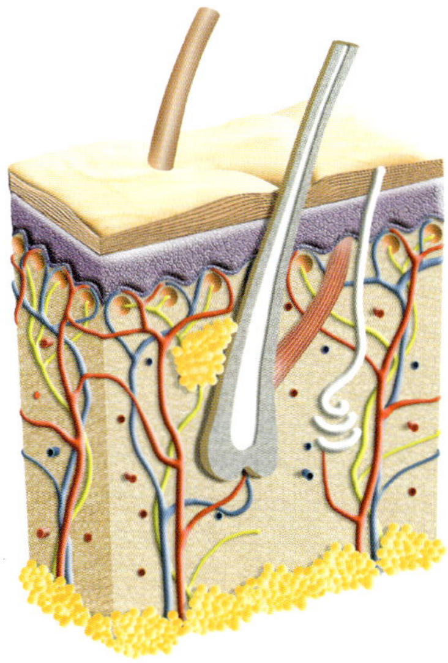

A pele tem três camadas: epiderme (a mais externa), derme (com vasos sangüíneos, terminações nervosas, glândulas sudoríparas e sebáceas e fibras elásticas) e camada subcutânea ou hipoderme (com muita gordura e vasos sangüíneos).

por tecido conjuntivo e adiposo, e atravessada por nervos e vasos sangüíneos e linfáticos.

MANTENHA A PELE SAUDÁVEL

A pele é o reflexo da saúde do organismo. As pessoas que gozam de boa saúde têm uma pele luminosa, elástica e com boa coloração. A partir dos 30 anos, a pele começa a sofrer uma série de mudanças que com o tempo se convertem em claros sinais de envelhecimento, como rugas, secura e flacidez. Isso é parte de um processo natural que, mais cedo ou mais tarde, afeta todas as pessoas.

CUIDADOS COM O ROSTO

Para cuidar da pele do rosto, em primeiro lugar é preciso saber seu tipo (normal, oleosa, seca, mista ou sensível) e tratar de mantê-la limpa, tonificada e hidratada. Os exercícios de ginástica facial também podem ser de grande utilidade.

Com o passar dos anos, a pele do rosto tende a ficar ressecada e o processo regenerativo ocorre mais lentamente. Podem surgir manchas e as rugas características da terceira idade. Esses processos são inevitáveis, mas seus efeitos podem ser minimizados por meio de uma alimentação equilibrada, exercícios e bom estado de espírito.

Existe uma ampla gama de produtos cosméticos à disposição no mercado, mas a seguir você conhecerá algumas fórmulas caseiras, muito fáceis de preparar.

Essas fórmulas, além de proporcionar saúde, têm as vantagens de serem muito econômicas e de fácil preparo.

Limpeza

Há muitas maneiras de limpar a pele (com água e sabonete, leites ou loções).

Quando se faz a limpeza à noite, elimina-se a sujeira acumulada durante o dia (sujeira do ambiente e das próprias secreções da pele, além de restos de maquiagem). Os leites de limpeza são muito apropriados para isso.

Depois de sua aplicação, é recomendável a utilização de um tônico ou de uma loção facial: ambos proporcionam sensação de frescor e revitalizam a pele.

Fórmula para limpar a pele seca

- 1 colher (sopa) de leite integral
- 1 colher (sopa) de suco de pêssego
- 1 colher (sopa) de água de rosas
- 1/2 colher (chá) de glicerina

Misture bem o leite e o suco de pêssego. Acrescente a água de rosas e a glicerina. Torne a misturar bem. Coloque o preparado em um recipiente, feche-o bem e ponha-o na geladeira. Retire antes de cada aplicação. Espalhe na pele e a seguir enxágüe, primeiro com água morna e depois com água fria.

Leite de limpeza para pele seca

- 1 colher (sopa) de iogurte
- 1 colher (sopa) de suco de limão
- Água de rosas

Misture o iogurte com o suco de limão até obter um creme. Aplique com os dedos sobre o rosto e o pescoço. Retire com uma toalhinha umedecida com água de rosas.

Funções da pele

- **Protetora**. A pele defende o corpo dos microorganismos a que está exposto constantemente, assim como das radiações solares.
- **Secretora e excretora**. Graças às glândulas sudoríparas e sebáceas, a pele elimina os resíduos do organismo.
- **Reguladora da temperatura corporal**. Essa função é realizada pelo suor.
- **Sensorial**. Graças aos receptores nervosos, a pele capta os sinais do mundo exterior e permite sensações, como o calor, a dor, o prazer e as texturas.
- **Vitamínica**. Na pele, graças ao sol, ocorre a ativação da vitamina D, obtida por meio da alimentação.
- **De absorção**. A pele absorve substâncias como cremes, pomadas, perfumes e alguns medicamentos.

Princípios básicos para manter a pele saudável

• **Siga uma dieta equilibrada.** A alimentação deve fornecer quantidade suficiente de nutrientes (carboidratos, proteínas, vitaminas e minerais). Beber água com freqüência ajuda a eliminar as toxinas. Sobretudo em idade avançada, é muito importante prestar atenção na quantidade de líquido ingerida: são aconselháveis de seis a oito copos por dia. As gorduras vegetais ajudam a manter a pele elástica e hidratada. A vitamina C – encontrada em alimentos como a laranja, a salsinha, o limão, a acerola e o morango – ajuda a manter a pele saudável. A vitamina E (assim como a vitamina A e seus precursores, como os betacarotenos) tem efeito rejuvenescedor e antioxidante.

• **Descanse adequadamente.** Descansar e dormir todas as noites pelas horas necessárias repercute na saúde da pele. O bom humor e a atitude positiva diante do envelhecimento também influem nesse sentido. Esses dois fatores fazem com que a pessoa sinta mais vontade de cuidar de si mesma para transmitir uma imagem pessoal agradável.

• **Mantenha uma atividade física regular.** Praticar exercícios favorece a circulação sangüínea e a oxigenação, beneficiando todos os tecidos — inclusive a pele.

• **Mantenha a pele limpa.** A limpeza é uma regra de ouro para manter a pele saudável. Ela sofre várias agressões durante o dia (contaminação ambiental, germes, poeira ou fumaça do tabaco). A higiene diária pode eliminar parte dos óleos naturais e a umidade reduz a camada protetora da pele. Por isso, é importante usar sabonetes neutros e repor esses elementos com substâncias ativas apropriadas para cada tipo de pele.

• **Tenha um ritmo de evacuação regular.** A prisão de ventre não permite a eliminação adequada de substâncias tóxicas, o que pode provocar olheiras e manchas na pele.

Tonificação

Os tônicos faciais têm efeito revigorante, fecham os poros e reduzem o excesso de gordura. Devem ser usados depois do leite de limpeza ou do barbear.

Tônico para pele seca

- 1/2 colher (chá) de vinagre de maçã
- 4 colheres (sopa) de água

Coloque a água e o vinagre em um recipiente e misture bem. Aplique o tônico no rosto inteiro e enxágüe bem com água fria.

Hidratação e nutrição

Os cremes hidratantes servem para manter um grau de umidade ideal para a pele. Além disso, ajudam na restauração, graças às vitaminas, minerais e oligoelementos que contêm. Depois da limpeza, é preciso aplicar um creme hidratante.

Os cremes nutritivos têm a utilidade de retardar o envelhecimento cutâneo. Sua função é fornecer gordura, sendo especialmente indicados para peles secas. É mais recomendável que sejam aplicados à noite.

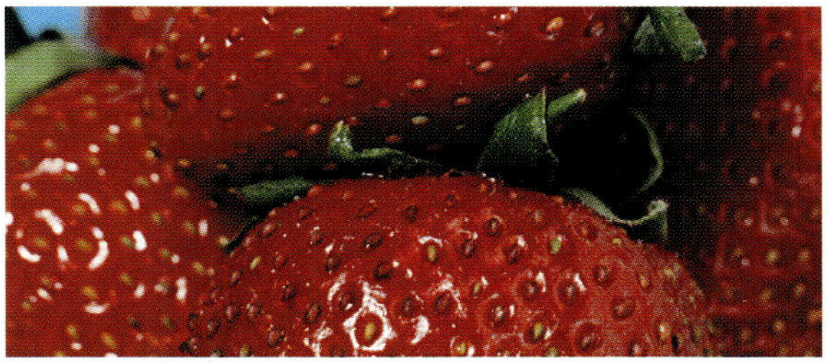

A vitamina C (encontrada nos morangos, entre outros alimentos) é muito importante para a pele. Sua carência pode causar perda de elasticidade, secura e cicatrização lenta.

Leite hidratante para pele seca

- 4 colheres (sopa) de amêndoas moídas
- 125 ml de leite

Misture as amêndoas moídas com o leite e mexa bem. Nas 8 horas seguintes, mexa várias vezes. Por último, coe e ponha na geladeira.

Creme nutritivo

- 1 clara de ovo
- 2 colheres (sopa) de mel
- 3 ou 4 gotas de óleo de amêndoas

Bata bem a clara e adicione o mel e o óleo de amêndoas. O creme está pronto para ser usado.

Máscara para pele seca

- 1 banana madura
- 1 colher (sopa) de mel
- 1 colher (sopa) de iogurte

Numa batedeira, misture a banana, o mel e o iogurte. Aplique o creme resultante sobre a pele e deixe fazer efeito por 15 minutos. Enxágüe com água morna.

Manchas da idade

São manchas de cor castanha no rosto e nas mãos. Em geral, trata-se do acúmulo de um pigmento chamado lipofucsina, causado pela atuação dos radicais livres. Seu aparecimento tem relação com deficiências alimentares, excesso de exposição ao sol, disfunção do fígado ou consumo de gorduras de baixa qualidade.

Existem tratamentos de cirurgia estética para eliminar essas manchas, embora também possam ser utilizados cremes específicos para essa finalidade. Um remédio caseiro para tratamento das manchas consiste em esfregar a pele com óleo de eucalipto ou de rícino de manhã e à noite.

A pele dos lábios

Essa é uma região delicada e sensível do corpo, à qual muitas vezes não são dedicados atenção e cuidados suficientes. Frio, calor, chuva e vento são agentes agressores da pele e dos lábios, que podem se ressecar e rachar.

Os aliados para manter os lábios bem hidratados são as vitaminas C e E. Os batons protetores, que geralmente contêm manteiga de cacau, ajudam a manter a pele dos lábios em boas condições.

EXERCÍCIOS FACIAIS

É importante exercitar os músculos faciais para tratar as rugas e a flacidez. São exercícios muito fáceis, que podem ser feitos a qualquer momento.

- Abra bem os olhos e mantenha-os abertos, imobilizando o olhar e esticando todos os músculos do rosto enquanto conta até seis.
- Contraia os lábios como se estivesse assobiando e a seguir relaxe-os, esboçando um sorriso amplo e contraindo o nariz.
- Abra bem a boca, como se estivesse gritando. Feche-a e sorria para um lado e para outro.
- Esfregue a testa com os punhos, como se estivesse alisando as rugas, do centro para os lados.
- Massageie o queixo com a ponta dos dedos, desde a ponta até as mandíbulas.

Quando uma mulher idosa aceita a idade e não vê nas rugas um sinal de decadência e sim um elemento de sua personalidade (pois nas rugas "se lêem os anos vividos"), sente-se sempre bela.

O SOL E A PELE

O envelhecimento da pele se deve a dois fatores fundamentais:

- Um fator biológico, que é a passagem dos anos, e que explicaria 30% do envelhecimento.
- A exposição da pele ao sol, que explicaria 70% do envelhecimento.

Conselhos de estética para mulheres idosas

- Use pouco batom nos lábios. É preferível uma cor muito suave (cor-de-rosa); quanto mais parecida com a cor natural dos lábios, melhor. Pode-se substituir o batom por um *gloss* incolor que apenas dê brilho e hidrate os lábios.
- Não abuse da maquiagem, especialmente pó facial.
- Não use sombra nos olhos (ou use cores muito suaves).
- Use bons cremes nutritivos e hidratantes no rosto e no pescoço.
- Não use máscara para cílios.
- Se desejar, pinte as unhas, mas de preferência com cores suaves.
- Use roupas com as cores que lhe agradam. Não há por que renunciar às cores vivas, desde que combinem bem. É provável que o vermelho e o amarelo vibrante não sejam apropriados.
- Jóias, uma bolsa bonita e sapatos combinando com a roupa sempre dão um toque de refinada elegância às mulheres idosas.

Conselhos para tomar sol

- Use a loção com fator de proteção mais adequado para seu tipo de pele. Aplique a cada meia hora aproximadamente, pois ela vai desaparecendo com a transpiração, a água e o atrito.
- O melhor momento do dia para a exposição ao sol é entre 8h e 11h da manhã e depois das 16h. Nunca tome sol entre meio-dia e 15h.
- Não use maquiagem nem perfume para tomar sol, pois eles favorecem o aparecimento de manchas.
- Use um fator de proteção maior para as regiões mais sensíveis do corpo.
- Evite refeições pesadas e álcool quando estiver tomando sol.
- A duração dos banhos de sol deve aumentar progressivamente. Nos primeiros dias, bastam dez minutos.
- Consuma alimentos ricos em vitamina B, como cereais integrais, levedura de cerveja, germe de trigo, leite e ovos. Também é aconselhável aumentar a ingestão de alimentos ricos em vitaminas A, E, C e F.
- Se tiver pele sensível, aumente as precauções. Dê atenção especial à proteção dos ombros, maçãs do rosto, nariz e testa.
- Hidrate bem a pele imediatamente depois de tomar sol. Antes de aplicar o creme hidratante, é recomendável tomar uma ducha fria.

As pessoas que se expõem ao sol com mais freqüência apresentam rugas profundas, manchas e pele curtida. Isso se observa em indivíduos que trabalharam diariamente ao ar livre, expostos às radiações solares e ambientais.

O sol é necessário para a vida, mas não se deve abusar dele.

O sol ajuda a sintetizar a vitamina D e assimilar o cálcio. Por esse motivo, é muito benéfico para os ossos e os dentes, além de prevenir a osteoporose.

Também atua sobre a circulação sangüínea. Ajuda a combater a anemia, diminui o cansaço e facilita a eliminação de toxinas. Sem contar que estimula o estado de ânimo — por isso, é muito indicado para as pessoas que sofrem de depressão.

Tomado de forma adequada, tem efeitos muito benéficos para a pele: ajuda a cicatrizar as feridas, é aconselhável para pessoas que sofrem de acne e psoríase e, é claro, pode proporcionar um lindo bronzeado. Além disso, sem a menor dúvida, é o afrodisíaco mais barato e natural que existe.

As radiações solares estimulam as secreções da hipófise, glândula localizada no cérebro. Essa estimulação causa reações nervosas que repercutem nos órgãos sexuais.

Tomado em excesso, o sol pode ser altamente prejudicial. O abuso não apenas causa envelhecimento cutâneo, como também predispõe ao câncer de pele.

REGRAS PARA UM BRONZEADO SAUDÁVEL

As regras básicas de bronzeado saudável são:

- Exposições progressivas, sem exagero.
- Uso de uma loção protetora adequada.

Os fatores de proteção recomendáveis, conforme as características pessoais, são os seguintes:

- **12-15**: pessoas de cabelo ruivo ou loiro, olhos claros e pele branca, que rapidamente se queimam e têm dificuldade para se bronzear.
- **10-12**: pessoas de cabelo claro, olhos claros ou cor de mel e pele dourada, que se queimam nos primeiros dias mas acabam se bronzeando.
- **8-10**: pessoas de cabelos e olhos castanhos e pele clara.
- **6-8**: pessoas de pele dourada.
- **6**: pessoas morenas, mas de pele branca.
- **4**: pessoas muito morenas, que se bronzeiam sem problemas.

Os idosos têm de aumentar os cuidados quando se bronzeiam. Além disso, um bronzeado muito intenso não tem efeito estético, pois ressalta as rugas. O sol não chega até o fundo das rugas e elas se tornam ainda mais visíveis. É aconselhável se proteger sob um guarda-sol.

Cabelos

Os cabelos, assim como a pele, são um reflexo do estado de saúde interior. Quando são abundantes, brilhantes e fortes, indicam boa alimentação, ao passo que cabelos secos, quebradiços ou sem vida são sintoma de alguma carência.

Desde a Antigüidade, o aspecto dos cabelos, sua cor e sua forma são fatores estéticos importantes tanto para as mulheres quanto para os homens.

A ATRAÇÃO DOS CABELOS

Atualmente, os cabelos só têm uma função estética. São como uma reminiscência de épocas pré-históricas, quando tinham a função de proteger do frio.

O poder de atração dos cabelos sempre foi explorado, sobretudo por parte das mulheres. No entanto, não se pode esquecer das perucas usadas pelos homens nos séculos XVII e XVIII, também com finalidade decorativa.

Provavelmente, os cabelos causam mais preocupação do que se imagina, seja porque são muitos, poucos ou porque crescem em locais que parecem pouco apropriados.

Os cabelos só estão vivos na raiz. Por isso, é preciso cuidar deles desde a base.

Eles crescem cerca de 0,35 milímetros por dia, e é normal a queda diária de aproximadamente 100 fios.

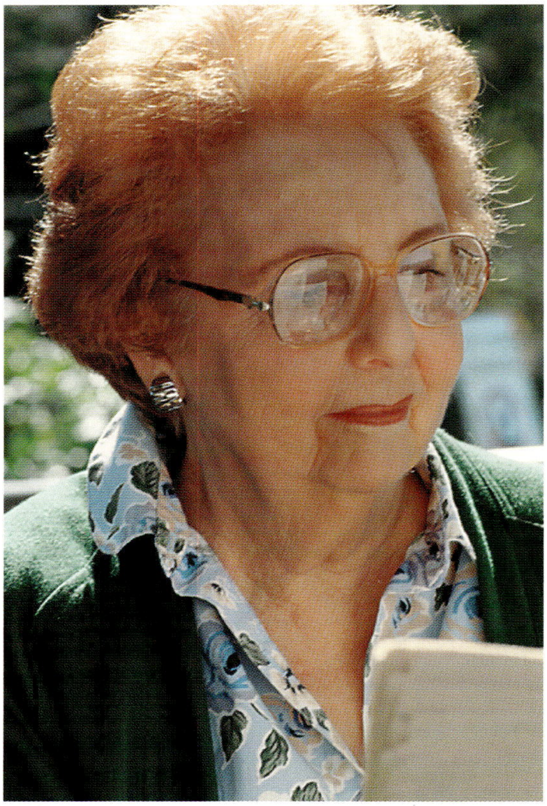

Os penteados que combinam melhor com mulheres idosas são os de corte médio, na altura das orelhas, e com modelado suave.

ESCOLHA DO PENTEADO

Quando uma pessoa vai ao cabeleireiro, geralmente sabe que tipo de penteado deseja, mas também pode aceitar a sugestão do profissional que a atende.

Quando a pessoa escolhe um penteado com o qual se sente confortável, não há por que mudar. Por outro lado, às vezes os idosos se acostumam tanto a uma imagem de si mesmos que têm dificuldade para variá-la. Além disso, podem deparar com estereótipos sociais que delimitam o comportamento dos idosos e não lhes permitem tomar certas decisões. Todo mundo é livre para escolher o penteado que mais lhe agrada, se achar que lhe cai bem.

Os idosos podem tingir os cabelos da cor que mais lhes agrade, mas geralmente os tons cinzentos, totalmente brancos ou vermelho-claro dão aspecto melhor, pois são os mais parecidos com a cor natural dos cabelos embranquecidos.

CONSERVAÇÃO DOS CABELOS

Para conservar os cabelos em bom estado, é preciso seguir uma alimentação saudável, rica em vitaminas A e B, cálcio, ferro, proteínas e ácidos graxos. No entanto, não se pode esperar milagres da dieta: ela não devolve a cor dos cabelos nem resolve a calvície hereditária. Tentar recuperar o volume e a cor dos cabelos por intermédio de tônicos capilares pode se revelar uma tarefa frustrante.

A tendência natural dos cabelos é ir perdendo volume à medida que se envelhece. Portanto, o melhor a fazer é escolher um penteado que combine com o rosto, manter uma higiene cuidadosa e eventualmente recorrer ao tingimento dos cabelos.

A escovação também é importante para eliminar o pó e a sujeira. É preciso escovar os cabelos quando estão secos, e com escovas de cerdas vegetais.

Algumas pessoas acreditam que lavar os cabelos muito freqüentemente pode ser prejudicial para eles, mas a verdade é que a sujeira causa danos ainda maiores. Portanto, deve-se lavar os cabelos sempre que necessário. É preciso conhecer o tipo de cabelo (oleoso, seco, quebradiço) e aplicar o xampu ou condicionador que se adapte melhor a suas características.

CABELOS SECOS E DANIFICADOS

O ressecamento pode ser causado por excesso de tinturas ou permanentes, pelo uso de secador ou pelos efeitos do sol.

Para restaurar cabelos secos e danificados, aconselha-se o seguinte:

- Use vinagre de maçã diluído em água (uma parte de vinagre para cada sete de água) e enxágüe os cabelos com essa mistura depois do xampu. Dá brilho e reaviva os fios danificados.
- Use cremes e condicionadores apropriados para seu tipo de cabelo.
- Tente usar o secador raramente ou reduzir sua temperatura. Também é possível adaptar um difusor para que o calor não atinja os cabelos diretamente. Se possível, deixe-os secar ao ar livre.
- Proteja os cabelos das radiações solares. O excesso de sol é prejudicial.
- Utilize touca na piscina e/ou aplique óleo antes de entrar na água. O cloro pode danificar os cabelos.

QUEDA DOS CABELOS

A queda de cabelos é denominada alopecia. Existem vários tipos de alopecia: congênita, adquirida ou emocional. Fatores hormonais e genéticos são os que mais contam na queda dos cabelos. As medicações, as doenças e os problemas emocionais também podem contribuir nesse processo. No entanto, o volume dos cabelos diminui naturalmente com o passar dos anos.

A alopecia emocional é causada por transtornos psíquicos, tensões emocionais, desgostos ou estresse. Nesse sentido, distinguem-se dois tipos de alopecia:

- ***Areata***: os cabelos escasseiam em áreas mais ou menos numerosas, e de tamanhos diferentes, do couro cabeludo.
- ***Universalis***: deve-se a um impacto emocional forte que provoca a queda repentina e total dos cabelos (e até de todo o pêlo do corpo).

Conselhos para manter os cabelos saudáveis

- Siga uma dieta saudável e equilibrada.
- Lave os cabelos pelo menos duas vezes por semana. Se a lavagem for diária, use xampus neutros.
- Massageie o couro cabeludo com a ponta dos dedos.
- Não é bom escovar muito os cabelos, ao contrário do que se pensa. Antigamente, a lavagem não era um hábito tão freqüente e isso tornava a escovação necessária.
- Não escove os cabelos quando estão molhados.
- Não lave os cabelos com água muito quente.
- Mantenha as escovas e pentes sempre muito limpos.

Creme para cabelos secos

Ingredientes:
- 2 colheres (sopa) de óleo de abacate
- 2 colheres (chá) de óleo de germe de milho
- 2 colheres (chá) de óleo de soja
- 2 colheres (chá) de mel

Coloque todos os ingredientes em um recipiente e mexa até obter uma pasta cremosa. Conserve em um pote limpo e seco.

Nos dois casos, uma vez superado o problema, os cabelos voltam a crescer.

Para minimizar o problema da queda dos cabelos, é recomendável observar os seguintes conselhos:
- Siga uma dieta com pouca gordura, mas com vitaminas e minerais.
- Inicie um tratamento assim que os cabelos começarem a cair, pois o resultado ganhará mais eficácia.
- Se a queda for considerável, procure um dermatologista.
- Não desgaste os cabelos com escovações muito fortes, permanentes e tinturas.
- Deixe os cabelos soltos e não use elásticos para prendê-los.
- Use condicionadores indicados para dar volume aos cabelos.

CALVÍCIE

Esse processo é parte do programa genético do corpo. Muitos homens, não necessariamente idosos, sofrem de calvície (é a chamada calvície androgênica).

Normalmente, a calvície segue uma evolução. Começa na testa, em forma do que se costuma chamar de "entradas", e depois se estende ao topo da cabeça. Pouco a pouco, os cabelos vão ficando mais finos, até que só restam cabelos nas laterais da cabeça. Curiosamente, essa queda é acompanhada pelo crescimento de pêlos em outras partes do corpo, como as costas e o interior do nariz e das orelhas.

Existem muitas loções e soluções milagrosas para a calvície, mas até hoje nenhuma delas demonstrou eficácia.

CASPA

A caspa é um processo de desprendimento das células do couro cabeludo. Geralmente, ocorre em couros cabeludos oleosos e pode constituir uma espécie de seborréia ou pitiríase. No caso de caspa excessiva, devem ser utilizados xampus compostos de zinco ou de sulfeto de selênio.

Existe um tipo de pitiríase mais ou menos crônica causada por infecção por fungos. Ela pode desaparecer ou ser amenizada com o emprego de um xampu com medicação antifúngica ou de um antifúngico em forma de xampu.

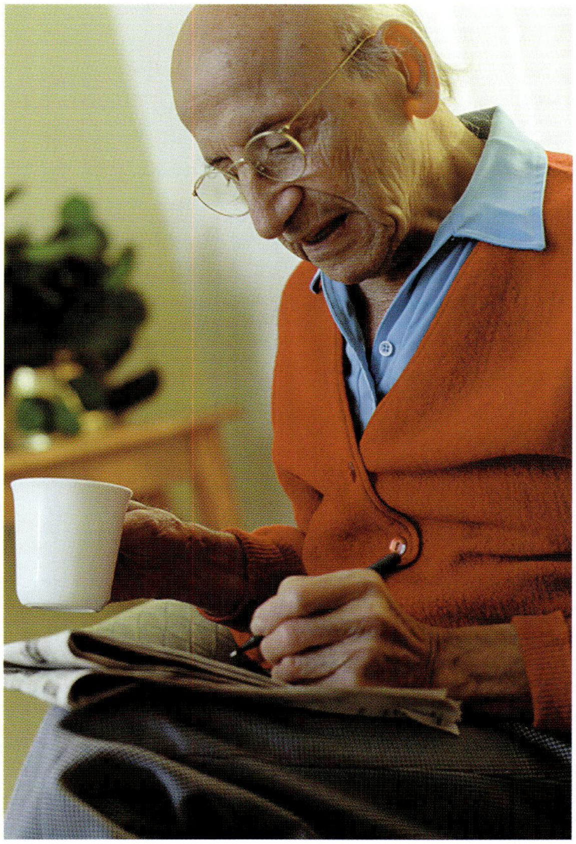

A calvície, relativamente comum nos homens, não é uma doença. Geralmente, ela é ocasionada por fatores hereditários.

Guia Prático

Um em cada dez habitantes do planeta tem mais de 60 anos de idade. Segundo a ONU, esse número corresponde a mais de 12% da população mundial, e deverá chegar a 20% até meados do século. No Brasil, em 2020, o IBGE prevê a existência de 30 milhões de idosos, ou seja, cerca de 15% da população do país. Esses números vêm levando muitas sociedades a oferecer apoio, proteção e bem-estar a seus idosos. O Brasil já vem jogando nesse time e, embora ainda tenha muito a fazer, já conta com legislações específicas, cursos, serviços especiais e centros de lazer e apoio à terceira idade. Saiba mais nas páginas a seguir.

Direitos da Terceira Idade

Os idosos têm seus direitos protegidos por leis que lhes garantem bons tratos, bem-estar e tratamento privilegiado. Resultado de um movimento que ganhou força nas décadas de 1980 e 90, essa situação ainda encontra empecilhos na prática, embora seja respaldada por legislações de nível federal, estadual e municipal. Entre elas, destaca-se o Estatuto do Idoso, uma lei federal recém-criada para proporcionar melhores condições de vida a quem tem 65 anos de idade ou mais, o que já representa cerca de 10% da população brasileira. Consulte a seguir informações sobre essas garantias legais.

Estatuto do idoso (Lei 10.741)

Sancionado no dia 1º de outubro de 2003 pelo presidente da República, Luiz Inácio Lula da Silva, o estatuto regulamenta direitos, determina obrigações da sociedade com os idosos e estabelece penalidades para quem desrespeitá-los.

Pontos em destaque

(*veja na página 301 a versão integral do estatuto*)

Cultura e lazer

- Desconto de 50% em atividades culturais.

Transportes

- Gratuidade em transporte coletivo público (legislação local pode estendê-la a pessoas de 60 a 65 anos).
- Gratuidade em transporte coletivo intermunicipal e interestadual, para idosos com renda igual ou inferior a dois salários mínimos — desde que disponíveis as duas vagas reservadas para este fim.

Benefícios

- Garantia de reajuste de benefícios na mesma data de reajuste do salário mínimo, embora com percentual a ser definido em regulamento.
- Redução da idade, de 67 para 65 anos, para requerer benefício de um salário mínimo estipulado pela Lei Orgânica da Assistência Social.

Saúde

- Planos de saúde ficam proibidos de discriminar idosos e fazer reajustes considerando cobrança diferenciada por faixa de idade.
- Garantia de atendimento preferencial no Sistema Único de Saúde (SUS).
- Gratuidade em medicamentos (em especial de uso contínuo), próteses e recursos para tratamento, habilitação ou reabilitação.
- Garantia da presença de acompanhante em tempo integral durante internações.

Educação

- Os meios de comunicação são obrigados a manter programação especial para idosos, com finalidade educativa, informativa, artística e cultural sobre envelhecimento.
- O poder público passa a apoiar a criação de universidades abertas para a terceira idade (*veja página 306*) e incentivar publicação de livros e periódicos com recursos editoriais que facilitem a leitura.
- Inclusão, no ensino formal, de temas relacionados ao processo de envelhecimento, a fim de combater preconceitos.

Bem-estar, prioridades e moradia

- Prioridade na compra de moradia em programas habitacionais, mediante reserva de 3% das unidades.
- Garantia de implantação de equipamentos urbanos e comunitários adaptados às necessidades dessa faixa etária.
- Garantia de bons tratos, com punição para quem negligenciar, maltratar, discriminar, for cruel ou violento com idosos. A maior pena é reclusão de 12 anos para maus-tratos que resultarem em morte. Todo cidadão é obrigado a comunicar às autoridades as violações desse direito.
- Prioridade na tramitação de processos e procedimentos na Justiça.

Crimes previstos (no estatuto) e suas penalidades

- **Deixar de prestar assistência a idoso sem justa causa:** detenção de seis meses a um ano.

• **Abandonar idoso em hospitais, casas de saúde ou abrigos:** detenção de seis meses a três anos e multa.
• **Reter cartão magnético de conta bancária de idoso para receber benefícios:** detenção de seis meses a dois anos e multa.
• **Coagir o idoso a doar, contratar, deixar em testamento ou outorgar procuração:** reclusão de dois a cinco anos.
• **Exibir, na mídia, informações ou imagens que depreciem o idoso:** detenção de um a três anos e multa.

Outras leis

Em nível nacional, elas incluem:

Constituição Federal (1988)

No art. 1º, III e no art. 3º, III e IV, a lei maior do país prevê garantias à dignidade, isenção de preconceito e erradicação da desigualdade.
No art. 5º, a todos os brasileiros e estrangeiros residentes no país estão garantidos a igualdade perante a lei, sem distinção de qualquer natureza, garantindo-lhes a inviolabilidade do direito à vida, à liberdade, à igualdade, à segurança e à propriedade. Já o art. 230 atribui à família, à sociedade e ao Estado o dever de amparar as pessoas idosas, assegurando-lhes participação na comunidade, defesa da sua dignidade e bem-estar, e garantia do direito à vida.

Política Nacional do Idoso (Lei 8.842/1994), regulamentada pelo Decreto 1.958/1996

Assegura os direitos sociais do idoso; promove sua autonomia, integração e participação efetiva na sociedade. Prevê amparo social; garantia à cidadania, à participação e informações; proíbe discriminação; determina transformações da política do idoso; observa disparidades socioeconômicas na aplicação das leis. Viabiliza formas de participação e integração; de capacitação técnica e formativa. Ela também prevê a divulgação de informações sobre os idosos; prioridade no atendimento; apoio a questões educacionais e científicas relativas à terceira idade.

Essa legislação cria os Conselhos de Idosos (nacional, estaduais, do Distrito Federal e municipais) e prevê a co-participação desses conselhos na promoção social do idoso, determinando áreas e competências. Ela ainda estimula a criação de locais de atendimento como centros de convivência, de cuidados diurnos, de atendimento domiciliar e outros. E ainda apóia a criação de universidades abertas para a terceira idade, a fim de impedir a discriminação do idoso e estimular sua participação no mercado de trabalho.

Código Civil (Do Direito de Família) – Lei nº 10.406/2002

O art. 1.696 determina que o direito à prestação de alimentos é recíproco entre pais e filhos, e extensivo a todos os ascendentes, recaindo a obrigação nos mais próximos em grau, uns em falta de outros. (artigo correspondente ao nº 397 do antigo Código Civil).

Lei nº 10.173/2001

Incluiu os artigos 1.211-A, l.211-B e 1.211-C no Código de Processo Civil, estabelecendo prioridade na tramitação de processos judiciais de idosos, maiores de 65 anos de idade, em qualquer instância ou tribunal.

Lei nº 10.048/2000

Estabelece prioridade no atendimento ao idoso maior de 65 anos, em todos os bancos, órgãos públicos e concessionárias de serviço público.

Decreto nº 4.227/02

Cria o Conselho Nacional dos Direitos do Idoso (CNDI) e dá outras providências.

Portaria nº 810/89, do Ministério da Saúde

Aprova normas e os padrões para o funcionamento de casas de repouso, clínicas geriátricas e outras instituições destinadas ao atendimento de idosos, a serem observados em todo o território nacional.

Leis estaduais, do Distrito Federal e municipais

Legislações específicas asseguram aos idosos outros direitos e garantias. Exemplos disso são as leis que, entre outras, criam delegacias do Idoso, SOS Idoso e Disque-Idoso; destinam-lhes benefícios especiais; criam programas esportivos, educacionais e culturais para a terceira idade; reservam assentos especiais para idosos em transporte coletivo, determinam a criação de caixas de atendimento preferencial nos bancos, supermercados etc.

Para mais informações, consulte o site:
www.pbh.gov.br/leisdeidosos

Estatuto do Idoso

Lei nº 10.741, de 1º de outubro de 2003

O PRESIDENTE DA REPÚBLICA Faço saber que o Congresso Nacional decreta e eu sanciono a seguinte Lei:

TÍTULO I

Disposições Preliminares

Art. 1º É instituído o Estatuto do Idoso, destinado a regular os direitos assegurados às pessoas com idade igual ou superior a 60 (sessenta) anos.

Art. 2º O idoso goza de todos os direitos fundamentais inerentes à pessoa humana, sem prejuízo da proteção integral de que trata esta Lei, assegurando-se-lhe, por lei ou por outros meios, todas as oportunidades e facilidades, para preservação de sua saúde física e mental e seu aperfeiçoamento moral, intelectual, espiritual e social, em condições de liberdade e dignidade.

Art. 3º É obrigação da família, da comunidade, da sociedade e do Poder Público assegurar ao idoso, com absoluta prioridade, a efetivação do direito à vida, à saúde, à alimentação, à educação, à cultura, ao esporte, ao lazer, ao trabalho, à cidadania, à liberdade, à dignidade, ao respeito e à convivência familiar e comunitária.

Parágrafo único. A garantia de prioridade compreende:

I – atendimento preferencial imediato e individualizado junto aos órgãos públicos e privados prestadores de serviços à população;

II – preferência na formulação e na execução de políticas sociais públicas específicas;

III – destinação privilegiada de recursos públicos nas áreas relacionadas com a proteção ao idoso;

IV – viabilização de formas alternativas de participação, ocupação e convívio do idoso com as demais gerações;

V – priorização do atendimento do idoso por sua própria família, em detrimento do atendimento asilar, exceto dos que não a possuam ou careçam de condições de manutenção da própria sobrevivência;

VI – capacitação e reciclagem dos recursos humanos nas áreas de geriatria e gerontologia e na prestação de serviços aos idosos;

VII – estabelecimento de mecanismos que favoreçam a divulgação de informações de caráter educativo sobre os aspectos biopsicossociais de envelhecimento;

VIII – garantia de acesso à rede de serviços de saúde e de assistência social locais.

Art. 4º Nenhum idoso será objeto de qualquer tipo de negligência, discriminação, violência, crueldade ou opressão, e todo atentado aos seus direitos, por ação ou omissão, será punido na forma da lei.

§ 1º É dever de todos prevenir a ameaça ou violação aos direitos do idoso.

§ 2º As obrigações previstas nesta Lei não excluem da prevenção outras decorrentes dos princípios por ela adotados.

Art. 5º A inobservância das normas de prevenção importará em responsabilidade à pessoa física ou jurídica nos termos da lei.

Art. 6º Todo cidadão tem o dever de comunicar à autoridade competente qualquer forma de violação a esta Lei que tenha testemunhado ou de que tenha conhecimento.

Art. 7º Os Conselhos Nacional, Estaduais, do Distrito Federal e Municipais do Idoso, previstos na Lei no 8.842, de 4 de janeiro de 1994, zelarão pelo cumprimento dos direitos do idoso, definidos nesta Lei.

TÍTULO II

Dos Direitos Fundamentais

CAPÍTULO I
Do Direito à Vida

Art. 8º O envelhecimento é um direito personalíssimo e a sua proteção um direito social, nos termos desta Lei e da legislação vigente.

Art. 9º É obrigação do Estado, garantir à pessoa idosa a proteção à vida e à saúde, mediante efetivação de políticas sociais públicas que permitam um envelhecimento saudável e em condições de dignidade.

CAPÍTULO II
Do Direito à Liberdade, ao Respeito e à Dignidade

Art. 10. É obrigação do Estado e da sociedade, assegurar à pessoa idosa a liberdade, o respeito e a dignidade, como pessoa humana e sujeito de direitos civis, políticos, individuais e sociais, garantidos na Constituição e nas leis.

§ 1º O direito à liberdade compreende, entre outros, os seguintes aspectos:

I – faculdade de ir, vir e estar nos logradouros públicos e espaços comunitários, ressalvadas as restrições legais;

II – opinião e expressão;

III – crença e culto religioso;

IV – prática de esportes e de diversões;

V – participação na vida familiar e comunitária;

VI – participação na vida política, na forma da lei;

VII – faculdade de buscar refúgio, auxílio e orientação.

§ 2º O direito ao respeito consiste na inviolabilidade da integridade física, psíquica e moral, abrangendo a preservação da imagem, da identidade, da autonomia, de valores, idéias e crenças, dos espaços e dos objetos pessoais.

§ 3º É dever de todos zelar pela dignidade do idoso, colocando-o a salvo de qualquer tratamento desumano, violento, aterrorizante, vexatório ou constrangedor.

CAPÍTULO III
Dos Alimentos

Art. 11. Os alimentos serão prestados ao idoso na forma da lei civil.

Art. 12. A obrigação alimentar é solidária, podendo o idoso optar entre os prestadores.

Art. 13. As transações relativas a alimentos poderão ser celebradas perante o Promotor de Justiça, que as referendará, e passarão a ter efeito de título executivo extrajudicial nos termos da lei processual civil.

Art. 14. Se o idoso ou seus familiares não possuírem condições econômicas de prover o seu sustento, impõe-se ao Poder Público esse provimento, no âmbito da assistência social.

CAPÍTULO IV
Do Direito à Saúde

Art. 15. É assegurada a atenção integral à saúde do idoso, por intermédio do Sistema Único de Saúde — SUS, garantindo-lhe o acesso universal e igualitário, em conjunto articulado e contínuo das ações e serviços, para a prevenção, promoção, proteção e recuperação da saúde, incluindo a atenção especial às doenças que afetam preferencialmente os idosos.

§ 1º A prevenção e a manutenção da saúde do idoso serão efetivadas por meio de:

I – cadastramento da população idosa em base territorial;

II – atendimento geriátrico e gerontológico em ambulatórios;

III – unidades geriátricas de referência, com pessoal especializado nas áreas de geriatria e gerontologia social;

IV – atendimento domiciliar, incluindo a internação, para a população que dele necessitar e esteja impossibilitada de se locomover, inclusive para idosos abrigados e acolhidos por instituições públicas, filantrópicas ou sem fins lucrativos e eventualmente conveniadas com o Poder Público, nos meios urbano e rural;

V – reabilitação orientada pela geriatria e gerontologia, para redução das seqüelas decorrentes do agravo da saúde.

§ 2º Incumbe ao Poder Público fornecer aos idosos, gratuitamente, medicamentos, especialmente os de uso continuado, assim como próteses, órteses e outros recursos relativos ao tratamento, habilitação ou reabilitação.

§ 3º É vedada a discriminação do idoso nos planos de saúde pela cobrança de valores diferenciados em razão da idade.

§ 4º Os idosos portadores de deficiência ou com limitação incapacitante terão atendimento especializado, nos termos da lei.

Art. 16. Ao idoso internado ou em observação é assegurado o direito a acompanhante, devendo o órgão de saúde proporcionar as condições adequadas para a sua permanência em tempo integral, segundo o critério médico.

Parágrafo único. Caberá ao profissional de saúde responsável pelo tratamento conceder autorização para o acompanhamento do idoso ou, no caso de impossibilidade, justificá-la por escrito.

Art. 17. Ao idoso que esteja no domínio de suas faculdades mentais é assegurado o direito de optar pelo tratamento de saúde que lhe for reputado mais favorável.

Parágrafo único. Não estando o idoso em condições de proceder à opção, esta será feita:

I – pelo curador, quando o idoso for interditado;

II – pelos familiares, quando o idoso não tiver curador ou este não puder ser contactado em tempo hábil;

III – pelo médico, quando ocorrer iminente risco de vida e não houver tempo hábil para consulta a curador ou familiar;

IV – pelo próprio médico, quando não houver curador ou familiar conhecido, caso em que deverá comunicar o fato ao Ministério Público.

Art. 18. As instituições de saúde devem atender aos critérios mínimos para o atendimento às necessidades do idoso, promovendo o treinamento e a capacitação dos profissionais, assim como orientação a cuidadores familiares e grupos de auto-ajuda.

Art. 19. Os casos de suspeita ou confirmação de maus-tratos contra idoso serão obrigatoriamente comunicados pelos profissionais de saúde a quaisquer dos seguintes órgãos:

I – autoridade policial;

II – Ministério Público;

III – Conselho Municipal do Idoso;

IV – Conselho Estadual do Idoso;

V – Conselho Nacional do Idoso.

Capítulo V
Da Educação, Cultura, Esporte e Lazer

Art. 20. O idoso tem direito a educação, cultura, esporte, lazer, diversões, espetáculos, produtos e serviços que respeitem sua peculiar condição de idade.

Art. 21. O Poder Público criará oportunidades de acesso do idoso à educação, adequando currículos, metodologias e material didático aos programas educacionais a ele destinados.

§ 1º Os cursos especiais para idosos incluirão conteúdo relativo às técnicas de comunicação, computação e demais avanços tecnológicos, para sua integração à vida moderna.

§ 2º Os idosos participarão das comemorações de caráter cívico ou cultural, para transmissão de conhecimentos e vivências às demais gerações, no sentido da preservação da memória e da identidade culturais.

Art. 22. Nos currículos mínimos dos diversos níveis de ensino formal serão inseridos conteúdos voltados ao processo de envelhecimento, ao respeito e à valorização do idoso, de forma a eliminar o preconceito e a produzir conhecimentos sobre a matéria.

Art. 23. A participação dos idosos em atividades culturais e de lazer será proporcionada mediante descontos de pelo menos 50% (cinqüenta por cento) nos ingressos para eventos artísticos, culturais, esportivos e de lazer, bem como o acesso preferencial aos respectivos locais.

Art. 24. Os meios de comunicação manterão espaços ou horários especiais voltados aos idosos, com finalidade informativa, educativa, artística e cultural, e ao público sobre o processo de envelhecimento.

Art. 25. O Poder Público apoiará a criação de universidade aberta para as pessoas idosas e incentivará a publicação de livros e periódicos, de conteúdo e padrão editorial adequados ao idoso, que facilitem a leitura, considerada a natural redução da capacidade visual.

Capítulo VI
Da Profissionalização e do Trabalho

Art. 26. O idoso tem direito ao exercício de atividade profissional, respeitadas suas condições físicas, intelectuais e psíquicas.

Art. 27. Na admissão do idoso em qualquer trabalho ou emprego, é vedada a discriminação e a fixação de limite máximo de idade, inclusive para concursos, ressalvados os casos em que a natureza do cargo o exigir.

Parágrafo único. O primeiro critério de desempate em concurso público será a idade, dando-se preferência ao de idade mais elevada.

Art. 28. O Poder Público criará e estimulará programas de:

I – profissionalização especializada para os idosos, aproveitando seus potenciais e habilidades para atividades regulares e remuneradas;

II – preparação dos trabalhadores para a aposentadoria, com antecedência mínima de 1 (um) ano, por meio de estímulo a novos projetos sociais, conforme seus interesses, e de esclarecimento sobre os direitos sociais e de cidadania;

III – estímulo às empresas privadas para admissão de idosos ao trabalho.

Capítulo VII
Da Previdência Social

Art. 29. Os benefícios de aposentadoria e pensão do Regime Geral da Previdência Social observarão, na sua concessão, critérios de cálculo que preservem o valor real dos salários sobre os quais incidiram contribuição, nos termos da legislação vigente.

Parágrafo único. Os valores dos benefícios em manutenção serão reajustados na mesma data de reajuste do salário-mínimo, pro rata, de acordo com suas respectivas datas de início ou do seu último reajustamento, com base em percentual definido em regulamento, observados os critérios estabelecidos pela Lei nº 8.213, de 24 de julho de 1991.

Art. 30. A perda da condição de segurado não será considerada para a concessão da aposentadoria por idade, desde que a pessoa conte com, no mínimo, o tempo de contribuição correspondente ao exigido para efeito de carência na data de requerimento do benefício.

Parágrafo único. O cálculo do valor do benefício previsto no *caput* observará o disposto no *caput* e § 2º do art. 3º da Lei nº 9.876, 26 de novembro de 1999, ou, não havendo salários-de-contribuição recolhidos a partir da competência de julho de 1994, o disposto no art. 35 da Lei nº 8.213, de 1991.

Art. 31. O pagamento de parcelas relativas a benefícios, efetuado com atraso por responsabilidade da Previdência Social, será atualizado pelo mesmo índice utilizado para os reajustamentos dos benefícios do Regime Geral de Previdência Social, verificado no período compreendido entre o mês que deveria ter sido pago e o mês do efetivo pagamento.

Art. 32. O Dia Mundial do Trabalho, 1º de Maio, é a data-base dos aposentados e pensionistas.

Capítulo VIII
Da Assistência Social

Art. 33. A assistência social aos idosos será prestada, de forma articulada, conforme os princípios e diretrizes previstos na Lei Orgânica da Assistência Social, na Política Nacional do Idoso, no Sistema Único de Saúde e demais normas pertinentes.

Art. 34. Aos idosos, a partir de 65 (sessenta e cinco) anos, que não possuam meios para prover sua subsistência, nem de tê-la provida por sua família, é assegurado o benefício mensal de 1 (um) salário-mínimo, nos termos da Lei Orgânica da Assistência Social (Loas).

Parágrafo único. O benefício já concedido a qualquer membro da família nos termos do *caput* não será computado para os fins do cálculo da renda familiar per capita a que se refere a Loas.

Art. 35. Todas as entidades de longa permanência, ou casa-lar, são obrigadas a firmar contrato de prestação de serviços com a pessoa idosa abrigada.

§ 1º No caso de entidades filantrópicas, ou casa-lar, é facultada a cobrança de participação do idoso no custeio da entidade.

§ 2º O Conselho Municipal do Idoso ou o Conselho Municipal da Assistência Social estabelecerá a forma de participação prevista no § 1º, que não poderá exceder a 70% (setenta por cento) de qualquer benefício previdenciário ou de assistência social percebido pelo idoso.

§ 3º Se a pessoa idosa for incapaz, caberá a seu representante legal firmar o contrato a que se refere o *caput* deste artigo.

Art. 36. O acolhimento de idosos em situação de risco social, por adulto ou núcleo familiar, caracteriza a dependência econômica, para os efeitos legais.

Capítulo IX
Da Habitação

Art. 37. O idoso tem direito a moradia digna, no seio da família natural ou substituta, ou desacompanhado de seus familiares, quando assim o desejar, ou, ainda, em instituição pública ou privada.

§ 1º A assistência integral na modalidade de entidade de longa permanência será prestada quando verificada inexistência de grupo familiar, casa-lar, abandono ou carência de recursos financeiros próprios ou da família.

§ 2º Toda instituição dedicada ao atendimento ao idoso fica obrigada a manter identificação externa visível, sob pena de interdição, além de atender toda a legislação pertinente.

§ 3º As instituições que abrigarem idosos são obrigadas a manter padrões de habitação compatíveis com as necessidades deles, bem como provê-los com alimentação regular e higiene indispensáveis às normas sanitárias e com estas condizentes, sob as penas da lei.

Art. 38. Nos programas habitacionais, públicos ou subsidiados com recursos públicos, o idoso goza de prioridade na aquisição de imóvel para moradia própria, observado o seguinte:

I – reserva de 3% (três por cento) das unidades residenciais para atendimento aos idosos;

II – implantação de equipamentos urbanos comunitários voltados ao idoso;

III – eliminação de barreiras arquitetônicas e urbanísticas, para garantia de acessibilidade ao idoso;

IV – critérios de financiamento compatíveis com os rendimentos de aposentadoria e pensão.

Capítulo X
Do Transporte

Art. 39. Aos maiores de 65 (sessenta e cinco) anos fica assegurada a gratuidade dos transportes coletivos públicos urbanos e semi-urbanos, exceto nos serviços seletivos e especiais, quando prestados paralelamente aos serviços regulares.

§ 1º Para ter acesso à gratuidade, basta que o idoso apresente qualquer documento pessoal que faça prova de sua idade.

§ 2º Nos veículos de transporte coletivo de que trata este artigo, serão reservados 10% (dez por cento) dos assentos para os idosos, devidamente identificados com a placa de reservado preferencialmente para idosos.

§ 3º No caso das pessoas compreendidas na faixa etária entre 60 (sessenta) e 65 (sessenta e cinco) anos, ficará a critério da legislação local dispor sobre as condições para exercício da gratuidade nos meios de transporte previstos no *caput* deste artigo.

Art. 40. No sistema de transporte coletivo interestadual observar-se-á, nos termos da legislação específica:

I – a reserva de 2 (duas) vagas gratuitas por veículo para idosos com renda igual ou inferior a 2 (dois) salários-mínimos;

II – desconto de 50% (cinqüenta por cento), no mínimo, no valor das passagens, para os idosos que excederem as vagas gratuitas, com renda igual ou inferior a 2 (dois) salários-mínimos.

Parágrafo único. Caberá aos órgãos competentes definir os mecanismos e os critérios para o exercício dos direitos previstos nos incisos I e II.

Art. 41. É assegurada a reserva, para os idosos, nos termos da lei local, de 5% (cinco por cento) das vagas nos estacionamentos públicos e privados, as quais deverão ser posicionadas de forma a garantir a melhor comodidade ao idoso.

Art. 42. É assegurada a prioridade do idoso no embarque no sistema de transporte coletivo.

TÍTULO III

Das Medidas de Proteção

CAPÍTULO I

Das Disposições Gerais

Art. 43. As medidas de proteção ao idoso são aplicáveis sempre que os direitos reconhecidos nesta Lei forem ameaçados ou violados:

I – por ação ou omissão da sociedade ou do Estado;

II – por falta, omissão ou abuso da família, curador ou entidade de atendimento;

III – em razão de sua condição pessoal.

CAPÍTULO II

Das Medidas Específicas de Proteção

Art. 44. As medidas de proteção ao idoso previstas nesta Lei poderão ser aplicadas, isolada ou cumulativamente, e levarão em conta os fins sociais a que se destinam e o fortalecimento dos vínculos familiares e comunitários.

Art. 45. Verificada qualquer das hipóteses previstas no art. 43, o Ministério Público ou o Poder Judiciário, a requerimento daquele, poderá determinar, dentre outras, as seguintes medidas:

I – encaminhamento à família ou curador, mediante termo de responsabilidade;

II – orientação, apoio e acompanhamento temporários;

III – requisição para tratamento de sua saúde, em regime ambulatorial, hospitalar ou domiciliar;

IV – inclusão em programa oficial ou comunitário de auxílio, orientação e tratamento a usuários dependentes de drogas lícitas ou ilícitas, ao próprio idoso ou à pessoa de sua convivência que lhe cause perturbação;

V – abrigo em entidade;

VI – abrigo temporário.

TÍTULO IV

Da Política de Atendimento ao Idoso

CAPÍTULO I

Disposições Gerais

Art. 46. A política de atendimento ao idoso far-se-á por meio do conjunto articulado de ações governamentais e não-governamentais da União, dos Estados, do Distrito Federal e dos Municípios.

Art. 47. São linhas de ação da política de atendimento:

I – políticas sociais básicas, previstas na Lei nº 8.842, de 4 de janeiro de 1994.

II – políticas e programas de assistência social, em caráter supletivo, para aqueles que necessitarem;

III – serviços especiais de prevenção e atendimento às vítimas de negligência, maus-tratos, exploração, abuso, crueldade e opressão;

IV – serviço de identificação e localização de parentes ou responsáveis por idosos abandonados em hospitais e instituições de longa permanência;

V – proteção jurídico-social por entidades de defesa dos direitos dos idosos;

VI – mobilização da opinião pública no sentido da participação dos diversos segmentos da sociedade no atendimento do idoso.

CAPÍTULO II

Das Entidades de Atendimento ao Idoso

Art. 48. As entidades de atendimento são responsáveis pela manutenção das próprias unidades, observadas as normas de planejamento e execução emanadas do órgão competente da Política Nacional do Idoso, conforme aLei nº 8.842, de 1994.

Parágrafo único. As entidades governamentais e não-governamentais de assistência ao idoso ficam sujeitas à inscrição de seus programas, junto ao órgão competente da Vigilância Sanitária e Conselho Municipal da Pessoa Idosa, e em sua falta, junto ao Conselho Estadual ou Nacional da Pessoa Idosa, especificando os regimes de atendimento, observados os seguintes requisitos:

I – oferecer instalações físicas em condições adequadas de habitabilidade, higiene, salubridade e segurança;

II – apresentar objetivos estatutários e plano de trabalho compatíveis com os princípios desta Lei;

III – estar regularmente constituída;

IV – demonstrar a idoneidade de seus dirigentes.

Art. 49. As entidades que desenvolvam programas de institucionalização de longa permanência adotarão os seguintes princípios:

I – preservação dos vínculos familiares;

II – atendimento personalizado e em pequenos grupos;

III – manutenção do idoso na mesma instituição, salvo em caso de força maior;

IV – participação do idoso nas atividades comunitárias, de caráter interno e externo;

V – observância dos direitos e garantias dos idosos;

VI – preservação da identidade do idoso e oferecimento de ambiente de respeito e dignidade.

Parágrafo único. O dirigente de instituição prestadora de atendimento ao idoso responderá civil e criminalmente pelos atos que praticar em detrimento do idoso, sem prejuízo das sanções administrativas.

Art. 50. Constituem obrigações das entidades de atendimento:

I – celebrar contrato escrito de prestação de serviço com o idoso, especificando o tipo de atendimento, as obrigações da entidade e prestações decorrentes do contrato, com os respectivos preços, se for o caso;

II – observar os direitos e as garantias de que são titulares os idosos;

III – fornecer vestuário adequado, se for pública, e alimentação suficiente;

IV – oferecer instalações físicas em condições adequadas de habitabilidade;

V – oferecer atendimento personalizado;

VI – diligenciar no sentido da preservação dos vínculos familiares;

VII – oferecer acomodações apropriadas para recebimento de visitas;

VIII – proporcionar cuidados à saúde, conforme a necessidade do idoso;

IX – promover atividades educacionais, esportivas, culturais e de lazer;

X – propiciar assistência religiosa àqueles que desejarem, de acordo com suas crenças;

XI – proceder a estudo social e pessoal de cada caso;

XII – comunicar à autoridade competente de saúde toda ocorrência de idoso portador de doenças infecto-contagiosas;

XIII – providenciar ou solicitar que o Ministério Público requisite os documentos necessários ao exercício da cidadania àqueles que não os tiverem, na forma da lei;

XIV – fornecer comprovante de depósito dos bens móveis que receberem dos idosos;

XV – manter arquivo de anotações onde constem data e circunstâncias do atendimento, nome do idoso, responsável, parentes, endereços, cidade, relação de seus pertences, bem como o valor de contribuições, e suas alterações, se houver, e demais dados que possibilitem sua identificação e a individualização do atendimento;

XVI – comunicar ao Ministério Público, para as providências cabíveis, a situação de abandono moral ou material por parte dos familiares;

XVII – manter no quadro de pessoal profissionais com formação específica.

Art. 51. As instituições filantrópicas ou sem fins lucrativos prestadoras de serviço ao idoso terão direito à assistência judiciária gratuita.

CAPÍTULO III
Da Fiscalização das Entidades de Atendimento

Art. 52. As entidades governamentais e não-governamentais de atendimento ao idoso serão fiscalizadas pelos Conselhos do Idoso, Ministério Público, Vigilância Sanitária e outros previstos em lei.

Art. 53. O art. 7º da Lei nº 8.842. de 1994, passa a vigorar com a seguinte redação:

"**Art. 7o** Compete aos Conselhos de que trata o art. 6º desta Lei a supervisão, o acompanhamento, a fiscalização e a avaliação da política nacional do idoso, no âmbito das respectivas instâncias político-administrativas." (NR)

Art. 54. Será dada publicidade das prestações de contas dos recursos públicos e privados recebidos pelas entidades de atendimento.

Art. 55. As entidades de atendimento que descumprirem as determinações desta Lei ficarão sujeitas, sem prejuízo da responsabilidade civil e criminal de seus dirigentes ou prepostos, às seguintes penalidades, observado o devido processo legal:

I – as entidades governamentais:

a) advertência;

b) afastamento provisório de seus dirigentes;

c) afastamento definitivo de seus dirigentes;

d) fechamento de unidade ou interdição de programa;

II – as entidades não-governamentais:

a) advertência;

b) multa;

c) suspensão parcial ou total do repasse de verbas públicas;

d) interdição de unidade ou suspensão de programa;

e) proibição de atendimento a idosos a bem do interesse público.

§ 1º Havendo danos aos idosos abrigados ou qualquer tipo de fraude em relação ao programa, caberá o afastamento provisório dos dirigentes ou a interdição da unidade e a suspensão do programa.

§ 2º A suspensão parcial ou total do repasse de verbas públicas ocorrerá quando verificada a má aplicação ou desvio de finalidade dos recursos.

§ 3º Na ocorrência de infração por entidade de atendimento, que coloque em risco os direitos assegurados nesta Lei, será o fato comunicado ao Ministério Público, para as providências cabíveis, inclusive para promover a suspensão das atividades ou dissolução da entidade, com a proibição de atendimento a idosos a bem do interesse público, sem prejuízo das providências a serem tomadas pela Vigilância Sanitária.

§ 4º Na aplicação das penalidades, serão consideradas a natureza e a gravidade da infração cometida, os danos que dela provierem para o idoso, as circunstâncias agravantes ou atenuantes e os antecedentes da entidade.

CAPÍTULO IV
Das Infrações Administrativas

Art. 56. Deixar a entidade de atendimento de cumprir as determinações do art. 50 desta lei.

Pena – multa de R$ 500,00 (quinhentos reais) a R$ 3.000,00 (três mil reais), se o fato não for caracterizado como crime, podendo haver a interdição do estabelecimento até que sejam cumpridas as exigências legais.

Parágrafo único. No caso de interdição do estabelecimento de longa permanência, os idosos abrigados serão transferidos para outra instituição, a expensas do estabelecimento interditado, enquanto durar a interdição.

Art. 57. Deixar o profissional de saúde ou o responsável por estabelecimento de saúde ou instituição de longa permanência de comunicar à autoridade competente os casos de crimes contra idoso de que tiver conhecimento:

Pena – multa de R$ 500,00 (quinhentos reais) a R$ 3.000,00 (três mil reais), aplicada em dobro no caso de reincidência.

Art. 58. Deixar de cumprir as determinações desta Lei sobre a prioridade no atendimento ao idoso:

Pena – multa de R$ 500,00 (quinhentos reais) a R$ 1.000,00 (um mil reais) e multa civil a ser estipulada pelo juiz, conforme o dano sofrido pelo idoso.

CAPÍTULO V
Da Apuração Administrativa de Infração às Normas de Proteção ao Idoso

Art. 59. Os valores monetários expressos no Capítulo IV serão atualizados anualmente, na forma da lei.

Art. 60. O procedimento para a imposição de penalidade administrativa por infração às normas de proteção ao idoso terá início com requisição do Ministério Público ou auto de infração elaborado por servidor efetivo e assinado, se possível, por duas testemunhas.

§ 1º No procedimento iniciado com o auto de infração poderão ser usadas fórmulas impressas, especificando-se a natureza e as circunstâncias da infração.

§ 2º Sempre que possível, à verificação da infração seguir-se-á a lavratura do auto, ou este será lavrado dentro de 24 (vinte e quatro) horas, por motivo justificado.

Art. 61. O autuado terá prazo de 10 (dez) dias para a apresentação da defesa, contado da data da intimação, que será feita:

I – pelo autuante, no instrumento de autuação, quando for lavrado na presença do infrator;

II – por via postal, com aviso de recebimento.

Art. 62. Havendo risco para a vida ou à saúde do idoso, a autoridade competente aplicará à entidade de atendimento as sanções regulamentares, sem prejuízo da iniciativa e das providências que vierem a ser adotadas pelo Ministério Público ou pelas demais instituições legitimadas para a fiscalização.

Art. 63. Nos casos em que não houver risco para a vida ou a saúde da pessoa idosa abrigada, a autoridade competente aplicará à entidade de atendimento as sanções regulamentares, sem prejuízo da iniciativa e das providências que vierem a ser adotadas pelo Ministério Público ou pelas demais instituições legitimadas para a fiscalização.

CAPÍTULO VI
Da Apuração Judicial de Irregularidades em Entidade de Atendimento

Art. 64. Aplicam-se, subsidiariamente, ao procedimento administrativo de que trata este Capítulo as disposições das Leis n°s 6.437, de 20 de agosto de 1977, e 9.784, de 29 de janeiro de 1999.

Art. 65. O procedimento de apuração de irregularidade em entidade governamental e não-governamental de atendimento ao idoso terá início mediante petição fundamentada de pessoa interessada ou iniciativa do Ministério Público.

Art. 66. Havendo motivo grave, poderá a autoridade judiciária, ouvido o Ministério Público, decretar liminarmente o afastamento provisório do dirigente da entidade ou outras medidas que julgar adequadas, para evitar lesão aos direitos do idoso, mediante decisão fundamentada.

Art. 67. O dirigente da entidade será citado para, no prazo de 10 (dez) dias, oferecer resposta escrita, podendo juntar documentos e indicar as provas a produzir.

Art. 68. Apresentada a defesa, o juiz procederá na conformidade do art. 69 ou, se necessário, designará audiência de instrução e julgamento, deliberando sobre a necessidade de produção de outras provas.

§ 1° Salvo manifestação em audiência, as partes e o Ministério Público terão 5 (cinco) dias para oferecer alegações finais, decidindo a autoridade judiciária em igual prazo.

§ 2° Em se tratando de afastamento provisório ou definitivo de dirigente de entidade governamental, a autoridade judiciária oficiará a autoridade administrativa imediatamente superior ao afastado, fixando-lhe prazo de 24 (vinte e quatro) horas para proceder à substituição.

§ 3° Antes de aplicar qualquer das medidas, a autoridade judiciária poderá fixar prazo para a remoção das irregularidades verificadas. Satisfeitas as exigências, o processo será extinto, sem julgamento do mérito.

§ 4° A multa e a advertência serão impostas ao dirigente da entidade ou ao responsável pelo programa de atendimento.

TÍTULO V
Do Acesso à Justiça

CAPÍTULO I
Disposições Gerais

Art. 69. Aplica-se, subsidiariamente, às disposições deste Capítulo, o procedimento sumário previsto no Código de Processo Civil, naquilo que não contrarie os prazos previstos nesta Lei.

Art. 70. O Poder Público poderá criar varas especializadas e exclusivas do idoso.

Art. 71. É assegurada prioridade na tramitação dos processos e procedimentos e na execução dos atos e diligências judiciais em que figure como parte ou interveniente pessoa com idade igual ou superior a 60 (sessenta) anos, em qualquer instância.

§ 1° O interessado na obtenção da prioridade a que alude este artigo, fazendo prova de sua idade, requererá o benefício à autoridade judiciária competente para decidir o feito, que determinará as providências a serem cumpridas, anotando-se essa circunstância em local visível nos autos do processo.

§ 2° A prioridade não cessará com a morte do beneficiado, estendendo-se em favor do cônjuge supérstite, companheiro ou companheira, com união estável, maior de 60 (sessenta) anos.

§ 3° A prioridade se estende aos processos e procedimentos na Administração Pública, empresas prestadoras de serviços públicos e instituições financeiras, ao atendimento preferencial junto à Defensoria Pública da União, dos Estados e do Distrito Federal em relação aos Serviços de Assistência Judiciária.

§ 4° Para o atendimento prioritário será garantido ao idoso o fácil acesso aos assentos e caixas, identificados com a destinação a idosos em local visível e caracteres legíveis.

CAPÍTULO II
Do Ministério Público

Art. 72. (VETADO)

Art. 73. As funções do Ministério Público, previstas nesta Lei, serão exercidas nos termos da respectiva Lei Orgânica.

Art. 74. Compete ao Ministério Público:

I – instaurar o inquérito civil e a ação civil pública para a proteção dos direitos e interesses difusos ou coletivos, individuais indisponíveis e individuais homogêneos do idoso;

II – promover e acompanhar as ações de alimentos, de interdição total ou parcial, de designação de curador especial, em circunstâncias que justifiquem a medida e oficiar em todos os feitos em que se discutam os direitos de idosos em condições de risco;

III – atuar como substituto processual do idoso em situação de risco, conforme o disposto no art. 43 desta Lei;

IV – promover a revogação de instrumento procuratório do idoso, nas hipóteses previstas no art. 43 desta Lei, quando necessário ou o interesse público justificar;

V – instaurar procedimento administrativo e, para instruí-lo:

a) expedir notificações, colher depoimentos ou esclarecimentos e, em caso de não comparecimento injustificado da pessoa notificada, requisitar condução coercitiva, inclusive pela Polícia Civil ou Militar;

b) requisitar informações, exames, perícias e documentos de autoridades municipais, estaduais e federais, da administração direta e indireta, bem como promover inspeções e diligências investigatórias;

c) requisitar informações e documentos particulares de instituições privadas;

VI – instaurar sindicâncias, requisitar diligências investigatórias e a instauração de inquérito policial, para a apuração de ilícitos ou infrações às normas de proteção ao idoso;

VII – zelar pelo efetivo respeito aos direitos e garantias legais assegurados ao idoso, promovendo as medidas judiciais e extrajudiciais cabíveis;

VIII – inspecionar as entidades públicas e particulares de atendimento e os programas de que trata esta Lei, adotando de pronto as medidas administrativas ou judiciais necessárias à remoção de irregularidades porventura verificadas;

IX – requisitar força policial, bem como a colaboração dos serviços de saúde, educacionais e de assistência social, públicos, para o desempenho de suas atribuições;

X – referendar transações envolvendo interesses e direitos dos idosos previstos nesta Lei.

§ 1º A legitimação do Ministério Público para as ações cíveis previstas neste artigo não impede a de terceiros, nas mesmas hipóteses, segundo dispuser a lei.

§ 2º As atribuições constantes deste artigo não excluem outras, desde que compatíveis com a finalidade e atribuições do Ministério Público.

§ 3º O representante do Ministério Público, no exercício de suas funções, terá livre acesso a toda entidade de atendimento ao idoso.

Art. 75. Nos processos e procedimentos em que não for parte, atuará obrigatoriamente o Ministério Público na defesa dos direitos e interesses de que cuida esta Lei, hipóteses em que terá vista dos autos depois das partes, podendo juntar documentos, requerer diligências e produção de outras provas, usando os recursos cabíveis.

Art. 76. A intimação do Ministério Público, em qualquer caso, será feita pessoalmente.

Art. 77. A falta de intervenção do Ministério Público acarreta a nulidade do feito, que será declarada de ofício pelo juiz ou a requerimento de qualquer interessado.

Capítulo III
Da Proteção Judicial dos Interesses Difusos, Coletivos e Individuais Indisponíveis ou Homogêneos

Art. 78. As manifestações processuais do representante do Ministério Público deverão ser fundamentadas.

Art. 79. Regem-se pelas disposições desta Lei as ações de responsabilidade por ofensa aos direitos assegurados ao idoso, referentes à omissão ou ao oferecimento insatisfatório de:

I – acesso às ações e serviços de saúde;

II – atendimento especializado ao idoso portador de deficiência ou com limitação incapacitante;

III – atendimento especializado ao idoso portador de doença infecto-contagiosa;

IV – serviço de assistência social visando ao amparo do idoso.

Parágrafo único. As hipóteses previstas neste artigo não excluem da proteção judicial outros interesses difusos, coletivos, individuais indisponíveis ou homogêneos, próprios do idoso, protegidos em lei.

Art. 80. As ações previstas neste Capítulo serão propostas no foro do domicílio do idoso, cujo juízo terá competência absoluta para processar a causa, ressalvadas as competências da Justiça Federal e a competência originária dos Tribunais Superiores.

Art. 81. Para as ações cíveis fundadas em interesses difusos, coletivos, individuais indisponíveis ou homogêneos, consideram-se legitimados, concorrentemente:

I – o Ministério Público;

II – a União, os Estados, o Distrito Federal e os Municípios;

III – a Ordem dos Advogados do Brasil;

IV – as associações legalmente constituídas há pelo menos 1 (um) ano e que incluam entre os fins institucionais a defesa dos interesses e direitos da pessoa idosa, dispensada a autorização da assembléia, se houver prévia autorização estatutária.

§ 1º Admitir-se-á litisconsórcio facultativo entre os Ministérios Públicos da União e dos Estados na defesa dos interesses e direitos de que cuida esta Lei.

§ 2º Em caso de desistência ou abandono da ação por associação legitimada, o Ministério Público ou outro legitimado deverá assumir a titularidade ativa.

Art. 82. Para defesa dos interesses e direitos protegidos por esta Lei, são admissíveis todas as espécies de ação pertinentes.

Parágrafo único. Contra atos ilegais ou abusivos de autoridade pública ou agente de pessoa jurídica no exercício de atribuições de Poder Público, que lesem direito líquido e certo previsto nesta Lei, caberá ação mandamental, que se regerá pelas normas da lei do mandado de segurança.

Art. 83. Na ação que tenha por objeto o cumprimento de obrigação de fazer ou não-fazer, o juiz concederá a tutela específica da obrigação ou determinará providências que assegurem o resultado prático equivalente ao adimplemento.

§ 1º Sendo relevante o fundamento da demanda e havendo justificado receio de ineficácia do provimento final, é lícito ao juiz conceder a tutela liminarmente ou após justificação prévia, na forma do art. 273 do Código de Processo Civil.

§ 2º O juiz poderá, na hipótese do § 1º ou na sentença, impor multa diária ao réu, independentemente do pedido do autor, se for suficiente ou compatível com a obrigação, fixando prazo razoável para o cumprimento do preceito.

§ 3º A multa só será exigível do réu após o trânsito em julgado da sentença favorável ao autor, mas será devida desde o dia em que se houver configurado.

Art. 84. Os valores das multas previstas nesta Lei reverterão ao Fundo do Idoso, onde houver, ou na falta deste, ao Fundo Municipal de Assistência Social, ficando vinculados ao atendimento ao idoso.

Parágrafo único. As multas não recolhidas até 30 (trinta) dias após o trânsito em julgado da decisão serão exigidas por meio de execução promovida pelo Ministério Público, nos mesmos autos, facultada igual iniciativa aos demais legitimados em caso de inércia daquele.

Art. 85. O juiz poderá conferir efeito suspensivo aos recursos, para evitar dano irreparável à parte.

Art. 86. Transitada em julgado a sentença que impuser condenação ao Poder Público, o juiz determinará a remessa de peças à autoridade competente, para apuração da responsabilidade civil e administrativa do agente a que se atribua a ação ou omissão.

Art. 87. Decorridos 60 (sessenta) dias do trânsito em julgado da sentença condenatória favorável ao idoso sem que o autor lhe promova a execução, deverá fazê-lo o Ministério Público, facultada, igual iniciativa aos demais legitimados, como assistentes ou assumindo o pólo ativo, em caso de inércia desse órgão.

Art. 88. Nas ações de que trata este Capítulo, não haverá adiantamento de custas, emolumentos, honorários periciais e quaisquer outras despesas.

Parágrafo único. Não se imporá sucumbência ao Ministério Público.

Art. 89. Qualquer pessoa poderá, e o servidor deverá, provocar a iniciativa do Ministério Público, prestando-lhe informações sobre os fatos que constituam objeto de ação civil e indicando-lhe os elementos de convicção.

Art. 90. Os agentes públicos em geral, os juízes e tribunais, no exercício de suas funções, quando tiverem conhecimento de fatos que possam configurar crime de ação pública contra idoso ou ensejar a propositura de ação para sua defesa, devem encaminhar as peças pertinentes ao Ministério Público, para as providências cabíveis.

Art. 91. Para instruir a petição inicial, o interessado poderá requerer às autoridades competentes as certidões e informações que julgar necessárias, que serão fornecidas no prazo de 10 (dez) dias.

Art. 92. O Ministério Público poderá instaurar sob sua presidência, inquérito civil, ou requisitar, de qualquer pessoa, organismo público ou particular, certidões, informações, exames ou perícias, no prazo que assinalar, o qual não poderá ser inferior a 10 (dez) dias.

§ 1º Se o órgão do Ministério Público, esgotadas todas as diligências, se convencer da inexistência de fundamento para a propositura da ação civil ou de peças informativas, determinará o seu arquivamento, fazendo-o fundamentadamente.

§ 2º Os autos do inquérito civil ou as peças de informação arquivados serão remetidos, sob pena de se incorrer em falta grave, no prazo de 3 (três) dias, ao Conselho Superior do Ministério Público ou à Câmara de Coordenação e Revisão do Ministério Público.

§ 3º Até que seja homologado ou rejeitado o arquivamento, pelo Conselho Superior do Ministério Público ou por Câmara de Coordenação e Revisão do Ministério Público, as associações legitimadas poderão apresentar razões escritas ou documentos, que serão juntados ou anexados às peças de informação.

§ 4º Deixando o Conselho Superior ou a Câmara de Coordenação e Revisão do Ministério Público de homologar a promoção de arquivamento, será designado outro membro do Ministério Público para o ajuizamento da ação.

TÍTULO VI
Dos Crimes

CAPÍTULO I
Disposições Gerais

Art. 93. Aplicam-se subsidiariamente, no que couber, as disposições da Lei nº 7.347, de 24 de julho de 1985.

Art. 94. Aos crimes previstos nesta Lei, cuja pena máxima privativa de liberdade não ultrapasse 4 (quatro) anos, aplica-se o procedimento previsto na Lei nº 9.099, de 26 de setembro de 1995, e, subsidiariamente, no que couber, as disposições do Código Penal e do Código de Processo Penal.

CAPÍTULO II
Dos Crimes em Espécie

Art. 95. Os crimes definidos nesta Lei são de ação penal pública incondicionada, não se lhes aplicando os arts. 181 e 182 do Código Penal.

Art. 96. Discriminar pessoa idosa, impedindo ou dificultando seu acesso a operações bancárias, aos meios de transporte, ao direito de contratar ou por qualquer outro meio ou instrumento necessário ao exercício da cidadania, por motivo de idade:

Pena – reclusão de 6 (seis) meses a 1 (um) ano e multa.

§ 1º Na mesma pena incorre quem desdenhar, humilhar, menosprezar ou discriminar pessoa idosa, por qualquer motivo.

§ 2º A pena será aumentada de 1/3 (um terço) se a vítima se encontrar sob os cuidados ou responsabilidade do agente.

Art. 97. Deixar de prestar assistência ao idoso, quando possível fazê-lo sem risco pessoal, em situação de iminente perigo, ou recusar, retardar ou dificultar sua assistência à saúde, sem justa causa, ou não pedir, nesses casos, o socorro de autoridade pública:

Pena – detenção de 6 (seis) meses a 1 (um) ano e multa.

Parágrafo único. A pena é aumentada de metade, se da omissão resulta lesão corporal de natureza grave, e triplicada, se resulta a morte.

Art. 98. Abandonar o idoso em hospitais, casas de saúde, entidades de longa permanência, ou congêneres, ou não prover suas necessidades básicas, quando obrigado por lei ou mandado:

Pena – detenção de 6 (seis) meses a 3 (três) anos e multa.

Art. 99. Expor a perigo a integridade e a saúde, física ou psíquica, do idoso, submetendo-o a condições desumanas ou degradantes ou privando-o de alimentos e cuidados indispensáveis, quando obrigado a fazê-lo, ou sujeitando-o a trabalho excessivo ou inadequado:

Pena – detenção de 2 (dois) meses a 1 (um) ano e multa.

§ 1º Se do fato resulta lesão corporal de natureza grave:

Pena – reclusão de 1 (um) a 4 (quatro) anos.

§ 2º Se resulta a morte:

Pena – reclusão de 4 (quatro) a 12 (doze) anos.

Art. 100. Constitui crime punível com reclusão de 6 (seis) meses a 1 (um) ano e multa:

I – obstar o acesso de alguém a qualquer cargo público por motivo de idade;

II – negar a alguém, por motivo de idade, emprego ou trabalho;

III – recusar, retardar ou dificultar atendimento ou deixar de prestar assistência à saúde, sem justa causa, a pessoa idosa;

IV – deixar de cumprir, retardar ou frustrar, sem justo motivo, a execução de ordem judicial expedida na ação civil a que alude esta Lei;

V – recusar, retardar ou omitir dados técnicos indispensáveis à propositura da ação civil objeto desta Lei, quando requisitados pelo Ministério Público.

Art. 101. Deixar de cumprir, retardar ou frustrar, sem justo motivo, a execução de ordem judicial expedida nas ações em que for parte ou interveniente o idoso:

Pena – detenção de 6 (seis) meses a 1 (um) ano e multa.

Art. 102. Apropriar-se de ou desviar bens, proventos, pensão ou qualquer outro rendimento do idoso, dando-lhes aplicação diversa da de sua finalidade:

Pena – reclusão de 1 (um) a 4 (quatro) anos e multa.

Art. 103. Negar o acolhimento ou a permanência do idoso, como abrigado, por recusa deste em outorgar procuração à entidade de atendimento:

Pena – detenção de 6 (seis) meses a 1 (um) ano e multa.

Art. 104. Reter o cartão magnético de conta bancária relativa a benefícios, proventos ou pensão do idoso, bem como qualquer outro documento com objetivo de assegurar recebimento ou ressarcimento de dívida:

Pena – detenção de 6 (seis) meses a 2 (dois) anos e multa.

Art. 105. Exibir ou veicular, por qualquer meio de comunicação, informações ou imagens depreciativas ou injuriosas à pessoa do idoso:

Pena – detenção de 1 (um) a 3 (três) anos e multa.

Art. 106. Induzir pessoa idosa sem discernimento de seus atos a outorgar procuração para fins de administração de bens ou deles dispor livremente:

Pena – reclusão de 2 (dois) a 4 (quatro) anos.

Art. 107. Coagir, de qualquer modo, o idoso a doar, contratar, testar ou outorgar procuração:

Pena – reclusão de 2 (dois) a 5 (cinco) anos.

Art. 108. Lavrar ato notarial que envolva pessoa idosa sem discernimento de seus atos, sem a devida representação legal:

Pena – reclusão de 2 (dois) a 4 (quatro) anos.

TÍTULO VII

Disposições Finais e Transitórias

Art. 109. Impedir ou embaraçar ato do representante do Ministério Público ou de qualquer outro agente fiscalizador:

Pena – reclusão de 6 (seis) meses a 1 (um) ano e multa.

Art. 110. O Decreto-Lei nº 2.848, de 7 de dezembro de 1940, Código Penal, passa a vigorar com as seguintes alterações:

"**Art. 61**. ....

II – ....

h) contra criança, maior de 60 (sessenta) anos, enfermo ou mulher grávida;

...." (NR)

"**Art. 121**. ....

§ **4º** No homicídio culposo, a pena é aumentada de 1/3 (um terço), se o crime resulta de inobservância de regra técnica de profissão, arte ou ofício, ou se o agente deixa de prestar imediato socorro à vítima, não procura diminuir as conseqüências do seu ato, ou foge para evitar prisão em flagrante. Sendo doloso o homicídio, a pena é aumentada de 1/3 (um terço) se o crime é praticado contra pessoa menor de 14 (quatorze) ou maior de 60 (sessenta) anos.

...." (NR)

"**Art. 133**. ....

§ **3º** ....

III – se a vítima é maior de 60 (sessenta) anos." (NR)

"**Art. 140**. ....

....

§ **3º** Se a injúria consiste na utilização de elementos referentes a raça, cor, etnia, religião, origem ou a condição de pessoa idosa ou portadora de deficiência:

....(NR)

"**Art. 141**. ....

....

IV – contra pessoa maior de 60 (sessenta) anos ou portadora de deficiência, exceto no caso de injúria.

...." (NR)

"**Art. 148**. ....

....

§ **1º**...

I – se a vítima é ascendente, descendente, cônjuge do agente ou maior de 60 (sessenta) anos.

...." (NR)

"**Art. 159**......................................

§ **1º** Se o seqüestro dura mais de 24 (vinte e quatro) horas, se o seqüestrado é menor de 18 (dezoito) ou maior de 60 (sessenta) anos, ou se o crime é cometido por bando ou quadrilha.

...." (NR)

"**Art. 183**......................................

III – se o crime é praticado contra pessoa com idade igual ou superior a 60 (sessenta) anos." (NR)

"**Art. 244**. Deixar, sem justa causa, de prover a subsistência do cônjuge, ou de filho menor de 18 (dezoito) anos ou inapto para o trabalho, ou de ascendente inválido ou maior de 60 (sessenta) anos, não lhes proporcionando os recursos necessários ou faltando ao pagamento de pensão alimentícia judicialmente acordada, fixada ou majorada; deixar, sem justa causa, de socorrer descendente ou ascendente, gravemente enfermo:

...." (NR)

Art. 111. O art. 21 do Decreto-Lei nº 3.688, de 3 de outubro de 1941, Lei das Contravenções Penais, passa a vigorar acrescido do seguinte parágrafo único:

"**Art. 21**...

Parágrafo único. Aumenta-se a pena de 1/3 (um terço) até a metade se a vítima é maior de 60 (sessenta) anos." (NR)

Art. 112. O inciso II do § 4º do art. 1º da Lei nº 9.455, de 7 de abril de 1997, passa a vigorar com a seguinte redação:

"**Art. 1º** ....

§ 4º ....

II – se o crime é cometido contra criança, gestante, portador de deficiência, adolescente ou maior de 60 (sessenta) anos;

...." (NR)

Art. 113. O inciso III do art. 18 da Lei nº 6.368, de 21 de outubro de 1976, passa a vigorar com a seguinte redação:

"**Art. 18**...

III – se qualquer deles decorrer de associação ou visar a menores de 21 (vinte e um) anos ou a pessoa com idade igual ou superior a 60 (sessenta) anos ou a quem tenha, por qualquer causa, diminuída ou suprimida a capacidade de discernimento ou de autodeterminação:

...." (NR)

Art. 114. O art. 1º d Lei nº 10.048, de 8 de novembro de 2000, passa a vigorar com a seguinte redação:

"**Art. 1º** As pessoas portadoras de deficiência, os idosos com idade igual ou superior a 60 (sessenta) anos, as gestantes, as lactantes e as pessoas acompanhadas por crianças de colo terão atendimento prioritário, nos termos desta Lei." (NR)

Art. 115. O Orçamento da Seguridade Social destinará ao Fundo Nacional de Assistência Social, até que o Fundo Nacional do Idoso seja criado, os recursos necessários, em cada exercício financeiro, para aplicação em programas e ações relativos ao idoso.

Art. 116. Serão incluídos nos censos demográficos dados relativos à população idosa do País.

Art. 117. O Poder Executivo encaminhará ao Congresso Nacional projeto de lei revendo os critérios de concessão do Benefício de Prestação Continuada previsto na Lei Orgânica da Assistência Social, de forma a garantir que o acesso ao direito seja condizente com o estágio de desenvolvimento sócio-econômico alcançado pelo País.

Art. 118. Esta Lei entra em vigor decorridos 90 (noventa) dias da sua publicação, ressalvado o disposto no *caput* do art. 36, que vigorará a partir de 1o de janeiro de 2004.

Brasília, 1º de outubro de 2003; 182º da Independência e 115º da República.

LUIZ INÁCIO LULA DA SILVA
Márcio Thomaz Bastos
Antonio Palocci Filho
Rubem Fonseca Filho
Humberto Sérgio Costa LIma
Guido Mantega
Ricardo José Ribeiro Berzoini
Benedita Souza da Silva Sampaio
Álvaro Augusto Ribeiro Costa

Universidade Aberta da Terceira Idade

A Política Nacional do Idoso (Lei 8.842/1994), em seu art. 10º, prevê a criação da Universidade Aberta para a Terceira Idade (Uati) como meio de universalizar o acesso às diferentes formas de saber. Para apoiar essa iniciativa, o Ministério da Educação vem incentivando e apoiando a instalação desses cursos por todo o país. Cerca de 90 instituições de ensino, entre públicas e privadas, já oferecem aos idosos a oportunidade de reciclar conhecimento, aprender mais, fazer novos amigos e ter muito mais qualidade de vida. Conheça aqui algumas dessas instituições.

Bahia

Universidade do Estado da Bahia
Estrada das Barreiras, s/nº
Narandiba-Cabula – Salvador
Tel. (71) 387-5000
http://www.uneb.br

Distrito Federal

Biblioteca Demonstrativa de Brasília
QS 506/507 - W3 Sul
Brasília – Distrito Federal
Tel. (61) 443-0852

Goiás

Universidade Católica de Goiás
Av. Universitária 1.440
Goiânia – GO
Tel. (62) 227-1339
www.ucg.br/vae/Etg/VaeEtgUnati.htm

Maranhão

Universidade Estadual do Maranhão
Cidade Universitária Paulo VI
Tirirical – Caixa Postal 09
São Luís – MA
Tel. (98) 245-1102
www.uema.br/extensao/terceira_idade.htm

Universidade Federal do Maranhão
Av. dos Portugueses, s/nº
Campus do Bacanga
Área de Convivência - bl.B – Prexae – sala 10
São Luís – MA
Tel. (98) 217-8608
www.ufma.br/extensao/uniti/index.php

Minas Gerais

Universidade Federal de Juiz de Fora/Pólo de Envelhecimento
Rua Severino Meireles, 260
Juiz de Fora – MG
Tel.: (32) 3216-3697.
www.ufjf.edu.br/ver.php?siteref=portal&pagina=165

Universidade Vale do Rio Doce
Campus Antônio Rodrigues Coelho
Rua Israel Pinheiro, 2000
Cx. Postal 295
Governador Valadares – MG
Tel. (33) 3279-5077
www.univale.br/cursos/graduacao/default.asp?id_curso=54

Pará

Universidade Federal do Pará
Campus Universitário do Guamá
Rua Augusto Corrêa, 01
Belém – PA
Tel. (91) 211-2121
www.ufpa.br/extensao/universidade_da_terceir.htm

Rio de Janeiro

Universidade Estadual do Rio de Janeiro
Rua São Francisco Xavier, 524 – 10º andar – bloco F
Pavilhão João Lyra Filho
Rio de Janeiro, RJ
Tel.: (21) 2587-7236
www.unati.uerj.br

Universidade Gama Filho
Campus Piedade
Rua Manoel Vitorino, 553
Rio de Janeiro – RJ
Tel: (21) 2599-7136
www.ugf.br/servcom/unati.html

Universidade Veiga de Almeida
Rua Ibituruna, 108
Rio de Janeiro – RJ
Tel: (21) 2574-8860
http://server.uva.br/cursos/c_3idade.htm

Rio Grande do Sul

Universidade de Caxias do Sul
Rua Francisco Getúlio Vargas, 1.130
Caxias do Sul – RS
Tel. (54) 218-2100
www.ucs.br

Universidade Federal do Rio Grande do Sul
Rua Ramiro Barcelos, 2600 – sala 102
Porto Alegre – RS
Tel. (51) 3316-5151
www.ufrgs.br/uniti/

São Paulo

Centro Claretiano de Estudos
Rua Martin Francisco, 656
São Paulo – SP
Tel. (11) 3823-5969
www.claretsp.com.br/faculdadeabertaaterceiraidade.htm

Faculdade Aberta da Terceira Idade
Av. Jurucê, 402
São Paulo – SP
Tel. (11) 5542-9911
www.montessorinet.com.br

Fefisa
Travessa Cisplatina, 20
Santo André – São Paulo
Tel: (11) 4451-0700
www.fefisa.com.br/

Fundação Escola de Sociologia e Política
Rua Dr. Cesário Mota Jr, 262
São Paulo – SP
Tel.(11) 255.2001
www.fespsp.com.br

GETI — Gerência de Estudos e Programas da Terceira Idade do SESC
Av. Paulista, 119 - 5º andar
São Paulo – SP
Tel. (011) 3179-3579
www.sescsp.org.br/sesc/revistas/ti/ti27.htm

Pontifícia Universidade Católica
Rua João Ramalho, 182
São Paulo – SP
Tel. (11) 3873.3155
www.cogeae.pucsp.br

Universidade Católica de Santos
Rua Euclides da Cunha, 241
Santos – SP
Tel.: (13) 3205-5555 ramal 537
www.unisantos.br/posgraduacao/3idade/

Universidade Federal de São Paulo (Escola Paulista de Medicina)
Rua Professor Francisco de Castro, 75
São Paulo – SP
Tel. (11) 5082-3588
www.virtual.epm.br/uati/uati.htm

Universidade de São Paulo
Rua da Reitoria, 109 – sala 2 – anexo do CO
São Paulo – SP
Tel. (11) 3091-3348
www.usp.br/prc/3idade/

Universidade de Sorocaba
Campus Seminário
Av. Eugênio Salerno, 100 – Sala I-23
Tel. (15) 3229.4600
www.uniso.br/extensao/3idade.html

Universidade Metodista de Piracicaba
Campus Centro
Rua Rangel Pestana, 762
Piracicaba – SP
Tel. (19) 3124-1840

Campus Santa Bárbara d'Oeste
Rod. Santa Bárbara – Iracemápolis, km 1
Santa Bárbara d'Oeste – SP
Tel. (19) 3124-1781
www.unimep.br/terceiraidade/

Na Internet

A internet é como uma janela aberta para o mundo. Ela permite que pessoas de qualquer parte do planeta se comuniquem e troquem informações. Confira a seguir alguns sites interessantes.

A saúde dos idosos
veja.abril.com.br/saude/terceira_idade.html

A Terceira Idade – revista do Sesc
www.sescsp.org.br/sesc/revistas/ti/ti01.htm

Agência de Informação Frei Tito para América Latina
www.adital.org.br/asp2/noticia.asp?idioma=PT&noticia=4693

Agita São Paulo
www.saude.sp.gov.br/html/fr_agita.htm

Associação Brasileira de Clubes da Melhor Idade
www.terravista.pt/copacabana/2675/

Associação Brasileira de Neuropsiquiatria Geriátrica
www.bhnet.com.br/%7Eabnpg/welcome.html

Canal Saúde
www.escelsanet.com.br/sitesaude/categorias.asp?espec=24

Casa Segura
www.casasegura.arq.br

Confederação Brasileira de Aposentados e Pensionistas – COBAP
www.cobap.hpg.ig.com.br

Conferência Nacional de Saúde on Line
http://aguia.datasus.gov.br/cns/site/default.asp

Conselho Nacional de Saúde
conselho.saude.gov.br

Conselho Nacional dos Direitos do Idoso – CNDI
www.mj.gov.br/sedh/cndi/

De idade – Portal especializado na Terceira Idade
www.deidade.com.br

Departamento de Informática do SUS – Datasus
www.datasus.gov.br

Federação Israelita do Estado de São Paulo
www.fisesp.org.br/fisesp/departamentos/eventos_datid.htm

Ficar Jovem Leva Tempo
www.ficarjovemlevatempo.com.br

Fundação Nacional de Saúde – Funasa
www.funasa.gov.br

Fundação Osvaldo Cruz – Fiocruz
www.fiocruz.br

Geronto Brasil
www.gerontobrasil.net

Grupo de discussão – Terceira idade
www.groups.yahoo.com/group/terceiraidade

Hospital Virtual Brasileiro – Geriatria
www.hospvirt.org.br/geriatria/

Idade Maior – Revista na internet
www.idademaior.com.br

Idoso Amado
www.idosoamado.com

Idoso Feliz
www.idosofeliz.rg3.net

Instituto de Análise Bioenergética de São Paulo
www.bioenergetica.com.br

Instituto de Psiquiatria da Universidade Federal do Rio de Janeiro
www.ufrj.br

Jornal Copacabana
jornalcopacabana.com.br/terceiraidade.shtml

Jornal Express – Terceira Idade
www.jornalexpress.com.br/3aidade

Jornal Nipo-Brasil
www.nippobrasil.com.br/2.semanal.especial/174.shtml

Liga de Geriatria e Gerontologia
geocities.yahoo.com.br/lggsp/1.htm

Lista de Medicamentos Genéricos
www.anvisa.gov.br/hotsite/genericos/lista/registrados.htm

Mais de 50 – O portal para maduros de qualquer idade
www.maisde50.com.br

Ministério da Saúde – MS
www.portal.saude.gov.br/saude/

Ministério Público
www.mpu.gov.br

O alzheimer, o idoso, a família e as relações humanas
www.wskalzheimer.hpg.ig.com.br

Organização Mundial da Saúde – OMS
www.who.int/en/

Organização Pan-Americana de Saúde (no Brasil) – OPAS
www.opas.org.br

Ordem dos Advogados do Brasil
www.oab.org.br

Previdência Social
www.mpas.gov.br

Programa Nacional de DST/AIDS – MS
www.aids.gov.br

Programa Saúde do Idoso da Prefeitura Municipal de São Paulo
www2.prefeitura.sp.gov.br/secretarias/assistencia_social/servicos/0005

Projeto Vida Ativa na Terceira Idade
http://www.esporte.gov.br/terceiraidade/

Promotoria de Justiça de Defesa do Idoso e do Portador de Deficiência
www.mpdft.gov.br/Orgaos/PromoJ/prodide/prodide.htm

Rede Nacional de Informações em Saúde — RNIS
www.datasus.gov.br/rnis/

Saúde Gratuita
www.saudegratuita.com.br/saudeteridade/saudeterceiraidade.asp

Saúde da Família e Comunidade (Unifesp)
www.saudedefamilia.unifesp.br/atividades2.htm

Saúde do Idoso
www.saudeprev.com.br/prog_idoso.php

Saúde do Idoso – Secretaria de Saúde do Paraná
www.saude.pr.gov.br/Projetos_estrategicos/Saude_idoso/saude_idoso.htm

Secretaria Estadual de Assistência e Desenvolvimento Social de São Paulo
www.desenvolvimentosocial.sp.gov.br/idoso/estadual/idoso.asp

Serviço Franciscano de Apoio à Terceira Idade
www.franciscanos.org.br/sefras/pr_tidade/

Sociedade Brasileira de Geriatria e Gerontologia (SBGG)
www.sbgg.org.br

Talentos da Terceira Idade – Banco Real
www.bancoreal.com.br/pessoas/real_dedicado/index_senior_concurso_oquee.htm

Terceira Idade em Foco
www.terceiraidadeemfoco.kit.net

Terceira Idade On Line
www.projectotio.net

Velhos Amigos – o site da Maturidade
www.velhosamigos.com.br

Viva tranqüilo
www.vivatranquilo.com.br/terceira_idade/

Voluntários da Esperança
www.voluntariosdaesperanca.com.br

Endereços Úteis

Entidades de defesa dos direitos humanos e comissões legislativas de cidadania são órgãos que prestam assistência e zelam pelo cumprimento dos direitos dos idosos. Alguns estados já dispõem de serviços especiais para atendimento à terceira idade. Confira a seguir alguns desses endereços. Para saber sobre os conselhos municipais de idosos que estão sendo implantados por todo o país, procure a prefeitura de sua cidade.

Acre

Conselho Estadual de Assistência Social
Av. Getúlio Vargas, 595
Rio Branco
Tel. (68) 224-5780

Alagoas

Conselho Estadual de Assistência Social
Rua Comendador Calaça, 1.399
Maceió
Tel. (82) 221-6801 ramal 252 e 336-6585 ramais 233 e 234

Conselho Estadual de Direitos Humanos
Rua Senador Mendonça, 153, sala 126
Maceió
Tel. (82) 221-7960

Amapá

Conselho Estadual de Assistência Social
Av. Procópio Rolla, Conj. Cívico
Macapá
Tel. (96) 212-9107

Amazonas

Conselho Estadual de Assistência Social
Av. Darcy Vargas, 77
Manaus
Tel. (92) 648-0655 ramais 225/226

Conselho Estadual de Direitos Humanos
Av. Epaminondas, 600
Manaus
Tel. (92) 215-2714

Ministério Público
Av. Coronel Teixeira, 7.995
Tel. (92) 655-0653 e 655-0655

Bahia

Conselho Estadual de Assistência Social
Av. Luís Viana Filho, 200, 4º andar, salas 400 e 401
Salvador
Tel. (71) 370-3150

Conselho Estadual de Direitos Humanos
Centro Administrativo da Bahia, 4ª avenida Plataforma VI
Salvador
Tel. (71) 370-4330

Ceará

Conselho Estadual de Assistência Social
Av. Barão Studart, 598 A,
Fortaleza
Tel. (85) 264-2382

Conselho Estadual de Direitos Humanos
Av. Barão de Studart, 505, anexo I, 1º andar
Fortaleza
Tel. (85) 244-6109

Decon
Av. Heráclito Graça, 100
Fortaleza
Tel. 0800-858001

Distrito Federal

Confederação Brasileira de Aposentados e Pensionistas – Cobap
Setor Bancário Norte, Quadra 2, Bloco J – Edifício Paulo Maurício, 3º andar, salas 313 e 316
Brasília
Tel. (61) 223-3168

Conselho de Assistência Social
Anexo do Palácio do Buriti, 5º andar – sala 509
Brasília
Tel: (61) 213-6263 e 321-4118

Conselho Nacional dos Direitos do Idoso
Esplanada dos Ministérios, bloco T, anexo II, sala 209
Brasília
Tel. (61) 429-3598

Espírito Santo

Conselho Estadual de Assistência Social
Av. Governador Bley, 236,
2º andar, sala 206
Vitória
Tel. (27) 381-3278

Conselho Estadual de Direitos Humanos
Rua João Caetano, 33, ed.
Presidente Vargas, 2º andar (IAPI)
Praça Costa Pereira
Vitória
Tel. (27) 3233-0082

Goiás

Conselho Estadual de Assistência Social
Av. Anhanguera, 3.463,
Setor Universitário
Goiânia
Tel. (62) 202-0912 e 241-1417

Conselho Estadual de Direitos Humanos
Av. Anhanguera, 7.364
Setor Aeroviário
Goiânia
Tel. (62) 202-1612

Maranhão

Conselho Estadual de Assistência Social
Rua de Nazaré, 316
São Luís
Tel. (98) 231-3261

Mato Grosso

Conselho Estadual de Assistência Social do Mato Grosso
Rua Major Arnaldo de Matos, 26
Cuiabá
Tel: (65) 623-9028

Conselho Estadual de Direitos Humanos
Av. Historiador Rubens de
Mendonça, s/nº, sala 24
Cuiabá
Tel. (65) 623-6601

Mato Grosso do Sul

Conselho Estadual de Assistência Social do Mato Grosso do Sul
Rua Marechal Rodon , 713
Campo Grande
Tel. (67) 782-4114

Conselho Estadual do Idoso
Rua Cândido Mariano, 713
Campo Grande
Tel. (67) 382-4114

Minas Gerais

Disque idoso
(31) 3277-4646

Conselho Estadual de Assistência Social
Av. Nossa Senhora do Carmo, 931,
9º andar
Belo Horizonte
Tel. (31) 3223-4877 e 3221-7067

Conselho Estadual de Direitos Humanos
Rua Guajajaras, 40, 23° andar
Belo Horizonte
Tel. (31) 3224-5343

Conselho Estadual de Proteção ao Idoso
Rua Martin de Carvalho, 94,
6º andar
Belo Horizonte
Tel. (31) 3292-2000

Procuradoria Geral da República em Minas Gerais
Rua Pouso Alto, 15
Belo Horizonte
Tel. (31) 3236-5777 e 3287-2930

Promotoria de Justiça de Proteção ao Idoso
Rua Dias Adorno, 347, térreo
Belo Horizonte
Tel. (31) 3375-8375

Pará

Conselho Estadual de Assistência Social do Pará
Av. Magalhães Barata, 53
Belém
Tel. (91) 222-2315

Conselho Estadual de Direitos Humanos
PGJ – Rua João Diogo, 100,
ed. Sede, 3° andar
Belém
Tel. (91) 216-0500

Paraíba

Conselho Estadual de Assistência Social da Paraíba
Rua Desembargador Souto Maior,
288
João Pessoa
Tel. (83) 241-1309 e 241-5534

Conselho Estadual de Defesa dos Direitos do Homem e do Cidadão
Rua Prof.ª Alice de Azevedo, 461,
2º andar, salas 272 e 276
João Pessoa
Tel. (83) 241-5665

Paraná

Conselho Estadual de Assistência Social do Paraná
Rua Marechal Hermes, 751, 1º andar
Curitiba
Tel. (41) 352-2553 r.114 e 115

Pernambuco

Conselho Estadual de Assistência Social de Pernambuco
Av. Cruz Cabugá, 665
Recife
Tel. (81) 3221-2439 e 3222-5164

Conselho Estadual do Idoso
Av. Cruz Cambugá, 665
Recife
Tel. (81) 3221-2439

Piauí

Conselho Estadual de Assistência Social do Piauí
R. Jônatas Batista, 1.159, sala 4
Teresina
Tel. (86) 223-5647

Rio de Janeiro

Assessoria Jurídica – Procuradoria Geral da Defensoria Pública
Núcleo Especial de Atendimento à Pessoa Idosa (NEAPI)
Av. Marechal Câmara, 314, térreo
Rio de Janeiro
Tel. (21) 2299-2272

Conselho Estadual de Assistência Social
Rua Pinheiro Machado, Palácio Guanabara, s/nº, prédio anexo, sala 508
Rio de Janeiro
Tel. (21) 299-5399 e 299-5365

Conselho Estadual de Defesa dos Direitos da Pessoa Idosa – CEDEPI
Rua Pinheiro Machado, s/nº
Palácio Guanabara, prédio anexo, sala 605
Rio de Janeiro
Tel. (21) 2299-5478

Delegacia Especial de Atendimento às Pessoas da Terceira Idade
Rua da Relação, 42, 1º andar
Rio de Janeiro
Tel. (21) 2232-1262

Fórum Permanente da Política Nacional e Estadual do Idoso
Rua General Justo, 275, sala 515
Rio de Janeiro
Tel. (21) 2262-1294

Ligue Idoso Ouvidoria
Tels. (21) 2299-5700 e 2299-5702

Rio Grande do Norte

Conselho Estadual de Assistência Social
Centro Adm., BR 101, km 0, Setas, bloco 1
Natal
Tel. (84) 232-1811 e 232-1817

Conselho Estadual de Direitos Humanos
Rua Vigário Bartolomeu, 635, salas 606 e 607
Natal
Tel. (84) 201-4359

Procuradoria Geral da Justiça
Rua Sen. Georgino Avelino, 904
Natal
Tel. (84) 211-0922

Rio Grande do Sul

Conselho Estadual de Assistência Social
Rua Miguel Teixeira, 86
Porto Alegre
Tel. (51) 226-8635

Conselho Estadual do Idoso
Rua Miguel Teixeira, 86
Porto Alegre
Tel. (51) 3288-6618 e 3288-6688

Rondônia

Conselho Estadual de Assistência Social
Rua Padre Chiquinho, 670, Esplanada das Secretarias
Porto Velho
Tel. (69) 223-3930

Roraima

Conselho Estadual de Assistência Social de Roraima
Av. Major Williams, 1.603
Boa Vista
Tel. (95) 623-9758

Santa Catarina

Conselho Estadual de Assistência Social
Rua Trajano, 168, 7º andar
Florianópolis
Tel. (48) 224-5971

São Paulo

Centro de Estudos do Envelhecimento – UNIFESP (Hospital São Paulo)
Rua dos Otonis, 731
Tel. (11) 5573-0702 e 5576-4432

Centro Internacional de Informação para o Envelhecimento Saudável (CIES)
Rua Augusta, 2.709, cj. 26
São Paulo
Tel. (11) 3064-2786

Conselho Estadual de Direitos Humanos
Pátio do Colégio, 148 – 2° andar, sala 24
São Paulo
Tel. (11) 3291-2645

Conselho Estadual de Assistência Social
Rua Guaianazes, 1.385, 1º andar
São Paulo
Tel. (11) 221-1548

Conselho Estadual do Idoso
Rua Antonio de Godoy, 122
São Paulo
Tel. (11) 222-1229

Conselho Municipal de Saúde do Idoso
Rua da Figueira, 77, sala 302
São Paulo
Tel. (11) 225-9077

Delegacia de Proteção do Idoso
Estação Barra Funda do Metrô
Tel. (11) 826.2045

Genuti – Grupo de Estudos de Nutrição na Terceira Idade
Av. Dr. Arnaldo, 715
Tel. (11) 3066-7771 e 3066-7705

Grupo de Assistência Multidisciplinar ao Idoso – Gamia
Av. Dr. Enéas de Carvalho Aguiar, 155 – 5º andar, Bloco 7
Divisão de Serviço Social Médico
Tel.(11) 3069-6219 e 3069 6384

Provid – Programa de Visita Domiciliar ao Idoso
Av. Dr. Enéas de Carvalho Aguiar, 419 – 3º andar, sala 318
Tel. (11) 3066-7544 e 3064-6483

Secretaria de Assistência e Desenvolvimento Social
Rua Bela Cintra, 1.023, 9º andar
Tel. (11) 259 4155 – ramais 154 e 206

SOS Idoso
Tel. (11) 3874-6904 e 3874-6905

Sergipe

Conselho Estadual de Assistência Social
Rua Santa Luzia , 680
Aracaju
Tel. (79) 214-2580 r.223

Tocantins

Conselho Estadual de Assistência Social
ACNO I, Conj. 02, Lote 11
Palmas
Tel. (63) 215-1667

Procuradoria Geral de Justiça
Praça dos Girassóis, s/nº
Palmas
Tel. (63) 218-3500

Índice Remissivo

A

B

Q – R

S

T

Fotografias

ACERVO LAROUSSE (BANCO DE IMAGENS): capa, 4ª capa (a, b, c), 11, 16, 17, 21, 24, 29, 33, 37, 38, 44, 52, 54, 100, 128, 151, 153, 154, 190,198, 200, 205, 210, 216b, 221, 224, 235, 240, 243, 248, 253, 257, 259, 263, 264, 265, 272, 274, 276.
CORBIS: 106, 232
DIGITAL STOCK: 65.
GETTY IMAGES: 23.
COMSTOCK: 101.
PHOTODISC: lombada, 4ª capa (d, e), 13, 15, 18, 41, 46, 48, 49, 56, 67, 68, 70, 76, 78, 83, 87, 88, 89, 90, 94, 99, 104, 108, 111, 113, 116, 118, 132, 145, 149, 151, 159, 160, 177, 184, 185, 187, 205, 213, 216a, 235, 248, 261, 266, 269, 271, 283, 286, 288.

O Larousse da Terceira Idade foi composto em Warnock Pro e Meta+,
com 320 páginas no formato 19 x 26 centímetros e filmes digitais.
O miolo foi impresso em papel cuchê 115 g/m², com guardas em offset 150 g/m²;
a capa dura, cartonada e plastificada, em cuchê 150 g/m². A impressão e o acabamento
foram feitos em São Paulo/SP, pela RR Donnelley América Latina,
para a **Larousse do Brasil**, em novembro de 2003.